今後の難症例を解決する

総義歯補綴臨床
のナビゲーション

―ライフステージを考慮した機能解剖と臨床症例の考察―

上濱　正／阿部伸一／土田将広＝著

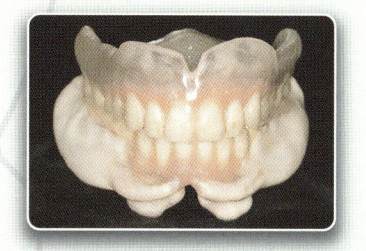

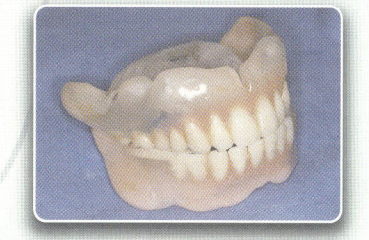

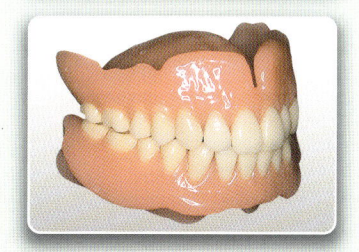

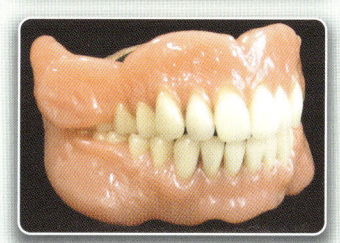

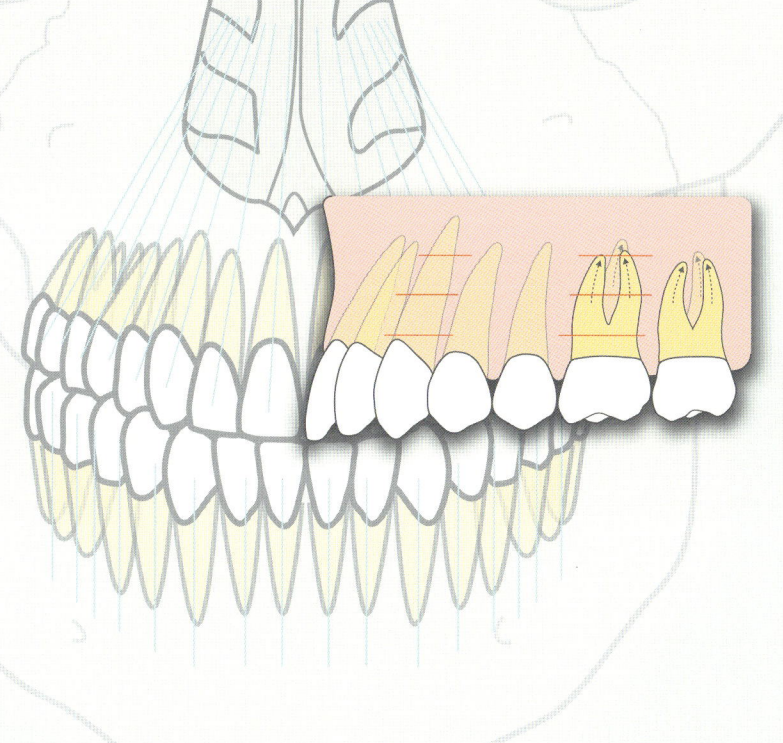

クインテッセンス出版株式会社　2012

Tokyo, Berlin, Chicago, London, Paris, Barcelona, Istanbul, Milano, São Paulo, Moscow, Prague, Warsaw, Delhi, Beijing, Bukarest, and Singapore

序　文

　総義歯(全部床義歯)補綴臨床は長い歴史を有しているが、患者の満足度が高く、健康が実感できる総義歯はいかなるものか自問自答してきた。

　無歯顎患者は、「歯牙と歯槽骨を失った状態」とともに、「歯根膜、咀嚼粘膜などの組織とともに、口腔という器官の体積を大幅に失った状態」である。したがって本来有していた口腔器官、組織からの感覚入力が大幅に減少し、中枢神経系への入力不全が起こり、運動出力系(口腔周囲筋・舌などの筋群)がうまく作動していないことによる咀嚼障害、嚥下障害、発音障害、審美障害といえる。

　多くの無歯顎における難症例による試行錯誤から、無歯顎に至る患者の生涯を理解すること、すなわちライフステージ(乳幼児期→小児期→青年期→成人期→高齢期における成長発育→維持→衰退)、社会的背景(食糧事情、食生活、歴史、政治、経済、衛生状態など)を理解し、患者の歯科既往歴を推測し、診査・診断、治療を行うことが重要と考えた。

　また、総義歯補綴臨床における最終到達目標は、「総義歯による咬合・咀嚼で創る健康長寿」である。

　そのためには、ライフステージを考慮し機能解剖が重要と考え阿部伸一教授(東京歯科大学解剖学講座)に執筆いただいた。また、機能解剖の重要性を学ぶ機会を与えていただいた井出吉信東京歯科大学学長に心より感謝を申し上げます。

　Watt & MacGregor の「患者の本来あるべきデンチャー・スペースと顔貌の回復」、Beresin & Schiesser の「ニュートラルゾーン」を常に根底に考え、恩師小林義典教授(日本歯科大学生命歯学部歯科補綴学第1講座)の臨床の教えを守り，機能的咀嚼系(感覚入力系—中枢処理系－運動出力系)の改善を目指した総義歯の体積(デンチャースペース)、形態により無歯顎患者の機能改善を図り、満足度の高い、長期的予後に優れた総義歯補綴臨床を模索した。本書は、「無歯顎顎堤から分類した最終義歯の体積、形態をイメージすることで機能を改善、回復、維持する」ことを最終目標としている。この概念で歯科関係者が無歯顎患者の健康長寿を達成されることを希望している。

　多種多様な総義歯補綴臨床の歯科技工は土田将広先生にお願いした。

　本書が今後の我が国の超高齢化社会における総義歯補綴臨床のお役に立てれば幸いである。

　最後に、本書の出版にあたり、明海大学歯学部 河津　寛臨床教授をはじめ多くの先生方の協力に深謝いたします。また、クインテッセンス出版株式会社の最大限のご理解と協力に対し、感謝いたします。

2012年1月
著者を代表して
上濱　正

著者略歴

上濱　正（うえはま　あきら）

1977年	日本大学理工学部薬学科卒業（現　薬学部）（薬剤師）
1977年	藤沢薬品工業（株）（現　アステラス製薬（株））勤務（1983年まで）
1989年	日本歯科大学歯学部卒業（歯科医師）
1991年	茨城県土浦市にてウエハマ歯科医院開業（現在に至る）
1998年	日本歯科大学歯学部歯学特別研究課程修了（歯学博士）
2005年	日本歯科大学生命歯学部歯科補綴学第1講座非常勤講師（現在に至る）
2006年	明海大学歯学部臨床教授（現在に至る）
2009年	日本顎咬合学会常任理事
2009年	日本咀嚼学会評議員（現在に至る）
2010年	明海大学歯学部生涯研修部副部長（現在に至る）
2011年	日本顎咬合学会副理事長（現在に至る）
現　在	ウエハマ歯科医院院長、日本歯科大学生命歯学部歯科補綴学第1講座非常勤講師、明海大学歯学部生涯研修部副部長（臨床教授）

●主な所属学会など
日本補綴歯科学会（専門医）、日本顎咬合学会副理事長（認定医・指導医）、日本臨床歯周病学会（認定医）、日本咀嚼歯科学会（評議員）、日本顎口腔機能学会

阿部伸一（あべ　しんいち）

1989年	東京歯科大学卒業
1993年	東京歯科大学大学院修了（歯学博士）
1994年	ドイツベルリン自由大学留学
1999年	東京歯科大学准（助）教授（解剖学講座）
2010年	東京歯科大学解剖学講座教授
現　在	東京歯科大学解剖学講座主任教授

●主な所属学会など
歯科基礎医学会評議員、日本口腔インプラント学会代議員・口腔インプラント基礎系指導医、日本顎咬合学会評議員、台北医科大学口腔医学院臨床教授（歯科イプラント学）

土田将広（つちだ　まさひろ）

1986年	日本歯科学院専門学校卒業
1986年〜2009年	和田精密歯研株式会社勤務
2009年	ツチダデンタルラボ開業
現　在	ツチダデンタルラボ所長

●主な所属学会など
日本顎咬合学会会員、日本全身咬合学会会員、先端口腔機能研究所テクニカルアドバイザー

推薦のことば

　本邦の驚異的な高齢者の増加と寿命の延びは、一層進行した咀嚼系の退行性変化への対応が求められる総義歯（全部床義歯）補綴治療症例の激増を示唆している。

　一方、本邦の総義歯補綴治療は、依然 1 世紀前に Gysi が提唱した歯槽頂間線法則に従って解剖学的人工歯をフルバランスで排列する古典的術式に基づいている。この術式は、多数例の邦人疫学的研究では、大多数が臼歯部交叉咬合排列の適応症となり、強度な頬側死腔の形成と舌房侵害、また約 1 / 4 が義歯の推進現象を惹起させることが確認されている。

　このようなことは、すでに1970年代後半に、長期的な無歯顎口腔の解剖学的、生理学的変化を研究した Watt と MacGregor や膨大な臨床を積み重ねて考察した Beresin と Schiesser らが明らかにしており、その術式として新しいデンチャースペースの回復またはニュートラルゾーンの記録を提唱し、必須の要件としている。

　もちろん、これらの概念も呈示後30余年を経過し、高齢化にともなう咀嚼系の退行性変化も一層進行している。また、近年の生理学的研究では、安静時の体性感覚における口腔感覚や咀嚼時の機械受容性感覚、つまり義歯研磨面・床座面・歯列と舌や口腔組織との安定した接触が健全な咀嚼機能、自律機能、嚥下の安全な誘発と遂行、脳機能の活性化などに重要な作用をもつことが明らかにされている。したがって、いわゆるニュートラルゾーンを記録した術式に追加や補足が必要といえよう。

　かかる状況を踏まえ、上濱氏は、高名な総義歯補綴医に師事して経験を積むとともに、口腔に関連する表情筋の線維走向状態を解剖学的に詳細に究明し、獲得された機能状態を治療用義歯に応用したリハビリテーションを加え、今後必要なまったく新しい先端総義歯補綴治療を可能にしている。

　本書は、すべての歯科医師にお奨めしたい。

2012年 1 月吉日
日本歯科大学生命歯学部歯科補綴学第 1 講座
小林義典

目 次

序文 ………………………………………………………………………………………… 2

著者略歴 …………………………………………………………………………………… 3

推薦のことば ……………………………………………………………………………… 4

難易度からみる顎堤の状態と完成義歯 …………………………………………………… 8

第1章　ヒトの一生からみた顎口腔系（顎口腔器官と顎口腔機能）について（上濱　正）…… 15

 Ⅰ．顎口腔器官と顎口腔機能との関係 ………………………………………………… 15

 Ⅱ．顎口腔系の始まり …………………………………………………………………… 15

 Ⅲ．無歯顎患者の顎咬合口腔系 ………………………………………………………… 16

 Ⅳ．乳児の顎咬合系 ……………………………………………………………………… 16

 Ⅴ．顎口腔系の発達と衰退 ……………………………………………………………… 18

 Ⅵ．無歯顎になることは ………………………………………………………………… 19

第2章　無歯顎患者の問題点（上濱　正） ……………………………………………… 23

 Ⅰ．形態的変化と障害 …………………………………………………………………… 23

 Ⅱ．機能的変化と障害 …………………………………………………………………… 25

第3章　総義歯のための解剖学（阿部伸一） …………………………………………… 31

 はじめに ……………………………………………………………………………………… 31

 Ⅰ．顎骨の特徴性と歯牙喪失後の形態変化 …………………………………………… 31

 Ⅱ．顎関節の特徴と歯牙喪失後の形態変化 …………………………………………… 34

 Ⅲ．補綴治療のための機能解剖 ………………………………………………………… 39

 Ⅳ．義歯床下の粘膜 ……………………………………………………………………… 46

第4章　構成と維持、支持、筋平衡、咬合平衡（上濱　正） ………………………… 49

 Ⅰ．総義歯の具有すべき条件 …………………………………………………………… 49

 Ⅱ．総義歯の維持 ………………………………………………………………………… 51

Ⅲ．総義歯の支持 ··· 54
　Ⅳ．全部床義歯の筋平衡 ·· 58
　Ⅴ．咬合平衡 ·· 66
　Ⅵ．維持、支持、筋平衡、咬合平衡のバランスが難しい症例とは ······································ 73

第5章　印象採得（上濱　正） 81
　Ⅰ．印象の目的 ··· 81
　Ⅱ．実際の無圧的印象法 ·· 84

第6章　咬合採得（上濱　正） 97
　Ⅰ．無歯顎患者の咬合採得の目的 ··· 97
　Ⅱ．無歯顎患者の咬合採得の流れ ··· 97
　Ⅲ．有歯顎の咬頭嵌合位の決定 ·· 100
　Ⅳ．無歯顎とは ··· 100
　Ⅴ．咬合床を用いての水平的顎間関係の決定 ·· 100
　Ⅵ．口唇・頬の審美的形態の回復 ··· 104

第7章　治療用義歯について（上濱　正） 107
　Ⅰ．治療用義歯の目的 ·· 107
　Ⅱ．顎骨、歯槽骨、咀嚼粘膜、被覆粘膜の特徴 ·· 107
　Ⅲ．無歯顎になる原因 ·· 109
　Ⅳ．顎堤吸収による無歯顎の分類 ··· 111
　Ⅴ．実際の上下顎無歯顎症例 ··· 116
　Ⅵ．下顎のみ無歯顎症例（下顎のシングルデンチャー） ··· 117
　Ⅶ．上顎のみ無歯顎症例（上顎のシングルデンチャー） ··· 119
　Ⅷ．治療用義歯装着時の患者トレーニング ··· 123

第8章　実際の症例の解説 無歯顎顎堤形態による総義歯の形態分類（上濱の総義歯分類）（上濱　正） 125
　Ⅰ．長期的に安定した症例（100歳症例） ·· 125
　Ⅱ．現在・将来の総義歯補綴臨床の考え方 ··· 126

- III．従来の症例 ··· 128
- IV．現在の難症例 ··· 143
- V．今後増加が見込まれる難症例 ··· 151

第9章　技工編（土田将広）··· 197

- I．規格模型 ·· 197
- II．咬合床の製作 ··· 198
- III．ラボサイドにおける難症例への対応 ··· 199
- IV．維持、支持（個人トレーによる印象採得）·· 201
- V．維持、支持、筋平衡（治療用義歯によるマウスボリュームの再現）····························· 203
- VI．維持、支持、筋平衡、咬合平衡（治療用義歯調整、トレーニング後の最終義歯完成） ········· 207
- VII．上顎前歯部の審美的人工歯排列の基本
  —解剖学的指標を基準として人工歯排列を行うプロセス— ································ 209
- VIII．床用レジンの重合成形精度 ·· 212
- IX．最終義歯咬合調整と完成 ·· 215
- X．まとめ—感動技工を目指して— ·· 216

索引 ··· 219

装丁：サン美術印刷株式会社
イラスト：飛田　敏

難易度からみる顎堤の状態と完成義歯
この顎堤からこの完成義歯を想像できますか？

　従来の無歯顎患者は、歯槽骨と咀嚼粘膜（角化粘膜）が保存され下顎位も安定していて機能障害の程度も小さく、総義歯の体積、形態、人工歯排列位置などの完成義歯のイメージをすることは比較的容易であった。

　現在の難症例、今後増大が予測される超難症例は、歯槽骨と角化粘膜が喪失（被覆粘膜が露出）し、下顎位の偏位、咀嚼運動パターンの不安定などによる機能障害が進行している。

　患者の生活習慣、歯科既往歴、全身的既往歴、社会的背景など複雑な要因の蓄積で無歯顎となり、顎堤吸収は上下顎、左右側、前後側で非対称を認め、解剖学的指標も不明瞭で、機能障害が高度に進行しているために完成義歯のイメージがつかみにくい。

　義歯の形態と機能は連動しているので、あらゆる無歯顎の状態を分類し、完成義歯を想像して診査・診断・治療、術後管理ができる知識，手技を身につけるため、「この顎堤から完成義歯」を示す。読者においてはその治療過程を考察されたい（詳細は本書第8章に記載）。

症例① 長期的に安定した症例（100歳症例）

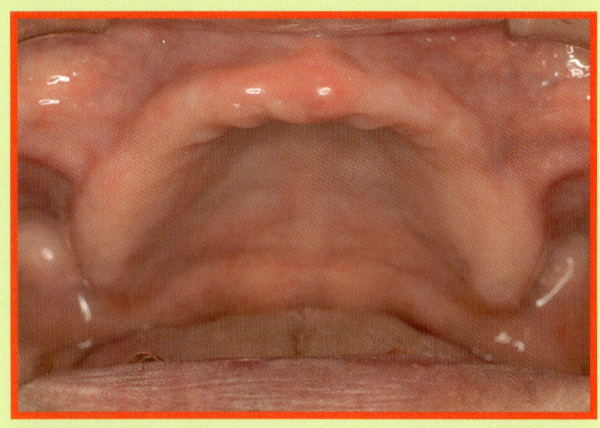

●患者は100歳。上顎は無歯顎であるが顎堤が比較的良好に保存されている。

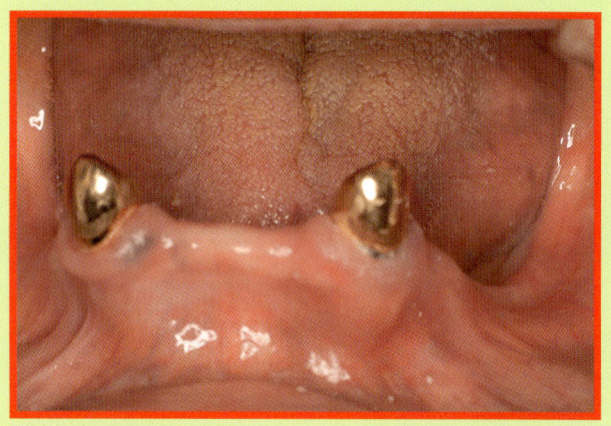

●臼歯部は顎堤の吸収を認めるが、前歯部の顎堤は保存されている。

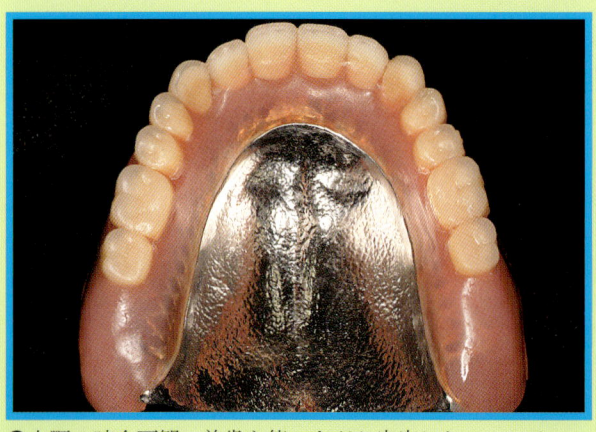

●上顎の咬合面観。前歯を使いながら安定したフルバランスドオクルージョンが長期にわたり健康長寿に貢献している。

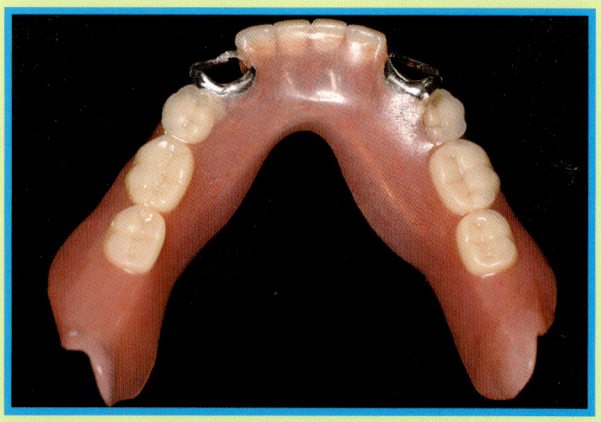

●咬合面観。下顎位、咀嚼、嚥下機能は長期に安定している。患者に応じた義歯形態と人工歯排列、咬合様式を付与した。

難易度からみる顎堤の状態と完成義歯

症例②　低難易度無歯顎症例（従来型：80歳以上）：上下総義歯の基本形態（若手歯科医師向き）

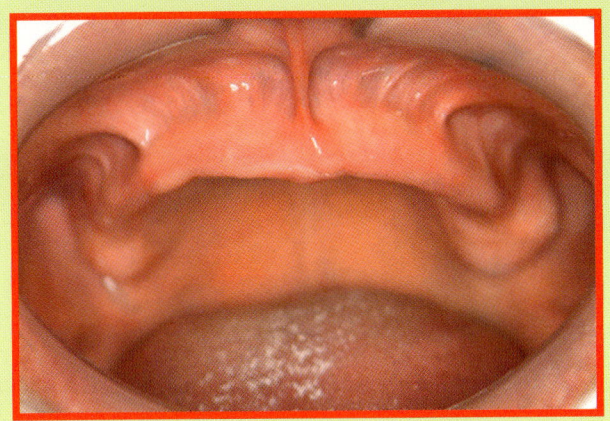

●上顎の顎堤吸収は中程度で左右対称である（参考文献1より許可を得て転載）。

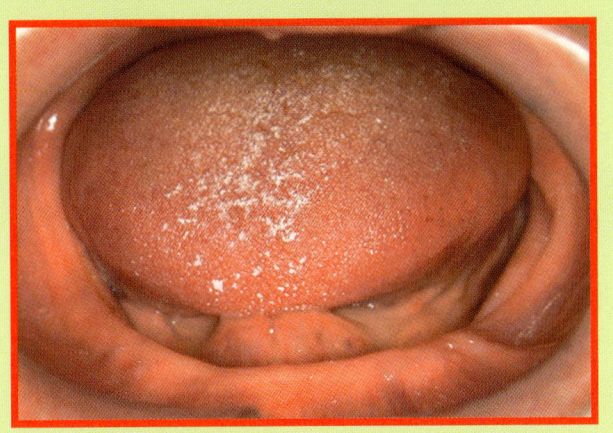

●下顎の状態。高度に吸収し、左側の顎舌骨筋付着部が露出している（参考文献1より許可を得て転載）。

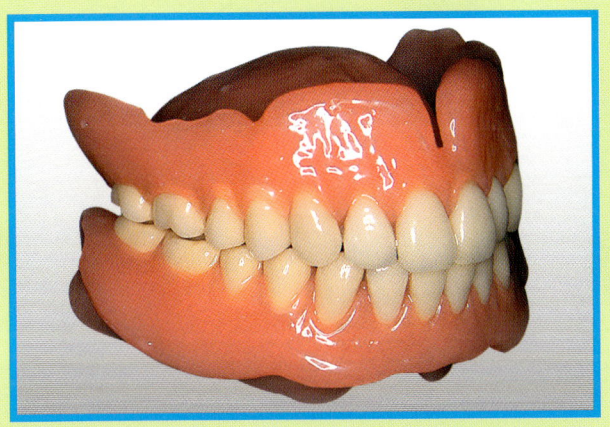

●この患者の完成義歯の右側面観（上下総義歯の基本形態）。

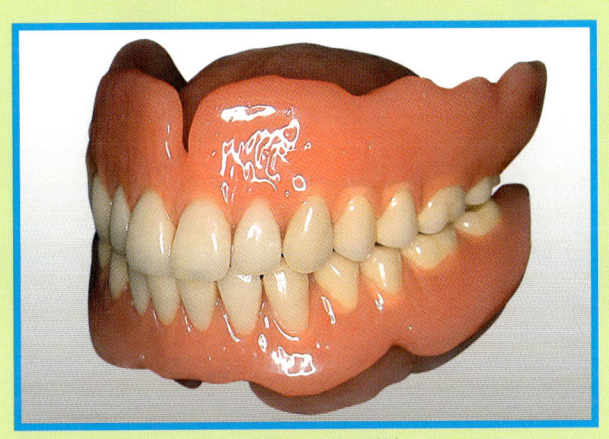

●同左側側面観（上下総義歯の基本形態）。

第8章の症例に使用している円グラフ
（詳細は第8章を参考）

●縦軸に「上顎総義歯により回復された体積の状態」と「下顎総義歯により回復された体積の状態」、横軸に「障害の程度」と「上下対顎関係」を示している。図は症例2の状態を示したもので、オレンジの円が正円に近い。これは術前の状態が比較的良好であったため義歯による回復しなければならない症状が軽かったことを意味する。症状が重篤であればあるほど中央の円の変形の程度が大きくなってくる。それぞれのグラフを参照されたい。

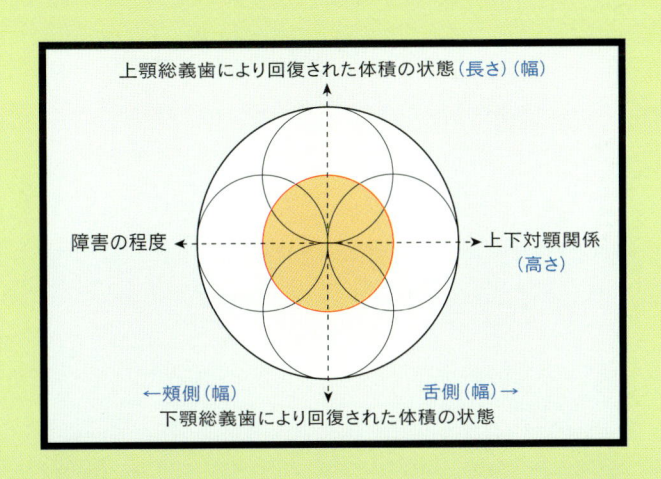

上顎総義歯により回復された体積の状態（長さ）（幅）

障害の程度 ← → 上下対顎関係（高さ）

←頬側（幅）　舌側（幅）→

下顎総義歯により回復された体積の状態

難易度からみる顎堤の状態と完成義歯

症例③　中等度の難易度の無歯顎症例

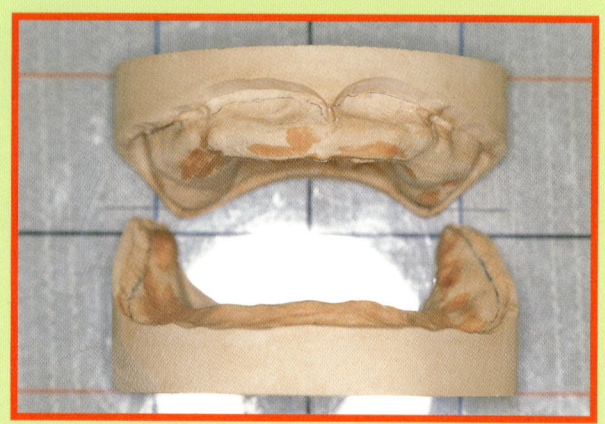

●上下顎の規格模型の正面観。下顎の高度顎堤吸収を認めるが、吸収は左右でほぼ対称。

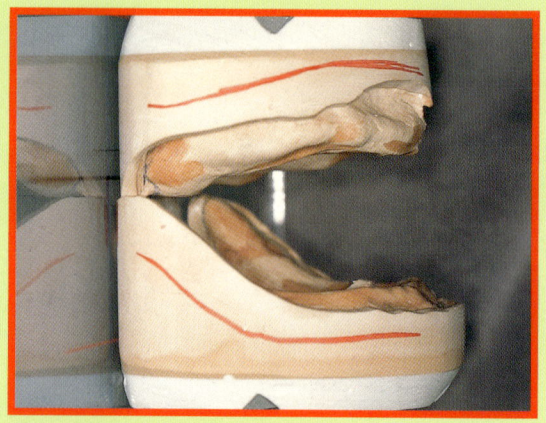

●上下顎の規格模型の右側面観。顎堤吸収は前後でほぼ対称であるが、上顎前歯部の口唇側の吸収が進行している。

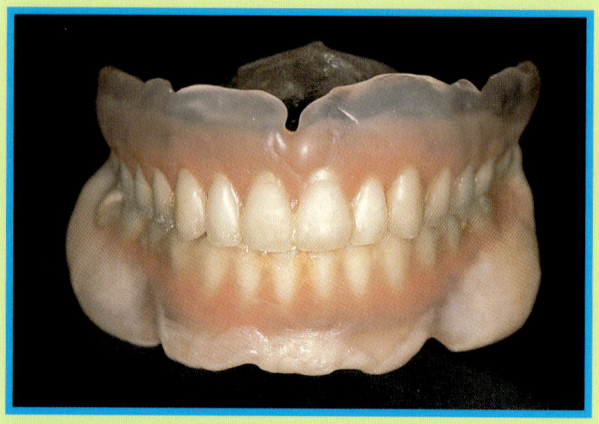

●治療終了後の治療用義歯正面観。リハビリトレーニングで左側の頬筋の機能が増強された形態が付与。形態と機能の正の循環モデル。

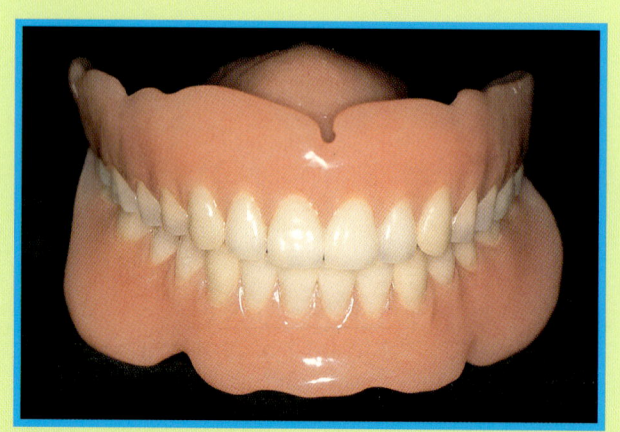

●この患者の完成義歯の正面観。

症例④　高度な難易度の無歯顎症例（舌側縦方向拡大症例：スタビライザータイプ）

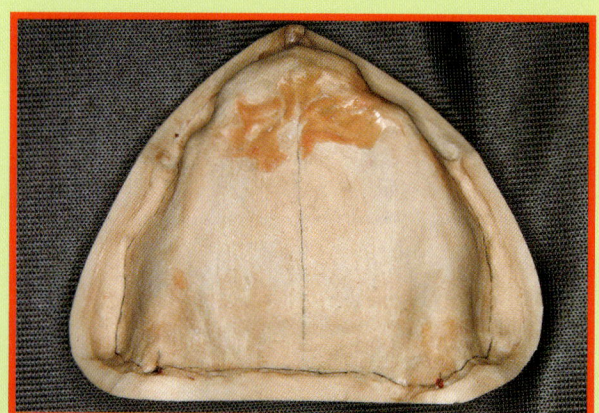

●上顎の規格模型。顎堤の吸収は中程度である。

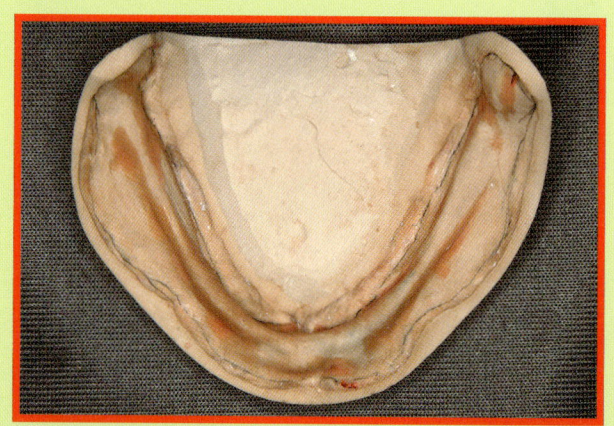

●下顎の規格模型。高度な顎堤吸収を認める。維持・支持に利用できる下顎顎堤面積が狭い。

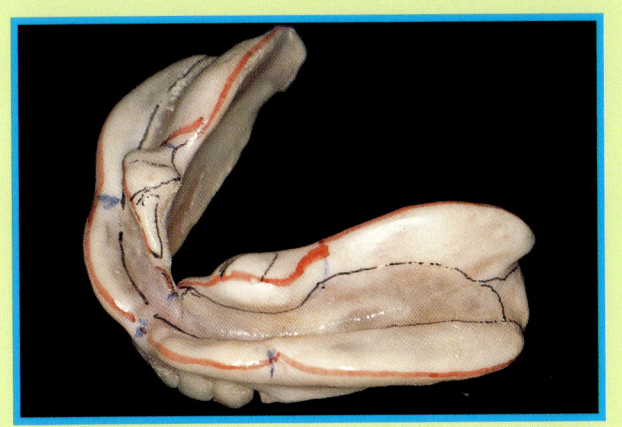

難易度からみる顎堤の状態と完成義歯

●下顎治療用義歯の粘膜面観。リハビリトレーニングを行い舌側縦方向へ深さ、幅、長さの拡大を行った。

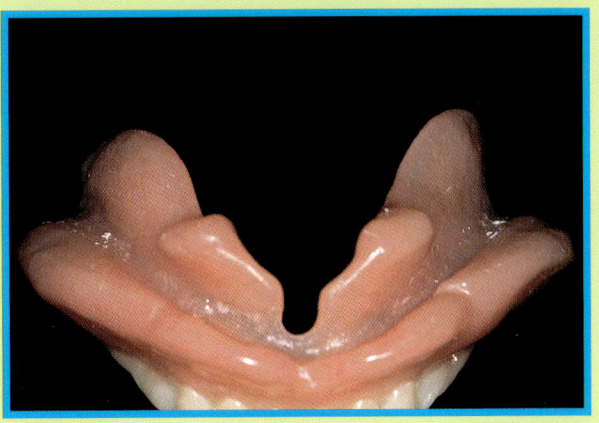

●最終義歯の下顎の粘膜面観。口唇周囲筋・舌の機能状態での形態を最大限取り込んだ。

症例⑤　高度な難易度の無歯顎症例（頬側横方向への拡大症例：ウイングタイプ）

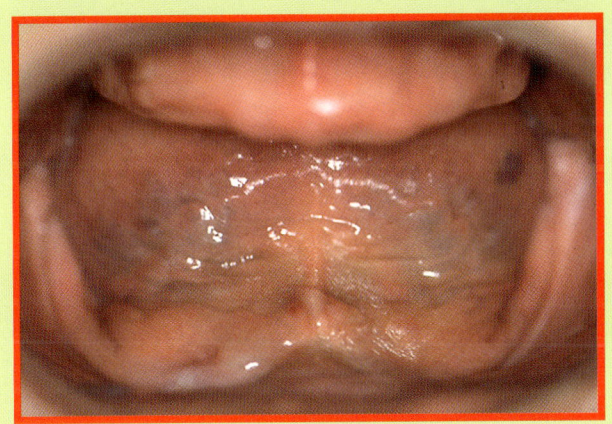

●高度な顎堤の吸収を認める初診時の下顎。

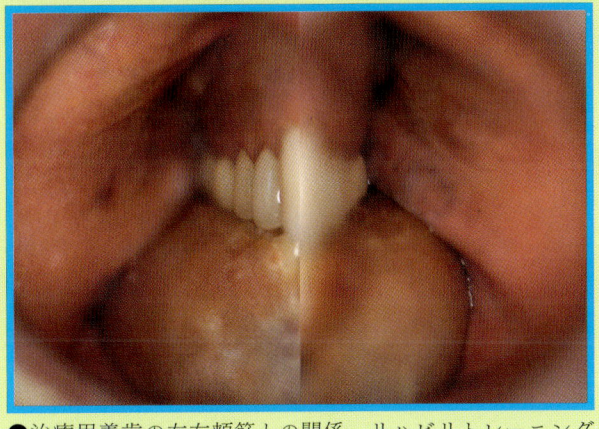

●治療用義歯の左右頬筋との関係。リハビリトレーニングにより下顎側方へ拡大を行い、頬筋がしっかりと床縁をホールドしている。

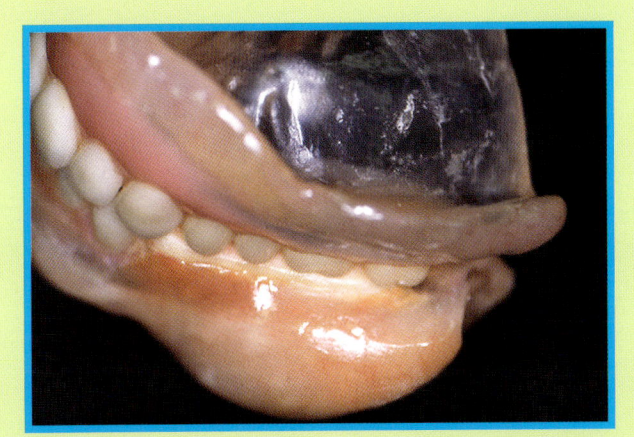

●最終義歯。下顎の頬側側方への拡大を行い頬筋、咬筋、上咽頭収縮筋などのリハビリトレーニングで形能を付与。

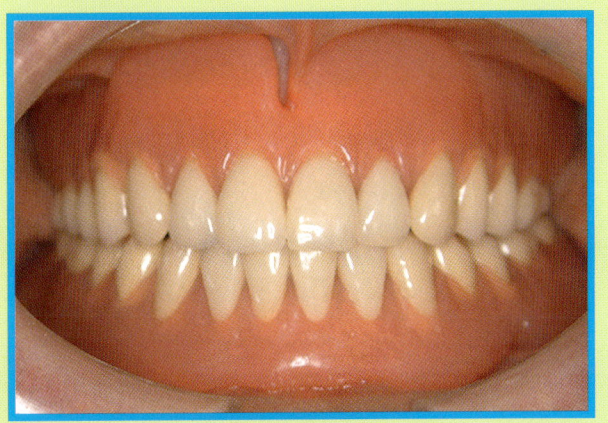

●口腔内に装着された最終義歯。口腔周囲筋、舌を味方につけた形態。

難易度からみる顎堤の状態と完成義歯

症例⑥ 高度の歯周炎から無歯顎に移行する難症例

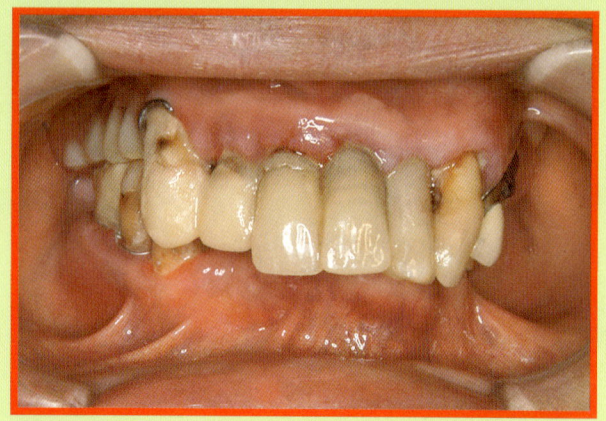

●不安定な部分床義歯を装着している上顎の口腔内所見。慢性歯周炎も認める。AngelⅡ級1類。咬合平面は不整。

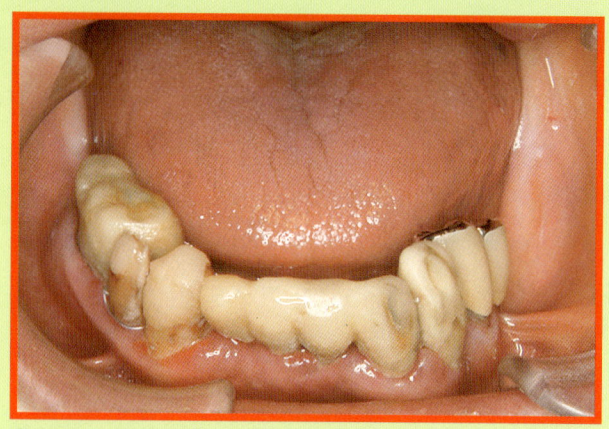

●下顎の口腔内所見。右側偏位を認める。

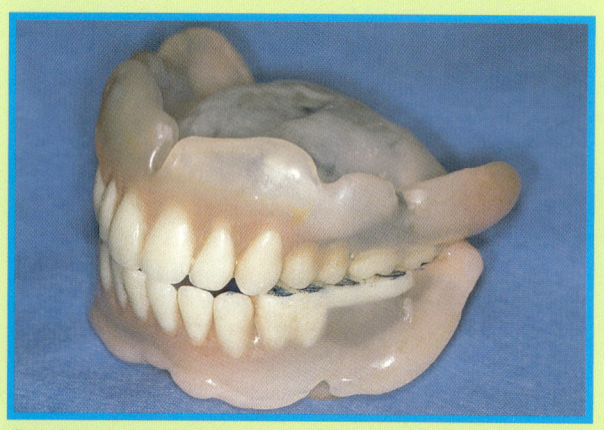

●治療終了時の上下顎の治療用義歯の状態。

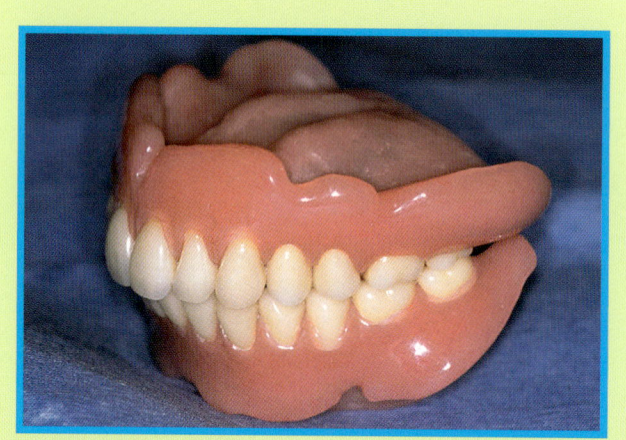

●最終義歯の左側側面観。

症例⑦ 不適合義歯が中枢神経系にまで影響を及ぼした無歯顎の超難症例

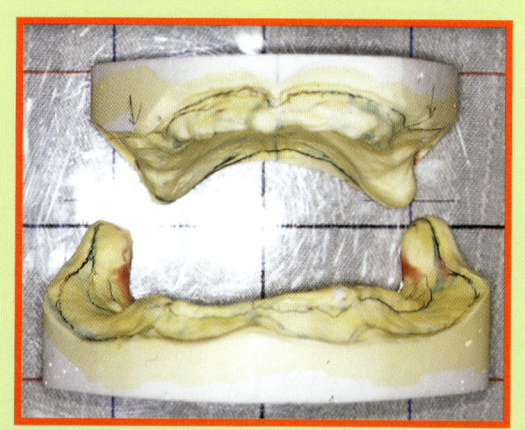

●上下顎の規格模型の前頭面観。上下顎の高度な顎堤吸収、とくに上顎は著明で、切歯窩、大口蓋孔は完全露出して神経が圧迫され続けた状態。その疼痛が中枢神経系に及ぼした影響は大きいと診断した。

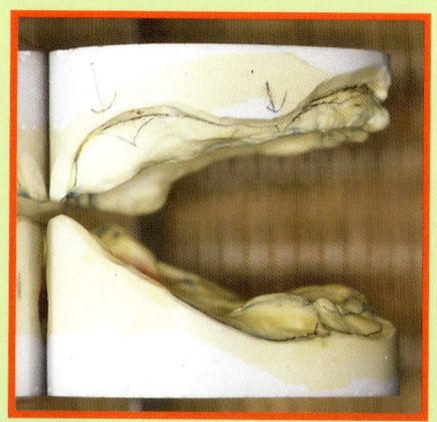

●上下顎の規格模型の矢状面観。顎堤吸収が、非対称、不連続であり、オトガイ孔、舌神経が圧迫され続けた状態。

難易度からみる顎堤の状態と完成義歯

●治療終了時の治療用義歯の左側面観。

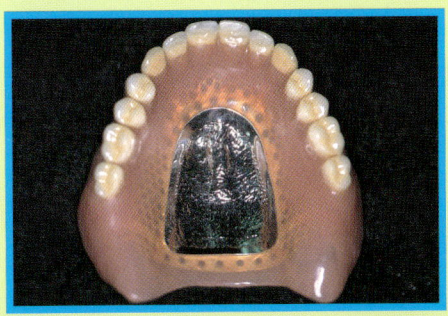

●この患者の最終義歯の上顎咬合面観。前方、左右側、後方へ床縁を拡大して維持、支持を完成し、コンデュロフォーム人工歯をレデュースドオクルージョンで人工歯を排列し、咬合平衡を確立した。

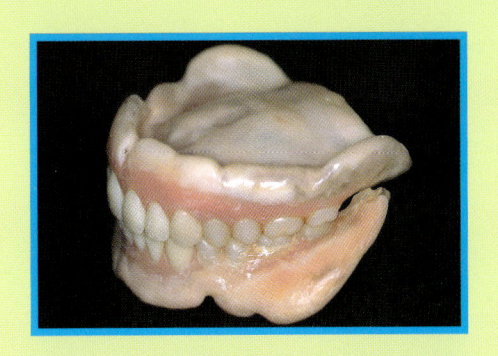

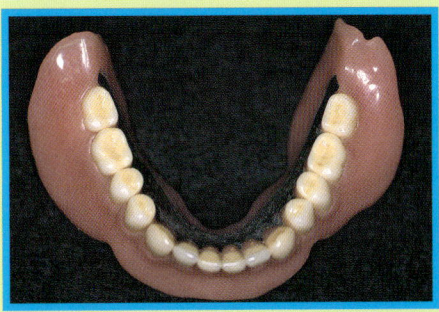

●同下顎咬合面観。舌側縦方向への拡大（症例④・スタビライザータイプ）と頰側横方向への拡大（症例⑤・ウイングタイプ）を併用し、筋平衡と咬合平衡のバランスを確立した。

症例⑧　強度の食いしばりを認める下顎のシングルデンチャー

●顎堤の吸収が高度で、かつ吸収形態に左右差が認められる口腔内所見。上顎は部分床義歯を装着中。

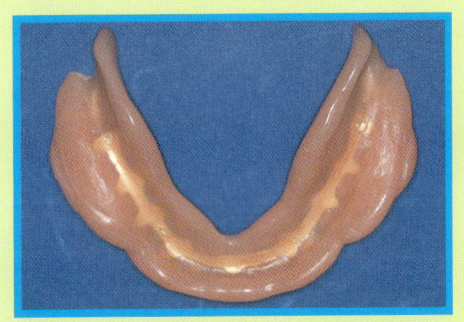

●この患者の最終義歯の下顎粘膜面観。

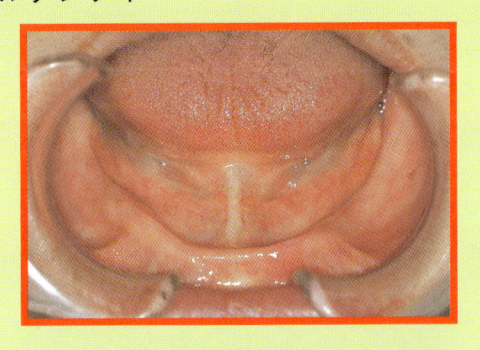

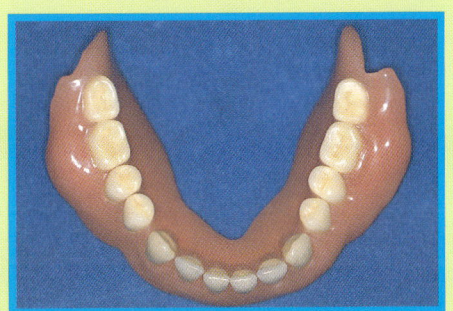

●同下顎咬合面観。左右非対称の形態で口腔周囲筋と舌との究極のニュートラルゾーンを確立。

難易度からみる顎堤の状態と完成義歯

症例⑨　今後増大すると思われる究極の上下顎高度顎堤吸収を認める無歯顎の超難症例

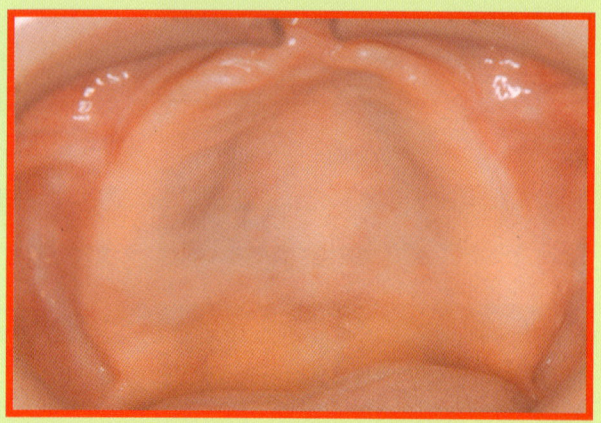

●歯槽骨が喪失し、正中口蓋縫線と歯槽堤の差がほとんどない高度な顎堤吸収を認める。

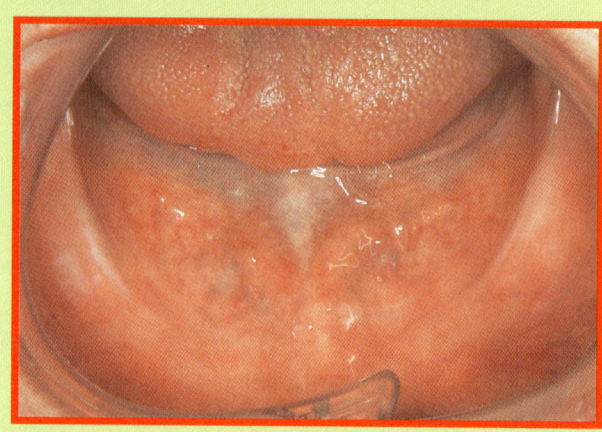

●高度な顎堤吸収により支配神経が露出し、感覚入力系の異常を起こしている状態と思われる。

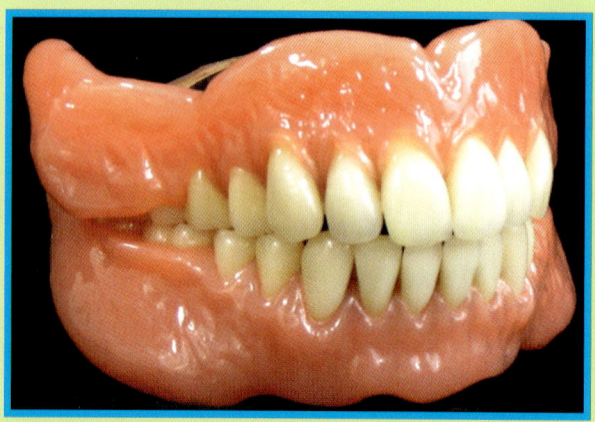

●この患者の最終義歯の右側側面観。頬側と口輪筋、オトガイ筋をしっかりつかむ形態を付与する。

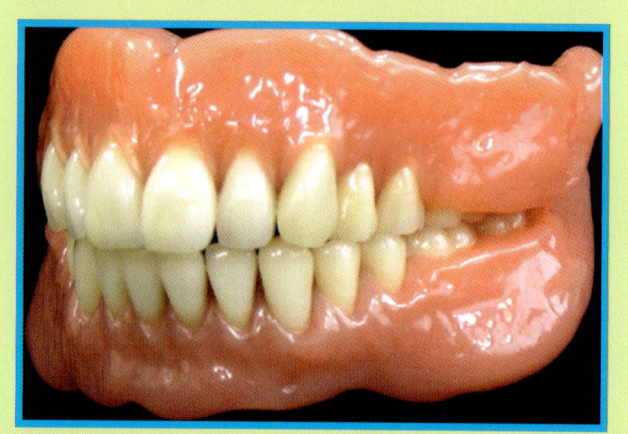

●同左側側面観。従来にない超難症例には、従来にない体積の回復、形態による機能回復が求められる。

症例⑩　今後増大すると思われる上顎の高度な顎堤吸収を認めるシングルデンチャーの超難症例（コンビネーションシンドローム）

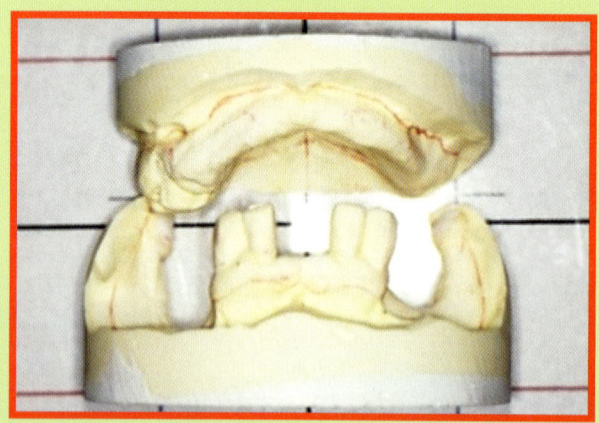

●左右差のある高度な顎堤吸収を認める規格模型。とくに上顎前歯部顎堤の吸収が著明（参考文献2より許可を得て転載）。

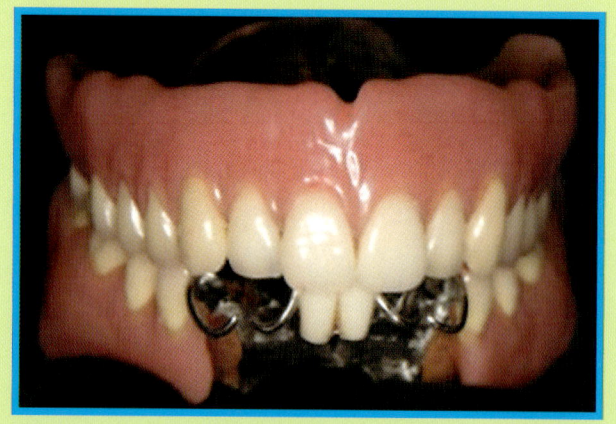

●この患者の最終義歯（参考文献2より許可を得て転載）。

参考文献
1. 上濱　正：月刊上濱　正　有床義歯治療の新たなるプロトコール　ウエハマ流の公式＆定理の実践：東京：デンタルダイヤモンド社：2010：12.
2. 上濱　正：上下顎の高度な顎堤吸収患者の有床義歯補綴症例, 補綴誌. 2011：3：276-279.

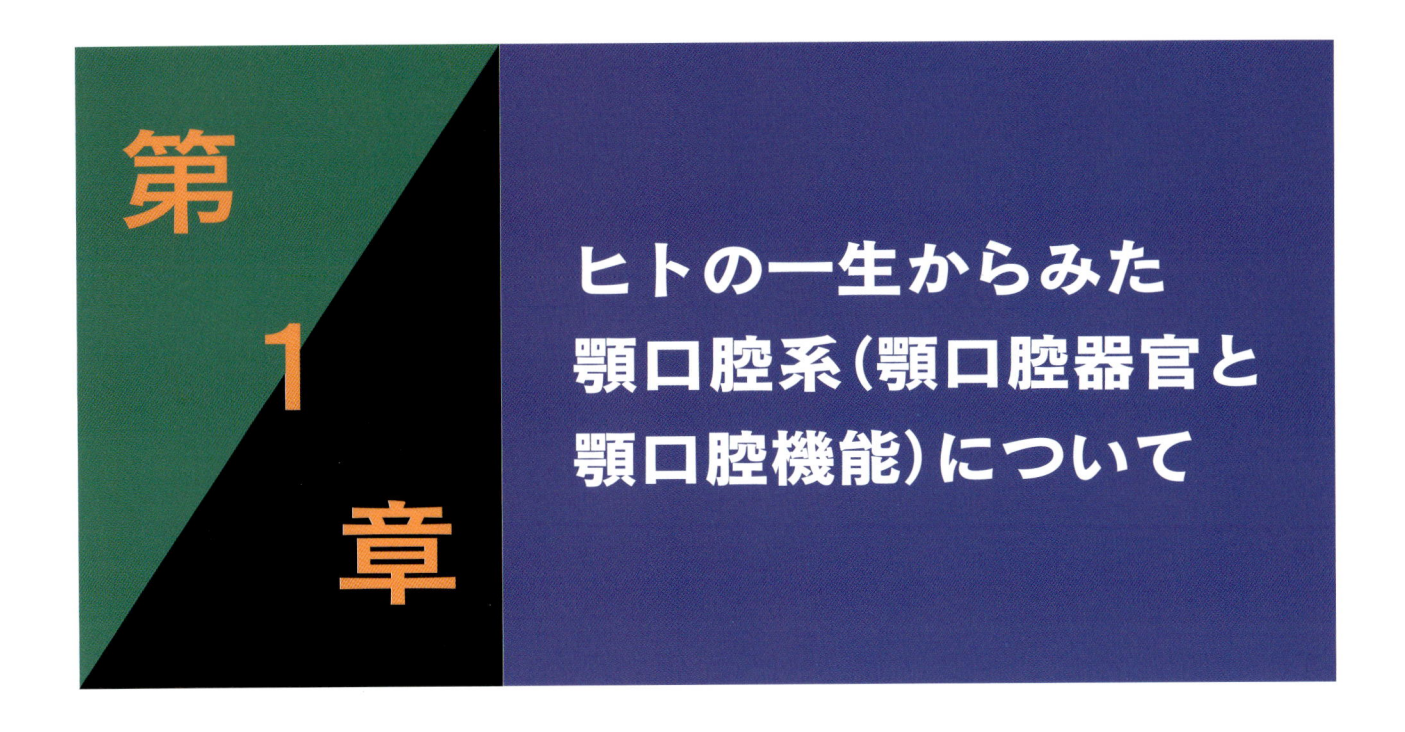

第1章 ヒトの一生からみた顎口腔系（顎口腔器官と顎口腔機能）について

I. 顎口腔器官と顎口腔機能との関係

顎口腔器官は、①「筋」－②「顎関節」－③「咬合（口腔粘膜、歯牙、歯周組織など）」－④「中枢神経系」（①～④をつかさどる連携を「機能的咬合系」と呼ぶ）から構成されている（図1-1）。

顎口腔器官は①各種の顎口腔器官に付属する神経からの感覚入力情報が②中枢神経系（大脳皮質、大脳辺縁系、脳幹、脊髄など）に入力され、情報処理・統合されて、③運動出力系へ筋肉群を通じて機能している（①～③を「機能的咀嚼系（図1-2）」と呼ぶ）[1]

顎口腔系の各種器官において咬合を主体したものが機能的咬合系であり、最近では顎口腔系の各種器官の神経系によるネットワークを主体としたものが機能的咀嚼系と考えられる。

顎口腔系による「咬合」が確立し、咀嚼遂行されることで、消化機能（哺乳、摂食、咀嚼、嚥下、味覚、唾液分泌、嘔吐）、呼吸機能（呼吸、咳、くしゃみ）、コミュニケーション機能（構音、会話）、情動表出機能（表情－喜怒哀楽、愛情表現、歯ぎしり）、高次脳機能（学習、記憶、情動、睡眠）、噛みしめ機能（身体運動、スポーツ）などの生体機能が確立されることとなる（図1-3）。

II. 顎口腔系の始まり

ヒトの顎口腔系は「筋」－「中枢神経系」ラインで、その機能をスタートさせていると考えれる（図1-4）。

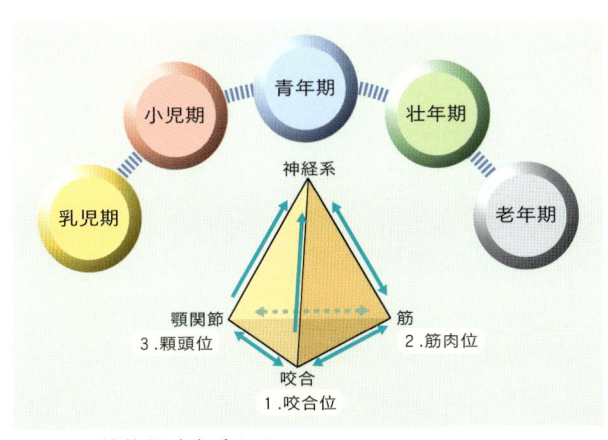

図1-1　機能的咬合系とは。

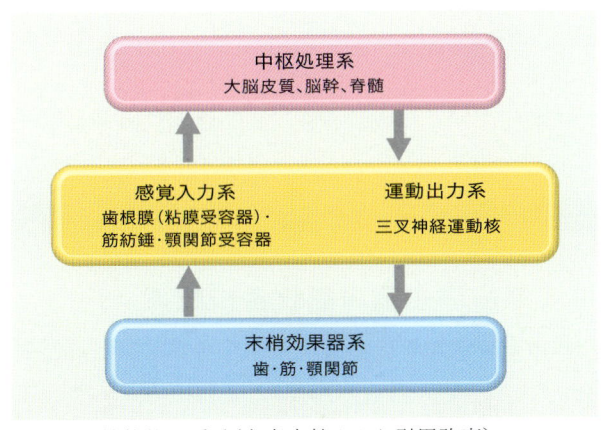

図1-2　機能的咀嚼系（参考文献1より引用改変）。

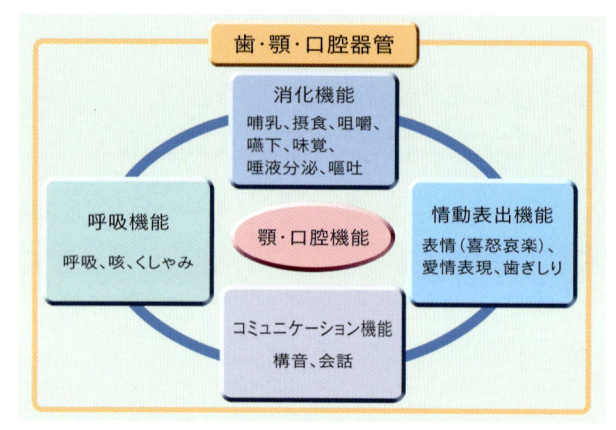

図1-3　生体機能とは。

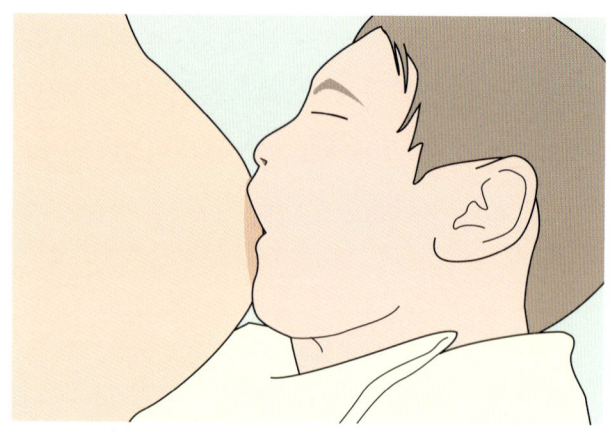

図1-4　胎児・乳児の機能的咀嚼系。

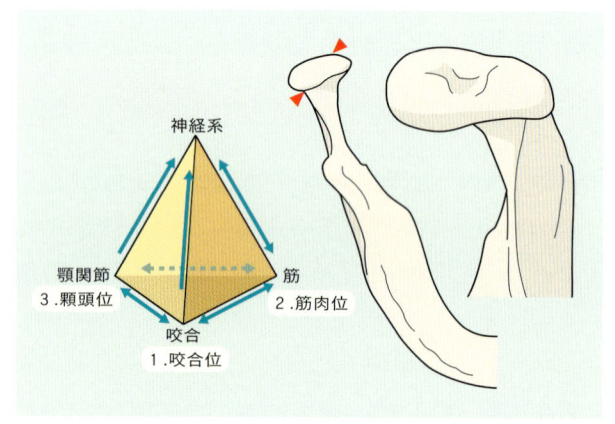

図1-5　無歯顎の機能的咬合系。

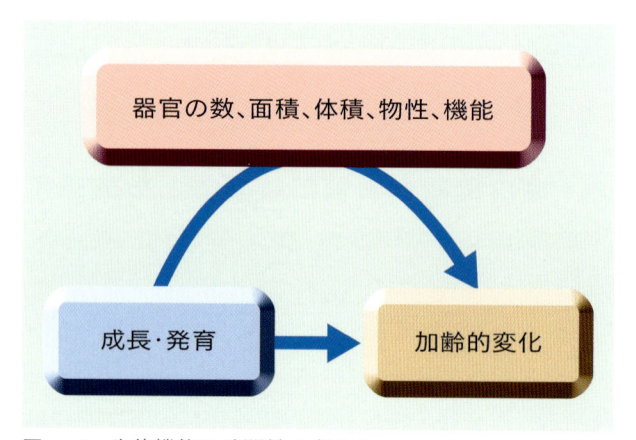

図1-6　生体機能を時間軸で考える。

　すなわち、胎生7～8週目の胎児が嚥下を開始し、胎生3ヵ月には指しゃぶりを開始することからも、妊娠初期よりすでにその機能（嚥下）は開始されているのであろう。

　これは呼吸機能が出産、すなわち母体から離れる以前にすでに開始されているということを意味しており、このことからも顎口腔機能はヒトの生理的機能のなかでも、きわめて重要な機能であること理解できる。

　また、生涯にわたり、顎口腔系は各種の筋により機能が実現されており、すべて脳（中枢神経）の働きにより制御されている。

III．無歯顎患者の顎咬合口腔系

　無歯顎患者は、歯がすべてなくなり、また歯列もなくなり、③の「咬合」を失った状態である。さらに②の「顎関節」は、下顎窩、下顎頭が磨耗して、関節円板も偏位、変形、萎縮し、その形態、位置とともに不安定である。さらに①の「筋」も萎縮し、変形、偏位しており不安定でもある。

　その結果、④の「中枢神経系」も機能が低下している可能性が高い。これらのことから無歯顎患者は機能的咬合系にも加齢的減少と機能障害などの影響を生じていると考えられる（図1-5）。さらに歯根膜からの感覚入力を喪失しているで、機態的咀嚼系における感覚入力不全により中枢処理系、運動出力系もダメージを受けた状態であると考えられる（図1-2参照）。

IV．乳児の顎咬合系

　ヒトの生体は無歯顎で誕生するが、顎咬合系を時間軸で考えると、その後の成長・発育により器官の数、面積、体積、物性などが増加する、しかし加齢的減少とともにその機能も低下する（図1-6）。

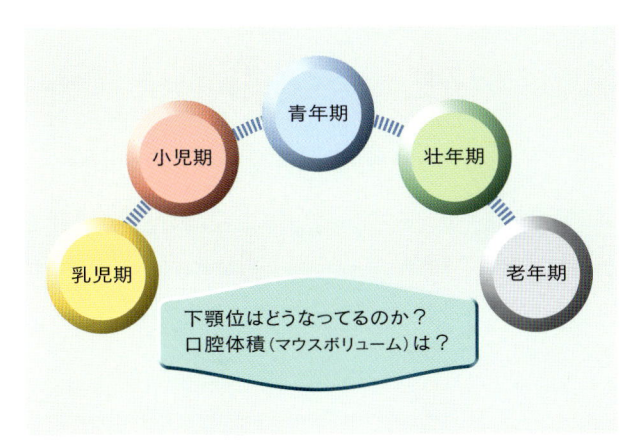

図1-7 生涯の変遷。

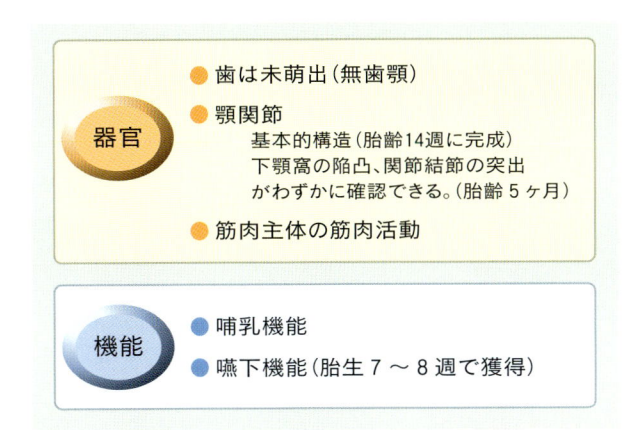

図1-8 乳児期の特徴。器官と機能の関係。

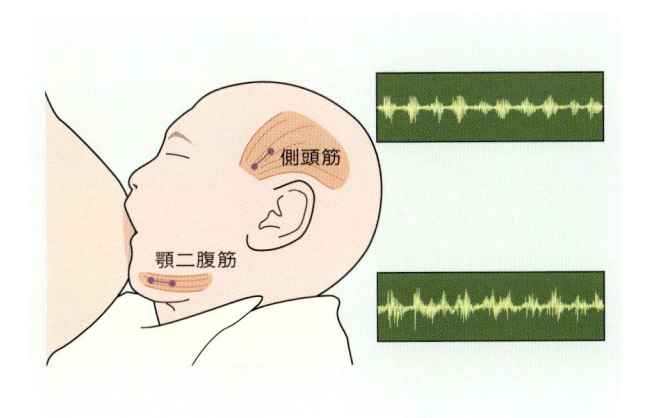

図1-9 哺乳時の筋活動[2]。

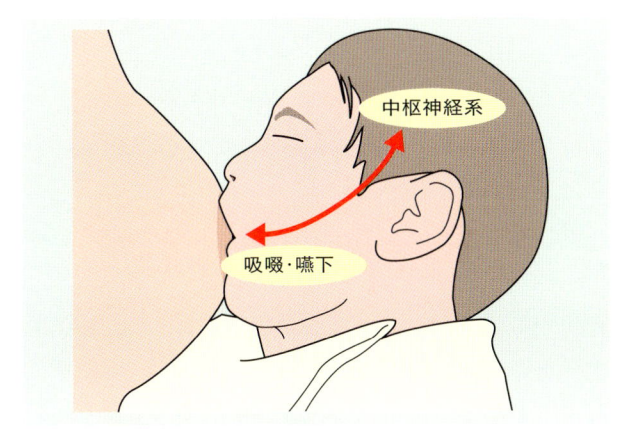

図1-10 哺乳時の機能的咀嚼系。

　ヒトの生涯の変遷は、乳児期、小児期、青年期、壮年期、老年期を経る（図1-7）。乳児期は器官としての歯は未萌出（無歯顎）であるが、顎関節の基本的構造は胎齢14週に完成し、胎齢5ヵ月には下顎窩の陥凹、関節結節の突出がわずかに確認できる。また筋活動は活発であり機能としては、胎齢7～8週で嚥下機能（反射）を獲得する。

　筋神経機構においては、嚥下機能に関する筋（舌、舌骨上筋群、舌骨下筋群、上咽頭収縮筋など）、神経（三叉神経、顔面神経、舌咽神経、舌下神経、迷走神経、副神経など）が重要であることが理解できる。

　この時期は細胞分裂が生涯においてもっとも盛んであり、摂取した栄養は無駄なく成長・発育に使用されている（図1-8）。

　この後の乳房哺乳時と哺乳瓶哺乳時では、側頭筋の筋活動に大きな差があることが示されている。乳房哺乳時には、開口筋（咀嚼筋）である側頭筋と閉口筋（舌骨上筋群）である顎二腹筋の活発な活動が認められる（図1-9）[2]。

　実際の哺乳（吸啜、嚥下）においては、新生児は上唇を乳首の上部にしっかり押し付け上顎を固定（動かないように安定化させる）している。

　このとき（仮想）咬合平面は成人よりも弱い角度（フランクフルト平面に平行）であり、頬筋主体の口腔周囲筋と舌を使うことで、安定した下顎位を確立して哺乳している。また口腔粘膜と舌からなる感覚入力情報を中枢処理系に集め、できるかぎりの運動出力系と口腔周囲筋と舌を動かしている。その情報は大脳辺縁系に生涯にわたりデータとして蓄積されていると思われる。

　この哺乳に関し顎口腔機能をつかさどる顎咬合系の視点から考察してみると、①の「筋」が主体として活発に作用し、その情報は④の「中枢神経系」に入力され、神経からの指令で筋活動をコントロールする

第1章

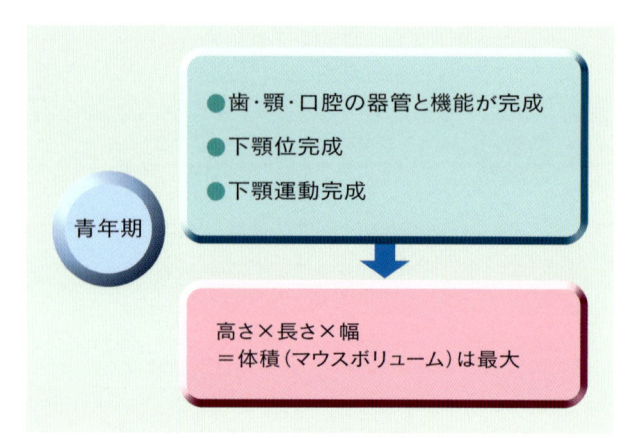

図1-11 青年期の特徴。器官と機能の関係。

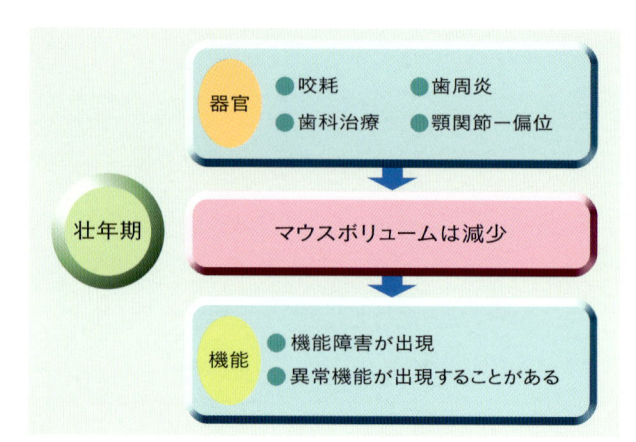

図1-12 壮年期の特徴。器官と機能の関係。

重要な機能を果たしていると考えられる。このことからも哺乳（吸啜と嚥下）は、栄養面のみならず、顎咬合系すなわち生体機能の発達において重要であることがわかる（図1-10）。

哺乳時を終えると、吸啜機能（反射）は消失するが、嚥下機能は生涯喪失しない。このことは嚥下機能を利用することが印象採得、下顎位の決定、治療用義歯での治療（リハビリテーション）、メインテナンスなどの欠損補綴義歯治療に重要であることを示唆している。

また咀嚼機能とともに嚥下機能を意識した神経筋機構に基づく機能－形態をつねに考慮し、診査・診断、治療に生かすことが重要である。

さらに哺乳機能より認められている顎咬合系の重要点としては、機能時の上顎の安定化（上顎の不動性）が挙げられるが、ヒトの生体において誕生時から④の「中枢神経系」に入力されおり、成長・発育し、老化を通じて維持されていくものと考えられる。

無歯顎患者においても、上顎の安定化は最重要項目であり、難症例化してしまう原因のひとつに上顎義歯が動くことが挙げられる。すなわち顎咬合系の前提条件が崩壊した場合には難症例となり、高度な上下顎顎堤吸収症例やコンビネーションシンドローム症例のような難症例は近年増加傾向にある。

Ⅴ．顎口腔系の発達と衰退

小児期は、3歳までに乳歯列が完成し、歯による下顎位の決定がスタートする。顎咬合系における③の「咬合」の開始である（乳歯列完成期、乳歯による下顎位が完成する）。神経的には三叉神経が優位である活動の初期と思われる。

6歳で第一大臼歯、中切歯が萌出し始める。乳歯は抜け始めるので、乳歯による下顎位は崩壊し、混合歯列期に入る。

この時期は今後の顎咬合系の決定において、食生活を主体とする生活習慣が大きく将来に影響を及ぼすため重要な時期となる。つまり乳歯の動揺や永久歯の不完全な萌出で下顎位は不安定であることを考えると、①の「筋」の安定性が今後の②の「顎関節」の成長・発育に大きく影響する時期なのである。

神経－筋機構においても顎口腔系の安定した、バランスの良い感覚入力と中枢神経系での処理、運動出力系に順応できうる筋の発達が重要である。

12歳の第二大臼歯の萌出で、永久歯列が完成する。永久歯による永久歯列の下顎位の開始である。その後18歳までに、②の「顎関節」は完成する。神経的には三叉神経が最優先での感覚入力系が構築される。

青年期においては、歯・顎・口腔の器官と機能が完成し、下顎位、下顎運動が完成する。咬合高径と口腔内の幅径（高さ×長さ×幅＝体積）は最大となり、マウスボリューム（体積）は最大となる。

すなわち、歯の咬耗も少なく、歯周組織も健全なため、歯槽骨の頂点の位置、幅も最大となる（③の「咬合」は高さ、幅ともに最大である）。

顎関節、関節円板も磨耗が少なく最大の長さ、幅を有する。筋も口腔周囲筋、舌ともに最大の筋力、

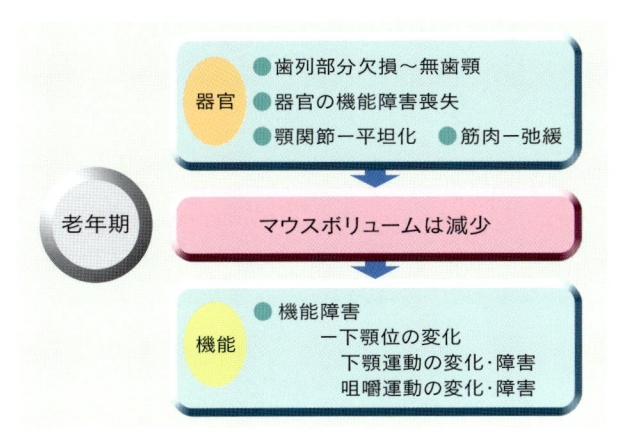

図1-13 老年期の特徴。器官と機能の関係。

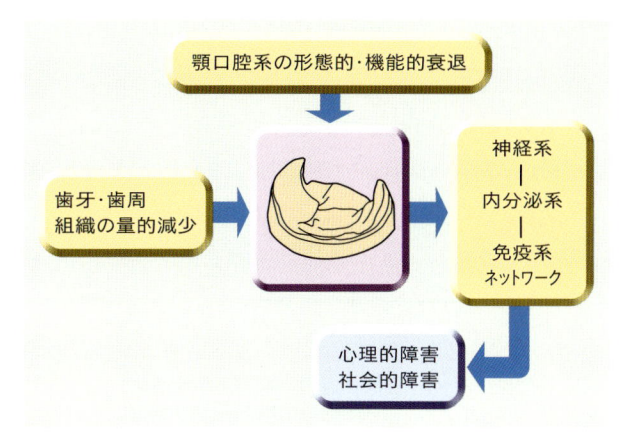

図1-14 神経系－内分泌系－免疫系ネットワークの崩壊。

スピード、回復力を有している。

④の「中枢神経系」は完成し、レスポンスは最大を示す。ヒトの生涯において顎口腔系が器質的、機能的に最良の時期である（図1-11）。この後は安定して時期を経た後、器質的、機能的に低下傾向を生じる。

壮年期は、歯の咬耗、歯周炎、不適切な歯科治療などの影響で③の「咬合（下顎位）」は不安定となり、②の「顎関節」の変形・偏位などの影響や①の「筋」の老化、変形・偏位などで機能的咬合系の崩壊が始まる。機能障害の出現、異常機能が出現することがある（図1-12）。

歯周炎の進行と下顎位の関係においては、フレアーアウトを生じ、根分岐部病変の出現時には、低位咬合による下顎位の前方偏位を生じている。

老年期は、歯列の部分欠損から無歯顎を生じ（③の「咬合」の崩壊）、②の顎関節は平坦化し、動きが大きく不安定な位置になる（下顎位の崩壊）。①の「筋」も弛緩し、変形・偏位が大きくなり、形態障害が生じ、顎口腔系は障害を受け、機能障害、心理的障害、社会的障害が生じる（図1-13）。

さらに歯周炎の進行が下顎位を不安定にして顎口腔系の調和を乱し、加齢的現象に加え、根尖病巣、歯根破折、不適合な補綴物の装着（クラウン、ブリッジ、局部床義歯、全部床義歯、インプラント）などの病的現象が破壊的に作用し、多くの機能障害を惹起する。

老年期になると、残存歯牙の減少、歯周組織の退出、減少、顎関節の平坦化、口腔周囲筋・舌の委縮、偏性などの顎口腔系の形態的衰退により機能は低下

していく。

歯牙、歯周組織の量的な減少は、機能的咀嚼系で考えると、歯根膜からの感覚入力情報の減少である。

さらに、中枢処理系での入力情報の不足、アンバランスをまねき、運動出力系への情報不足、不安定な情報の伝達により、効果器官である筋の作動不足、作動異常を生じやすくなる。すなわち形態障害から、機能障害を生じる。

また、「神経系－内分泌系－免疫系ネットワーク」が脳の高次機能（記憶、学習、情動など）とも深く関与しているので身体と精神に重大な影響を及ぼし、心理的障害、社会的障害を生じてしまう（図1-14）。

VI. 無歯顎になることは

ヒトが歯をすべて失い無歯顎になることは以下のことを意味する（図1-15）。

①歯根膜からの感覚入力を失うことである。長期にわたり顎口腔系に主役であった歯根膜にある広く三次元的に張り巡らされた三叉神経支配を失い、機能低下をまねくことになる（歯根膜内の三叉神経の減少）。

②歯牙の喪失にともなう歯周組織の減少は、機能圧に対する抵抗性を有する角化歯肉（咀嚼粘膜）の減少と支持歯槽骨の減少を生じる。すなわち、骨膜への機能圧を素早く伝達する歯槽骨内に張り巡らた三叉神経への安定した感覚入力系の減少を生じることとなる（歯槽骨内の三叉神経の減少）。

③顎堤の吸収による角化歯肉（咀嚼粘膜）の減少によ

第1章

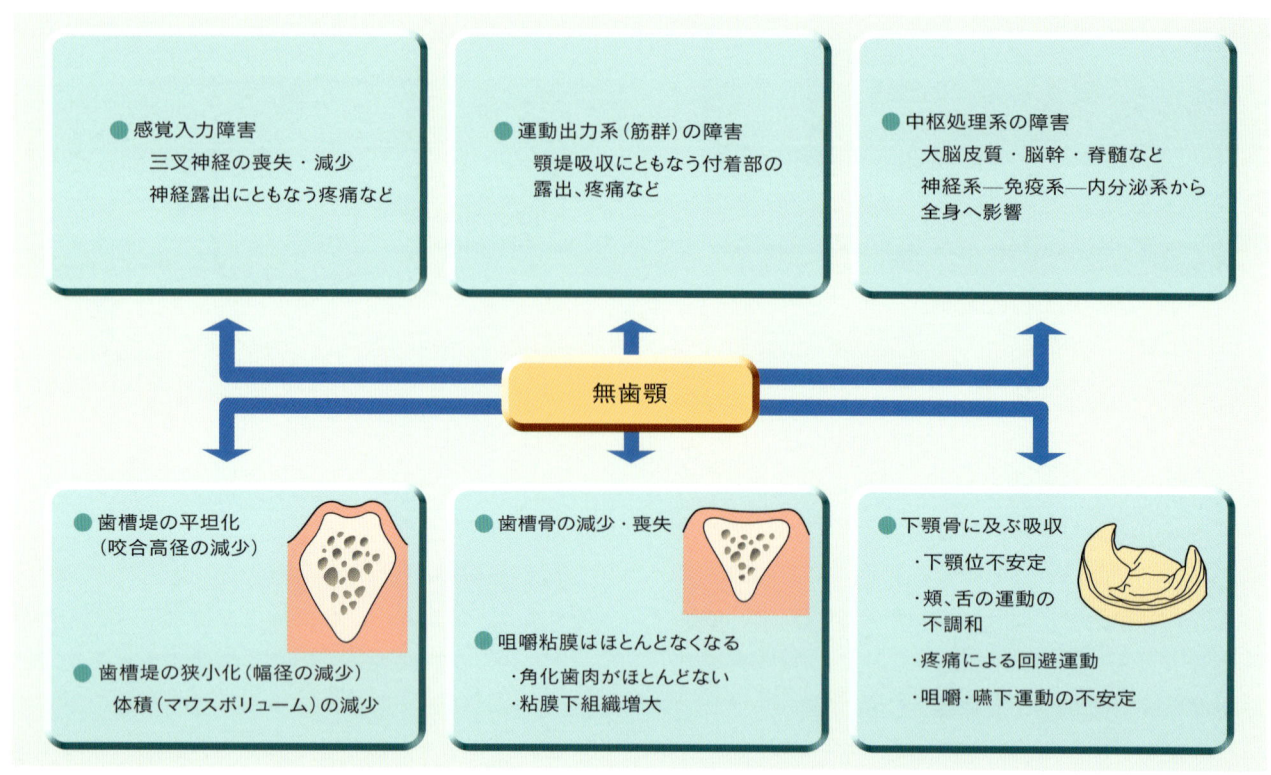

図1-15 無歯顎になることによる影響。

図1-16 すべてのライフステージに応じた「食べる」支援システムの構築(小林義典ほか日本学術会議咬合学研究連絡委員会資料より引用改変)[3]。

り機能圧負担に弱い非角化粘膜(被覆粘膜)の比率の増大を生じることとなる。

④歯槽骨が完全に吸収して顎骨が露出することは、三叉神経の本体の露出を招く(切歯窩からの上顎神経、オトガイ孔からの下顎神経の露出)。機能圧が三叉神経に直接伝達されることで疼痛感覚として感覚入力されるので、下顎位の不安定、中枢処理系での疼痛認識、運動出力系への減衰した情報により筋の回避運動、収縮不足、筋力のアンバランスを生じるようになる。

20

⑤顎堤吸収にともなう口腔周囲筋・舌の付着位置の露出、支配神経の露出で、筋群の弛緩などにより運動出力系の障害が生じる(筋力が減衰する)。

⑥高度な顎堤吸収により、本来のマウスボリューム(顎口腔器官により構築される空間)の減少により、本来あるべき体積を認識し、機能させる機能的咬合系と機能的咀嚼系の不安定、不全により、顎口腔系の機能は大幅に減少して、神経系－免疫系－内分泌系からさらに全身への重大な障害を生じていくことになる。

人のライフステージを考慮する、すなわち患者の生活習慣、社会的背景、歯科疾患罹病歴、歯科疾患治療歴などを考えた診査診断、治療計画、術後管理が求められる。

高齢期に無歯顎となり衰退を認めても、治療用義歯を用いてマウスボリームを回復し、口腔周囲筋や舌の運動、筋紡錘の活性化、咬合面や研磨面の工夫で機能的咀嚼系における中枢処理系を活性化させて、乳幼児期からの情報を再プロミングすることで健康が取り戻せると思われる。

具体的には、柔らかい食事(離乳食に対応)からトレーニングを開始し、徐々に硬い食事に慣れさせて脳血流量を増加させ、口腔粘膜からの感覚入力を中枢神経系へ伝達させて、口腔周囲筋と舌の運動(運動出力系)を活性化させる。すなわち、乳幼期、幼児期、小児期の各ライフステージにおける機能的咀嚼系を十分に理解して、無歯顎補綴治療に応用することが重要である。その際、ガムを利用したトレーニングは中枢処理系(中枢神経系)に有効であることが示唆されている。

そうすることで、咬合(喪失)、咀嚼(不可)、食(調整食，経管)、歯科疾患(欠損)、身体(要介護)、精神運動(ＱＯＬ，認知症)、栄養(低栄養)の改善により、「咬合と咀嚼で創る健康長寿」が達成され、ＱＯＬ，ＡＤＬの高い充実した高齢期を過ごすことが可能となる(図1-16)[3,4]。

参考文献

1．野首孝祠，平井敏博ほか：咬合・咀嚼で創る健康長寿．大阪大学出版会．2007．127-136．
2．坂下玲子：母乳ほ乳児と人工ほ乳児のほ乳パターン．歯界展望．79(6)．1992．1457-1468．
3．日本学術会議咬合研究連絡委員会編：日本学術会議咬合研究連絡委員会報告．咬合・咀嚼が創る健康長寿．東京；日本学術会議咬合学研究連絡委員会：2004．
4．小林義典：咬合・咀嚼が創る健康長寿．補綴誌．2012：3(3)：189-218．

第2章 無歯顎患者の問題点

　無歯顎患者は歯をすべて喪失しているが、時間の経過とともに多くの変化が生じている。すなわち、形態的変化と機能的変化である（図2-1）。この変化が進むと形態的障害や機能的障害などを生じる。

　さらに歯根膜がなくなり歯根膜機械受容器を支配する三叉神経中脳路核ニューロンの一部が死ぬことにより中枢神経系に重要な影響を及ぼす状態となるのである。

I. 形態的変化と障害

1. 顎堤吸収（歯槽骨の吸収）

　形態的変化では顎堤吸収が先ず起こる。具体的には歯槽堤の吸収であり、歯槽骨の高さと幅が減少す

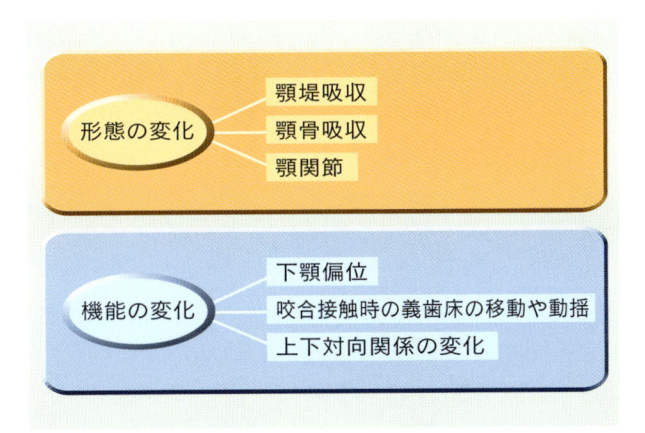

図2-1　無歯顎の問題点。形態的変化と機能的変化が起こる。

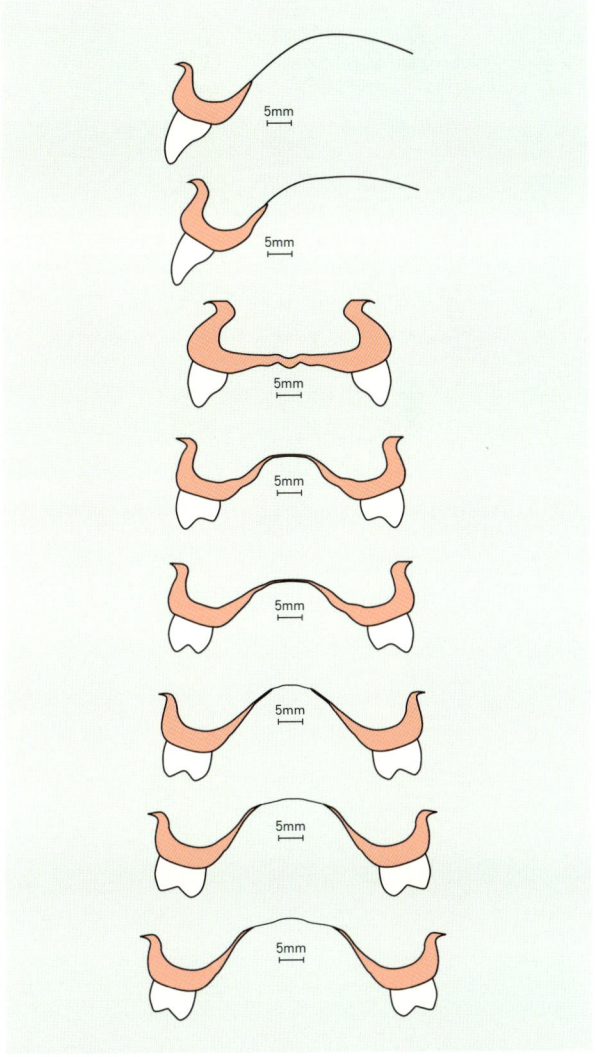

図2-2　顎堤吸収。歯槽骨の平坦化と狭小化が起る（高さ×長さ×幅＝体積が減少する）。（参考文献1より引用改変）。

第2章

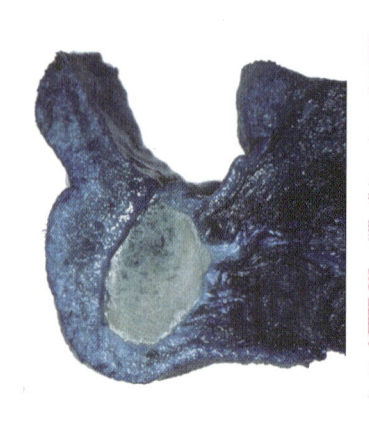

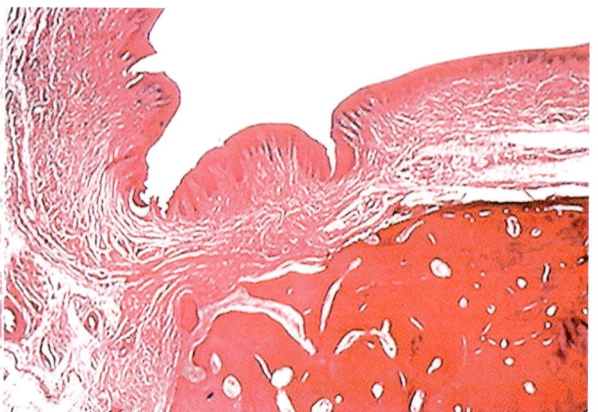

図2-3a、b　歯槽骨と咀嚼粘膜の激減状態。a：歯槽骨が認められない。b：咀嚼粘膜がほとんどなくなる。つまり角化歯肉がなくなり、粘膜下組織が増大する（第3章図3-42、43参照）。

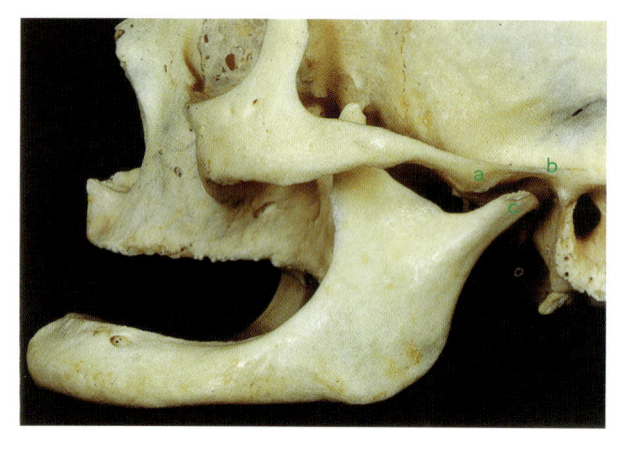

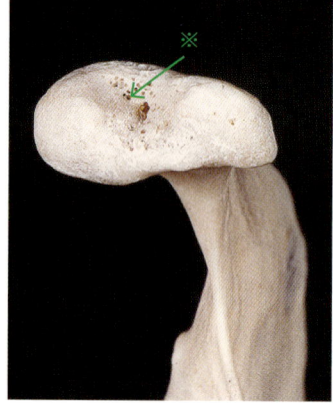

図2-4a、b　無歯顎の顎関節（第3章図3-19、20参照）。

る（量的変化）。

また顎堤吸収が起こると、歯槽堤の平坦化（咬合高径の減少）と歯槽堤の狭小化（幅径の減少、前後の長径の減少）を引き起こし、高さ×長さ×幅＝体積（マウスボリューム）の減少を生じることとなる（図2-2）。

さらに歯槽骨を被覆する咀嚼粘膜（角化した硬くて強い粘膜：支持力、維持力を発揮しやすい粘膜）と被覆粘膜（非角化の軟らかく弱い粘膜：支持力、維持力を発揮しにくい粘膜）の比率を変化させてしまう（質的変化）。

2．顎堤吸収（顎骨の吸収）

歯槽骨がすべて吸収すると、顎骨が露出する。さらに高度に吸収が進行すると、切歯窩やオトガイ孔が露出する（神経の露出：疼痛や不快症状の出現）。

顎骨を被覆する粘膜は、そのほとんどが被覆粘膜である（咀嚼粘膜は完全には消失しない）。そのために

角化歯肉がなくなり粘膜下組織が増大し、義歯は軟弱地盤の上に乗ったような状態になる（図2-3a、b・図3-42、43参照）。

その結果、咀嚼時の機能圧などが顎骨の太い神経に直接作用することで疼痛による回避性の咀嚼、中枢神経系への疼痛の転写、筋群の収縮のアンバランス、減衰などが起こる。

最近の研究では顎堤吸収と機能障害に正の相関があることが示唆されている。

3．顎関節の変化

顎関節、関節窩も平坦化してルーズになっており、顆頭位が不安定な状態である（図2-4a、b・図3-19、20参照）。

4．顎堤の吸収状態の変化

顎堤吸収の非対称が左右側あるいは上下顎にある

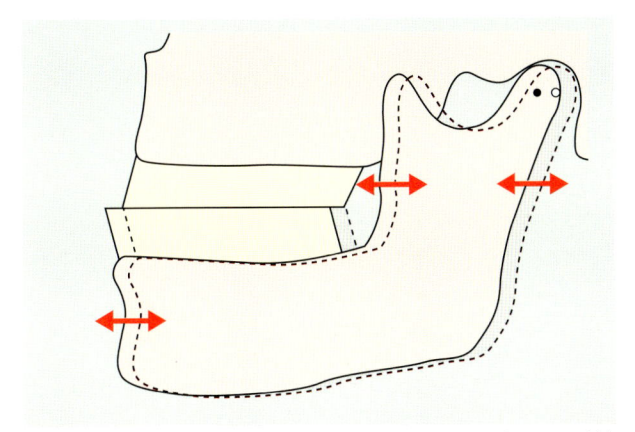

図2-5 下顎偏位。水平的顎位の変化。前方偏位は咀嚼筋障害を起こし、片側が後方偏位であると顎関節内部障害を起こす（点線：義歯装着時、実線：下顎前方偏位時）（参考文献2、3より引用改変）。

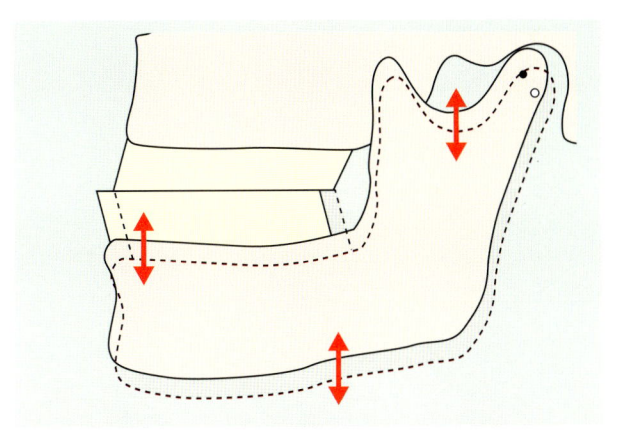

図2-6 下顎偏位。垂直的顎位の変化。低咬合位、前方偏位となり、加齢、顎堤吸収の進行で偏位量は増大。異常機能で昼間のクレンチング習癖が起る（点線：義歯装着時、実線：下顎前方偏位時）（参考文献2、3より引用改変）。

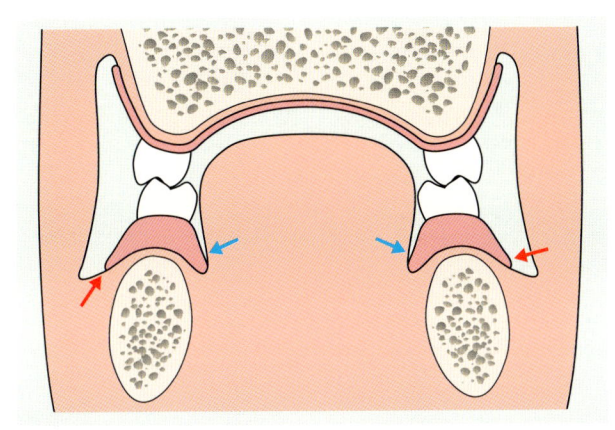

図2-7 下顎偏位。下顎の義歯の狭小化で舌房を侵害する（青矢印：舌房侵害、赤矢印：頬側の死腔）（参考文献2、3より引用改変）。

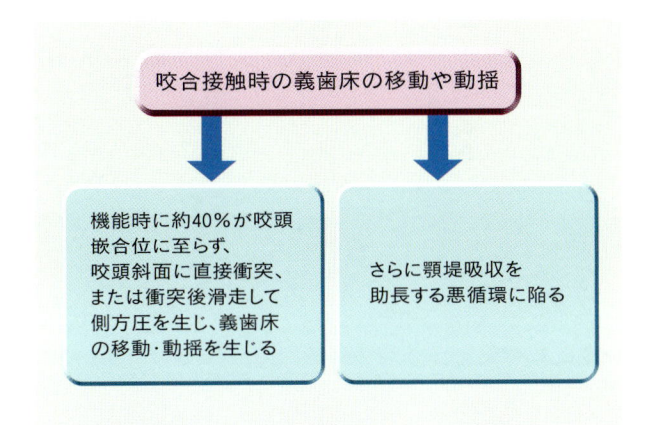

図2-8 咬合接触時の義歯床の移動や動揺の原因と影響（参考文献2、3より引用改変）。

咬合接触時の義歯床の移動や動揺
→ 機能時に約40％が咬頭嵌合位に至らず、咬頭斜面に直接衝突、または衝突後滑走して側方圧を生じ、義歯床の移動・動揺を生じる
→ さらに顎堤吸収を助長する悪循環に陥る

かで、筆者はこれを以下のように分類している。

a．片顎の顎堤吸収が左右非対称

　同一顎堤吸収の左右対称性がなく、非対称であり、維持・支持が獲得しにくく不安定である。

　1歯欠損や少数歯欠損のときの治療が大きく関与して、不安定な下顎位や、口腔周囲筋・舌との協調性を欠き、機能的咬合系に破壊的作用が起きた結果と思われる。

b．上下顎の顎堤吸収が非対称

　上下顎堤の吸収に対称性がなく、対顎関係が不連続である。咬合平面の設定、人工歯排列、人工歯選択が複雑に関係していると推察されるが、発生原因はaの片顎の顎堤吸収の左右非対称と同様と考えられる。

II．機能的変化と障害

　機能的変化としては下顎偏位を生じるが、このことについては、小林らの研究から機能的変化、機能的障害が明らかになりつつある[2,3]。

　無歯顎患者においては、上下顎堤の吸収にともない咬合高径が減少し、マウスボリュームの減少とともに、下顎前方に偏位すると（下顎前方偏位）咀嚼筋障害を生じる。

　さらに進行し片側（右側または左側）へ偏位すると、片側の顎関節が後方へ偏位し顎関節内部障害を生じる（図2-5）[2,3]。

第2章

図2-9　下顎位の偏位から口腔周囲筋、舌などに変形、偏位を生じ、中枢神経系障を認めた（参考文献4より許可を得て転載）。

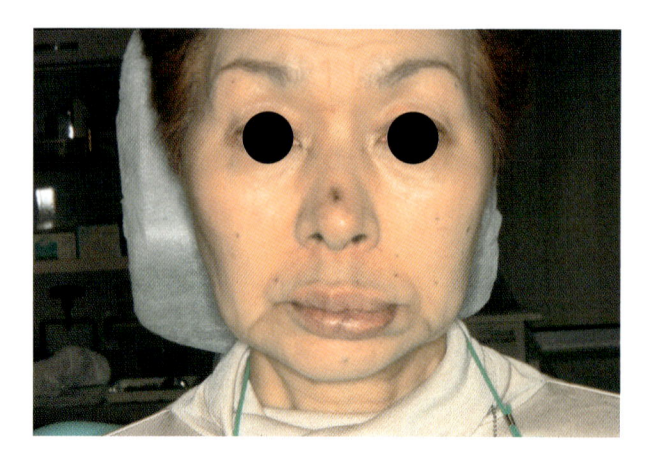

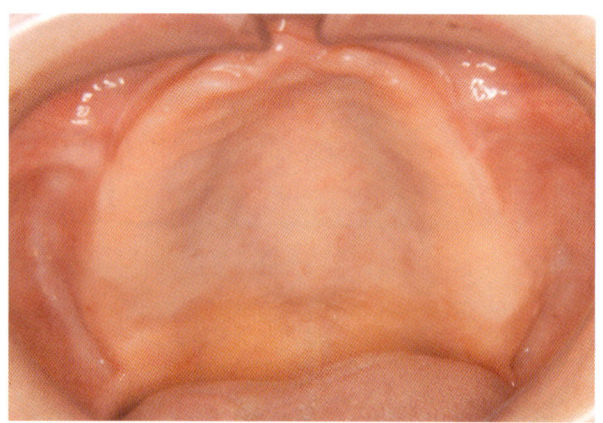

図2-10　上顎の超高度顎堤吸収。歯槽骨は完全に吸収し、平坦化を認め、維持、支持は不安定で総義歯の不動性は確保できない。

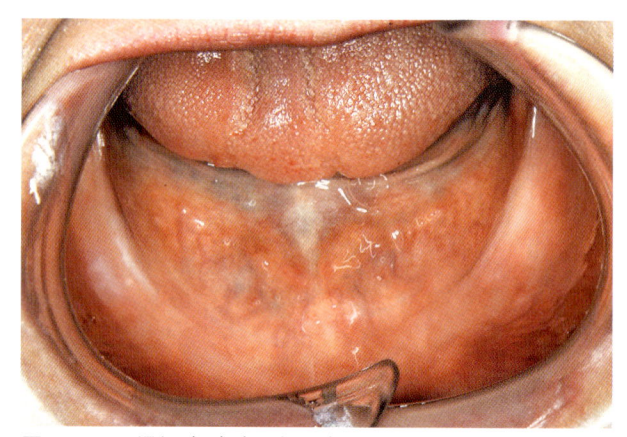

図2-11　下顎の超高度顎堤吸収。歯槽骨、咀嚼粘膜は完全に吸収して筋付着部、神経は露出している。維持、支持、下顎位は不安定である。

　この低位咬合前方偏位では、加齢減少、顎堤吸収の進行で偏位量は増大する。この状態での義歯の装着は異常機能を助長（昼間のクレンチング）させ、さらなる異常を生じる（図2-6）[2,3]。

　また顎堤の幅が減少することにより、歯槽頂間線の法則で排列された義歯は頬側に死腔を形成し、食物の停滞や義歯床の不安定（筋平衡が得られない）を生じる。

　舌側では顎堤の狭小化により舌房の侵害を生じる。舌房の侵害が1.5mmでも咀嚼障害を認めることとなる。さらにこの状態では義歯床の移動、動揺を生じて下顎運動を妨害し、生体機能に影響を及ぼすこととなる（図2-7）[2,3]。

1．咬合接触時の義歯床の移動や動揺

　機能時に約40％が咬頭嵌合位に至らず、咬頭斜面に直接衝突、または衝突後滑走して側方圧を生じ、義歯床の移動や動揺を生じる。

　下顎位が不安定であり、さらに食物を頬筋、舌で咬合面に乗せ効率の良い咀嚼・嚥下ができないので、患者は食いしばりをするようになり、さらに顎堤吸収を助長する悪循環に陥ってしまう（図2-8）。

2．口腔周囲筋・舌の偏位・変形

　下顎位が不安定で前方へ偏位し、さらに左右へ偏位すると顎関節の位置も下顎頭安定位から偏位するが、口腔周囲筋や舌も偏位し片側での摂食・嚥下の助長（頬筋・舌の偏位）、片側での咀嚼の助長（開口筋、

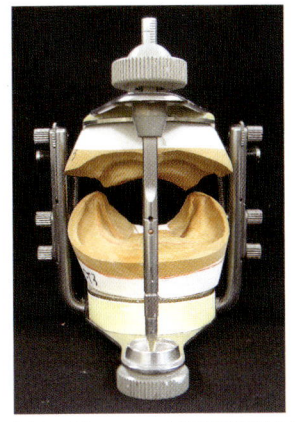

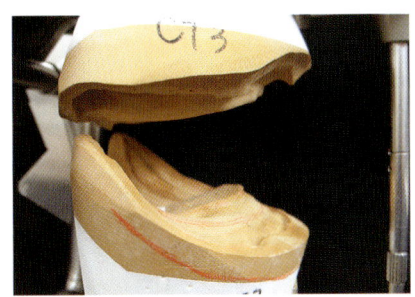

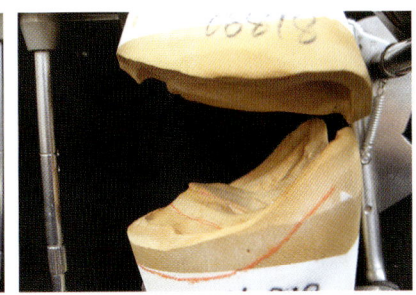

図2-12a〜c　上下顎模型の咬合器での診査。究極の上下顎顎堤吸収を認める。最終義歯のイメージができない超難症例である（図12a：参考文献4より許可を得て転載）。

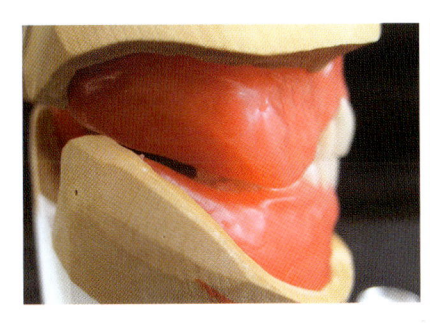

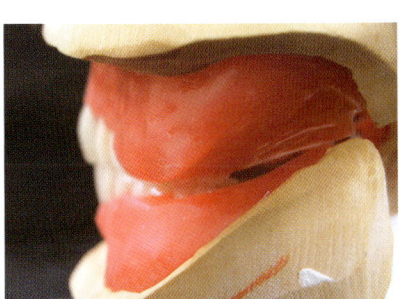

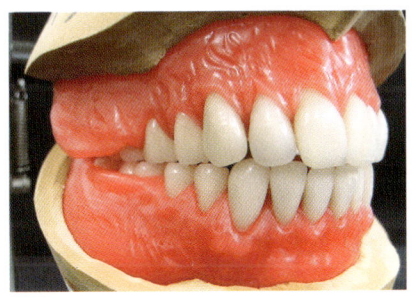

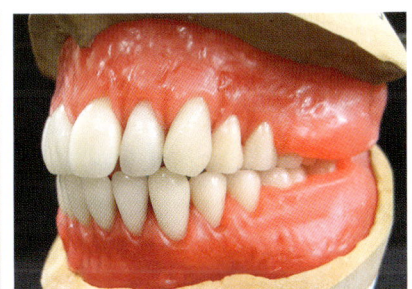

図2-13a〜d　最終義歯のワックスデンチャー。従来にない形態、体積で維持、支持、筋平衡を付与しないかぎり機能的回復は不可能である。

閉口筋の偏位）を生じる。

　すなわち顎口腔系に偏位を生じ、表情筋の偏位（顔貌の偏位：口角、口裂、両瞳孔線、上下口唇の面積、眉毛の位置など）、さらなる下顎位の偏位、姿勢、歩行、消化器へ影響を与え、中枢神経系に障害をもたらすことが示唆される（図2-9）。

3．上顎は不動であるという概念の崩壊

　今後増大すると思われる無歯顎症例においては、顎堤吸収による上下高度顎堤吸収やフラビーガムが著明な症例（コンビネーションシンドロームなど）における「下顎が可動で上顎も可動」や下顎位インプラント応用による「下顎が不動で上顎が可動」という従来からは予見できなかった上顎難症例が出現している。

4．顎関節も可動点になり顎関節―歯牙―筋肉のⅡ級テコ原理の崩壊

　顎関節が固定点（不動性）、人工歯が作用点（可動点）、筋肉が力点（可動性）のⅡ級テコの原理から、顎関節（可動点）も動くようになり、人工歯が固定点、筋肉が力点というテコ原理が出現する。

　すべてが可動性のなかで咀嚼、嚥下などの機能時のみに固定性を示す、新たなる機能的顎口腔系が出現することとなり、それに応じた理論の展開が必要

第2章

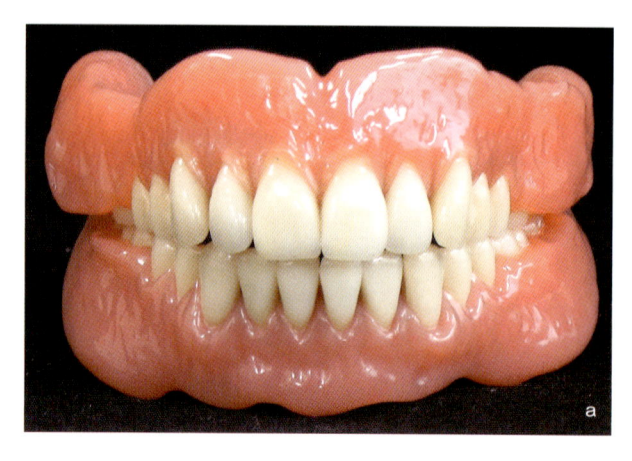

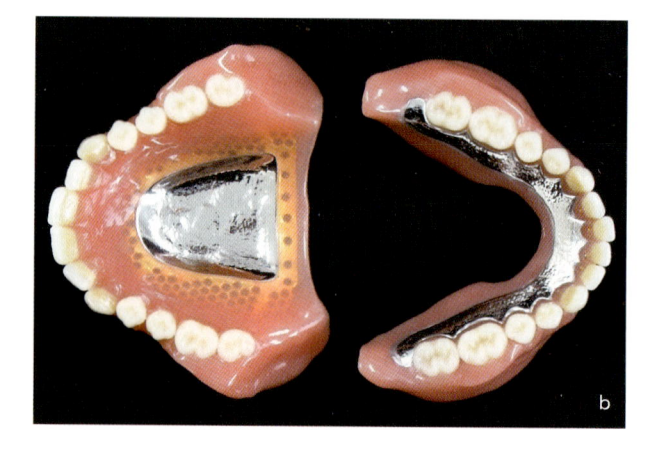

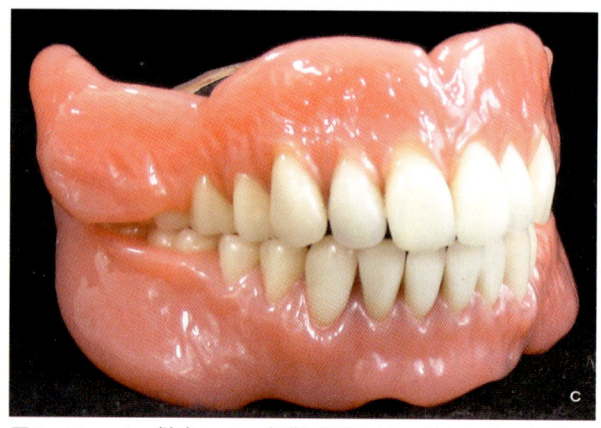

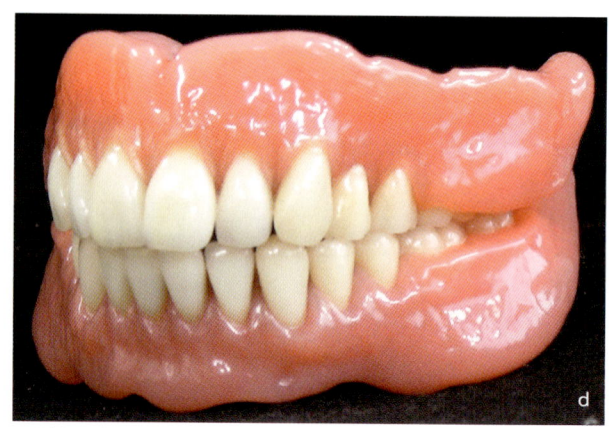

図2-14a～d　従来にない超難症例には、従来にない概念での義歯の形態、体積での機能回復が求められる。この義歯で患者は機能回復と審美性の回復ができ、健康長寿を実感し続けている。

とされる。

　すなわち上下顎が可動性を示すが、機能時（咀嚼、嚥下など）の一瞬の時間に義歯が安定した感覚入力情報が中枢神経系に情報を伝えて、できうるかぎりの筋力で（運動出力）最大、最良の機能を発揮する状態を構築することが重要となる（図2-10～14）。

5．機能的咀嚼系の変化と障害

　無歯顎患者は効果器である歯牙や歯周組織を失ったと同時に歯根膜機械受容器を支配する三叉神経中脳路核ニューロンの一部を失っているので感覚入力系に変化を生じている。

　このことが中枢処理系、運動出力系に影響を及ぼし、顎運動、舌運動、顔面運動の支配神経、筋群に作用すると思われる。

　すなわち、反射性顎運動（顎反射）のひとつである閉口反射の歯根膜—咬筋反射が失われることで、咀嚼筋の増強する働き（ポジティブフィードバック）の低下や下顎張反射による顎の位置を安定化する機能（ネガティブフィードバック）に影響を与えている。

　その結果、下顎位の変化、咀嚼運動の変化、咀嚼時の筋力低下、嚥下機能の低下などを生じていると思われる。

　さらに、これらの機能低下が中枢神経系で上位脳である終脳（大脳）、間脳（視床、視床下部）や下位脳である中脳、橋、延髄、脊髄に影響を与えて、運動出力系への情報不足、伝達不良などで運動出力系が関与する顎運動、舌運動、顔面運動に機能低下を生じさせることで障害が大脳への影響を及ぼし、心理的障害や社会的障害を生じることとなると考えられ

る。
　以上の考察から無歯顎患者は歯牙、歯根膜を喪失し、さらに本来あるべき体積(マウスボリューム)をも喪失したことで感覚入力系、中枢処理系、運動出力系からなる機能的咀嚼系の変化、障害を生じ、中枢神経系、末梢神経系に重大な変化と障害を生じていると考えられる[5]。

参考文献

1. D.M.Watt,A.R.MacGregor(小林義典ほか訳)：コンプリートデンチャーの設計 第1版．東京．医歯薬出版．1979.4-380.
2. 小林義典ほか：治療義歯による不正な咀嚼機能の是正処置，右側下顎頭の後方偏位と左側下顎頭の前方偏位を呈する無歯顎症例,歯学,88,秋季特集号：2000．東京．348-352.
3. 小林義典：高齢者におけるフル・デンチャーの咬合．歯科ジャーナル．1989：30：577-597.
4. 上濱　正：月刊上濱　正　有床義歯治療の新たなるプロトコール　ウエハマ流の公式＆定理の実践：東京：デンタルダイヤモンド社　2010：10,12.
5. 小林義典：咬合・咀嚼が創る健康長寿．補綴誌．2011：3(3)：189-219.

第3章 総義歯のための解剖学

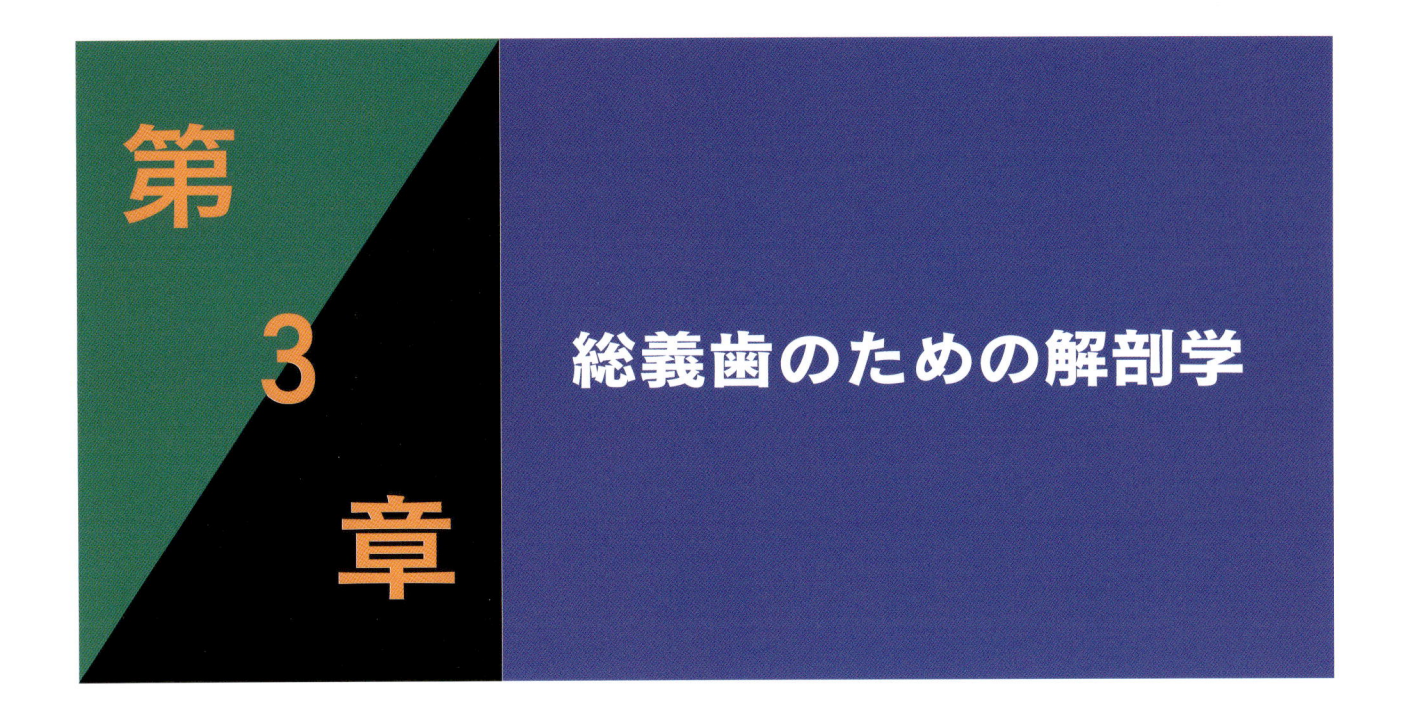

はじめに

　咀嚼運動の舞台となる口腔の土台には顎骨が存在する。顎骨は、歯槽骨という人体の骨のなかでも「歯のために存在する」という特殊な部位を持つ骨である。歯槽骨の大部分は、歯の萌出とともにその外形、内部構造を大きく変え、歯の喪失によって特徴的な形態変化を起こす。また、咀嚼運動を制御する顎関節の形態も同様で、歯の存在に大きく左右される。

　しかし、顎骨および顎関節の外形変化に関係なく、咀嚼運動は一生涯続けられる。したがって、咀嚼運動を多方面から考える際には、顎骨および顎関節の正常構造、歯牙喪失後の特徴的な形態変化について理解していなければならない。

　そこで本章では、上顎骨、下顎骨および顎関節に関して解剖学的な観点から解説を行う。さらに、補綴治療、とくに総義歯治療に必須である解剖学的知識について解説する。

Ⅰ. 顎骨の特徴性と歯牙喪失後の形態変化
1. 顎骨の特徴

　骨はダイナミックな組織で、改造現象によりつねに新しい骨と置換している。人体の骨格を構成する約200個の骨のなかにおいて、顎骨は、歯を植立させ、歯を介して咬合力が直接的に骨内部にまで負荷されるという特殊な環境を有する。

　このため顎骨の構造は、歯の植立状況の影響を大きく受ける。乳歯萌出前の小児顎骨は歯根が植立する部分の歯槽骨が十分に形成されていないため、高さが低いが、歯の萌出にともない歯槽部の形成が進み、顎骨の高さは徐々に大きくなる（図3-1中のa〜c）。しかし、歯が喪失すると、歯が植立していた部分に骨吸収が惹起し、高さが急激に減少する（図3-1中のd）。

　骨は一般に、外周を被覆する緻密質（皮質骨）と内側で骨髄側に派出する海綿質骨梁とに区分される。さらに顎骨では歯根を入れる歯槽が存在するため、複雑な構造を呈する。

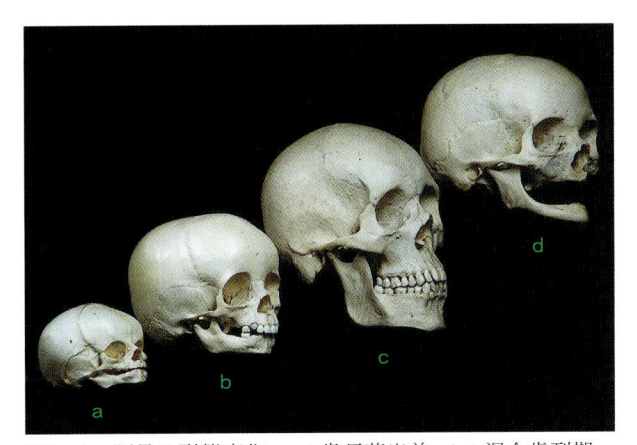

図3-1　顎骨の形態変化。a：歯牙萌出前、b：混合歯列期、c：永久歯列期、d：無歯顎。

第3章

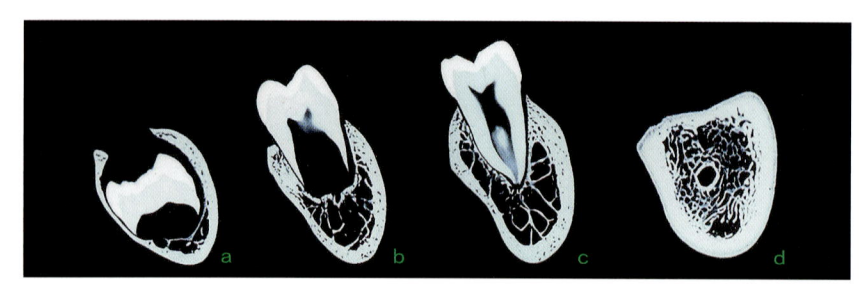

図3-2 下顎骨の内部構造変化（第一大臼歯部）。軟X線写真。**a**：歯牙萌出前、**b**：歯牙萌出途上、**c**：歯牙機能時、**d**：無歯顎。

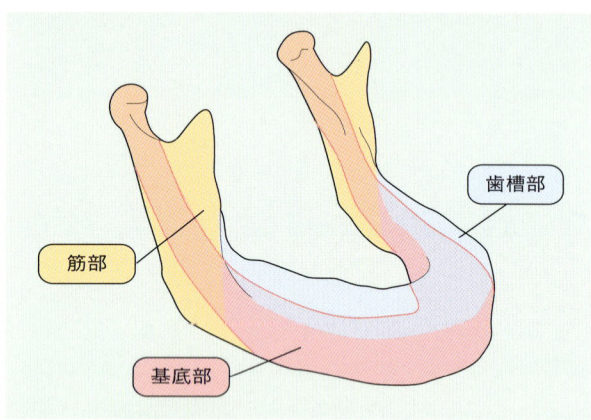

図3-3 下顎骨の区分。

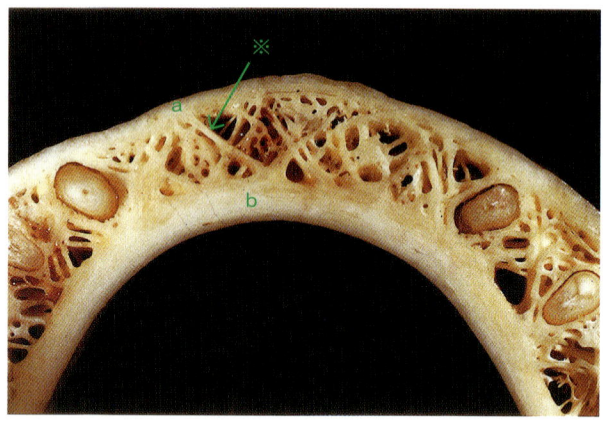

図3-4 下顎骨内部構造（水平断面）。**a**：唇側皮質骨、**b**：舌側皮質骨。※で示したところは唇側、舌側の皮質骨を梁のようにつなぐ太い海綿質骨梁である。

　歯根周囲の歯槽骨は、歯槽の内壁で歯根を篭状に包む固有歯槽骨と外壁の緻密質（皮質骨）および内部の海綿質骨梁を合わせた支持歯槽骨とにより構成される。

　下顎第一大臼歯に注目して歯の萌出、喪失にともなう顎骨内部の構造変化を観察すると、歯が萌出する前の乳歯列期では、下顎底部にわずかに海綿質骨梁が認められるのみであるが（図3-2中のa）、混合歯列期では、萌出途上にある歯の下方に非連続的な細い骨梁が多方向に走行している（図3-2中のb）。

　歯が咬合平面に達し、機能すると連続性を持った太い海綿質骨梁が咬合力に対抗するように歯根周囲の固有歯槽骨から外周の緻密骨（皮質骨）に向かって歯を支持するように走行している（図3-2中のc）。

　一方、歯が喪失すると顎骨内部は不規則走行を示す細かい骨梁で埋められており、海綿質骨梁は咬合力に応じて再構築されることがわかる（図3-2中のd）。

2．下顎骨の基本構造と歯牙喪失後の構造変化

　下顎骨は馬蹄形をなす下顎体と、この後方に位置し、咀嚼筋の停止部である下顎枝（筋部）とに大別される。下顎体は、さらに歯が植立する歯槽部とその下方の基底部とに区分される（図3-3）。

　下顎骨外側面には、下顎枝前縁から第二小臼歯で下顎体のほぼ中央の高さに位置するオトガイ孔に向かって斜走する外斜線がみられ、歯槽部と基底部はこの外斜線によって境される。

　内部の海綿質骨梁は、外形を保持する働きをなす口腔前庭側と舌側との皮質骨間を斜めに結び、咀嚼による顎骨の歪み、ねじれに抵抗するように配列する（図3-4）。

　下顎骨は、歯が喪失すると、外部形態、内部構造に変化が生じる。その変化は、喪失した歯数、歯が喪失してからの経過時間などの状況により異なる。

　多数歯喪失および無歯顎になると歯槽部が次第に消失し、ついには頬側臼歯部では外斜線に沿ってオ

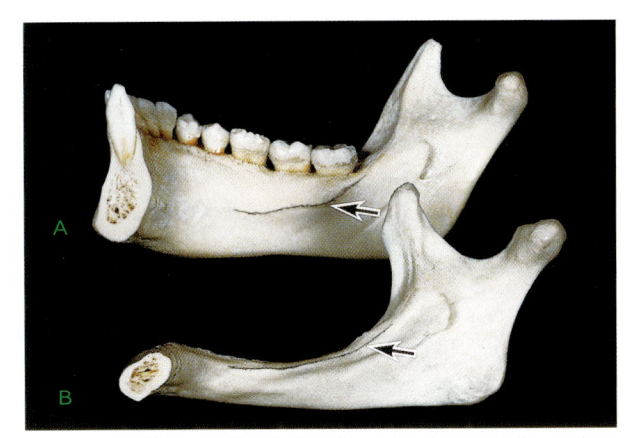

図3-5 下顎骨の形態変化（舌側）。写真上は有歯顎、写真下は無歯顎である。この無歯顎は顎舌骨筋線（矢印）まで骨が吸収した例。ここまで吸収が進むと顎舌骨筋の起始部である顎舌骨筋線が突出している。このような症例では、義歯装着時の粘膜下の疼痛を患者が訴える場合がある。

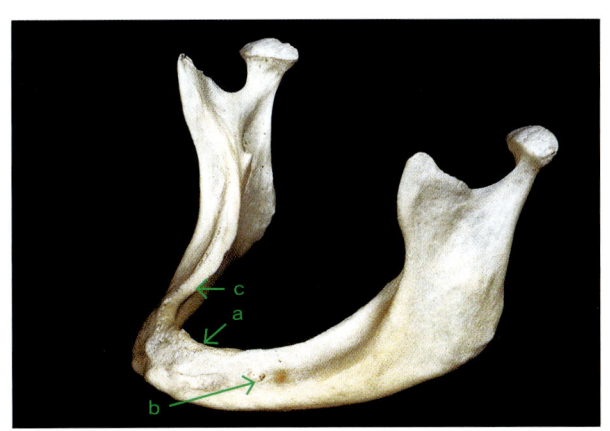

図3-6 下顎骨の形態変化。a：オトガイ棘、b：オトガイ孔、c：顎舌骨筋線。

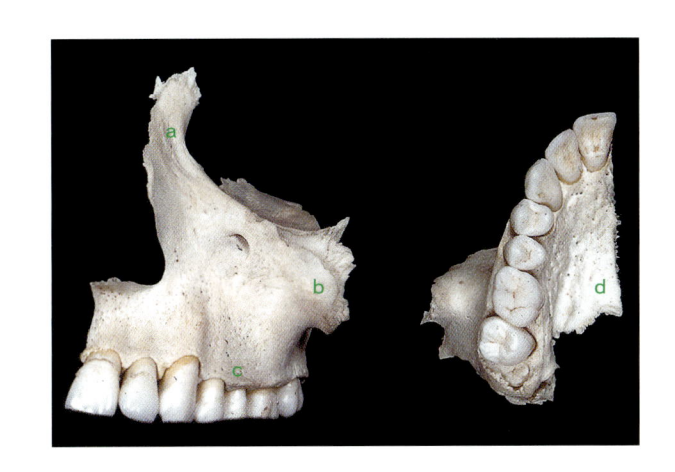

図3-7 上顎骨の基本構造。写真左：前方面観、写真右：下方面観。a：前頭突起、b：頬骨突起、c：歯槽突起、d：口蓋突起。

トガイ孔の位置まで、舌側臼歯部では顎舌骨筋が付着する顎舌骨筋線まで吸収され、下顎体の約1/2の高さになる（図3-5）。

また、舌側前歯部ではオトガイ舌筋、オトガイ舌骨筋が付着するオトガイ棘の位置まで吸収され、下顎体の約1/3の高さになる。顎舌骨筋線の部分は吸収が免れるため骨が鋭縁となり、オトガイ棘は石灰化してさらに突出するため、義歯装着時には不都合が生じる。

さらに、下顎神経、オトガイ動脈が出る血管・神経孔のオトガイ孔は拡大し、義歯装着時に疼痛の一因となるため、緩衝する必要がある（図3-6）。

3．上顎骨の基本構造と歯牙喪失後の構造変化

上顎骨は、口腔の上部に位置し、顔面の約2/3を占める左右一対の骨で、前頭骨、頬骨、鼻骨、涙骨、篩骨、下鼻甲介、鋤骨、蝶形骨、口蓋骨の多種類の骨と接する。上顎骨はピラミッド形を呈し、内部に上顎洞を有する骨体部と、これより突出する前頭突起、頬骨突起、口蓋突起、歯槽突起とから構成される（図3-7）。

歯が植立する歯槽突起は、歯を喪失すると急速に吸収される。顕著な場合は口蓋突起との高さの差がほとんどなくなるまで骨吸収が起こる（図3-8）。

後方では、蝶形骨翼状突起と接する上顎結節部が若干高く残るのみで、そのほかの部分は翼状突起の高さよりも低くなる場合もある。このような症例で

第3章

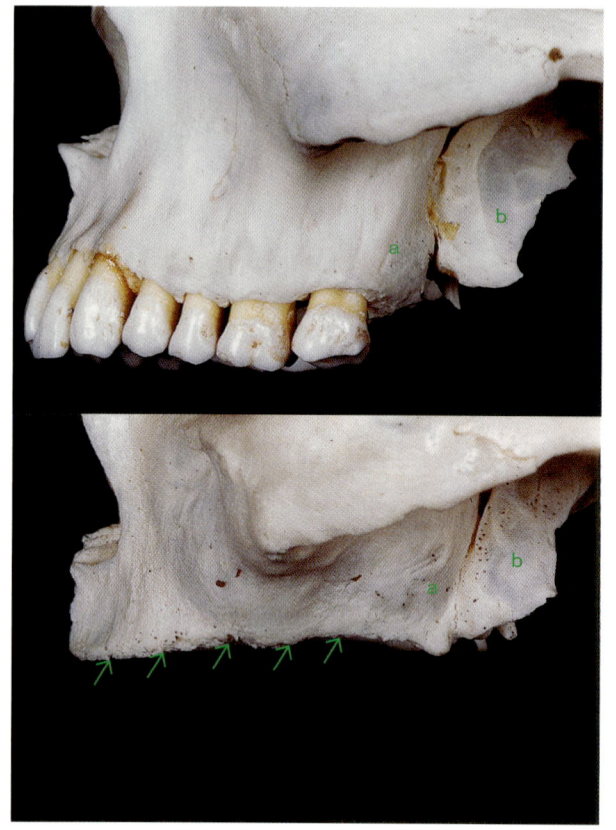

図3-8 歯の喪失にともなう上顎骨の外部形態変化。写真上：有歯顎、写真下：無歯顎。a：上顎結節、b：翼状突起。←で示した部分は吸収した歯槽突起である。

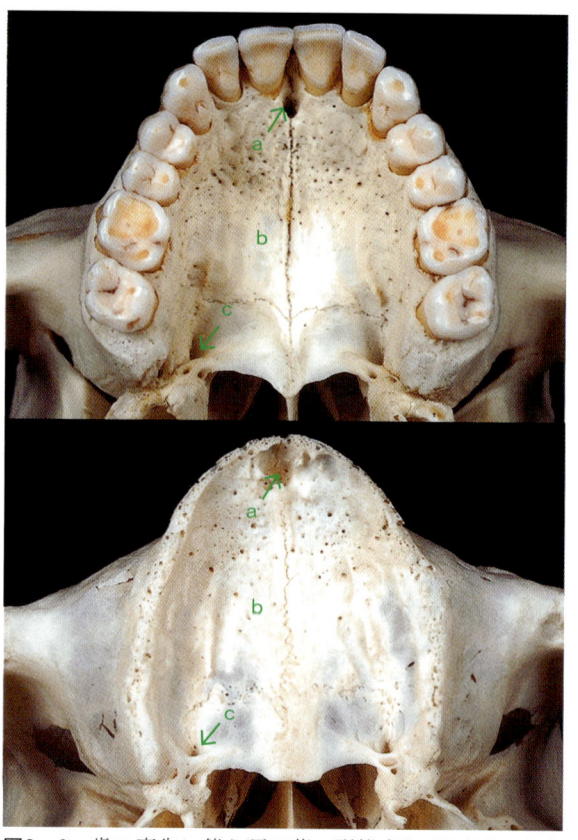

図3-9 歯の喪失に伴う硬口蓋の形態変化。写真上：有歯顎、写真下：無歯顎。a：切歯窩（切歯管の出口）、b：口蓋突起、c：大口蓋孔。

は、義歯装着時に義歯床の維持が十分には得られないことがある。

さらに、歯槽突起の吸収は全体的に唇（頬）側から起こるため、無歯顎になると歯槽頂が舌側に移動することにより歯槽頂がつくる馬蹄形は有歯顎に比べて小さくなる。また、歯槽突起の吸収とともに、口蓋突起も菲薄化する。

口蓋突起は、上顎骨体内側面の下部から内方に突出する骨板で、左右の突起が合して骨口蓋の前方大部分を構成する。

前方の切歯部には上顎神経の枝で鼻口蓋神経が通る切歯管の開口部が、後方の口蓋骨との境には大口蓋神経が通る大口蓋管の開口部がみられる。これらは無歯顎になると拡大し、義歯装着時の疼痛の一因となる（図3-9）。

II．顎関節の特徴と歯牙喪失後の形態変化

1．顎関節の基本形態

総義歯治療に際しては、顎関節部の解剖についての十分な理解が必要となる。そこで顎関節部を骨部（下顎頭、下顎窩、関節結節）と軟組織部（関節円板、靱帯、関節包など）に分け解説する。そして歯牙喪失後の形態変化について解説を加える。

顎関節は下顎骨と側頭骨とを連結し、顎運動を規制する左右1対の顆状関節であり、両側が同時に機能するというほかの部位の関節とは異なった特徴を有する（図3-10）。そのため、片側に変化が生じた場合、他側にも影響が及ぶこととなる。

ヒトは雑食性であるため、顎関節は、咬断（蝶番運動）と臼磨（滑走運動）とがバランス良く行われるようにつくられている。

総義歯のための解剖学

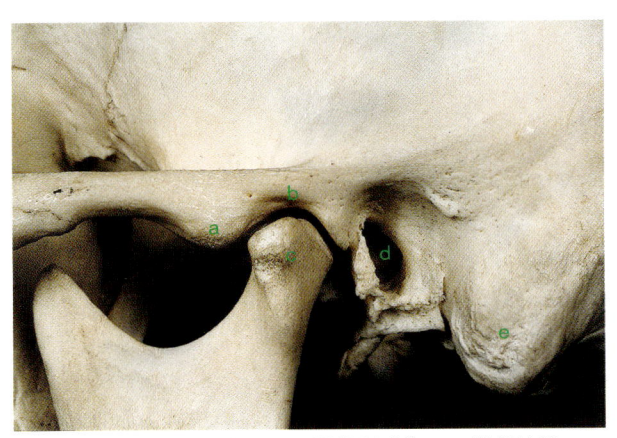

図3-10 側方から観察した顎関節（左側）。a：関節結節、b：下顎窩、c：下顎頭、d：外耳道、e：乳様突起。

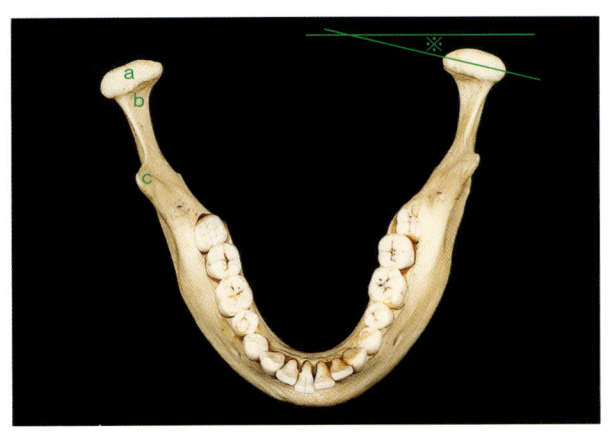

図3-11 上方から見た下顎骨。下顎頭の長軸は正中と直角ではなく、やや角度を持ち咀嚼運動時の下顎頭の前下内方への動きに対応している（※で示した角度に注意）。a：下顎頭、b：翼突筋窩、c：筋突起。

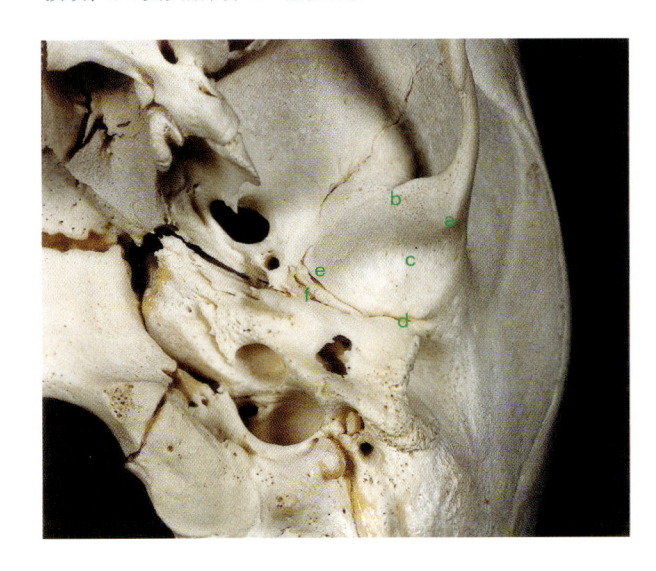

図3-12 下方から見た下顎窩。a：関節結節、b：関節隆起、c：下顎窩、d：鼓室鱗裂、e：錐体鱗裂、f：錐体鼓室裂。

a. 骨部

①下顎頭

　下顎骨下顎枝の後方の関節突起の上端を下顎頭と呼ぶ。下顎頭の上面は関節面となっており、線維軟骨に覆われている。

　この軟骨直下の皮質骨は非常に薄く、その内部は細かな骨梁によって支えられている。

　下顎頭は長軸をやや内方に向けた横長の楕円形をしており、その頸部内側の前面には外側翼突筋が停止する翼突筋窩が存在する（図3-11）。

②下顎窩

　前方の頬骨弓の基部と後方の外耳孔の間に位置し、側頭骨の下面にある浅い横楕円形のくぼみを下顎窩と呼ぶ（図3-12）。このくぼみの前縁はなだらかに隆起して、関節隆起、関節結節を形成する。関節結節は外側靭帯の付着部である。このくぼみの後方は、鼓室部の薄い骨が後壁となっている。この骨壁と下顎窩との移行部には、鼓室部と側頭鱗の癒合線である鼓室鱗裂が横に走行している。

　鼓室鱗裂は内方では前方の錐体鱗裂と後方の錐体鼓室裂の2本の癒合線に分かれている。この錐体鼓室裂は、顔面神経の鼓索神経が頭蓋底に出る部位である。

35

第 3 章

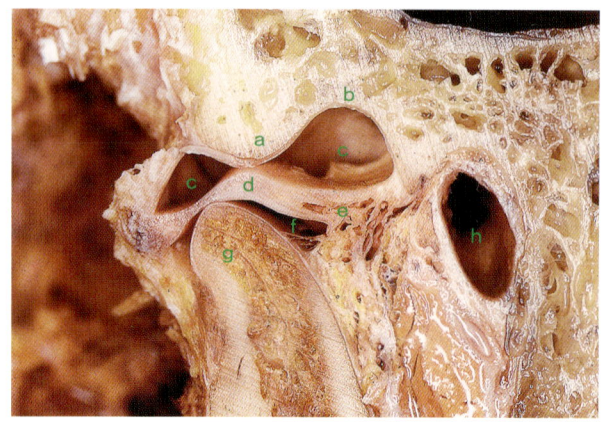

図3-13 開口時の顎関節部。a：関節結節、b：下顎窩、c：上関節腔、d：関節円板、e：関節円板後部組織(二相部)、f：下関節腔、g：下顎頭、h：外耳道。

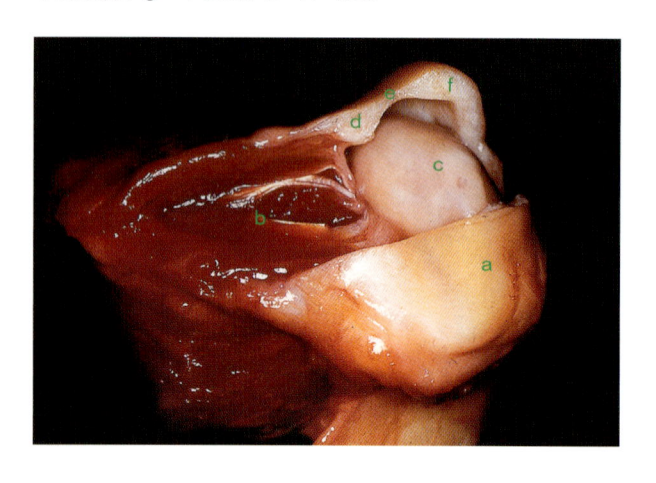

図3-14 顎関節部の前顎断面(右側前方から観察)。a：下顎窩、b：関節円板、c：下顎頭、d：頭蓋腔。

図3-15 関節円板を切断し断面を観察。a：関節円板、b：外側翼突筋、c：下顎頭。関節円板は前方の肥厚部(d)、中央の菲薄部(狭窄部)(e)、後方の肥厚部(f)からなる。

b. 軟組織部

顎関節を構成する軟組織部としては、関節円板、関節包、靱帯、筋が挙げられる。

①関節円板

下顎窩、関節結節と下顎頭の間に存在する線維性の円板であり、関節腔を上関節腔、下関節腔に分けている(図3-13、14)。また円板はつぎの4つの部分に分けられる(図3-15)。

①前方の肥厚部
②中央の菲薄部：神経、血管などの侵入はほとんどない。
③後方の肥厚部
④二層部：下顎窩後縁および鼓室鱗裂に付着する上層(弾性線維)と、下顎頭後面に付着する下層(膠原線維)に区別される部。

②外側翼突筋

外側翼突筋は、顎関節にすべての筋線維束が付着する(図3-16)。起始部と停止部の位置関係を考えると、停止部に対し、起始部は前内方に位置し、外側翼突筋が収縮すると、下顎頭は前下内方に移動する(図3-17)。

③関節包

顎関節を取り巻く結合組織の線維膜で、下顎窩の周囲から関節突起の周囲に付着している。関節包の内面は繊毛様のヒダを持つ滑膜によって覆われ、関節の円滑な運動のための滑液を分泌している。

総義歯のための解剖学

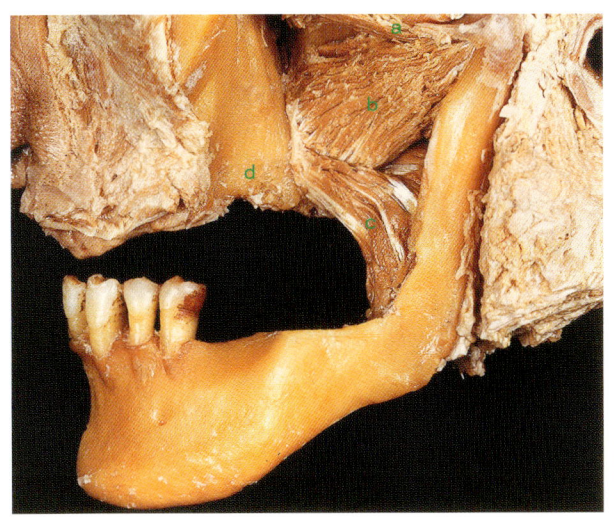

図3-16 外側翼突筋（左側）を側方より観察。頬骨弓および咬筋、筋突起および側頭筋を除去したところ a：外側翼突筋上頭、b：外側翼突筋下頭、c：内側翼突筋の一部筋束、d：上顎骨。

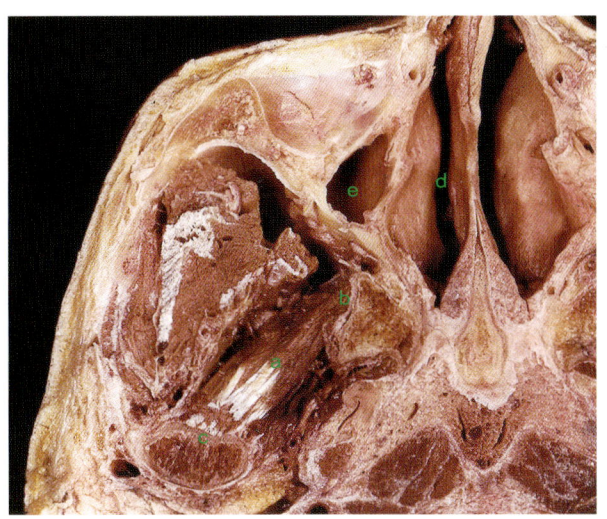

図3-17 下顎頭の中央部で水平断し、上方から観察した外側翼突筋（左側）。a：外側翼突筋、b：翼状突起における外側翼突筋の起始部、c：翼突筋窩における外側翼突筋の停止部、d：鼻腔、e：上顎洞。

c. 靱帯

顎関節の周囲には外側靱帯と副靱帯がみられ、副靱帯には蝶下顎靱帯と茎突下顎靱帯がある。

①外側靱帯

外側靱帯は顎関節にある唯一の靱帯で、関節包の外面の前方に存在する。肉眼的には関節包との区別はやや難しい。

骨への上方の付着部は側頭骨の頬骨突起と関節結節で、後下方に走行して下顎頭外側端の直下および後方に付着している。

外側靱帯は顎関節の外側を保持する靱帯として比較的強靱で、下顎頭の外側への逸脱を防止し、下顎頭の前進、後退を制限している。

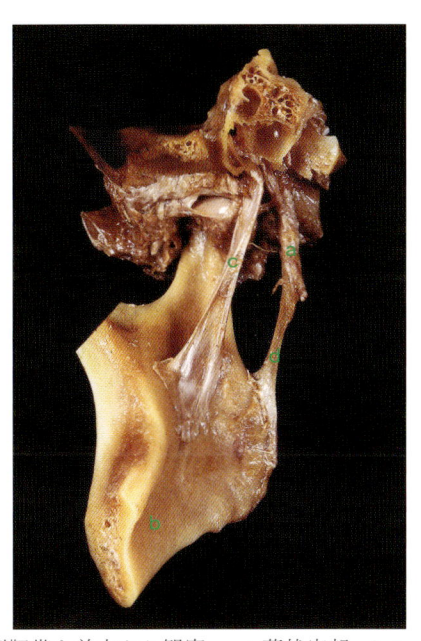

図3-18 右側の副靱帯を前方から観察。a：茎状突起、b：下顎骨、c：蝶下顎靱帯、d：茎突下顎靱帯。

②副靱帯

蝶下顎靱帯は錐体鼓室裂、蝶形骨棘から起こり、扇状に広がりながら下外走し、顎動脈、顎静脈、耳介側頭神経と耳下腺との間を通り、下顎小舌などの下顎孔周囲に停止している。

機能的には、開口および側方運動の規制に役立つが、関節円板と線維の連続性を持つ場合には、関節円板そのものの運動を後内方から規制すると考えられている。

茎突下顎靱帯は側頭骨茎状突起と茎突舌骨靱帯より起こり、下顎角から下顎枝後縁に停止している。機能的には、下顎の前方移動の規制に役立っている（図3-18）。

第 3 章

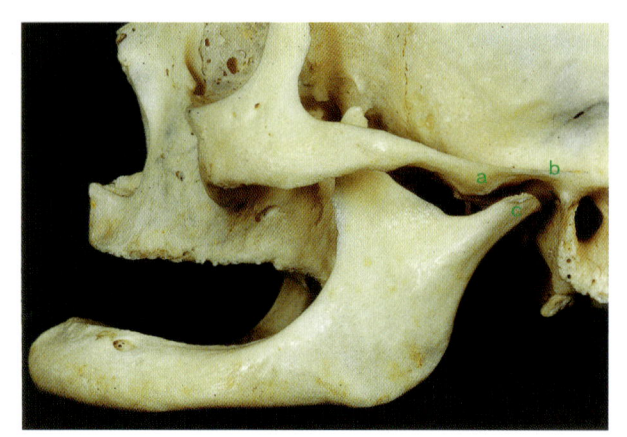

図3-19　無歯顎の顎関節。下顎頭が小さく形態変化している。a：関節結節、b：下顎窩、c：下顎頭。

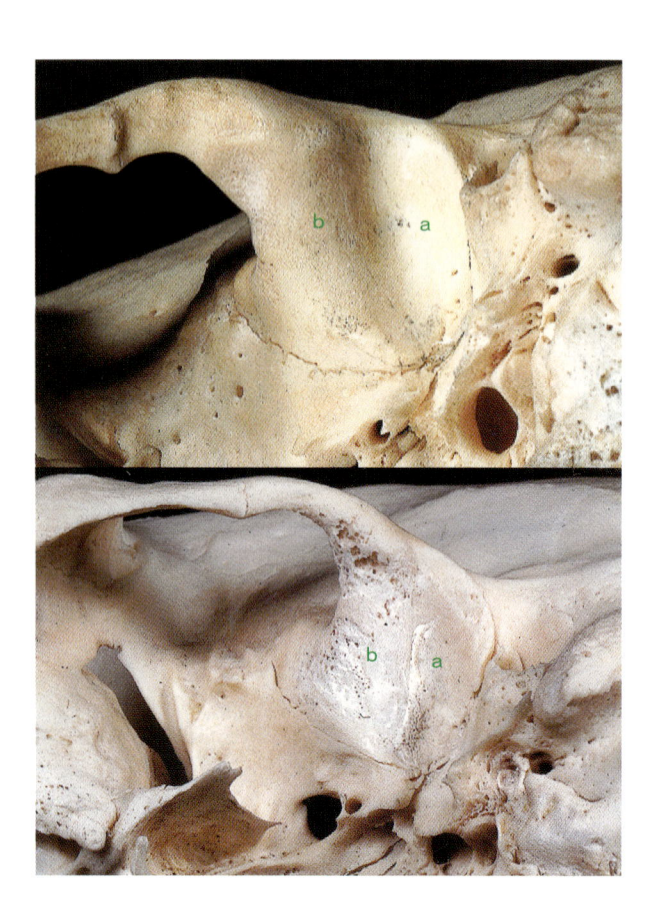

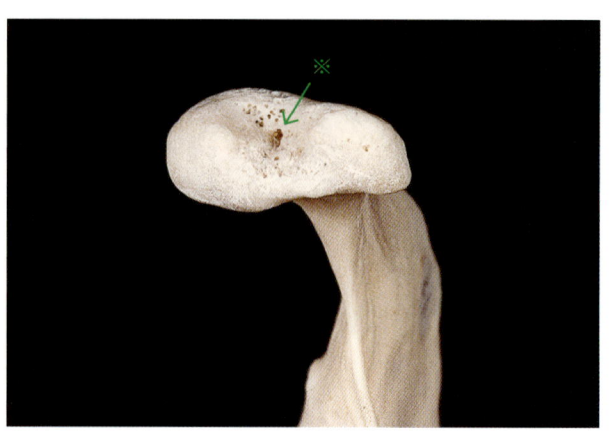

図3-20　無歯顎の下顎頭。歯牙を喪失すると下顎頭のとくに後面から吸収が始まり、内部の海綿骨が露出する場合がある（※で示した部分に注意）。

図3-21　無歯顎の顎関節。写真上：有歯顎、写真下：無歯顎。歯牙喪失にともない関節結節の吸収が認められる。a：下顎窩、b：関節結節。

2．顎関節の歯牙喪失後の形態変化

　顎骨特有の歯を喪失した後の形態変化は顎関節にも連動して現れる。すなわち顎運動の変化、歯の萌出、喪失などと非常に関係しているのである。そこで、顎関節の骨部における形態変化について解説する。
　下顎頭は歯牙喪失後、突出度が減じ、その突出点が有歯顎では前方または中央にあるが、無歯顎では後半部にあるものが大部分である。また、無歯顎では下顎窩の変化の割に下顎頭に大きな形態変化を起こしている場合が多く、なかには下顎頭がほとんど消失しているものもみられる。
　下顎頭の形態変化には、関節面の吸収および陥凹、

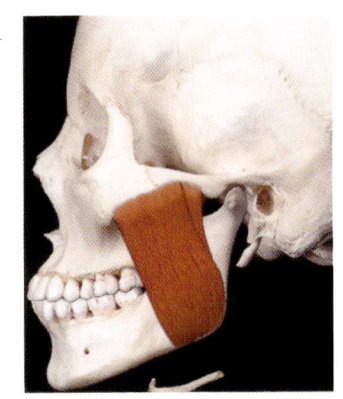

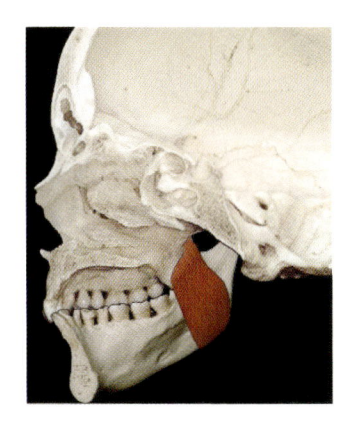

図3-22a〜d　a：下顎枝の外面には咬筋が付着し、b：内面には内側翼突筋が付着する。両筋が下顎枝をはさみ、協力して下顎骨を持ち上げている。c：側頭筋は側頭部の広い範囲から起始し、下顎骨の筋突起に停止する強大な筋である。d：下顎骨と付着する外側翼突筋を上方から観察したところで、右側の外側翼突筋（a）が収縮した際、左側の外側翼突筋（b）に収縮が起こらないと、下顎骨は矢印の方向に動く。この外側翼突筋の収縮によって、下顎骨全体の側方運動が行われている。

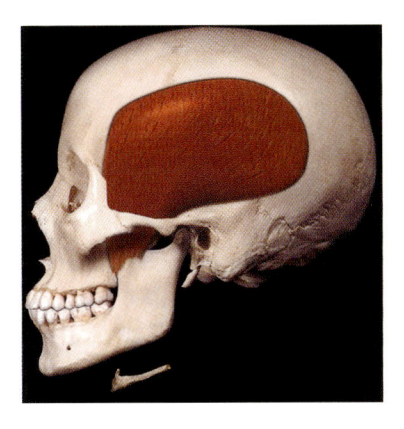

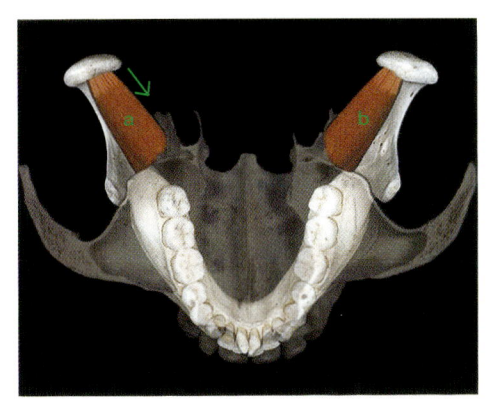

下顎頭後面の吸収などがみられるが、その変化は下顎頭の内側よりも外側に起こりやすく、外側翼突筋が付着する翼突筋窩の部位は比較的吸収が起こりにくい（図3-19、20）。

下顎窩は歯牙喪失後、下顎窩の前縁付近に骨の吸収が起こり、関節結節後縁の凸湾部が平坦化する。そのため窩底中央より関節結節に向かってS字状をなしていた形態が次第に直線状へと変化する。

また、下顎窩の内外側縁にも変化がみられ、下顎窩の窩底より下顎窩の内外側端までの高さは有歯顎に比べて無歯顎では低くなり、傾斜面の形も直線状をなすようになる（図3-21）。

このことが、無歯顎では下顎位が容易に変化する一因となる。しかしながら下顎頭でみられたような顕著な外形の変化はみられず、また大きさも変わらない。

III．補綴治療のための機能解剖
1．咀嚼に役立つ筋

咀嚼は単に上下の歯が咬合して行われるだけではなく、表情筋や舌のサポートによって成り立っている。

下顎骨が自由に動く理由は、口を閉じる、すなわち下顎骨を上方へ動かす筋群、食べ物をすりつぶすために下顎骨を側方へ動かす筋群、そして口を開ける、すなわち下顎骨を下方に動かすための筋群が協調して活躍しているからである。

口を閉じる、すなわち下顎骨を上方へ動かす筋群、下顎骨を側方へ動かす筋群は、まさしく食物をすりつぶすという咀嚼運動の主体をなすので咀嚼筋と呼ばれ、咬筋、側頭筋、内側翼突筋、外側翼突筋がある。

咬筋、内側翼突筋は下顎骨の下顎枝をはさみ込むように付着しているので、この両筋の収縮によって下顎骨は上方へ移動する。側頭筋は、側頭部の広い範囲から起始して下顎骨の筋突起に停止するため、咬筋および内側翼突筋と同じく下顎を上方へ移動さ

第3章

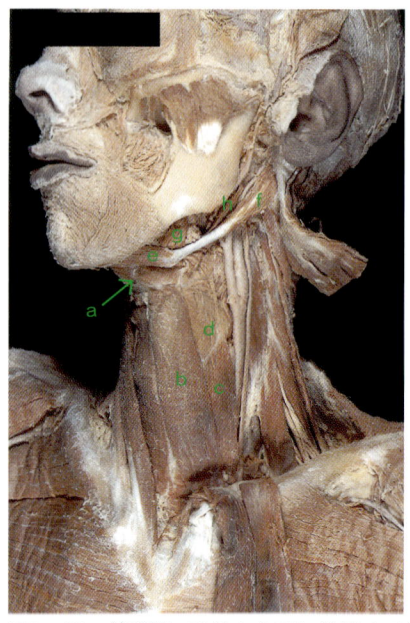

図3-23 前頸筋。舌骨より下に位置する筋を舌骨下筋群（b、c、d）、舌骨より上に位置する筋を舌骨上筋と呼ぶ（e、f、g、h）。舌骨上筋群の収縮で下顎が下方に引かれる（口が開く）。a：舌骨、b：胸骨舌骨筋、c：胸骨甲状筋、d：甲状舌骨筋、e：顎二腹筋前腹、f：顎二腹筋後腹、g：顎舌骨筋、h：茎突舌骨筋。

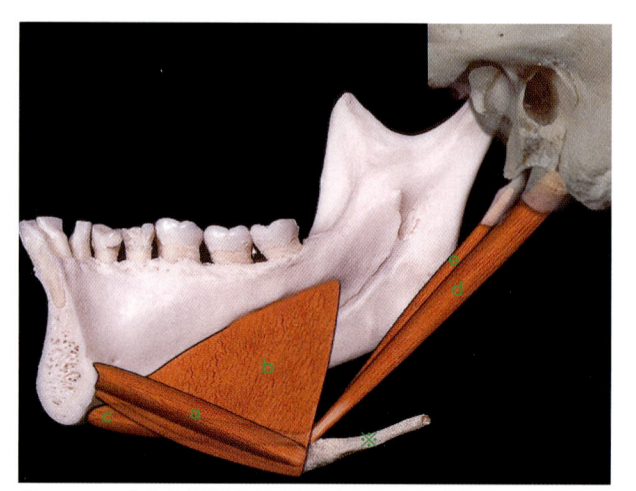

図3-24 舌骨上筋群（下顎骨を内面から観察）。a：オトガイ舌骨筋、b：顎舌骨筋、c：顎二腹筋前腹、d：顎二腹筋後腹、e：茎突舌骨筋、※は舌骨である。

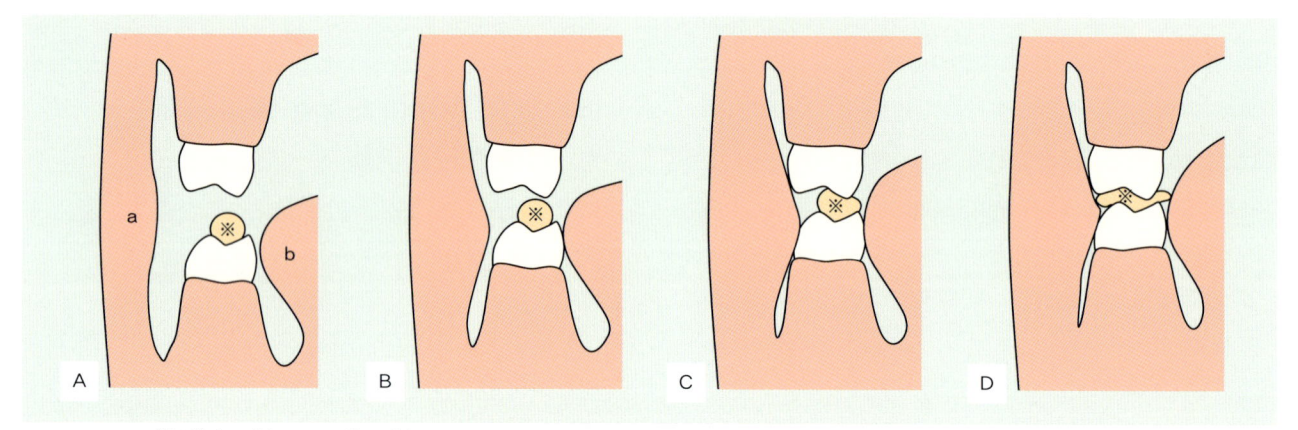

図3-25 咀嚼運動中の頬と舌の動き（第一大臼歯部を前額断面で観察）。図Aで歯列上におかれた食塊をB→C→Dと上下の歯が咬み潰している。その運動のなかで、頬粘膜と舌が食塊がこぼれないように補佐している。図Dの後、食塊は舌側にこぼれ落ち、唾液が混ざったのち、すぐに舌が拾い上げ歯列にのせる。この運動の繰り返しが咀嚼運動である。a：頬粘膜、b：舌、※は食塊。

せる。また、側頭筋の一部の筋束は耳介の上方、すなわち筋突起の後方から起始しているため、側頭筋はこの一部の筋束により下顎骨を後方へ引く役目もしている。

外側翼突筋は片側の筋だけ動いた場合は側方に下顎骨を動かし、両側の筋が同時に動くと下顎骨を前方に動かす。この外側翼突筋による下顎骨の側方運動が、食べたものをすりつぶすのに役立っている（図3-22a～d）。

口を開ける、すなわち下顎骨を下方に動かすためには頸部の筋が役立っている。頸部の筋を前頸筋と呼び、舌骨の上と下で舌骨上筋群、舌骨下筋群に分けることができる（図3-23）。そして舌骨下筋群が舌骨を固定し、舌骨と下顎骨をつなぐ舌骨上筋群が収

総義歯のための解剖学

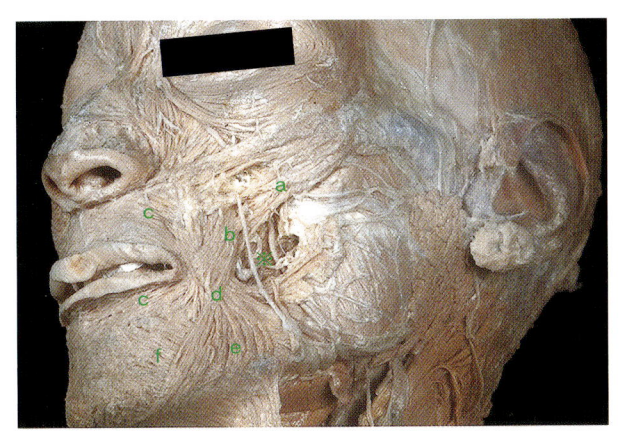

図3-26 口腔周囲の表情筋。a：大頬骨筋、b：口角挙筋、c：口輪筋、d：口角結節（モダイオラス）、e：口角下制筋、f：下唇下制筋、※は頬筋。とくに口輪筋が中心となって食物をとらえるのに役立つ。

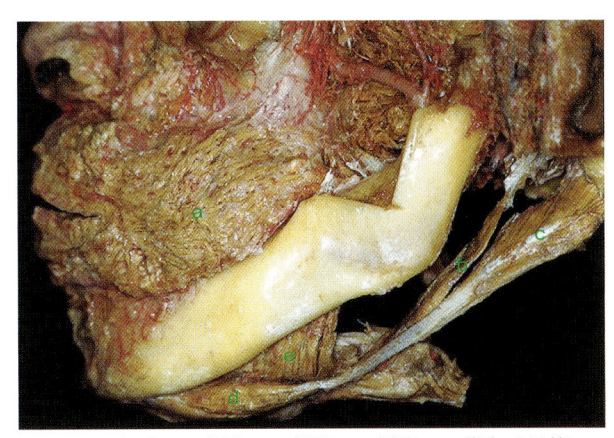

図3-27 側方から観察した頬筋。a：頬筋、b：茎突舌骨筋、c：顎二腹筋後腹、d：顎二腹筋前腹、e：顎舌骨筋。表情筋のなかで図3-26にみられた表層の筋群（大頬骨筋、下唇下制筋など）を除去すると大きな頬筋が観察できる。この頬筋は口腔内の頬粘膜の一層下に存在し、食塊形成に役立っている。また先ほど解説した舌骨上筋群も観察することができる。

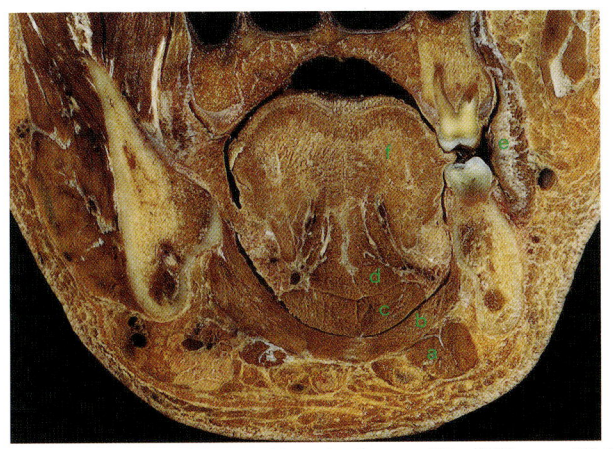

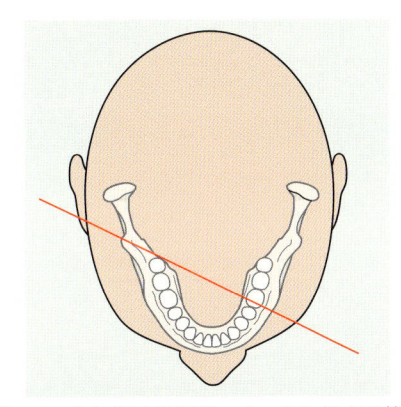

図3-28 口腔の前額断面（右図参照）。a：顎二腹筋、b：顎舌骨筋、c：オトガイ舌骨筋、d：オトガイ舌筋、e：頬筋、f：舌。

縮することによって下顎が下方に移動、すなわち開口している。

舌骨上筋群には顎舌骨筋、オトガイ舌骨筋、顎二腹筋（前腹および後腹）、茎突舌骨筋があり（図3-24）、下顎を下方に引くための筋は顎舌骨筋、オトガイ舌骨筋、顎二腹筋前腹である。舌骨上筋群は、嚥下の際に舌骨を持ち上げる働きも行っている。

2．咀嚼中の表情筋と舌の役割

上下の歯ですりつぶされた食物は、頬粘膜が頬側に落ちないようにサポートするため舌側に落ちる。そして舌がそれらの食物をうまく歯列の上に戻し、そしてまた上下の歯によってすりつぶされる（図3-25）。この繰り返しが咀嚼運動である。表情筋、とくに口の周囲の口輪筋は食べ物をとらえるのに役立つ（図3-26）。

そして咀嚼中に頬粘膜を動かしているのが表情筋である頬筋である。すなわち表情筋は、咀嚼でも大切な役割を担っているのである（図3-27）。また、舌を動かしているのが舌筋で、さまざまな方向に走行

第3章

図3-29 頬筋（※）と下顎義歯。下顎骨および翼突下顎縫線から起始した頬筋の筋束（※）は、下顎義歯の咬合平面とほぼ平行に前走し下唇内の口輪筋を構成する。

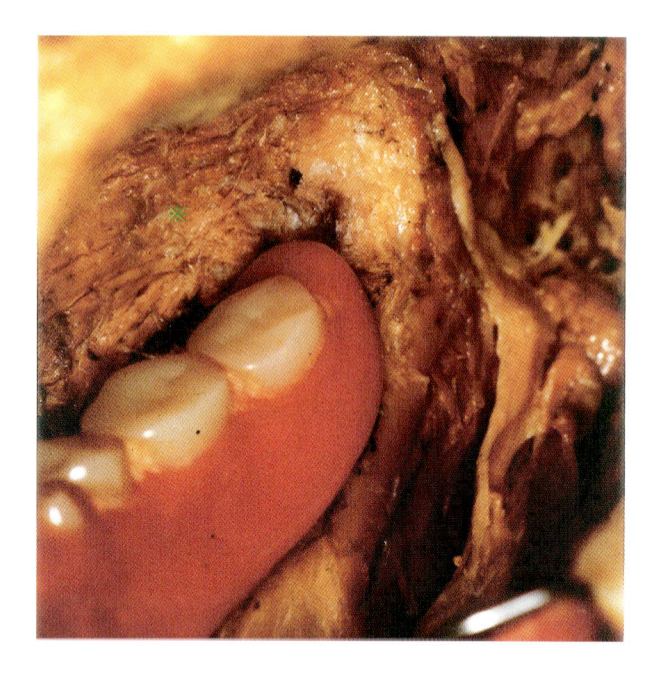

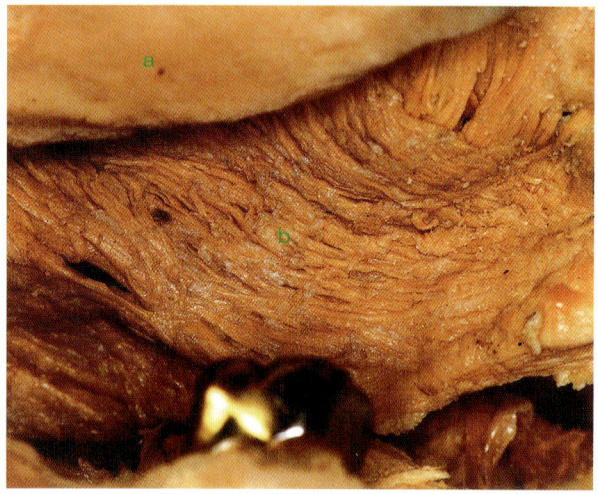

図3-30 口腔内より観察した頬筋（写真右が前方）。上顎骨（a）より起始した頬筋の筋束（b）は一度前下方へ走行し、角度を変え前方へ向かう。

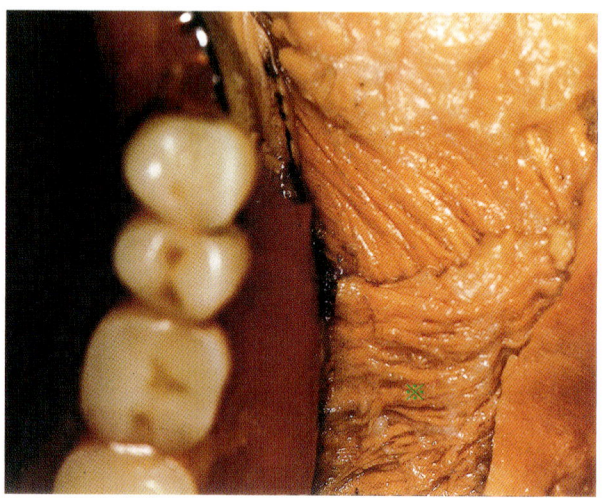

図3-31 頬筋（※）と上顎義歯（写真上が前方）。上顎骨から起始した頬筋の筋束（※）のうち内層の筋束は前下方へ走行する。したがって収縮時上顎義歯をしっかりと抱きかかえ「機能的維持」が生まれる。

する舌筋によって舌の複雑な動きが可能となっている（図3-28）。

3．機能時に義歯の安定に役立つ筋

義歯を作成する際考慮するべきことは、いかに周囲の筋を総義歯の維持安定に関与させるかである。すなわち、義歯と周囲の筋の適正な調和が義歯作成の成功の秘訣となる。

a．表情筋とモダイオラス（口角結節）

頬筋は、ほかの表情筋である笑筋、口角下制筋、下唇下制筋などとともに口角部に集まる。この部位をモダイオラス（口角結節）と呼ぶが、この位置は口角より外方4.5mm～4.7mm付近にある（図3-26）。

咀嚼時にはモダイオラスがスムーズに動くことが大切であり、義歯床の位置によってはモダイオラスが十分に働かず、食塊が咬合面からこぼれたり、頬

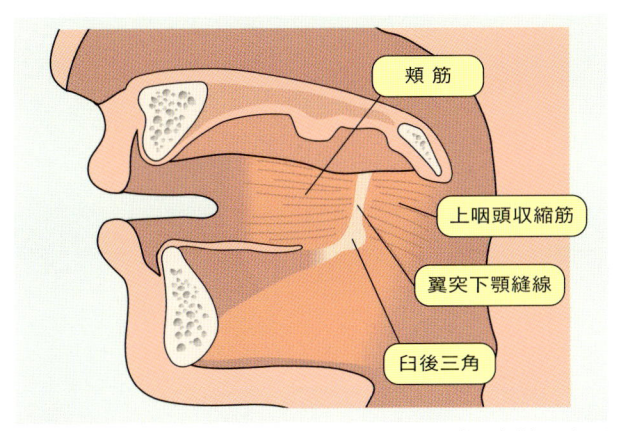

図3-32 内面から観察した頬筋の走行(右側)。頬筋は上顎骨、翼突下顎縫線、下顎骨より広く起始する。翼突下顎縫線の後方には咽頭収縮筋が付着している。この両筋は嚥下時に強く収縮し、上下の義歯を包み込む。

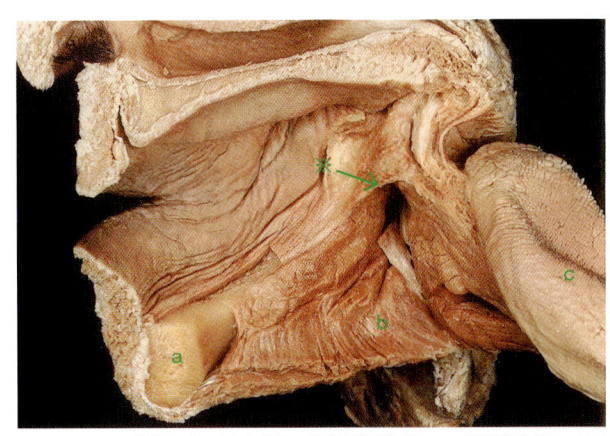

図3-33 下顎骨内面(右側)。咽頭収縮筋の一部筋束(※で示した部分)は、顎舌骨筋の付着部である顎舌骨筋線の上部に付着する。咽頭収縮筋は嚥下時強く収縮するため、下顎義歯後縁の舌側部粘膜にスジ状構造物として現れる可能性がある。a：下顎骨(無歯顎)、b：顎舌骨筋、c：舌。

粘膜を咬むことにもなる。

b．頬筋

　頬筋は、広く大きい筋肉で、頬部の大部分を占める(図3-27)。上下顎大臼歯部の歯槽部外面と下顎大臼歯後方にある頬筋稜ならびに翼突下顎縫線から起始し、口唇に向かって前走し、上半部の筋束は上唇へ、下半部の筋束は、下唇へ入り、口輪筋の大部分をつくる。

　頬筋の機能としては、口の開閉に応じて、頬に一定の緊張を与え、咀嚼時の歯牙による損傷を防ぐ。すなわち、開口時は弛緩し、閉口とともに収縮、さらに嚥下時強く収縮する。また、口角を外後方に引き、口裂を一直線とし、口腔前庭を小さくする。したがって頬筋、口輪筋の機能時の形態と総義歯の形態との調和が重要となってくる。

　頬筋は義歯装着時、義歯の維持安定に役立つ。前述の説明のとおり、頬筋は前後的に走行するため、とくに閉口時義歯を包み込むように収縮する(図3-29)。そのため、義歯は口腔粘膜に押さえつけられ、しっかりと安定するのである。

　さらに上顎骨から起始した頬筋は二層構造を呈し、内層の筋束は前下方へ走行するため、収縮時上顎義歯をしっかりと抱きかかえる。頬筋の収縮時の形態と義歯形態の調和によって「機能的維持」が生じるのである(図3-30、31)。

　また、頬筋の起始部である翼突下顎縫線の頬筋収縮時の形態変化は、翼突下顎ヒダ周囲の口腔粘膜の形態変化として口腔内に現れる。翼突下顎縫線からは頬筋とはまったく逆の後方へ向かい、咽頭収縮筋が走行する(図3-32)。頬筋および咽頭収縮筋は嚥下時にもっとも強く収縮し口腔粘膜に大きな形態変化を与える。

　とくに咽頭収縮筋の一部筋束は顎舌骨筋線上に付着する(図3-33)。このように頬筋は周囲の軟口蓋、咽頭の筋群と密接な関係を持つ。

　下唇部を表層から剖出してみると、皮膚のすぐ内層には下唇下制筋、口角下制筋が出現する(図3-34)。そしてそのさらに下層にオトガイ筋が存在する(図3-35)。

　オトガイ筋は嚥下時に強く収縮し、オトガイ部全体を前歯部歯列に強く押し当て嚥下機能を補助する役割を担っている。しかし、このオトガイ筋の強い収縮は義歯を跳ね上げ、義歯を離脱させる原因にもなりかねない。したがって、オトガイ筋を中心とした口裂周囲の表情筋を正しく印象採得する必要があ

第3章

図3-34 口角下方の表情筋。口角下制筋(a)と下唇下制筋(b)は口角を下方に引き、口輪筋(c)は頬筋が大部分を構成しているため、その収縮によって口角を外後方へ引き口裂を一直線とし、口腔前庭を小さくする。

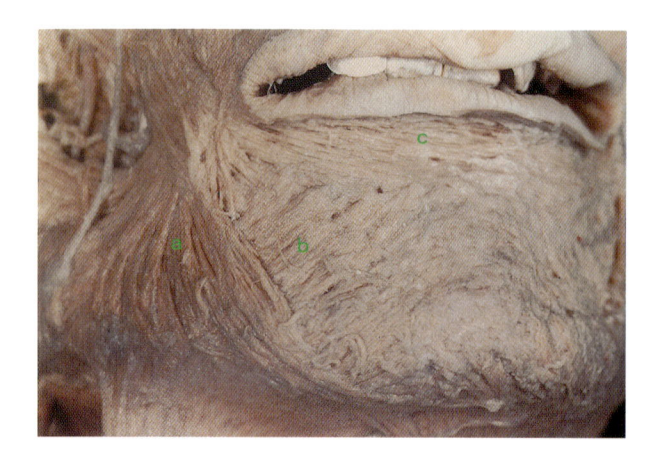

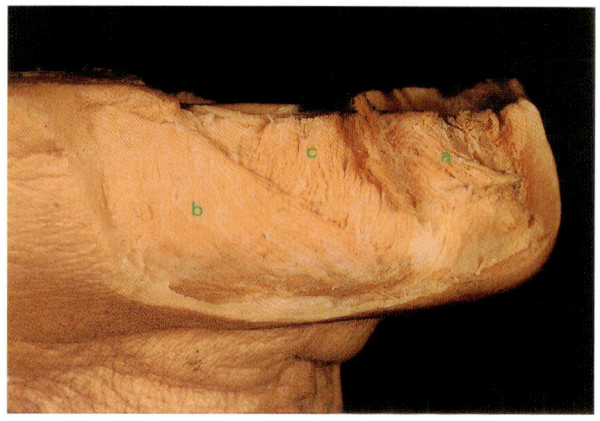

図3-35 オトガイ筋。口輪筋、下唇下制筋を除去しオトガイ筋を観察。オトガイ筋の収縮によってオトガイの皮膚を上方に上げる。とくに嚥下運動時に強く収縮する。a：オトガイ筋、b：口角下制筋、c：下唇下制筋。

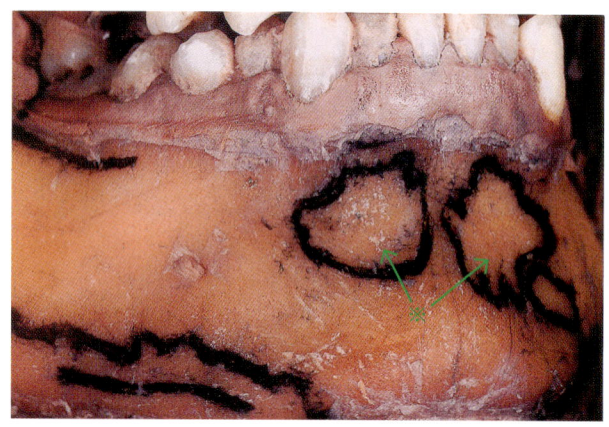

図3-36 オトガイ筋の起始部（※→の部分）。オトガイ筋の起始部は下顎骨正中部付近で、前歯部歯槽隆起に存在する。左右2ヵ所ある。この起始部の位置は口腔前庭のそこより高い。そのためオトガイ筋の収縮により、口腔前庭が浅くなる。有歯顎においては前歯部唇面の治療などの障害となり、無歯顎では義歯を上に跳ね上げる原因となる。

るが、嚥下時の機能解剖が反映される閉口機能印象はオトガイ筋の動きを印記するうえで有効である。

また、オトガイ筋の起始部は下顎前歯の歯槽隆起部に存在するが歯を喪失した後、歯槽部の吸収によりオトガイ筋の起始部は歯槽頂部に位置するようになり、時間の経過とともにより義歯不安定の原因となっていく（図3-36）。したがって、慎重に診査し、下顎義歯の形態にオトガイ筋の機能時の動きを反映させる必要がある。

4．下顎骨内面の解剖

下顎骨の舌側面には舌骨上筋群、すなわち顎舌骨筋・オトガイ舌骨筋・顎二腹筋が付着する。このな かで臼歯部では顎舌骨筋、切歯部ではオトガイ舌骨筋が義歯床縁に影響があると考えられる。

とくに歯牙喪失後の顎骨の形態変化を十分に理解し、これら筋群の付着部がどの位置にあるのかを把握し、義歯を作製していくことが重要である（図3-37、38）。

つぎにこの頬筋に代表される補綴歯科治療に重要な役割をする筋群の細胞生物学的特性について解説する。

5．筋組織の老化と歯科的問題点

口腔機能と密接に関係のある筋群は、適正な補綴がなされていないと衰える。筋線維1本1本に侵入

総義歯のための解剖学

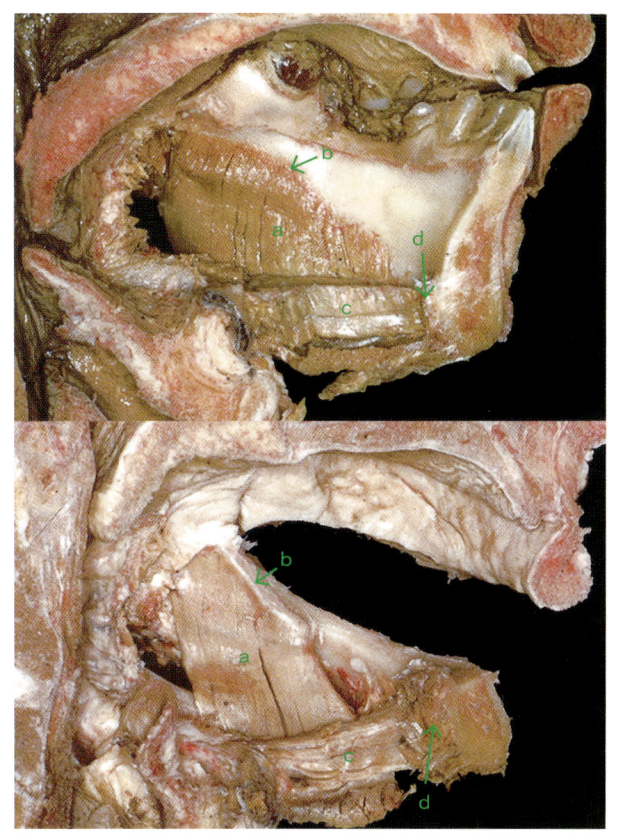

図3-37 下顎体内面に付着する筋群（左側）。写真上：有歯顎、写真下：無歯顎。下顎体は歯を喪失すると顎舌骨筋線まで吸収が進む場合がある。a：顎舌骨筋、b：顎舌骨筋線、c：オトガイ舌骨筋、d：オトガイ棘。

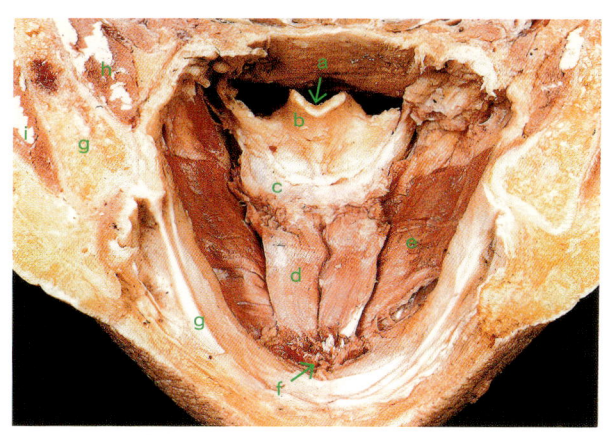

図3-38 口腔底。顎舌骨筋は下顎体内面の顎舌骨筋線から起始し、舌骨および左右の顎舌骨筋が合する形で停止し、口腔底に広く張る。a：喉頭口、b：喉頭蓋、c：舌骨、d：オトガイ舌骨筋、e：顎舌骨筋、f：オトガイ棘、g：下顎骨、h：内側翼突筋、i：咬筋。

する運動神経は、「動かなくていい」と認識してしまい筋組織内の稼働率が著しく低下する。そして機能しなくなった筋線維は老化へと向かう。これによって筋線維内のタンパク量が減少し（やせ細る）、また筋線維特性も変化する。

筋線維特性の変化とは、筋線維1本1本のなかにある「元気に、早く」動くことが可能なタンパク質の量が減少し、違う性質へ変化してしまうことである。時間の経過とともに悪い方向へ向かう筋組織は、本来の咀嚼、嚥下機能を的確に担うことができなくなってしまうのである。

6．老化に逆らうことのできる筋組織

ヒトの体の多くの部位の老化は、20歳前後に成長が終わるとすぐに始まることが知られている。しかし成熟後も老化とは逆行するように骨格筋は成長する。あまり運動をしないと筋線維1本1本についた運動神経の多くは、ひとつの筋肉のなかで一部の筋線維しか活動しないように抑えられ休んでいる。

しかし、トレーニングを行うとより多くの運動神経が筋線維を動かすように眠りから覚めていく。このように稼働率を上げていくのであるが、それでも負荷に耐えられないと1本1本の筋線維を太くしようというメカニズムが発動する。トレーニングを始めてしばらく変化がなかった筋肉が、ある一定の時期を過ぎると「筋肉がついた」と自分で認識できるほど肥大してくるのは、そのような理由からである。そして筋肥大が進むほど筋機能は飛躍的に向上するのである。

では、われわれ歯科医師が扱う口腔・咽頭領域の筋肉について考えてみる。口腔・咽頭領域の筋はすべて骨格筋である。トレーニングによって四肢筋と同様、肥大という現象が生じ、筋機能が再活性されていくことに変わりはないはずである。すなわち、義歯やインプラントなどの補綴治療後、適正な機能を筋が発揮するようになると、これまで休んでいた運動神経の一部が自分の担当する筋線維を動かすようになる。

筋肉のなかでの筋線維の稼働率がまず向上する。そして四肢の骨格筋と同様の「筋肥大のメカニズム」

第3章

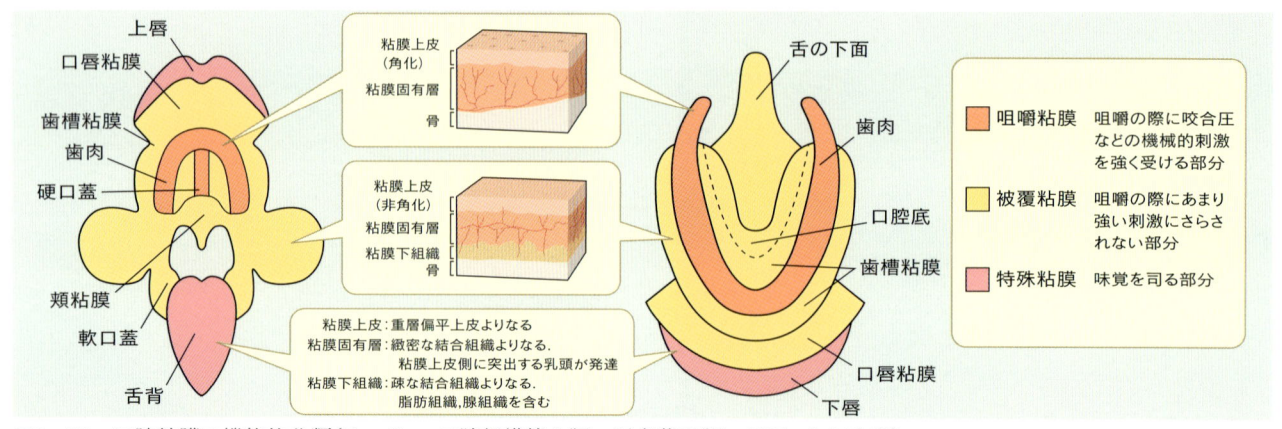

図3-39 口腔粘膜の機能的分類(Ten Cate 口腔組織第5版，医歯薬出版，2001．から改変)。

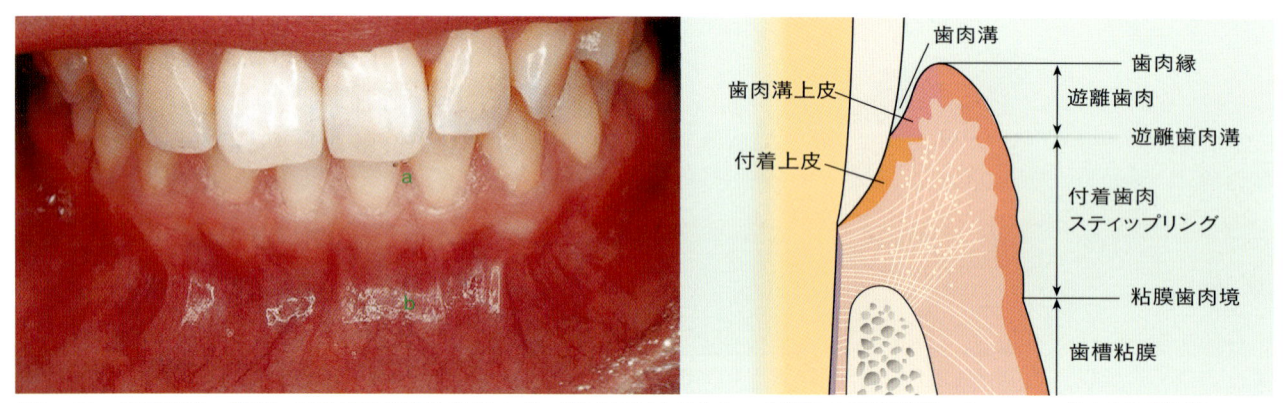

図3-40 歯肉組織。歯肉には粘膜下組織は存在せず、被圧変位量が少ない典型的な咀嚼粘膜である。a：歯肉(咀嚼粘膜)、b：歯槽粘膜(被覆粘膜)。

にスイッチが入るのであるが、ここで知ってもらいたいのは表情筋、軟口蓋および咽頭の筋は、四肢筋とは少し性質が異なるため「筋肉がもりもり」発達することはない。

しかし、筋肉があまり肥大しないだけで、ほぼ同様の現象が筋肉内で起こっているのである。そして、ある一定のトレーニングの後(補綴治療終了後、ある一定期間使用後)、筋機能が向上していくのである。

「筋肥大」の研究では100年以上前にあまりにも有名な実験データがあって、それが教科書などに記載されていた。すなわち「肥大した筋肉内の筋線維の数はトレーニングする前とまったく変わらなかった」とする実験データである。

筋肉の肥大は1本1本の筋線維の肥大が集まった結果起こると、100年以上固く信じられていた。しかし近年にこの見解に疑問がぶつけられ、以後続々と筋肥大に関する新しい研究報告がなされるようになった。これは筋肉に刺激が加わると筋組織内の幹細胞が分化を開始し、新しい筋線維をつくるというものである。歯科領域における関連する研究報告からも、補綴治療終了後、高齢者の筋組織内に新しい筋線維がつくられ、筋機能が再活性していくことが十分考えられるようになってきた。

Ⅳ．義歯床下の粘膜

口腔粘膜は、機械的刺激・細菌の侵襲から深部の組織を保護する働き、痛覚・触覚・圧覚・温度感覚・味覚の感覚器としての働き、小唾液腺による粘膜表面を潤す働きなど多くの機能を有している。これらの機能に適応して、構造の違いがみられる。

総義歯のための解剖学

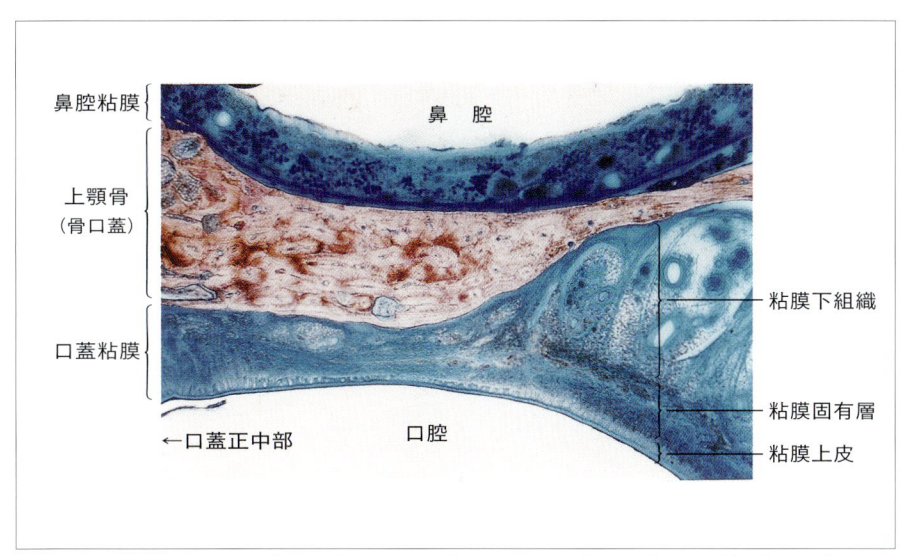

図3-41 硬口蓋の外側部に存在する被覆粘膜。口蓋の被覆粘膜における粘膜下組織には神経線維が多く走行するため、義歯の過度の圧迫により疼痛が惹起される。

　この機能的、組織学的な特徴から口腔粘膜の各部は咀嚼粘膜、被覆粘膜、特殊粘膜の3種類に分類される（図3-39）。このなかで義歯床を介して機能圧を負担するのに適したのが咀嚼粘膜であるが、つぎにその理由について解説する。

　咀嚼粘膜は咀嚼にともなう機械的刺激を強く受ける領域に存在する粘膜で、歯肉粘膜と硬口蓋粘膜がこれに属する。咀嚼粘膜では、重層扁平上皮表層の細胞は角化層を形成する。上皮が鎧を着た状態であり、これにより深層は保護される（図3-40a、b）。さらに、粘膜下組織を欠き、粘膜固有層が骨膜を介して骨と直接結合している。すなわち、粘膜下組織というクッションが欠如するため、非可動性で、被圧変位量が少ないため、この咀嚼粘膜は義歯床を介して機能圧を負担するのにもっとも適しているといえる。

　被覆粘膜は、咀嚼時にあまり圧力を受けない部位で、分布範囲は広く、口唇、頬、軟組織、歯槽粘膜、舌下面、口腔底がこの粘膜に覆われる。

　この被覆粘膜は、粘膜上皮が非角化性で比較的厚く、粘膜下組織が存在するため可動性を示し、被圧変位量が大きい。硬口蓋の外側部にも口蓋腺を含む被覆粘膜が存在する（図3-41）。粘膜下組織には神経、血管が多く走行しており、義歯床がこの部を覆い咬

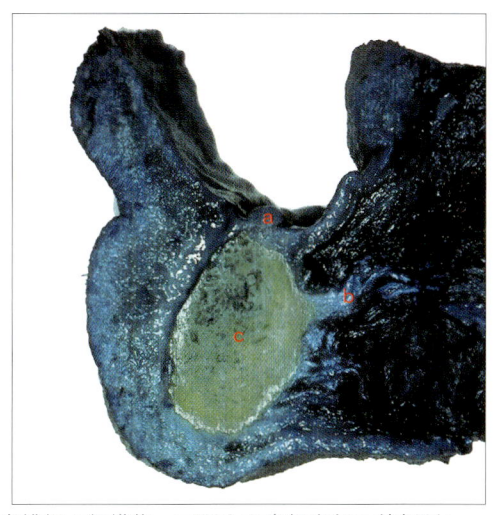

図3-42 歯槽堤の組織像。下顎小臼歯相当部を前額断し、メチレンブルー染色を施した。a：歯槽堤（咀嚼粘膜）、b：顎舌骨筋、c：下顎骨。

合圧が強くかかると疼痛の原因となる。舌背部の粘膜は、特殊感覚である味覚の受容器（味蕾）が存在するため、特殊粘膜に分類される。

　歯牙喪失後歯肉であった部分は歯根膜の消失、歯槽突起（上顎骨）、歯槽部（下顎骨）の吸収にともない堤状の高まりを呈する歯槽堤へと変化する（図3-42）。歯槽堤を覆う口腔粘膜は、歯肉粘膜の構造、性状と類似するが口腔内の状況により種々変化に富む。

　多くの場合は、歯槽堤の粘膜上皮は歯肉の口腔側上皮と同様な角化を示すことが多い。疎な結合組織

第3章

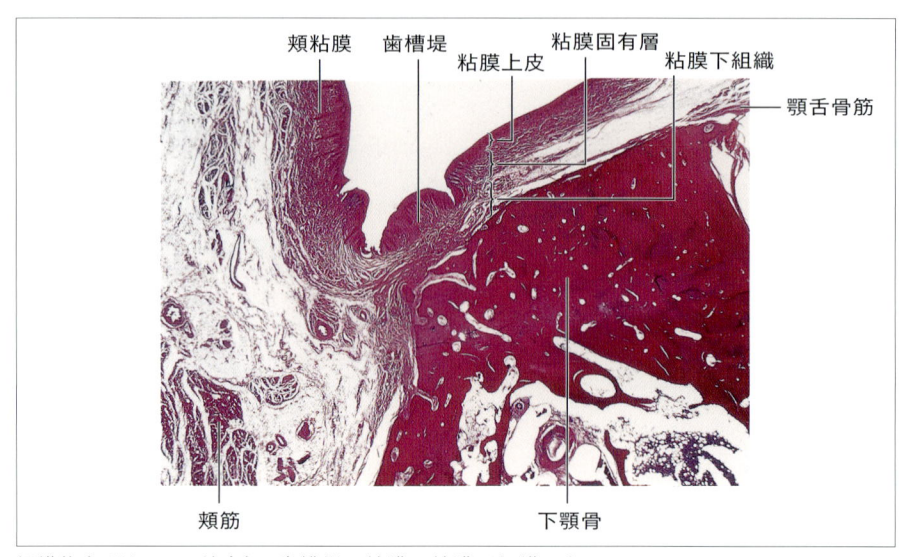

図3-43 歯槽堤の組織像(下顎:H-E 染色)。歯槽堤の粘膜は粘膜下組織を欠く。

よりなる粘膜下組織の有無は、可動性と被圧変位量に影響を及ぼすことを述べたが、歯槽堤の粘膜は歯肉と同様に通常は粘膜下組織を欠く。

しかし、顎骨の吸収が進行するにともなって疎性結合組織が増殖し、咀嚼粘膜の特徴を有するのは歯槽堤頂部のみとなる(図3-43)。

義歯の印象は以上のような部位特異性のある口腔粘膜を採得してくるわけである。咀嚼粘膜だけに義歯床が設計されれば、なんら問題がないが、口蓋のように咀嚼粘膜のなかに被覆粘膜が存在する部位があること、また歯牙喪失後の形態変化などから理解できるように義歯の粘膜負担領域を被覆粘膜に広げざるを得ないことなどから、この粘膜下組織というクッションの欠如した被圧変位量の少ない咀嚼粘膜とクッションの存在する被圧変位量の大きい被覆粘膜の同時に印象採得を行う際には考慮が必要である。

これは術者が狙って採得してくるには限界がある。そこで閉口機能印象により機能圧をバランス良く義歯床に伝達した状態で印象を採得することが、圧が均等にかかる望ましい印象となると考えられる。

参考文献

1. 阿部伸一:補綴治療のための機能解剖と治療後の抗加齢現象.日本歯科医師会雑誌.2009;61:37-48.
2. 井出吉信,上松博子:歯科臨床で知っておきたい顎骨の構造とその変化.日本歯科評論.61(1):101-104.
3. 井出吉信,阿部伸一他(著分担):臨床医のための顎関節疾患入門,初版第一版 1.形態の特徴からみた顎関節.京都.永末書店.1998:2-10.
4. 井出吉信,阿部伸一:顎関節を知る —(2)咬合が変化すると顎関節も変化する—.1998:the Quintessence 17(2):8-10.
5. 井出吉信,阿部伸一他(著分担):人体解剖学 2.筋学(頭蓋)附顎関節.東京.わかば出版.2003:(改定第2版).
6. 阿部伸一,井出吉信他(著分担):検査・診断・治療計画にもとづく基本総義歯治療.東京.医歯薬出版:2003.

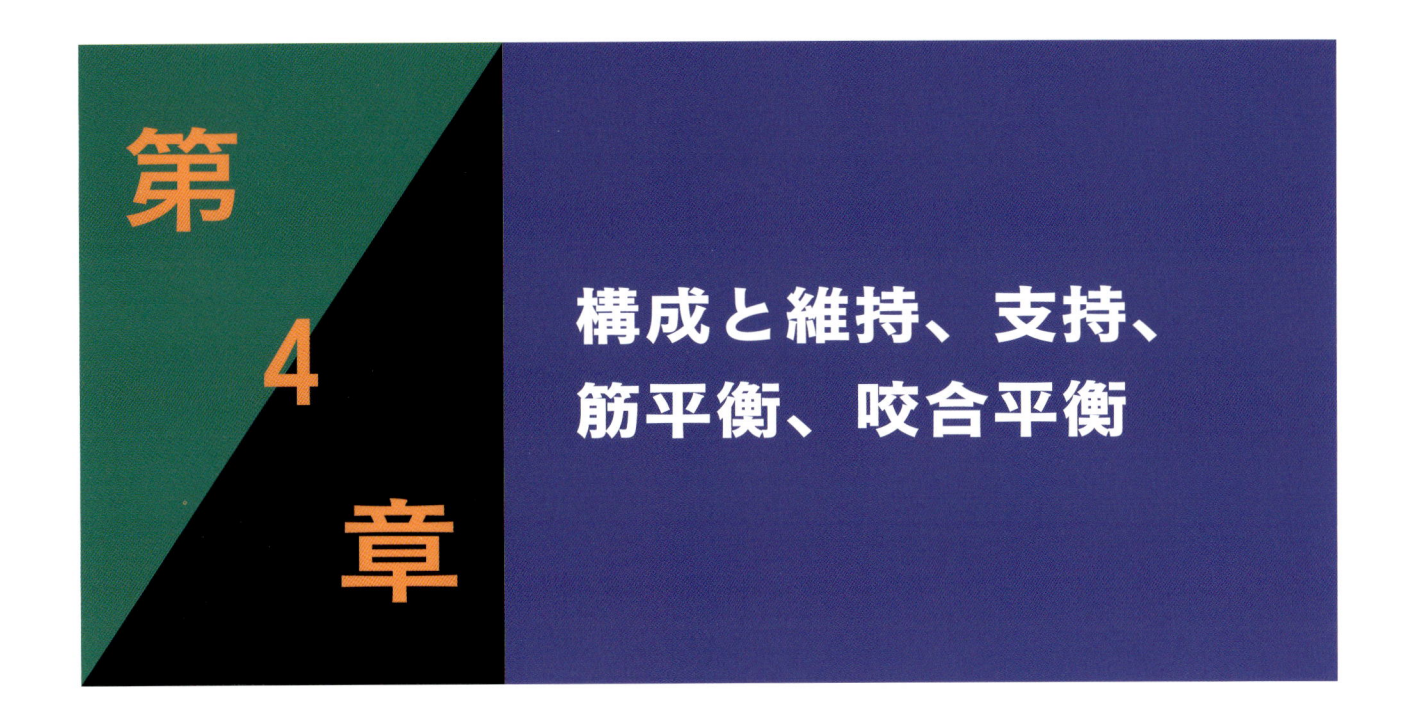

第4章 構成と維持、支持、筋平衡、咬合平衡

I. 総義歯の具有すべき条件

1. 良い補綴物とは

　Watt & MacGregorによれば、良い補綴物とは、量的（歯槽骨、顎骨、歯牙）にも位置的（下顎位）にも、喪失以前の状態に修復しなければならないとしている。量的な修復で形態的な修復をするとともに、位置的（安定した下顎位）な修復で機能的な修復をすることが重要である（図4-1）[1]。

　診査、診断での量的な問題だけで、位置的問題がなければ最終の総義歯の製作が可能であるが、量的、位置的な問題が共存する際には、治療用義歯で治療を行い、回復、改善した後に最終の総義歯を製作することになる。顎口腔系の形態的、機能的問題（障害）を有する無歯顎患者は近年において増加傾向にある。

図4-2　総義歯の特性。

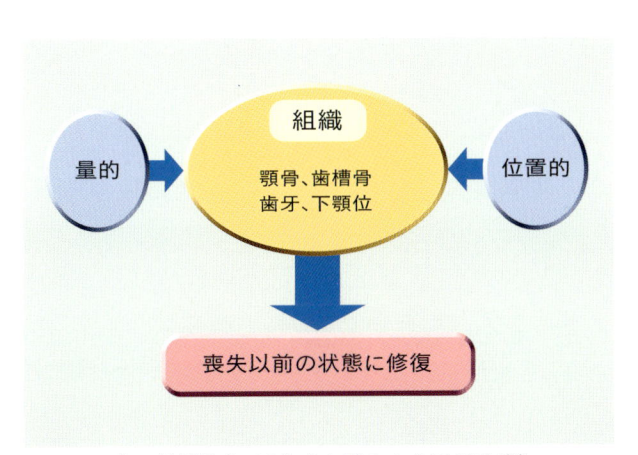

図4-1　良い補綴物とは（参考文献1より引用改変）。

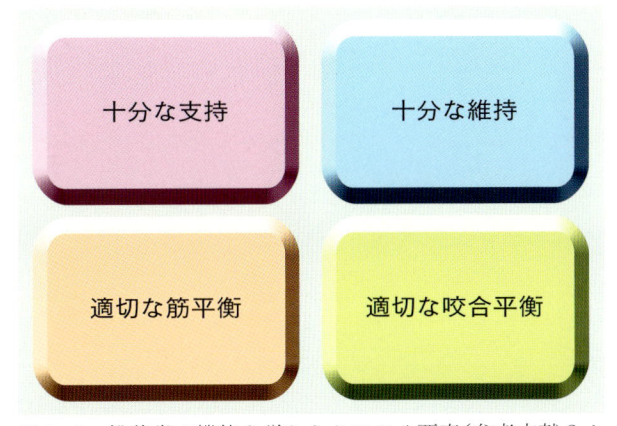

図4-3　総義歯が機能を営むうえでの4要素（参考文献2より引用改変）。

第4章

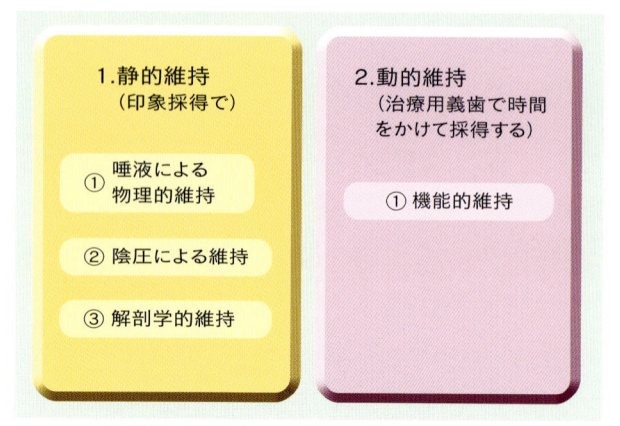

図4-4 総義歯の維持力。

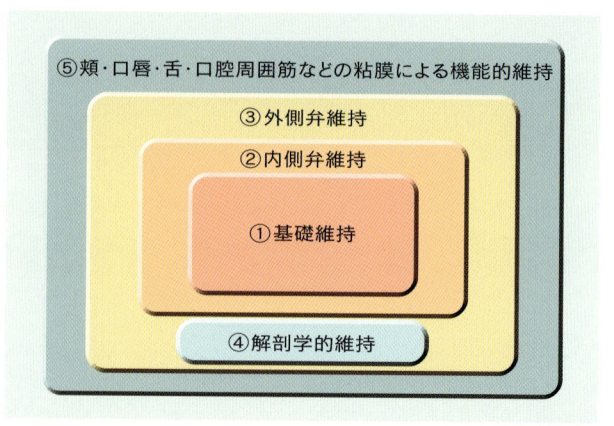

図4-5 維持・支持とは。

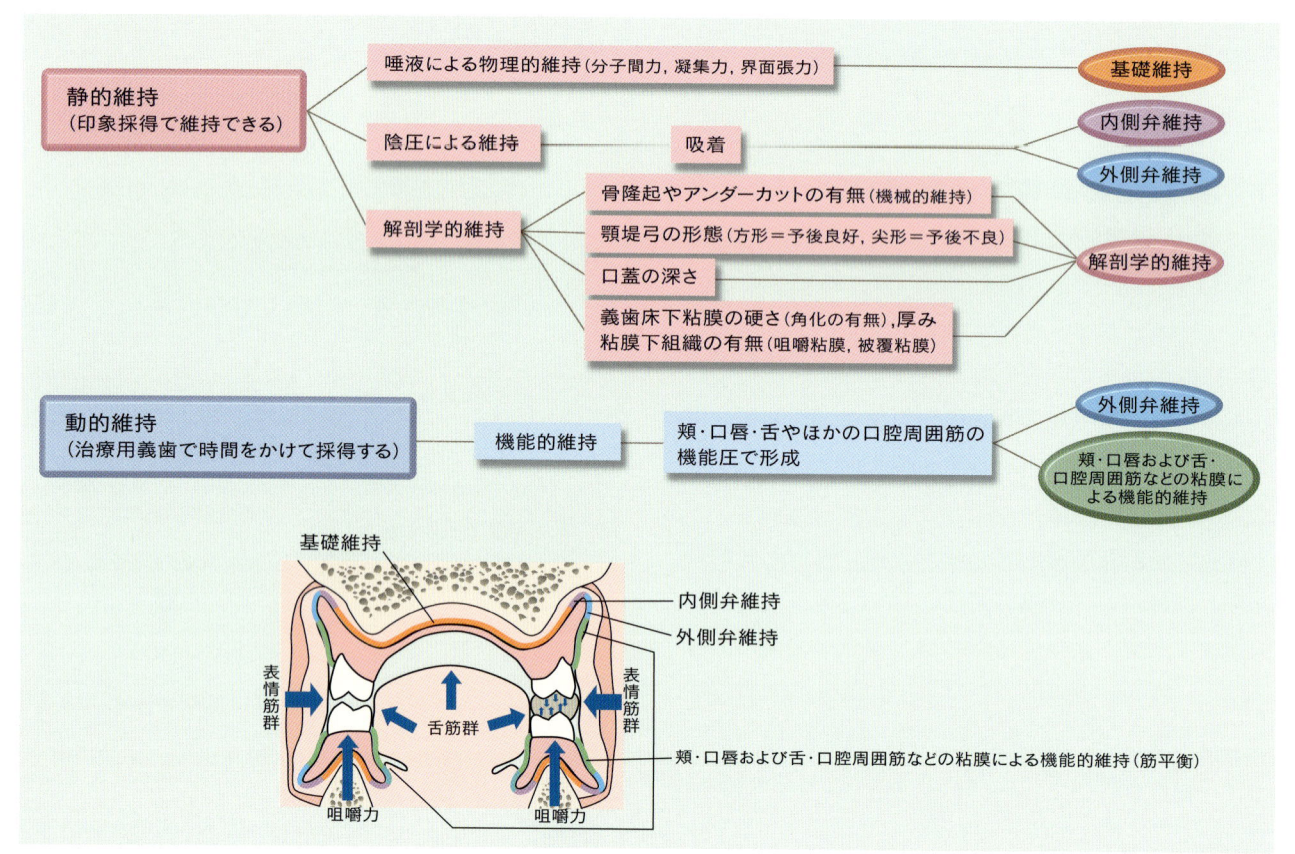

図4-6 維持は印象で採得できるものと治療用義歯を使用して患者が経年的につくり出すものがある(参考文献3より引用改変)。

2．総義歯の特性

総義歯は①粘膜面上にあり(粘膜面)、②粘膜に囲まれ(研磨面)、③人工歯で接して(咬合面)粘膜負担(咬合負担様式)で顎関節、筋群、中枢神経系と調和して、かつこの条件下で維持力、支持力を発揮して、安定した下顎位で各種の機能を発揮しているのである(図4-2)。

3．総義歯が機能を発揮するための4要素

Watt & MacGregorによれば、総義歯が機能を発揮するための4要素は、①十分な支持、②十分な維持、③適切な筋平衡、④適切な咬合平衡とされている(図4-3)[2]。粘膜面の維持、支持、咬合面の咬合様式のみで対応するのではなく、①〜④の4要素を満たす総義歯体積と形態の重要性を説いている。

50

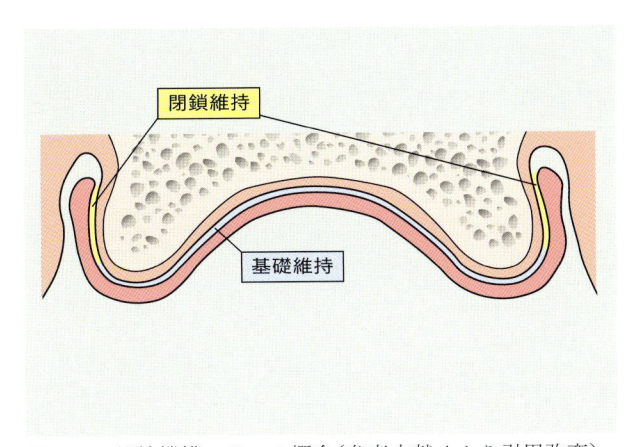

図4-7 維持機構の2つの概念(参考文献4より引用改変)。

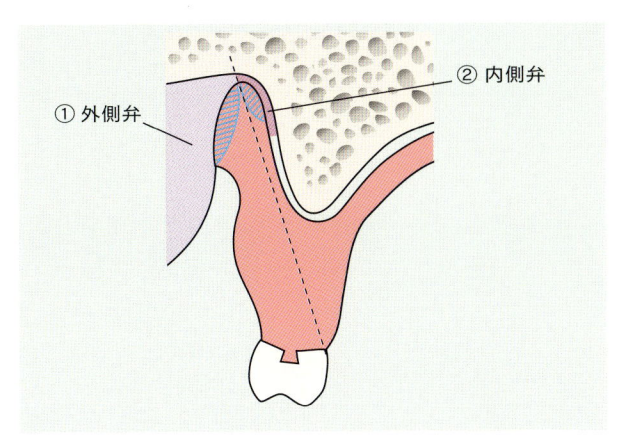

図4-8 機械的に形成された床縁は頬側の外則弁①と顎堤側の内側弁②によって封鎖されている(参考文献5より引用改変)。

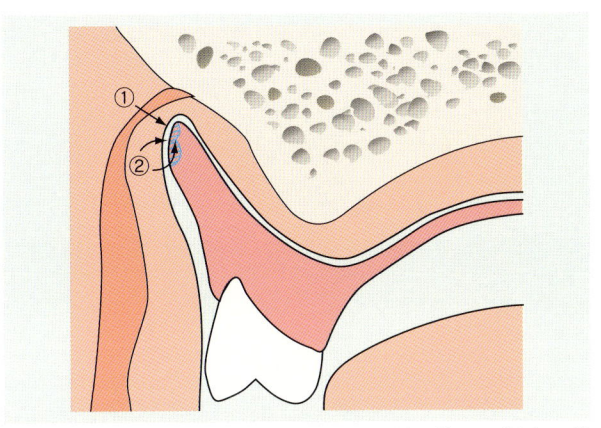

図4-9 外則弁の2つの概念(①辺縁封鎖:第1の概念、②頬筋の機能圧で維持する:第2の概念)。

Ⅱ．総義歯の維持

総義歯の維持は、静的維持と動的維持の大きく2つに分類される(図4-4、5)、総義歯の維持を正確に理解し、診査・診断、治療、予後評価をすることは、総義歯を科学的に分析するうえで重要である。

維持は、印象で採得できるものと治療用義歯を使用して患者が経年的につくり出すものがある(図4-6)。

無歯顎治療の難易度に応じて選択され、総義歯上の再現される維持には、①基礎維持、②内側弁維持、③外側弁維持、④解剖学的維持、⑤頬・口唇および舌・口腔周囲筋などの粘膜による機能的維持の5種類がある。

1．基礎維持

義歯床面が粘膜と唾液を介して、無圧の関係で精密に近接した適合状態により得られる。咬合力により粘膜面に加圧されることによっても向上する。面積が広いほど大きくなる。

すべての義歯に必要で、維持の基礎となるものである。基礎維持に連続して、閉鎖維持(内側弁維持、外側弁維持など)が形成される(図4-7)[4]。

2．内側弁維持

基礎維持面における床辺縁内側部の粘膜の軟らかい粘膜面を脱離力とならない程度に加圧シーリングすることにより内側弁維持がなされ、義歯床が脱離する位置となっても、外気の侵入を防止することができる、機能的に形成された床縁は顎堤側の内側弁と頬側の外側弁によって封鎖される(図4-8)。

3．外側弁維持

顎堤吸収が進行すると内側弁の維持が付与しにくいため、床辺縁外側部の粘膜の軟らかい被覆粘膜面を脱離力とならない程度に加圧し、この反発力で床縁を包み込むことで、維持力が増加するとともに、義歯床が脱離する関係になっても、外側弁維持で外側からの外気の侵入を防止できる(第1の概念)。

顎堤吸収の進行度合いにより、内側弁と外側弁による維持の作用の比率は変化する。すなわち、顎堤吸収が軽度の場合は内側弁の封鎖が主体となる。あ

第 4 章

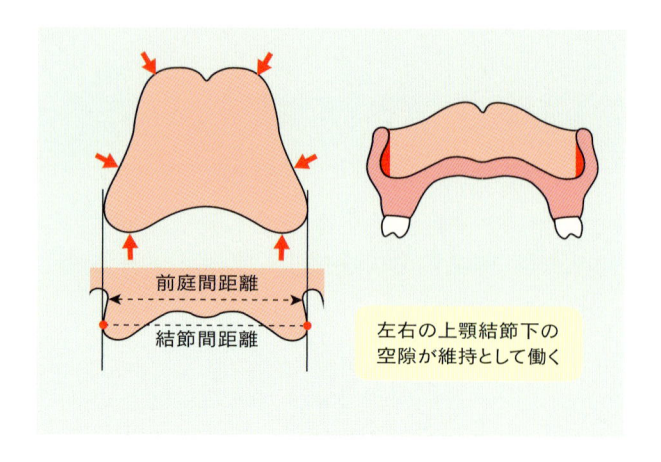

図4-10 顎堤のアンダーカットによる上顎総義歯の機械的維持。

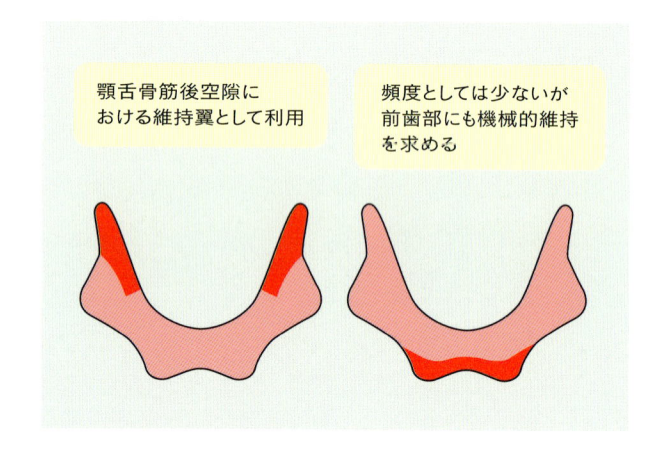

図4-11 下顎総義歯の機械的維持は顎舌骨筋後空隙における維持翼として利用。また頻度としては少ないが前歯部にも機械的維持を求める。

る程度進行するとほぼ同じ比率になる。高度に進行すると外側弁の比率が高まる。完全に口腔前庭部まで吸収が進行すると内側弁は存在せず、外側弁のみが作用する(図4-9)。このとき頬筋の機能時の応力で外側弁をしっかりと機能的につかみ、義歯床を維持する(第2の概念)。

4．解剖学的維持

解剖学的維持を得るためには、骨隆起やアンダーカットの有無、顎堤弓の形態、口蓋の深さ、義歯床下粘膜の硬さ、粘膜下組織の有無などの要因がかかわっている。

a．機械的維持

義歯が脱離する方向でのアンダーカットおよび拮抗するアンダーカットのことで、上顎では、左右の上顎結節下の空隙が維持として働き、下顎では顎舌骨筋後空隙や前歯部の口腔前庭部に求められる。

上下顎ともに、口腔周囲筋や舌の動きを妨げない範囲、総義歯の着脱時の疼痛とならない範囲でのみで設定が可能である。

b．顎堤弓の形態
・方形(予後良好)
・尖形(予後不良)

c．口蓋の深さ

d．義歯床下粘膜の硬さ(角化の有無)、厚み、

e．粘膜下組織の有無
・咀嚼粘膜
・被覆粘膜

(図4-10、11)

構成と維持、支持、筋平衡、咬合平衡

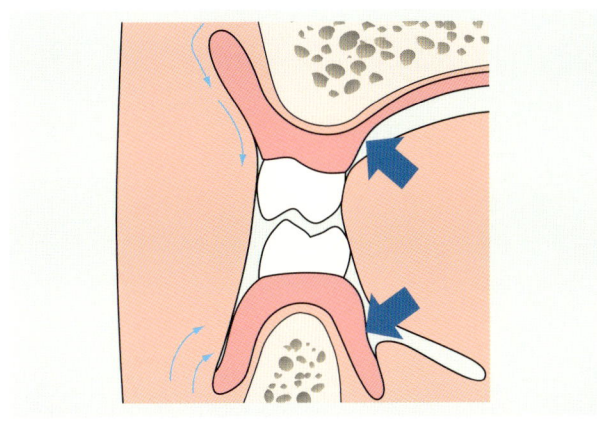

図4-12 頬・口唇・舌などの粘膜による機能的維持(参考文献6より引用改変)。

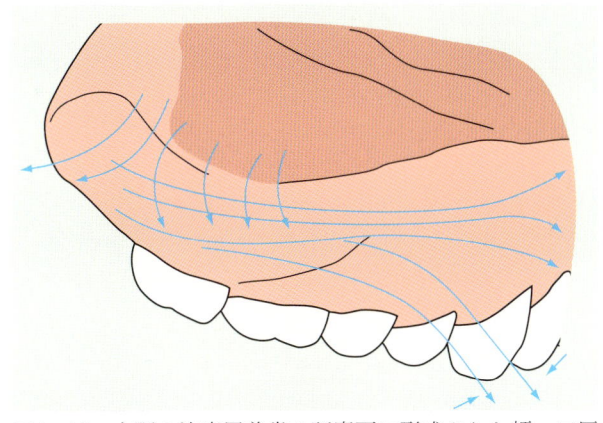

図4-13 上顎の治療用義歯の研磨面に形成された頬・口唇などの粘膜による機能的維持の形態。

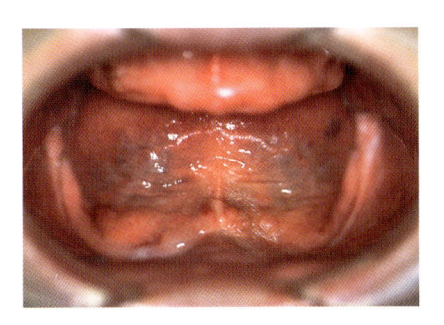

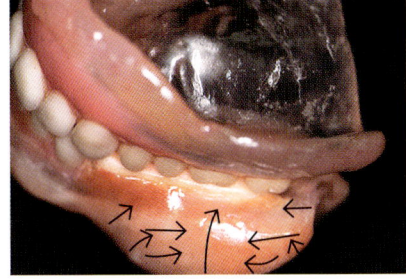

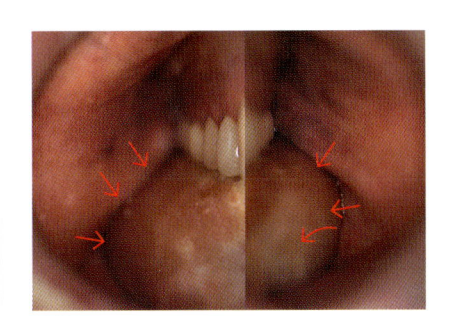

a	b	c
d	e	

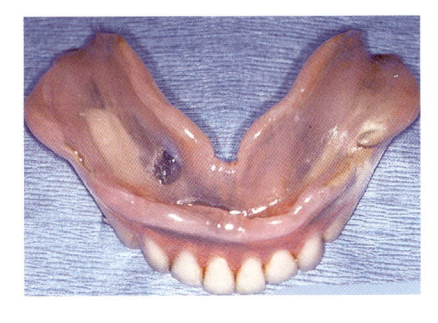

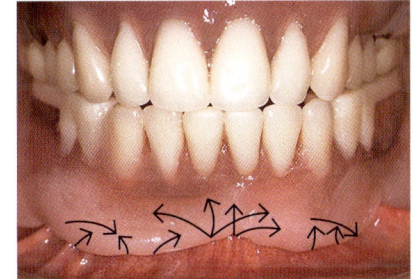

図4-14a～c 下顎の治療用義歯の研磨面に形成された頬・口唇・舌などの粘膜による機能的維持。
図4-14d, e オトガイ筋を味方につけた研磨面形態。

5．頬・口唇および舌・口腔周囲筋などの粘膜による機能的維持

　口腔周囲筋や舌とその内面の粘膜の機能圧によって、義歯を顎堤方向へ加圧する。義歯の研磨面および人工歯排列位置を含めた維持が機能的維持である。

　通常は高度な顎堤吸収による機能障害を有する症例に正確な診査・診断、印象採得、顎間関係記録(咬合採得)を行うことにより、治療用義歯を用いて、リハビリトレーニングをしながら、機能改善とともに総義歯研磨面に徐々に出現してくる維持形態である。患者の重症度、術者の知識、技能レベルに応じて出現するもので、使用器具、機材によるものではない。

　治療用義歯によるリハビリトレーニングで、機能的咀嚼系における粘膜周囲からの感覚入力を向上させて、中枢神経系に適切でバランスの良い情報が入力され処理されることで、運動出力系の筋群が活性化される。

　そのときの筋形態の情報を治療用義歯の研磨面に軟性裏装材を使用して付与することで出現する機能圧による維持が機能的維持なのである(図4-12～15)。これを理解して、臨床応用するためには総義歯のための解剖学を十分に理解することが大切である(第3章参照)。

第 4 章

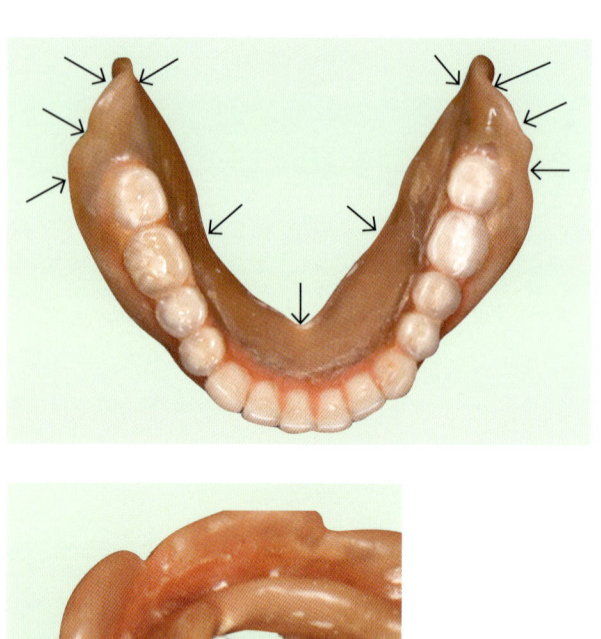

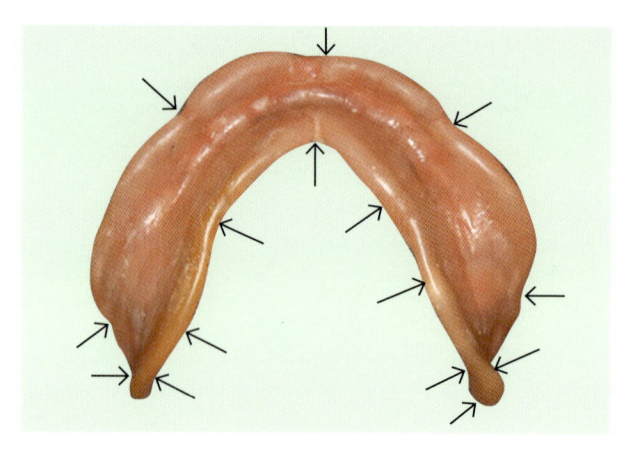

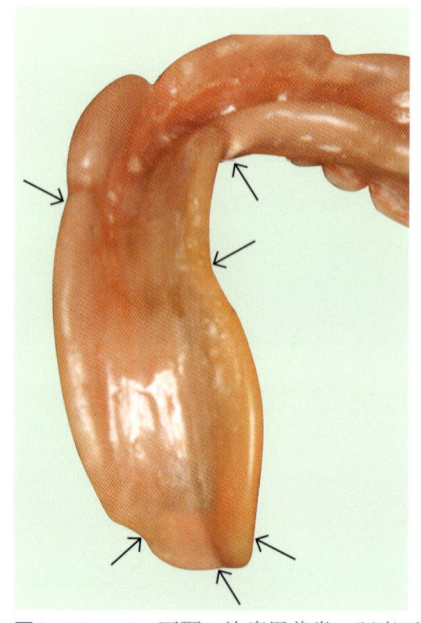

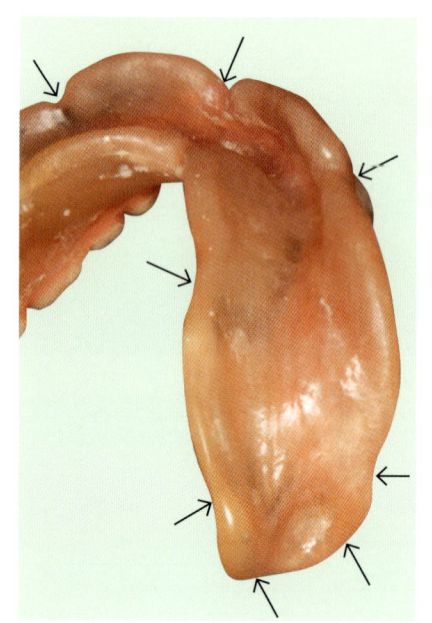

図4-15a〜d　下顎の治療用義歯の研磨面に出現形成された頬・口唇および舌・口腔周囲筋などの粘膜による機能的維持。

III. 総義歯の支持

　総義歯における「支持」とは、義歯の咬合圧と咀嚼圧によって生じる義歯の沈下に対して抵抗することである。

　咬合、咀嚼時の応力は、義歯床下組織により支えられる。義歯床の沈下により過度の応力が加わると、疼痛や義歯の動揺を引き起こす。十分な支持を得ることが、下顎位の安定、咀嚼効率の向上には不可欠である。

　患者の主訴の多くは、支持力の不足による機能時の疼痛である。「支持」には、患者サイドの要因と全部床義歯サイドの要因がある。

1. 患者サイドの要因

a. 患者の粘膜下組織の性状

　咀嚼粘膜が多く存在する顎堤は、角化歯肉(機能圧負担能力に優れている)で覆われ、粘膜下組織も少ないので支持能力が高い。可動性が少なく被圧変位が少ない。咀嚼粘膜が多く存在する顎堤は幅、高さも十分存在し、凸形態で、骨の負担能力も高い。さらに各小帯の付着位置も離れているので、機能時において義歯は安定しやすい(第3章・図3-39参照)。

　顎堤吸収が進行すると、咀嚼粘膜はかぎりなく減少し、ほとんどが被覆粘膜で覆われる。被覆粘膜は、非角化(機能圧負担能力に乏しい)で、粘膜下組織が多量に存在するため、可動性を示し被圧変位が大きく、義歯が不安定になりやすい。

構成と維持、支持、筋平衡、咬合平衡

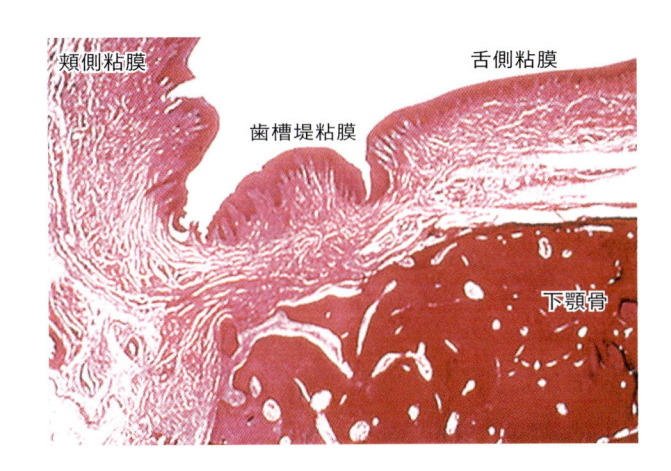

図4-16 咀嚼粘膜、被覆粘膜(第3章・図3-43参照)。

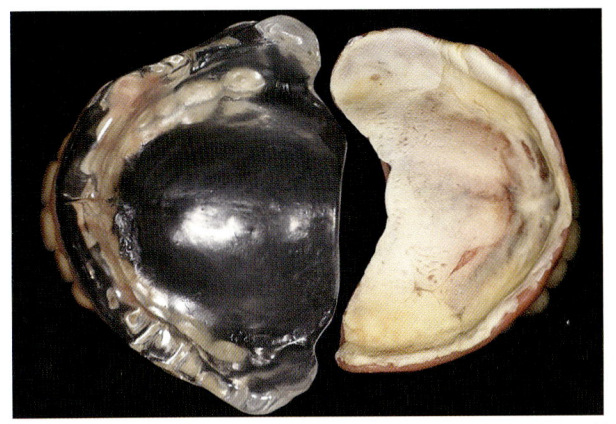

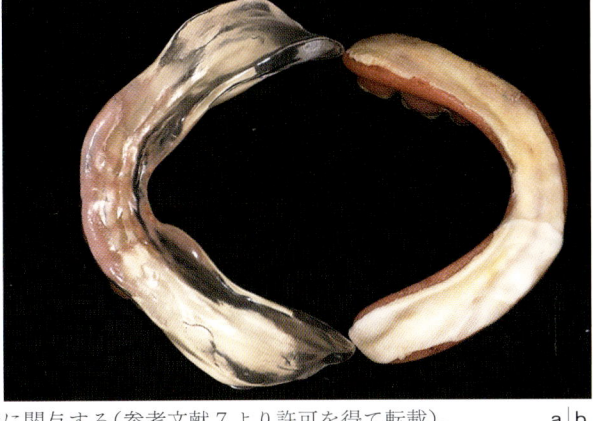

図4-17a、b 旧義歯と治療用義歯の義歯床面積の違いが維持、支持に関与する(参考文献7より許可を得て転載)。　a|b

　さらに骨吸収の進行により、神経に接近しており、形態も平坦から凹面を示し、各小帯の付着位置が義歯に近接または食い込んでいるので、機能時において義歯は不安定になりやすい(図4-16、第3章・図3-39、43参照)。

　高度に歯周炎が進行したことにより無歯顎となる症例や、不適合義歯を長期に使用していた症例、全部床義歯の使用経験が長期に及ぶ症例などに起こりやすく、今後急速な患者の増大が予想される。

b. 下顎位の偏位、咀嚼運動の偏位

　全部床義歯患者の下顎位は不安定で、下顎位にズレが生じる症例では(多くの症例では、低位咬合前方偏位を生じ、さらに左右どちらかに偏位することで片側が後方へ偏位する)、機能圧が片側の顎堤粘膜に集中して不安定となる。(下)顎運動、顔面運動、舌運動も偏位するので、片側噛みとなり、さらに悪循環に陥る(筋平衡、咬合平衡が不良となる)。

c. 口腔周囲筋や舌の偏位

　下顎位、(下)顎運動、顔面運動、舌運動が不安定になると、疼痛を避けるために回避性咀嚼を生じる。さらに義歯の不安定を補うために、片側の口腔周囲筋や舌で義歯研磨面を押さえつける癖が生じる。

　そうなると口腔周囲筋、舌の義歯への機能圧は片側に集中して、機能時において義歯は不安定となる。

d. 顎関節の不安定

　加齢とともに下顎頭は平坦化し、また関節結節後線の凸湾部も平坦化する。したがって下顎位が容易に変化する。

　義歯も動揺し、固定点である下顎頭も動くと支持力は発揮しにくく、粘膜への疼痛を生じやすい。咬合時の人工歯の接触も下顎頭もともに可動性を示し、不安定が助長される。

第4章

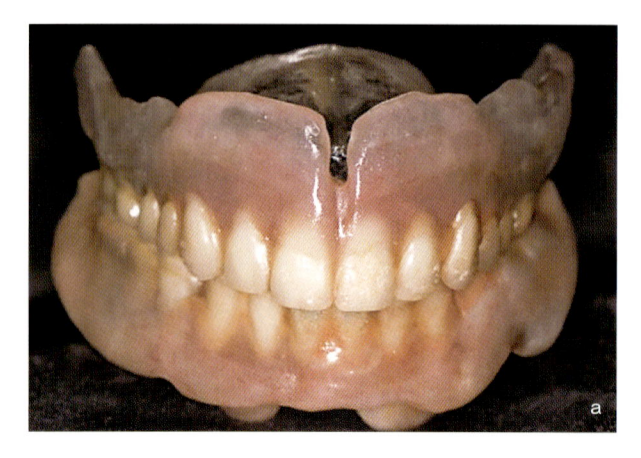

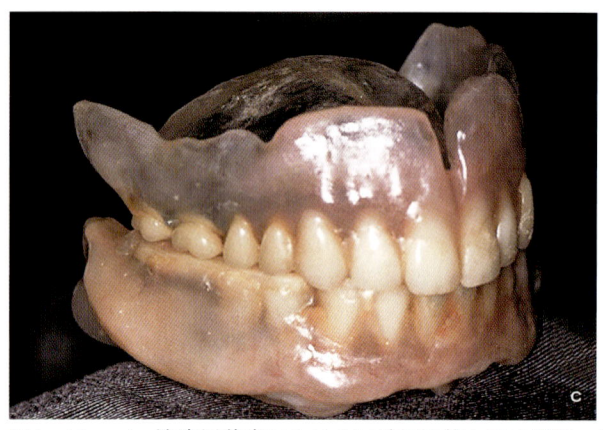

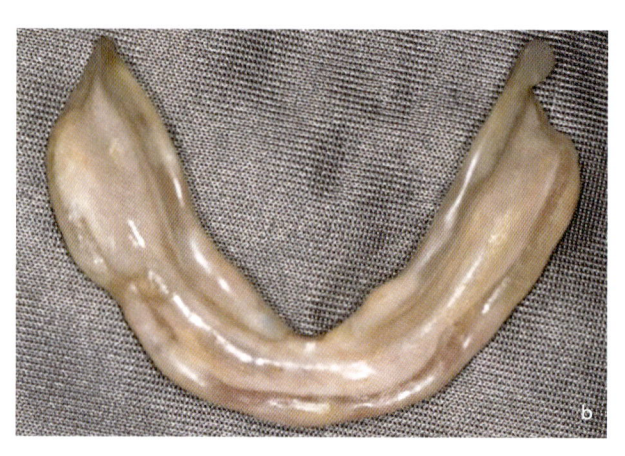

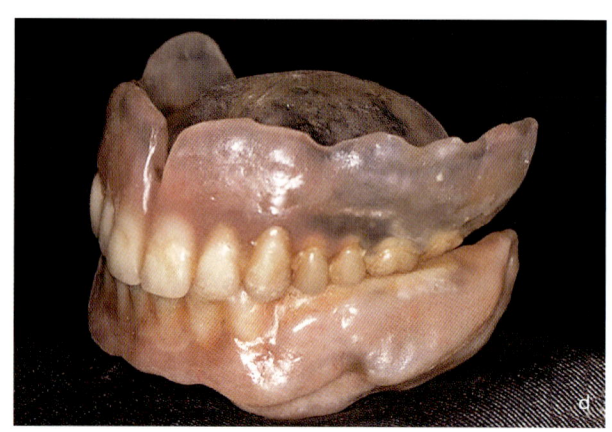

図4-18a〜d　治療用義歯における口腔周囲筋と舌の関係。治療用義歯の研磨面上、軟性裏装材により頰、口唇側には口腔周囲筋の修正、向上した形態が付与される。同様に舌側にも修正、向上した舌の機能時の形態が付与される。

2．全部床義歯サイドの要因

a．義歯床面積

　機能圧÷義歯床面積＝単位面積あたりの機能圧であるから、面積が広いほど、支持力は小さくなる。

　またその角度が大切で応力に直交する面積が大きいほど大きな支持力が得られる（図4-17a、b）。支持は、機能圧を小さくするか、義歯床面積を可逆的に広くすることにより得やすくなる。

b．咬合圧、咀嚼圧

　咬合高径、咬合平面、使用人工歯、人工歯排列法などにより最小の筋力で最大の咀嚼効率を得ることで、支持をより得やすくなる。

c．口腔周囲筋、舌との関係

　義歯床に加わる側方の機能圧を、口腔周囲筋・舌で相殺するような研磨面形態を付与する（機能的なニュートラルゾーンテクニック・図4-18a〜d）。

3．支持力

　総義歯の支持力は義歯の印象採得時に決定されるもの（一次支持）と治療用義歯を製作し、治療を行いながら決定されるもの（二次支持）に分類される。

a．一次支持（硬組織—粘膜間で負担）

　一次支持を得るための要因は、①印象採得で決定する義歯床粘膜面（咀嚼粘膜、粘膜固有層、骨膜）を正確に機能時に脱離力が作用しない範囲で、できるだけ広く採得することである。

　決定された粘膜面を基盤として、②咬合高径、③咬合平面、④使用人工歯、⑤人工歯排列法の影響を受ける。

　支持域が明示された下顎の印象採得では、インプレッションペーストが抜けた頰棚などは支持能力が高いが、厚みを認める前歯相当部粘膜面は粘膜下組織が厚く存在して支持能力が低い骨膜からの三叉神経による感覚入力能力が低いことが示唆され、治療

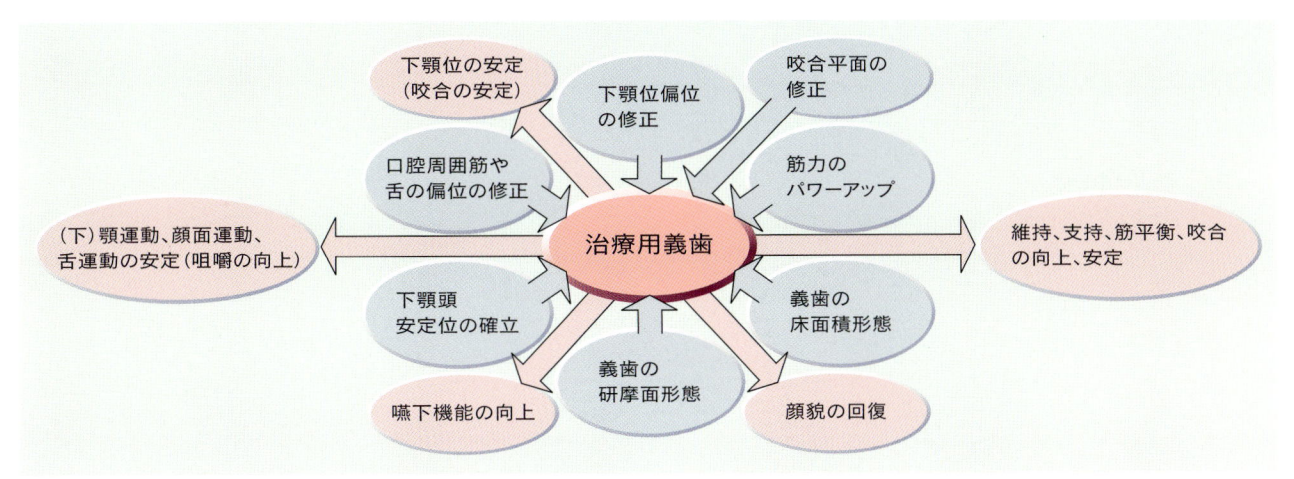

図4-19 治療用義歯では下顎位の偏位の修正口腔周囲筋や舌の偏位の修正、下顎頭安定位の確立、義歯の研磨面形態、義歯床面積の拡大、筋力のパワーアップが必要である。中心に向う矢印は治療方向、外側に向う矢印は治療後の方向。

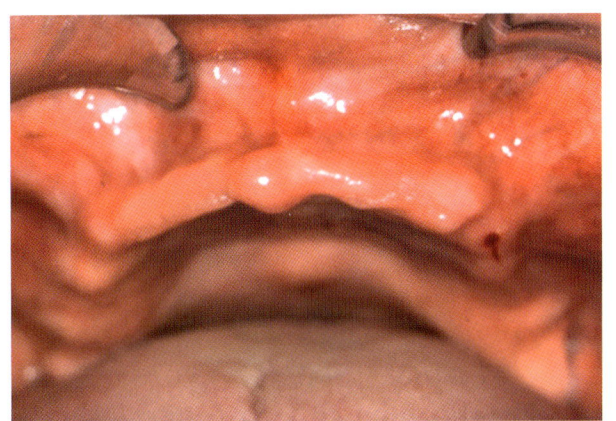

図4-20a、b　高度な顎堤吸収をともなう機能障害症例の口腔内所見。

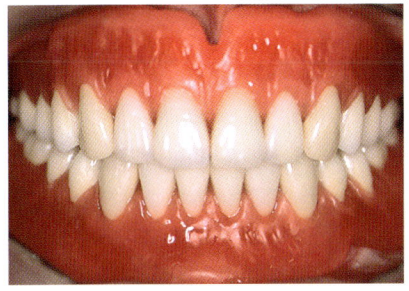

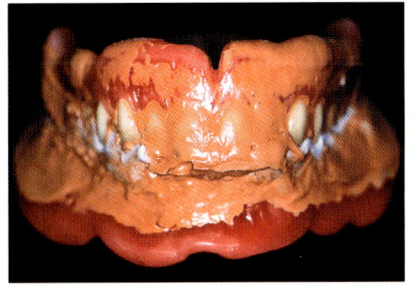

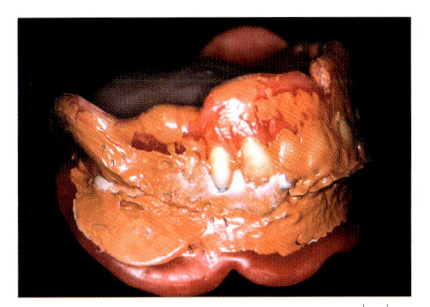

図4-20c～e　治療用義歯によりリハビリトレーニングで二次支持力を獲得した状態。

時の診断として重要な情報が得られる。

b. 二次支持（口腔周囲筋や舌の軟組織と、総義歯の外側弁、頬・口唇・舌の機能圧で形成された研磨面とで負担）

　二次支持を得るための要因は、頬・口唇・舌などの機能圧を機能時に味方につけることである。すなわち、各種の条件を満たした治療用義歯でリハビリトレーニングを行い、筋力の増強、左右・前後のバランスの修正、筋収縮リズムの改善などが口腔周囲筋や舌の筋群のなかに蓄えられる。

　作用する位置は研磨面の外側弁、頬・口唇・舌などの粘膜面による機能的維持の面が対応部位である。

　したがって、治療用義歯では下顎位の偏位の修正口腔周囲筋や舌の偏位の修正、下顎頭安定位の確立、義歯の研磨面形態、義歯床面積の拡大、筋力のパワー

第 4 章

図4-21 翻転粘膜と骨の関係(参考文献9より引用改変)。

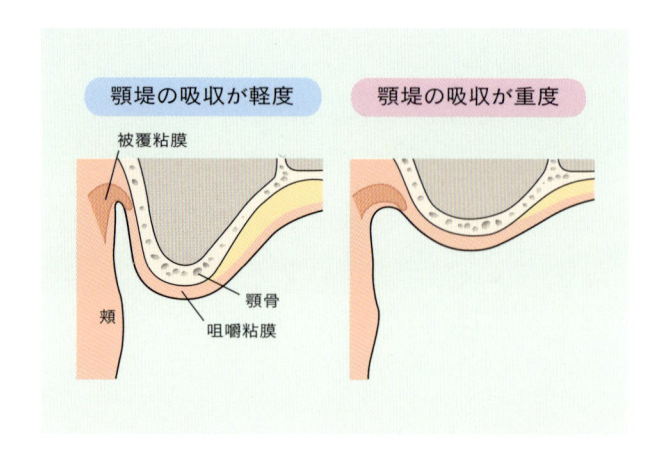

アップ(開口筋、閉口筋、口腔周囲筋、舌など)が必要である(図4-19、20)。

IV. 全部床義歯の筋平衡

Watt & MacGregorによれば、筋平衡とは上下の義歯床が咬合接触していないとき、口唇、頬、舌の筋力が義歯を移動させないように作用することである[8]。

このような理想的な関係を得るためには、義歯の表面と口唇、頬、舌との関係を天然歯と同じ位置に人工歯を排列しなければならないとされている。

有歯顎者の咀嚼や会話では、内方では舌が歯と口蓋の位置を認識し、外方では口唇と頬が歯槽突起の頬側の位置を識別している。

筋平衡とは動的であり、咀嚼や会話中は舌が義歯の舌面を断続的に軽打するが、その力は義歯の唇側、頬側面を口唇や頬が滑走する運動によってほぼ平衡となっている。

頬側からの機能圧は舌側からの応力よりも一定である。そして舌は環境に順応しやすい。舌は位置的変化に対する順応性が高いので、触覚のパターンが変化してもそれらのパターンを再学習せずに新しい複雑な触覚パターンを確立できる。

ただし、著しい舌房の侵害は筋の入力パターンに異常をきたし、筋活動に障害を生じることが明らかになりつつある[18]。

無歯顎者も有歯顎者と同様の筋活動は行われている。当然、顎堤吸収が少ないと顎骨、口腔粘膜における神経分布は広く、筋肉、中枢、顎関節にスムーズな入力情報が得やすい。しかし顎堤吸収が進行すると、分布面積は減少するとともに、疼痛などの阻害要因が入力され、スムーズな筋活動の障害を生じると考えられる。

以上のように、義歯の各研磨面に作用する筋力と維持、咀嚼における必要条件とのバランスがとれて、はじめて義歯は「筋平衡」がとれたことになる。

高度な顎堤吸収を認める患者は、支持能力に優れ、三叉神経への適正な伝達をつかさどる咀嚼粘膜の専有面積の比率が大幅に減少して、被覆粘膜の比率が増加する。さらに歯肉歯槽境界の位置は吸収した顎堤に近接して、頬側粘膜が顎骨と付着し、舌側の粘膜と結合したような形態を認める(図4-16、第3章・図3-43参照)。

したがって、高度な顎堤吸収症例の義歯では、二次支持を外側弁、頬・口唇・舌などの粘膜に機能圧で形成された研磨面における支持に求めるが、その中心は、顎骨と翻転粘膜(高度な吸収のために被覆粘膜が余りしわ状になり、翻転した粘膜)である。

翻転粘膜と近接する筋との付着位置との関係を理解し、これらを味方につけることが臨床上重要である。印象時、治療用義歯の形態付与時に口腔周囲筋や舌を単独で限界域まで稼働させると、義歯の粘膜面は大幅に減少してし、支持を得にくくなる(口腔周囲筋と舌などの粘膜を敵に回す・図4-21)[9]。

下顎顎堤が高度に吸収した症例では、付着粘膜(ほとんどは被覆粘膜)はひも状組織に減少し、その幅は

構成と維持、支持、筋平衡、咬合平衡

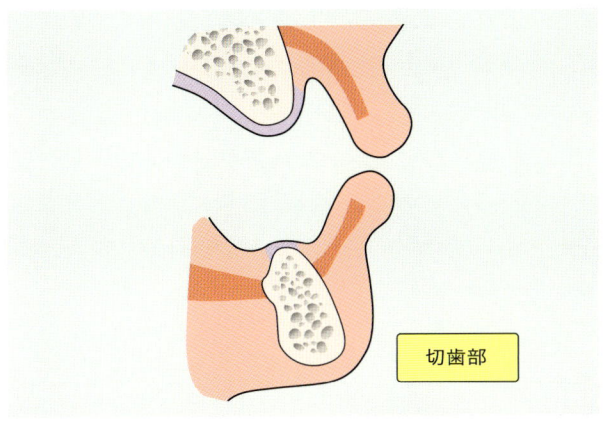

図4-22 切歯部では、支持面積はオトガイ舌骨筋の付着部によっても制限される(参考文献10より引用改変)。

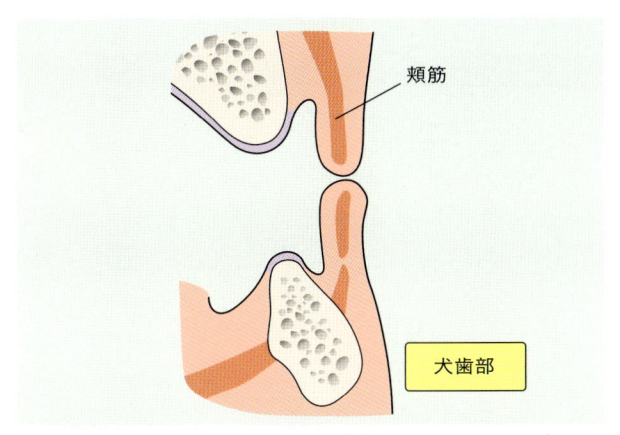

図4-23 犬歯部では、頬筋は口角部で交叉するが、上下顎骨に付着していないために唇部の口腔前は上下顎犬歯部で変形してしまう(参考文献10より引用改変)。

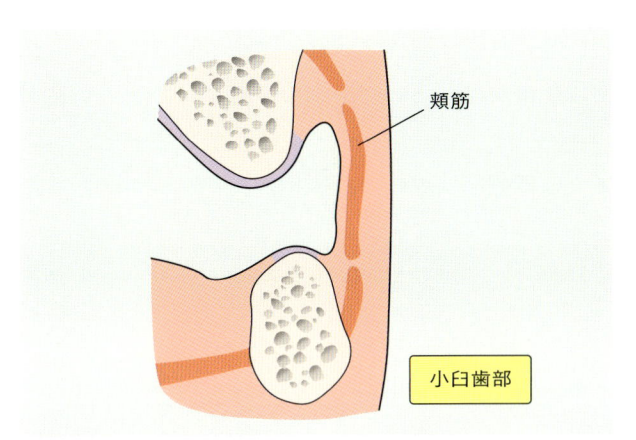

図4-24 小臼歯部(参考文献10より引用改変)。

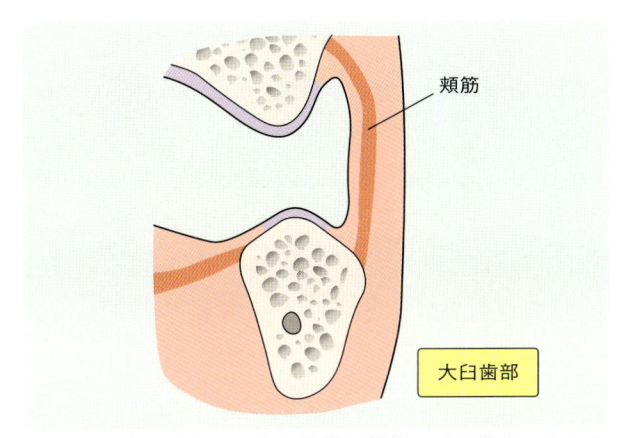

図4-25 大臼歯部での翻転粘膜と頬筋と舌を挙上したときの顎舌骨筋と口腔底粘膜の関係である(参考文献10より引用改変)。

2～3mmである。ひも状組織と下顎外斜線にある頬筋付着部との間には幅5～10mmの翻転粘膜があり、義歯に取り込み支持を期待できる(口腔周囲筋と舌などの粘膜を味方につける)。

無歯顎口腔の各部における筋と翻転粘膜との関係を理解して、味方につけることが無歯顎治療では重要である。たとえば、下顎前歯部ではオトガイ筋は義歯を脱離させる筋(敵にする筋)とされているが、機能解剖学の進歩により味方にすることが可能となってきた。

オトガイ筋は機能時には上方に向かい義歯を離脱するとされているが、床縁を翻転粘膜の下に食い込ませて、左右に指で固定しながら拡大して、上方に収縮させると味方につけることが可能となり、義歯の維持、支持、筋平衡に役立つ(図4-22～25)[10]。なお、

このことに関しては、第3章「Ⅲ.3.機能時に義歯の安定に役立つ筋」を参照されたい。

1．機能時における頬筋の作用

顎口腔機能には、①摂食・嚥下機能(咀嚼を含む)、②発音機能、③呼吸機能、④防御機能(嘔吐)などがあるが、これらの機能は以下の運動によって行われる。

①顎運動(下顎運動)：不動である上顎に下顎が近づいたり、遠ざかったりする開口、閉口運動。
②舌運動：舌の移動、変形運動。
③顔面運動：頬筋を主体とした口裂の開閉運動。頬を内方に向かって歯列に押し付け、舌による食物の口腔内移動と位置の固定を助ける運動。

59

第4章

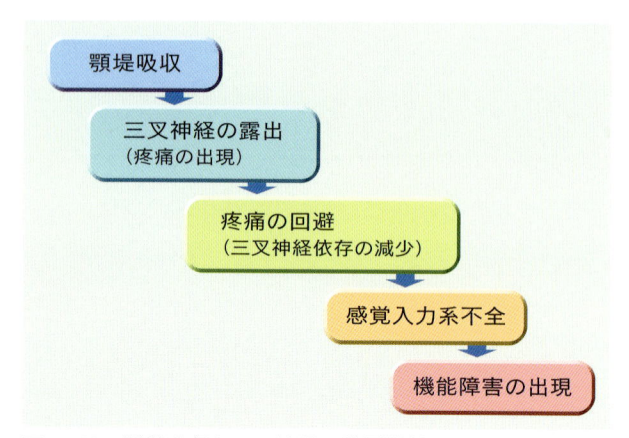

図4-26 顎堤吸収と三叉神経の位置関係。

　口腔内は主に一定の力とリズムで動く頬筋と環境に順応する舌で機能している。とくに、摂食・嚥下機能は、①「食物を咬合面に効率良くのせる」動きをつかさどる舌運動、顔面運動(頬筋、舌)、②「咬む」動きをつかさどる咀嚼運動(開口筋群、閉口筋群)、③「嚥下」の動きをつかさどる舌運動、顔面運動(頬筋、舌)からなり、A：縦の動き(②)とB：横の動き(①と③)に分類される。

　近年、咀嚼運動中に嚥下運動が開始されていることが明らかになった。また、咀嚼による歯の接触時間は約15分であるが、嚥下は24時間行われている機能であり、弱い力ではあるが作用時間が長く(力×時間)、その影響は大きいと思われる。

　さらに、義歯の研磨面では、感覚入力は、頬・口唇側の粘膜から三叉神経(上顎神経、下顎神経)が支配し、機能時の頬筋・口輪筋への運動機能は顔面神経支配である。

　すなわち、機能的咀嚼系では、義歯の研磨面は、知覚性は三叉神経、運動性は顔面神経と異なる神経支配で行われている。

　顎堤吸収が進行して歯槽骨を完全に失うと、高さと幅を有する歯根膜領域の三叉神経支配を完全に失うことになる。下顎位の安定に深く関与する三叉神経支配を失い下顎位は不安定になると思われる。

　さらに吸収が進行してオトガイ孔、切歯窩などで三叉神経が露出してしまうと、この部位への機能圧負担を減少させることが疼痛出現の回避には重要となる。したがって、三叉神経の支配の依存度が減少し、感覚入力系不全を生じる。このことが無歯顎患者の機能障害を助長すると思われる(図4-26)。

　機能回復においては、この感覚系の入力不足を補償するために義歯の研磨面での頬・口唇における粘膜からの感覚(圧覚、触覚など)を広い範囲からバランス良く拾い集めることが重要である。また頬筋・口輪筋がスムーズに作動する形態、位置が運動出力系では重要となる。

　以上のことから、嚥下をつかさどる頬筋(舌を含めて)は全部床義歯の支持、筋平衡、咬合平衡にもっとも関与する筋肉であることは明白であり、印象採得、咬合採得、治療用義歯の調整、治療用義歯装着中の患者トレーニング(「入れ歯筋トレーニング」と筆者は呼んでいる)、最終義歯装着後のメインテナンスなど、無歯顎治療の各段階において、十分にその特性を理解したうえで活用することが重要となる。

　頬筋(舌を含めて)の特性、機能を知り、治療に応用することが治療向上の鍵のひとつとなるのである。詳細は第3章「Ⅲ．補綴治療のための機能解剖」中の「1．咀嚼に役立つ筋」と「2．咀嚼中の表情筋と舌の役割」を参照されたい。

2．従来の頬筋の考えと最新と知見(全部床義歯治療の成功の鍵は頬筋にあり)

　顔面を眼窩下縁や頬骨弓、下顎下縁と外斜線を上下2本のカーテンレールと考えると、そのレールの間に顔面部のカーテン(Facial Curtain)が吊るされているとも考えられる。つまり頬筋は顔面部のカーテンの周囲を締めているひもと考えられるのである。

　このひもは有歯顎時の豊隆があるかぎり強くしめることはできないが、前歯部が欠損している場合には顔面部のカーテンはひもによって大きく変形される(図4-27)[11]。

　歯の欠損により頬筋は著しく短くなり、顔面のカーテンが著しく変形している(図4-28)[11]。このひものたるみを改善することにより、維持、支持、筋平衡、咬合平衡が改善することで、顔貌の回復に貢献できる。

構成と維持、支持、筋平衡、咬合平衡

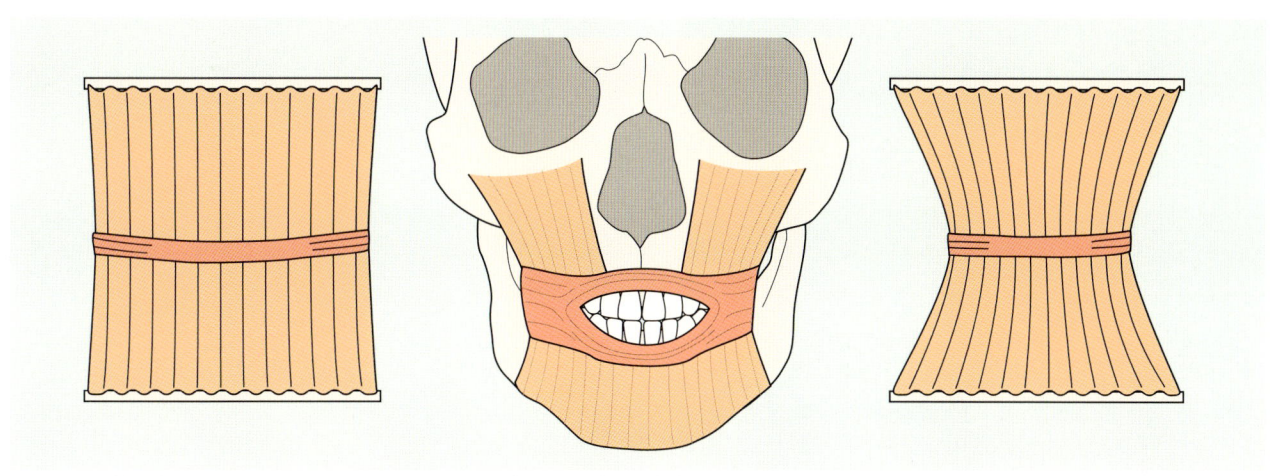

図4-27 顔面部のカーテンはひもによって大きく変形する(参考文献11より引用改変)。

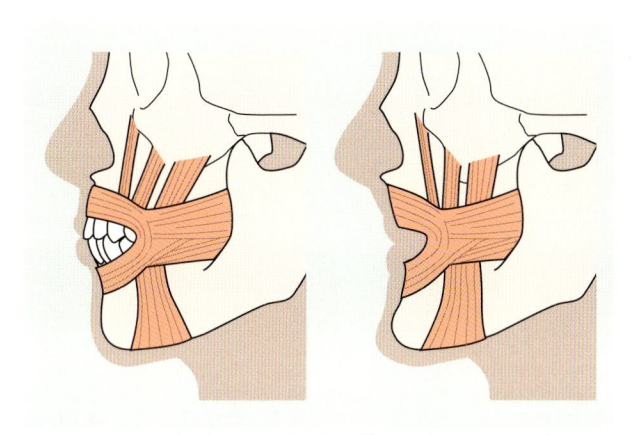

図4-28 歯の欠損により頬筋は著しく短くなり、顔面のカーテンが著しく変形する。このひものたるみを改善して、顔貌の回復を図る(参考文献11より引用改変)。

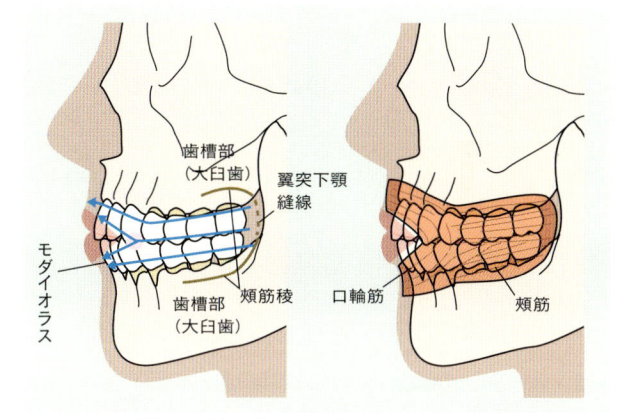

図4-29 頬筋の起始、停止、形態、位置(参考文献11より引用改変)。

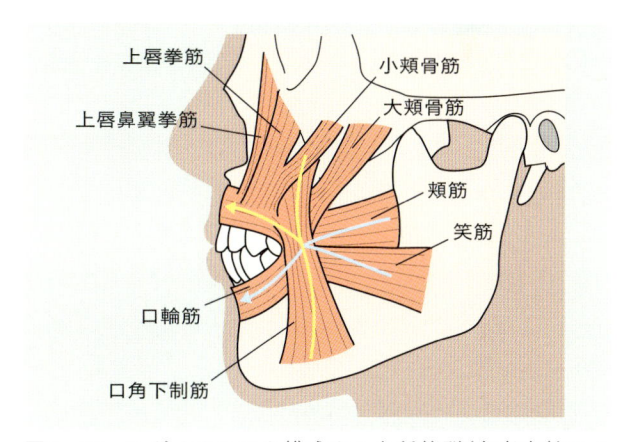

図4-30 モダイオラスを構成する各種筋群(参考文献11より引用改変)。

頬筋は、大きい筋肉で、頬部の大部分を占める。起始は幅広く、上下顎大臼歯部の外面と下顎大臼歯後方にある頬筋稜および翼突下顎縫線から起こり、口唇に向かい前走し、上半部の筋束は上唇へ、下半部の筋束は下唇へ入り、口輪筋の大部分を形成している(図4-29)[12]。

頬側の上下を幅広く覆う頬筋は、筋の交差点であるモダイオラス(前方：口輪筋、後方：咬筋、笑筋、上方：大・小頬骨筋、口角挙筋、下方：口角下制筋)と犬歯と第一小臼歯との間にある結合組織のヒダである頬小帯(上下顎の頬小帯もモダイオラスに付着している)からなる(図4-30)[11]。

しかし、新たなる知見としては、後方から前方にほぼ真横に走行している頬筋の深部走行(内層)とすだれのように上方から斜めに下方に走行し、深部走行に交わる浅部走行(外層)を認めた。

この2つの走行の交点(後方の回復点)が重要な機能を有すると考えている。また、頬側の上下を幅広

第4章

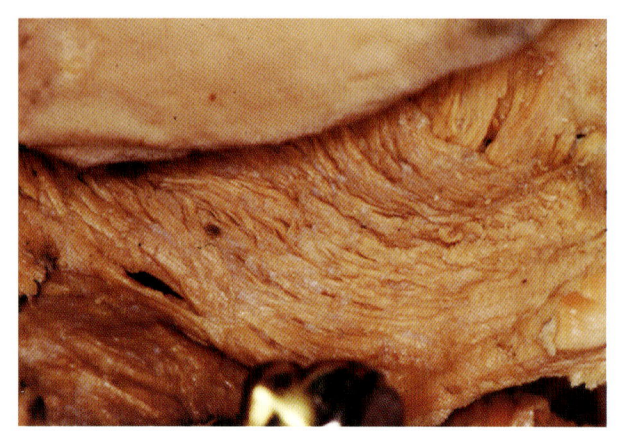

図4-31a、b　頬筋の走行と義歯形態(第3章・図3-30、31参照)。

a|b

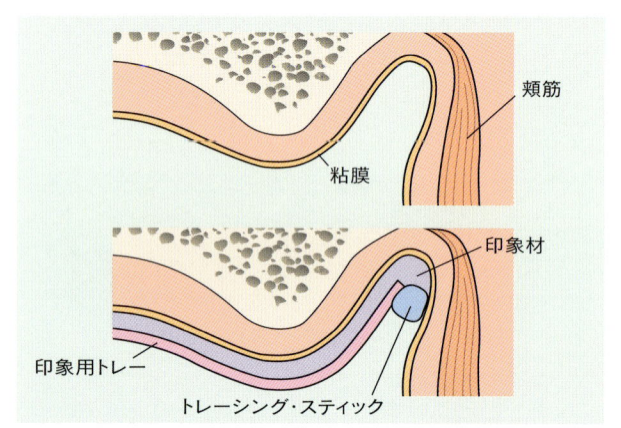

図4-32　頬筋と翻転粘膜の関係。頬筋が義歯により外側に押されることで辺縁封鎖性が良くなる(参考文献12より引用改変)。

頬のしわや顔面の左右非対称の修正など審美性を改善し、摂食・嚥下機能の向上にも寄与すると考える。
　第3章「Ⅲ.3.機能時に義歯の安定に役立つ筋」を参照されたい。

3．頬筋の義歯の研磨面との関係

a．頬筋と上顎義歯の研磨面との関係

　上顎では天然歯が喪失すると頬筋が付着していた部分の骨が吸収してしまう。その結果、頬筋付着部は口蓋側に移動する。
　しかし、下顎の頬筋付着部は外斜線が抜歯後の吸収による変化をあまり受けないので変化しない。したがって、上顎のデンチャースペースを補綴によって満たすためには、頬筋を義歯の辺縁により外方に移動させなければならない。頬筋の付着部は口腔粘膜の付着部位よりも高い位置にあるので、頬筋を外方に移動させても機能時に義歯を動かないようにできる。
　頬が義歯により外方に押されると、翻転粘膜の湾曲部の高さは外方に移動させられた頬筋の湾曲部よりも低くなり、頬筋の収縮により辺縁封鎖は良くなる。(図4-32)[12]。
　上顎臼歯部では頬筋と義歯辺縁との間には特有の関係があり、頬筋は上顎結節の上方にある付着部から翼突鉤に向かい走行しており、その上方繊維は結節の後方の切痕部で義歯の辺縁と交叉する(図4-33〜35)[13]。

く覆う頬筋のうち、モダイオラス－前歯部の小臼歯部の維持、支持、筋平衡、咬合平衡、顔貌回復などに関与する前方の回復点と上顎に維持、支持、筋平衡、咬合平衡、顔貌の回復に関与する後方の回復点が、とくに上顎の顎堤吸収と摂食・嚥下にも大きくかかわっていると考えられている(図4-31a、b、第3章・図3-30、31参照)。
　全部床義歯の維持、安定には、①前方の回復点で口唇をしっかりサポートし(義歯の中心ライン)、食物を摂り込む。その後、食物の後方、左右の移動時の維持、安定を図り、②後方の回復点がサポートし、上咽頭収縮筋の作動をスムーズに行わせて、効率良く摂食・嚥下を行わせる。
　後方の回復点における形態付与の効用は、高度に吸収した上顎症例の維持、支持、筋平衡に有効であり、

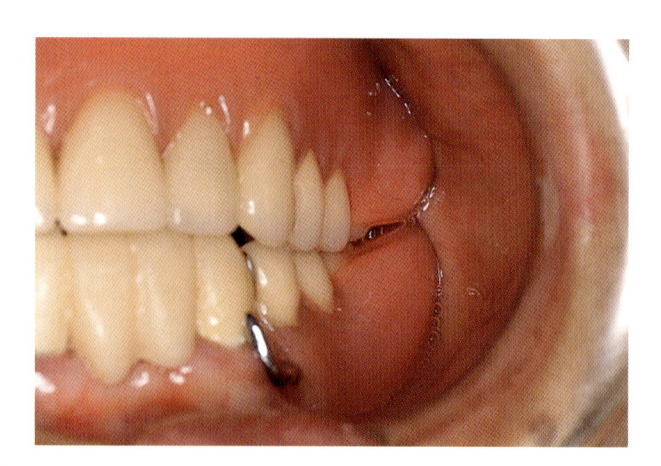

構成と維持、支持、筋平衡、咬合平衡

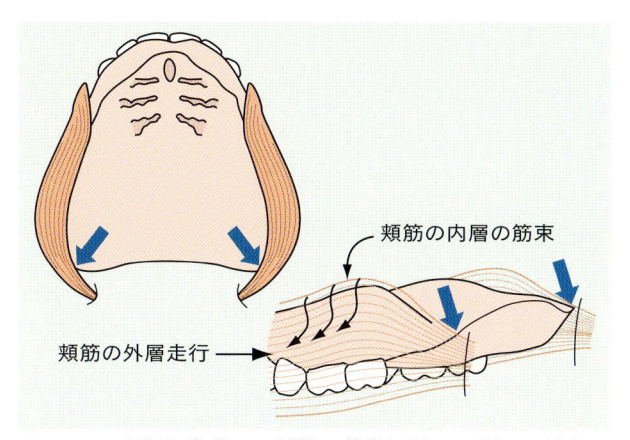

図4-33 上顎臼歯部では頬筋と義歯辺縁との間には特有の関係がある(参考文献13より引用改変)。

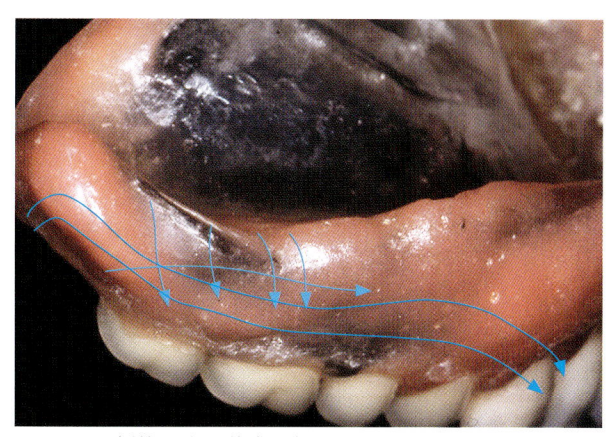

図4-34 頬筋と上顎義歯辺縁との関係。頬筋の内層の筋束走行に一致した辺縁形態を示す。

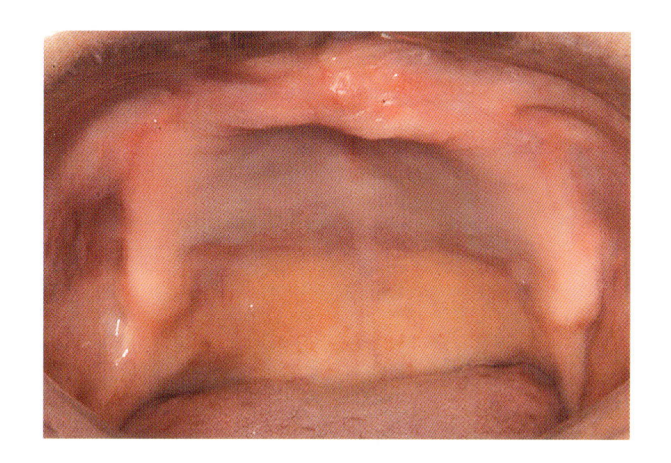

図4-35 上顎顎堤がほとんど吸収した症例での頬筋の内層の筋束の走行と上顎義歯の辺縁の関係。歯槽骨が完全に吸収した上顎の高度顎堤吸収の症例である。今後急増が予測される。

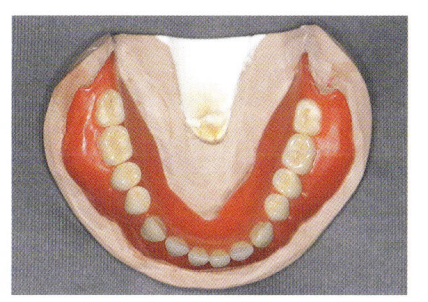

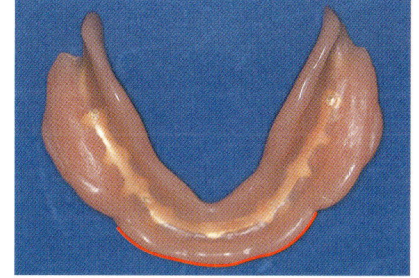

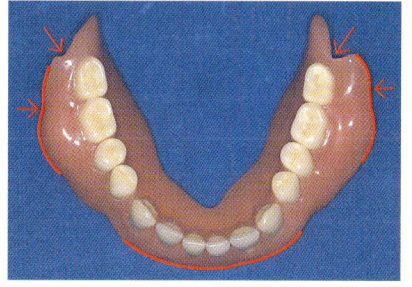

図4-36a〜c 下顎の総義歯は、ニュートラルゾーンテクニックで頬筋と舌の関係が形成される。高度な顎堤吸収や強い食いしばりを認める症例では、咬筋の強い収縮により咬筋の圧痕を認め、下顎の遠心頬側隅角部はconcave(凹型)を示す。さらに機能時における内側翼突筋の影響や翼突下顎縫線の形態も印記される。これらの口腔周囲筋と舌の関係を治療用義歯による治療で付与した研磨面形態と選択すべき人工歯、人工歯排列位置、付与すべき咬合様式の調和が大切である(治療用義歯による治療終了後の最終義歯と試適時の下顎総義歯を示す)。

a | b | c

b. 下顎の頬筋と周囲の筋肉の関係

　下顎は頬筋と舌とのニュートラルゾーンテクニック[19]により安定した形態が形成される。顎堤吸収が進行するとオトガイ筋も味方につけた前方の形態が大切となる。高度な顎堤吸収症例や強い食いしばりを認める症例では下顎義歯の後縁部(レトロモラーパッドの周囲)の口腔周囲筋と舌の機能時(印象採得では形成できない)の形態が大切となる。咬筋前縁は収縮すると、筋束がふくらみ頬筋を圧迫する。とくに強く圧迫するのは、閉口時である。さらに側頭筋腱が露出してくる症例もある。したがって強い食いしばりのある患者や、下顎のインプラントを用いた

63

第4章

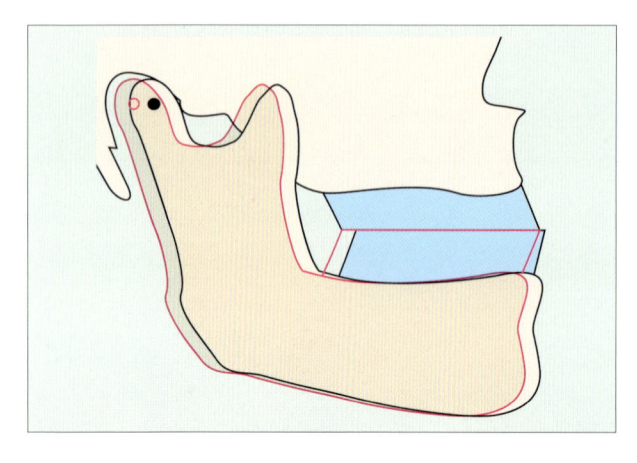

図4-37 下顎偏位。無歯顎者における一般的な下顎位。赤線は床義歯装着時。黒線は上下顎の吸収にともなって咬合高径が減少し、下顎の前方偏位が発生。

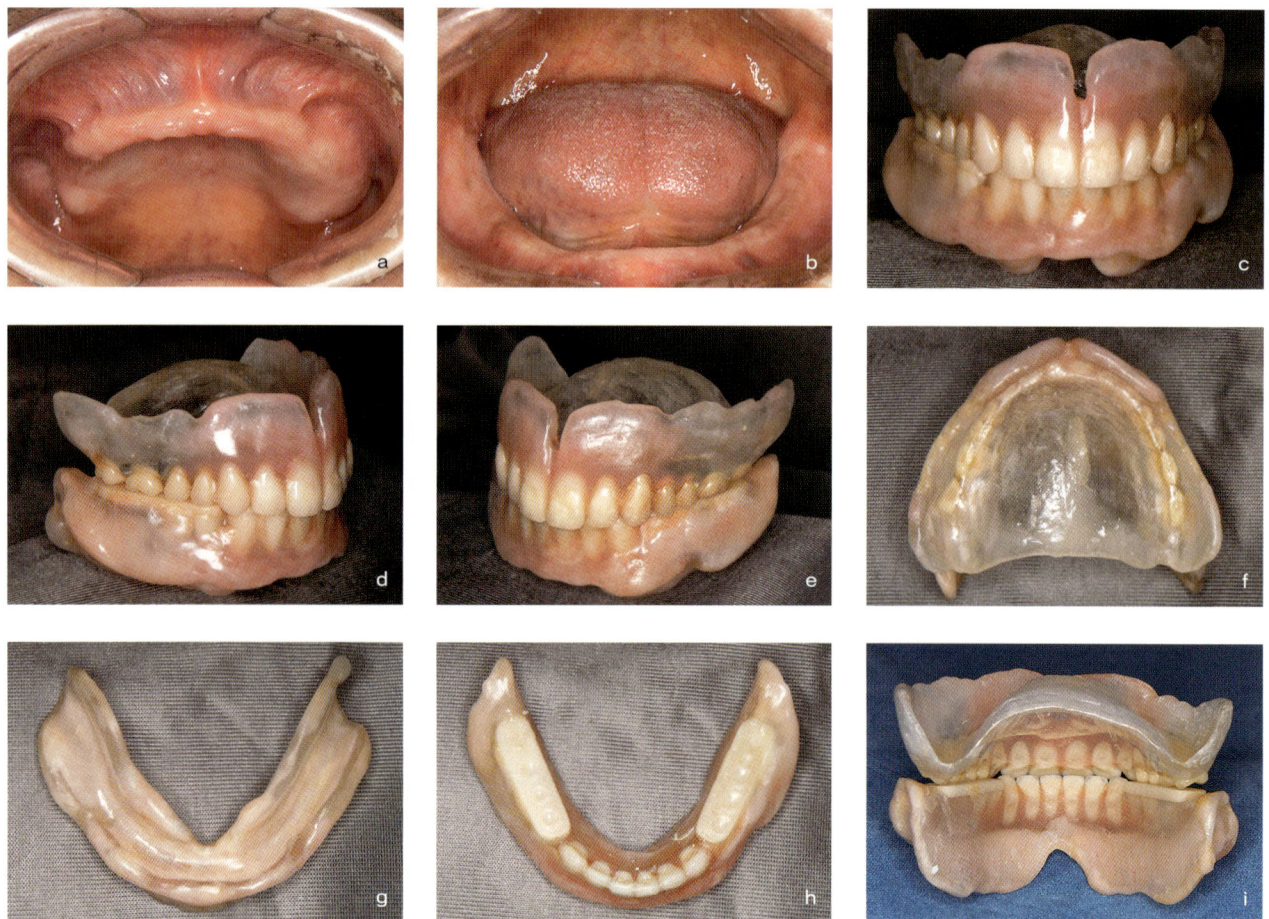

図4-38a～i 頬筋と舌とが対等な立場の無歯顎症例。上下顎の顎堤吸収は中等度であり(a、b)、治療用義歯でデンチャースペースをして、治療を行った後の治療用義歯の研磨面における頬筋と舌との関係は、左右側でほぼ対称性を示し、上下顎総義歯の基本形を示している(c～i)。

オーバーデンチャーの後縁形態は注意が必要である(図4-36a～c)。

4．機能時の舌の作用

　全部床義歯に正しい舌房を付与することは、患者の満足度を向上させるうえでもっとも重要なことである。数多くの形態障害、機能障害、心理的障害、社会的障害を有する患者から、観察できたことは、頬筋と舌は互いに認識し、強調している感覚が存在することである。まさに視覚できない糸(仮想神経支配)で結ばれ、以下の①～④のように互いの情報を交換していると考えられる(図4-37)。

構成と維持、支持、筋平衡、咬合平衡

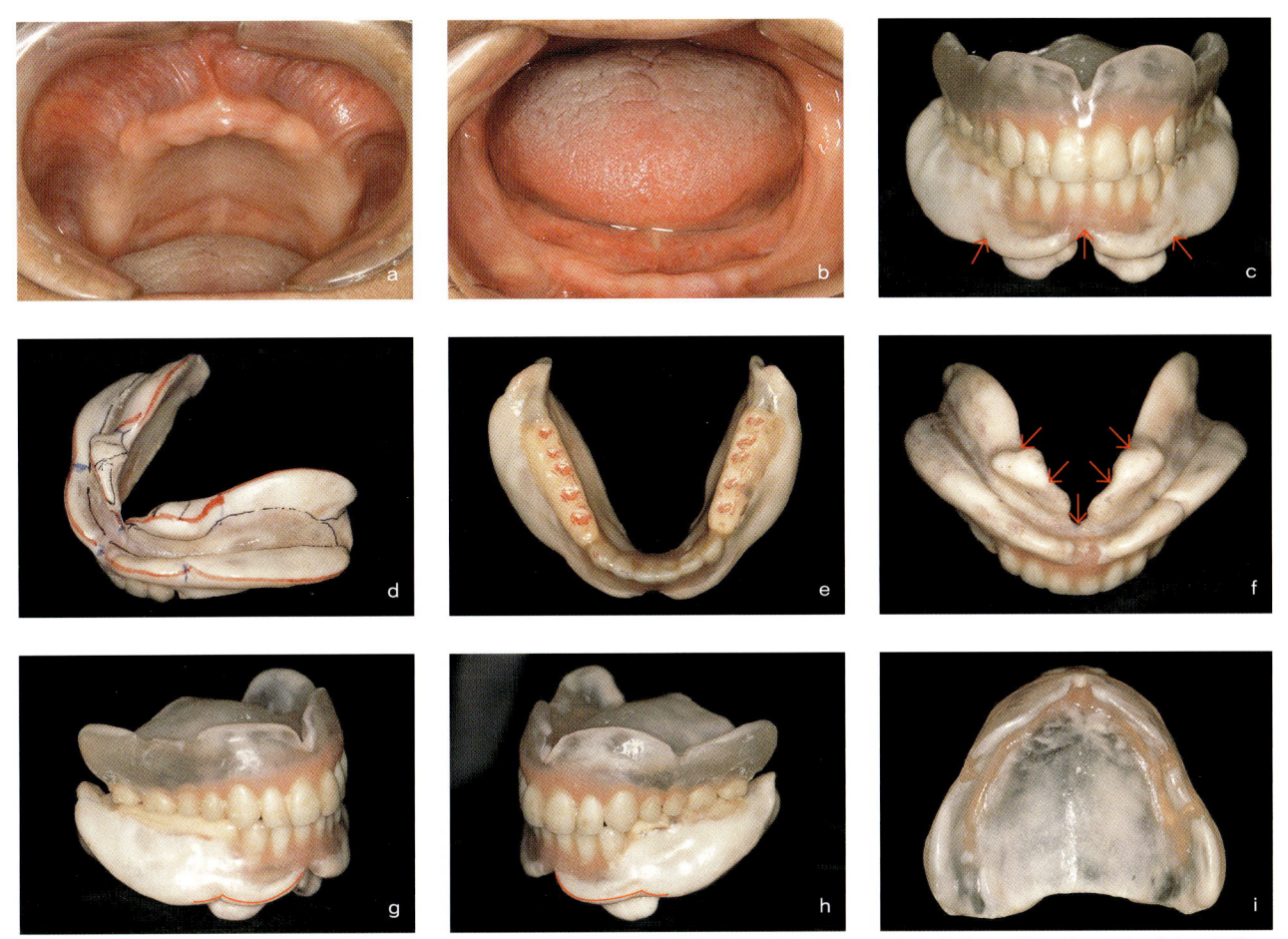

図4-39a〜i　頬筋が舌に比べて優位な無歯顎症例。上顎は中等度の顎堤吸収(a)、下顎はやや高度な顎堤吸収を認め(b)、頬筋の付着部が露出し頬棚の小さい症例(下顎骨が小さい症例)に多い。治療用義歯でデンチャースペースを回復後(c)、顎舌骨筋部や後顎舌骨筋窩部、大臼歯後方部の舌側フレンジ形態などで、頬筋の強い収縮に舌が機能時に抵抗できる形態を軟性裏装材により付与していく(d)。最終的には舌側の縦方向へ拡大した形態で、ニュートラルゾーンを確立する(e)。舌側の舌小帯、舌下腺部、前顎舌骨筋窩部付近、後顎舌骨筋腺窩は特有の形態、厚みを付与する(f)。下唇の口輪筋、オトガイ筋、頬側の頬筋の機能圧を取り込んだので特有の形態、厚みが付与される(g〜i)。

①頬筋は、顔面神経支配(混合性)。
②舌の運動は、舌下神経支配(運動性)。
③舌の前方2/3の知覚は、下顎神経支配(混合性)。
④舌の後方1/3の味覚は、舌咽神経支配(混合性)。

5. 頬筋と舌との関係

　舌は神経支配が複雑で、知覚、運動、味覚の神経支配が複雑に入り組んだ状態である。ただし、舌は環境順応性が高いことは、多くの成書に示されているが、このことは全部床義歯の舌側形態の付与の仕方で、機能に多くの影響があると考える。このことを筆者なりにまとめるとつぎのようなことがいえる。

a. 頬筋と舌が対等な立場の無歯顎症例

　この場合の全部床義歯製作に際しては、従来の筋平衡で対応可能であり、左右の頬筋はほぼ対称性を示す(図4-38a〜i)。

b. 頬筋が舌に比べて優位な無歯顎症例

　頬筋の付着位置の関係で、頬側にデンチャースペースが少ない症例で発音、嚥下時の舌側の周囲筋との協調性を重視し舌側に深くスペースを拡大する。また下唇の口輪筋‐オトガイ筋‐頬筋‐舌の機能との協調で特有の形態が付与される。

　上記の考えに沿って治療を行った症例を図4-39a〜iに示した。治療用義歯による、舌、頬筋や口

第 4 章

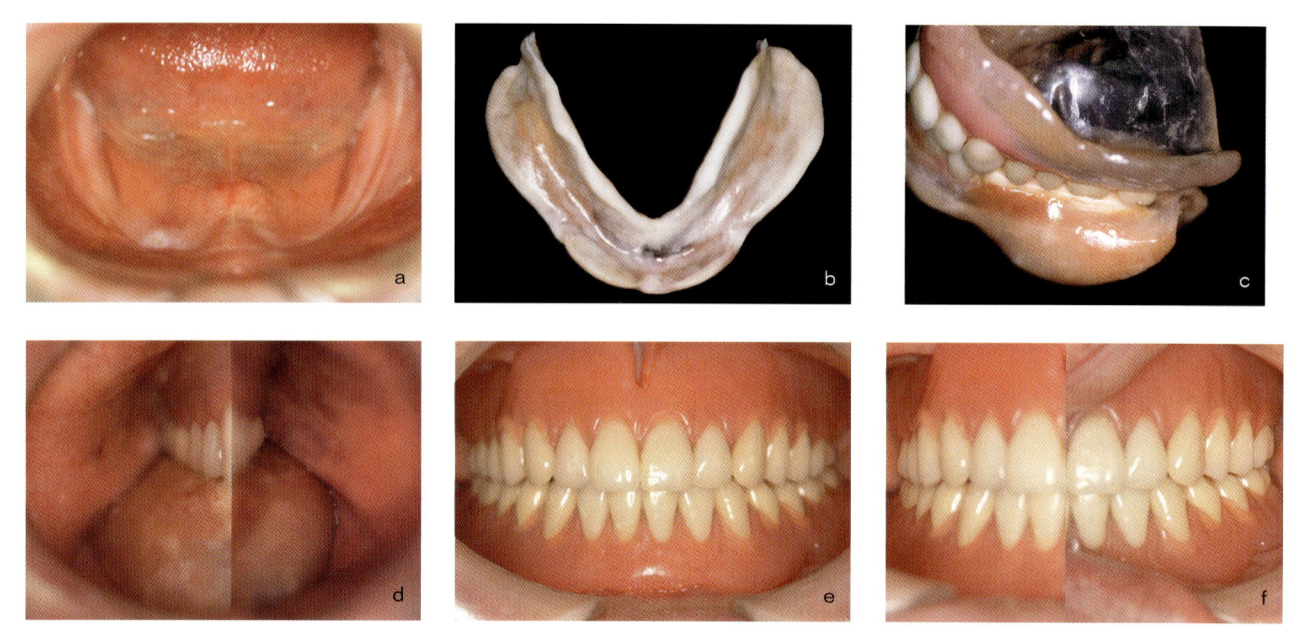

図4-40a〜f 舌が頬筋に比べて優位な無歯顎症例。下顎の高度な顎堤吸収を認め、歯槽骨はほぼ消失し露出した症例（下膨れで、頬のしわが多く、下顎骨は比較的大きい症例）。顎骨筋、オトガイ舌筋、オトガイ骨筋、舌神経が露出して、舌があるべき歯槽骨を乗り越えて、唇側・舌側に拡大しているので下顎総義歯は強い舌圧を舌側方向から受ける（a：参考文献7より許可を得て転載）。治療用義歯により軟性裏装材を使用して咬合圧、嚥下圧を利用して頬筋の頬側方向への拡大を図り、強い舌圧に抵抗できる頬側の形態と厚みを付与してニュートラルゾーンを確立する（b、c、d）。最終義歯の装着後も長期にわたり安定している（e、f）。

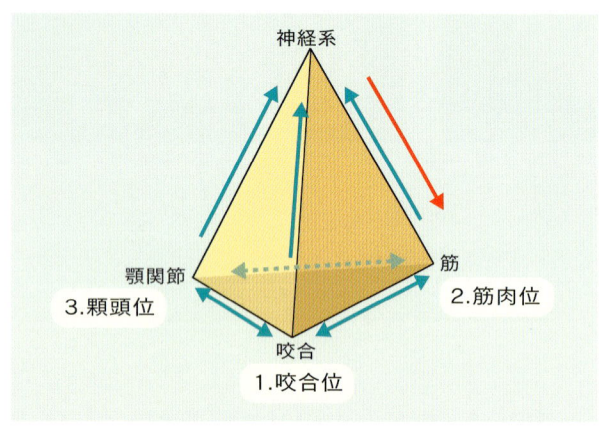

図4-41 咬合位（歯牙位）、筋肉位、顆頭位の三者が協調して、各運動路の下顎位が立体的に決められる。

腔周囲筋との協調性を得た形態と機能により筋平衡、咬合平衡の確立に多少の時間を要するも、予後は良好である。

c. 舌が頬筋に比べて優位な無歯顎症例

舌の優位の原因は、長期間義歯を装着していない、小さく、低い全部床義歯や維持・支持・安定のない義歯を長期間装着していたことなどが考えられ、その結果、舌が大きくなり（形態）、強い舌圧（機能圧）を有するようになるためであり、舌側にデンチャースペースがなくなり、頬側にその代替スペースが生まれる。頬側を治療用義歯を用いて、側方へできるだけ拡大する治療を行う。強い舌圧に抵抗できる頬側の形態と舌を付与して、ニュートラルゾーンを確立する（図4-40a〜f）。

V. 咬合平衡

咬合は上下の歯の静的な接触関係を示し，咬交とは動的な接触滑走を意味する。総義歯においてはこれらの状態で、つねに総義歯が安定することが求められる。

下顎位には、①咬合位（歯牙位）、②筋肉位、③顆頭位の三者があり、それぞれが協調して、各運動路の下顎位が立体的に決められている（図4-41）。

Brillらは、筋肉位の重要性を認め、筋肉と歯牙位（咬合位）が一致する場合が生理的な状態であり、一致しない場合には病的あるいは潜在的な病的状態にあると仮定している。

WattとMacGregorはAngle II級2類の不正咬合患者においては、筋肉位—咬合位（歯牙位）が一致する者は咬合音の持続時間が短く、一致しない者は持

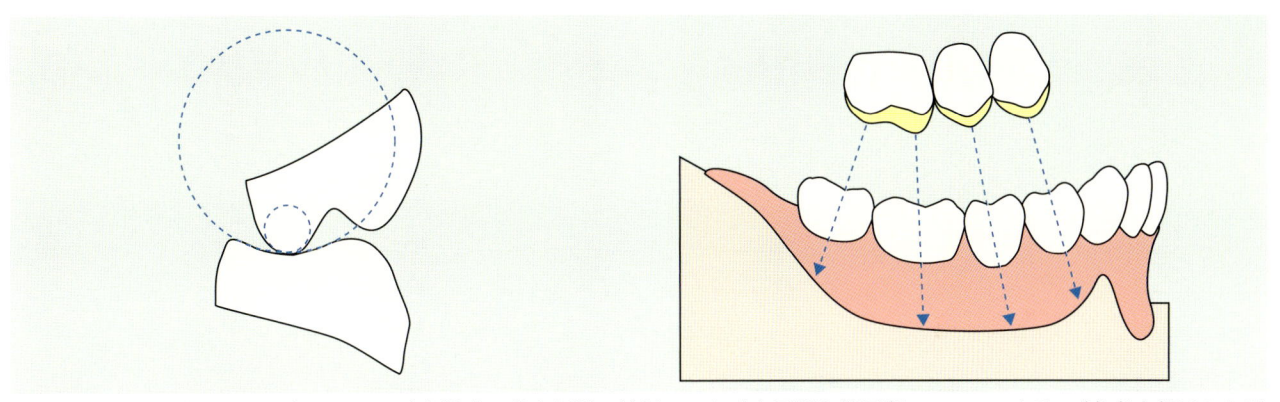

図4-42　下顎の高度顎堤吸収における咬合様式。残存顎堤の状況により咬合平衡と筋平衡のバランスを取る（参考文献16より引用改変）。

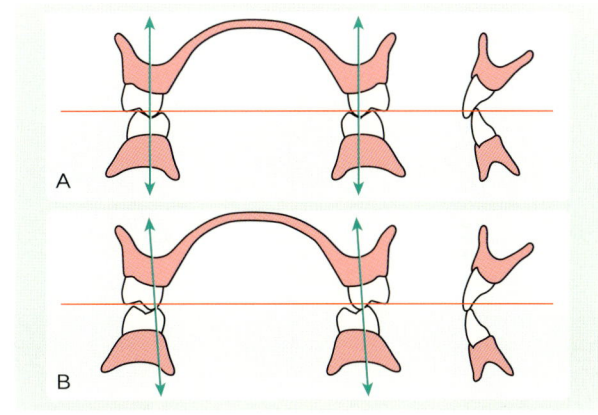

図4-43　レデュースドオクルージョンを用いてフルバランスドオクルージョンの咬合様式を付与する。臼歯部での食物の臼磨とともに前歯部での食物の砕断にも優れている（参考文献16より引用改変）。

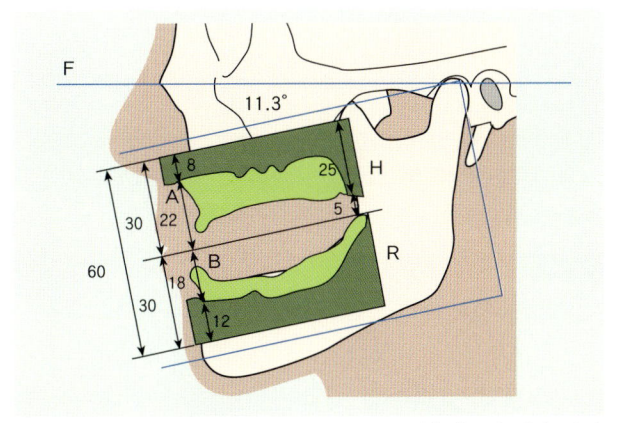

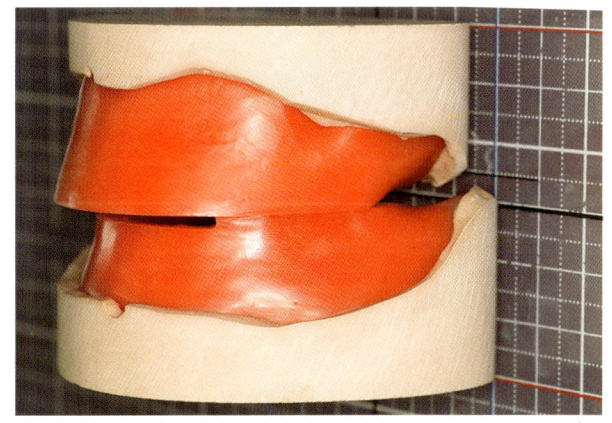

図4-44a、b　無歯顎のスタディキャスト（基準を仮咬合平面に求める）。維持・支持を確立した（青線は咬合器）。　a｜b

続時間が長く、筋肉位と咬合位が大きくズレていて、中心咬合位に向かい長い滑走を生じるとしている[14]。

　小林は、無歯顎補綴でもっとも重要なことは、「適切な下顎位であり、咬頭嵌合位の下顎頭位は、健全者では下顎窩で中心性かつ左右均等性を呈す下顎頭安定位にあるが、顎関節症患者は偏位しており、徴候・症状との間に相関が認められ、前方偏位が主に筋障害、逆に後方偏位が主に顎関節内部障害の傾向にある。この偏位は、咬合接触を開放するスプリント療法により下顎頭安定位に回復でき、同時に機能障害症状も消退できる」としている[15]。

　総義歯患者においては、不適合な小さく、低く（体積の小さい）、咬合平面（矢状面）が平坦化している総義歯を長期にわたり使用していることが多く、維持、支持、筋平衡、咬合平衡が得にくく、下顎位である咬合位（歯牙位）、筋肉位、顆頭位が不安定で、機能

67

第4章

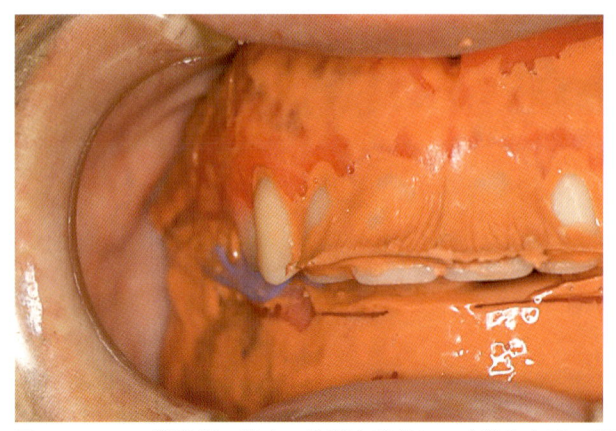

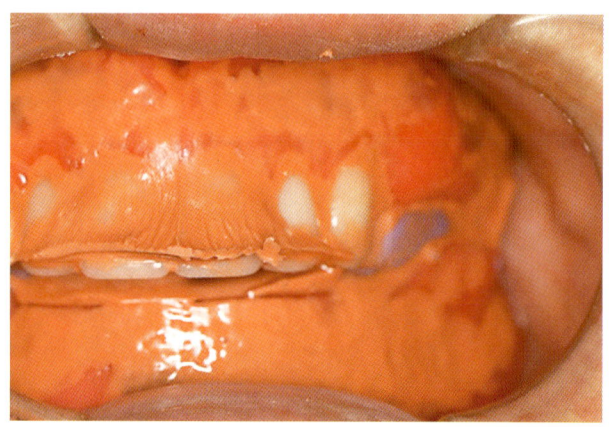

図4-45a、b　筋平衡の確立。体積を確保して感覚入力系、運動出力系を安定化させた後、筋平衡を採得する。

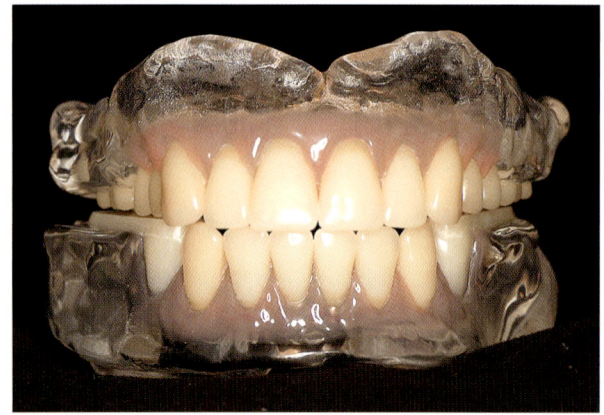

図4-46a　治療用義歯の正面観(高さ×幅を見る)。

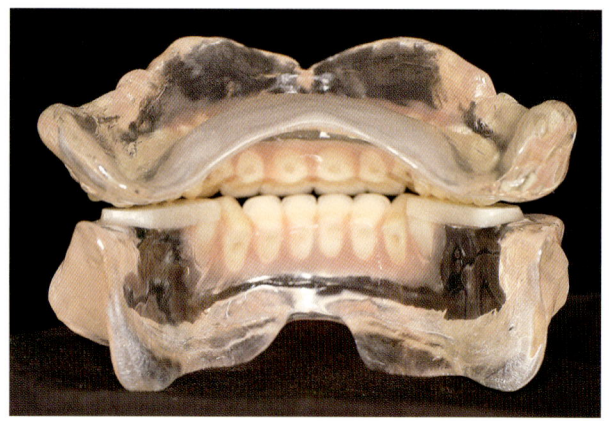

図4-46b　治療用義歯の後方面観(高さ×幅×後方の長さ、頰筋-舌-上咽頭収縮筋の筋束の走行をイメージする)。

的咬合系が不全の状態にあると思われる。

　さらに、これらの症状が長期間続くと、中枢神経系の障害を惹起している可能性が高いと思われる。

　このような状態の治療においては、維持、支持、筋平衡の3つが密接に関係し、咀嚼時に義歯の粘膜面と広い面積で接触し、咀嚼力を十分に発揮するためには(すなわち良好な支持を得るためには)平衡側の維持が良くなければならず、その維持は口腔周囲筋が義歯の研磨面に有効に作用して義歯を安定させ、かつ義歯辺縁部の辺縁封鎖を形成することによって(すなわち筋平衡によって)得られる。

　機能障害を呈する患者においては、まず維持、支持、筋平衡を確立することが重要であり、その後、機能回復に応じて咬合平衡が安定してくると考える。

　とくに下顎位の不安定な患者では、後退接触位で咬合させて前方偏位(前方に偏位して左右の片側にズ

レる。この状態は下顎頭、関節結節の平坦化、すなわち加齢的変化によりさらに助長される)を修正することが重要である。

　これらの患者においては、

1. 正確に診査・診断した印象採得により維持を獲得する(基礎維持、内側弁維持、外側弁維持、解剖学的維持など)。
2. 正確に診査・診断した印象採得により支持(静的支持)を獲得する。
3. 維持、支持を獲得した規格模型上で製作された咬合床で正確に診査・診断された顎間記録関係採得(垂直的・水平的顎間記録関係)により、患者のあるべき体積(マウスボリューム)を回復した治療用義歯の装着により患者の機能(口腔内で)筋平衡を確立する。筋平衡(動的支持を含む)、外側弁維持、頰・口唇および舌・口腔周囲筋な

構成と維持、支持、筋平衡、咬合平衡

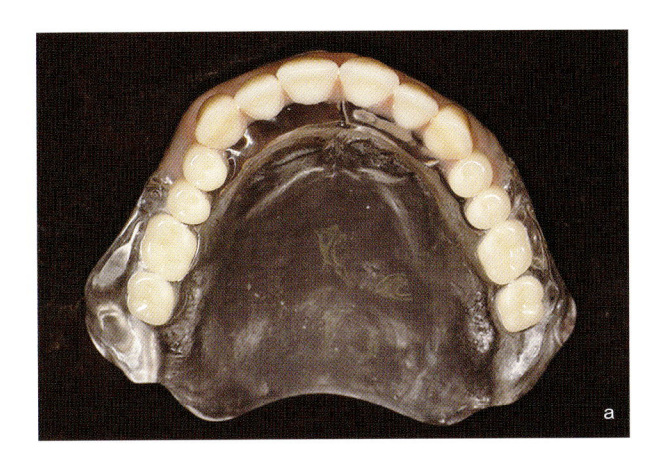

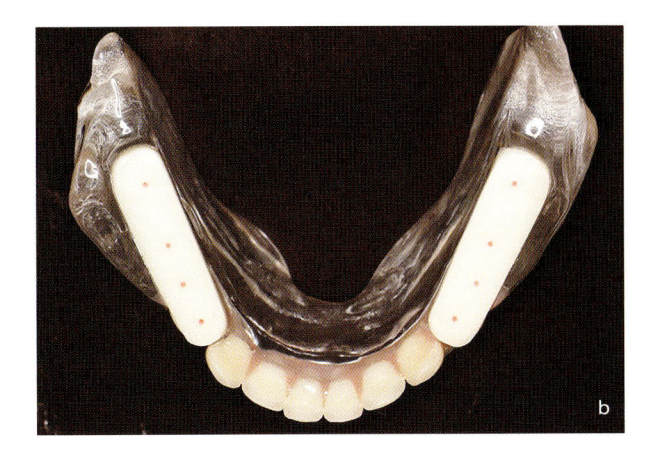

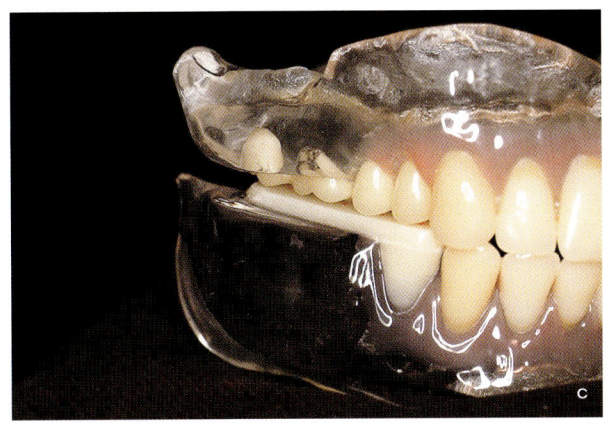

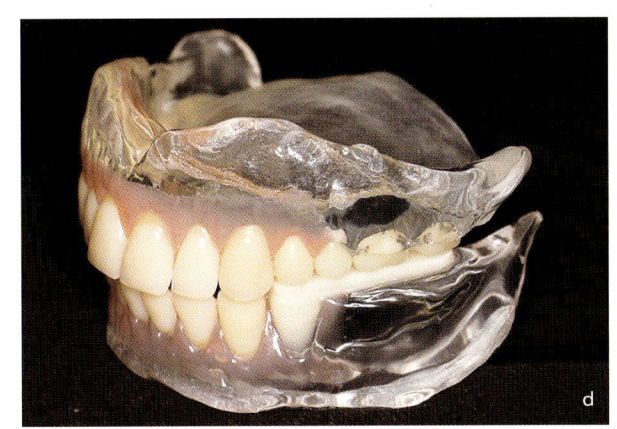

図4-47a〜d　治療用義歯の左右側面観と咬合面観(高さ×幅×前方の長さ、頰筋の走行、とくにモダイオラス、内層の筋束の走行よる維持、支持の関係、オトガイ筋の走行による維持、支持の確立が重要)。

　　どの粘膜による機能的維持も同時に確立し、義
　　歯の安定に役立たせる。
4．上記の条件を満たした治療用義歯を装着するこ
　　とで、「早期に咬合平衡が獲得される症例」と「リ
　　ハビリトレーニングにより治療時間をかけなが
　　ら咬合平衡が獲得される症例」に分けられる。

　その違いは機能障害の程度と機能障害の罹病期間の2つの要因が深く関係していると思われる。
　治療用義歯でのリハビリトレーニングにより下顎位、下顎運動、咀嚼運動が安定し、安定した下顎頭位を獲得したのちの最終義歯の咬合様式としてコンデュロフォーム人工歯による、レデュースドオクルージョンを用いた完璧なフルバランスドオクルージョンの咬合様式を付与する。
　下顎の高度顎堤吸収を認める症例では、咬合平衡と筋平衡の関係が重要であり、動的な維持(外側弁、

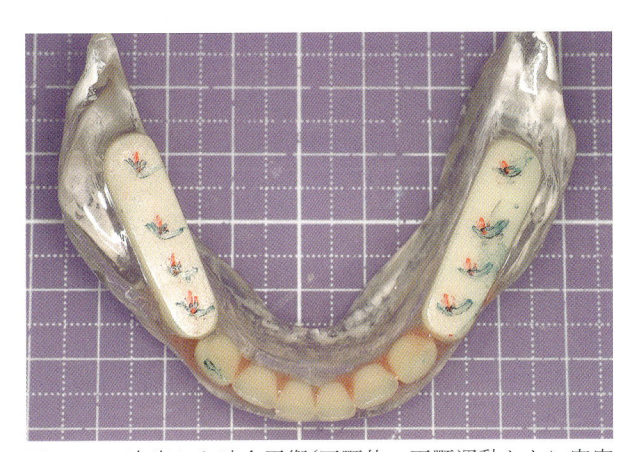

図4-48　安定した咬合平衡(下顎位、下顎運動ともに安定している第一、第二小臼歯、第一、第二大臼歯すべてにおいて下顎位、左右側方運動が安定していることが明示された。無歯顎症例においてもこのような咬合状態を再現することが可能である(参考文献7より許可を得て転載)。

頰、口唇、舌による機能維持など)、二次支持が関与してくる。これらのことを理解し明確に臨床のなかで応用し、治療用義歯、最終義歯の形態をつくるこ

第4章

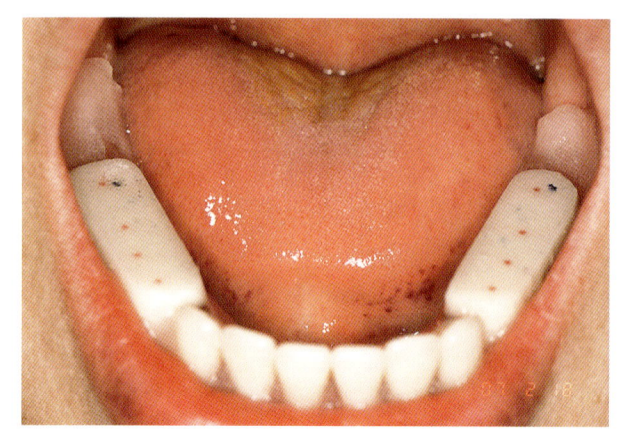

図4-49 治療用義歯を装着した口腔内所見。

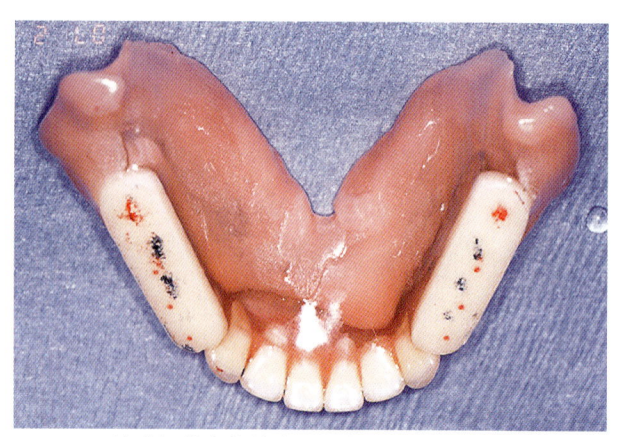

図4-50 治療用義歯装着時の治療用義歯の咬合面観。治療開始時は筋平衡、咬合平衡が不安定な状態。

とが大切である。すなわち安定した下顎位、下顎運動、咀嚼運動を確立させることで、「咬合・咀嚼による健康長寿」を達成することができると考える。

コンデュロフォーム人工歯は「杵と臼（乳鉢と乳棒）」の関係にあり（図4-42）、下顎位、下顎運動、咀嚼運動を球面構造（前後―左右―深さ）のなかで処理できる。機能圧は、下顎総義歯の粘膜面、研磨面に伝達される特性があるため、下顎義歯の人工歯排列の湾曲と義歯研磨面の形態によるニュートラルゾーンの付与であらゆる難症例にも対応が可能である。

下顎顎堤が多少残存しており、顎堤の基礎維持、内側弁維持が機能している症例では、咬合圧を顎堤に対して垂直圧として誘導するので、下顎義歯の研磨面は平坦な面になる。下顎の高度顎堤吸収症例では、基礎維持、内側弁維持、外側弁維持、頬・口唇および舌・口腔周囲筋などの粘膜による機能的維持、二次支持を得るために研磨面は患者の状況に応じた湾曲を形成することで安定が得られる。このような症例の咬合圧は研磨面に伝えられ、とくに床縁においてオトガイ筋、頬筋、舌などが機能することでニュートラルゾーンを確立し、機能を十分に発揮できる（図4-42の青い破線参照）[15]。

また、加齢的変化による顎関節の形態的変化にも対応できる人工歯の形態と排列法を有する優れたもので、コンデュロフォーム人工歯によるレデュースドオクルージョン（図4-43）は、草食や雑食を好む日本の高齢者において、あらゆる顎堤吸収、顎関節

形態に対応でき、優れた咬合様式である。この特性を発揮させるためには、咬合平衡と筋平衡を考慮した咬合様式が重要である。

さらに沢庵、煮物、煮魚などを好み、箸を使う高齢者においては前歯部での破断能力の向上が患者の食生活への自信につながる重要な要素であり、その感覚入力情報は、脳幹、大脳辺縁系に重要な影響を与え、QOL、ADLの維持、向上に大切な要素である[17]。

前歯部の破断能力、臼歯部での臼磨能力をあらゆる顎堤吸収症例において提供できるコンデュロフォーム人工歯を用いたレデュースドオクルージョンによるフルバランスドオクルージョンは、今後の高齢者に適した咬合様式といえる。患者に重要なことは、デンチャースペースと顔貌を回復したうえで、維持、支持、筋平衡、咬合平衡を獲得した体積と形態を具有することを目標に、診査・診断、治療用義歯による治療、最終義歯の製作を行い、メインテナンスにより生涯にわたり「咬合・咀嚼で創る健康長寿」を達成することである。

1．早期に咬合平衡が獲得される症例（治療用義歯装着時に咬合平衡が確立する症例）

1．維持、支持が正確に付与された咬合床で体積（デンチャースペース）を回復する。術者・歯科技工士の診査・診断による咬合床を製作する（図4-44a、b）。

2．顎間記録採得後、上顎には人工歯を排列する

構成と維持、支持、筋平衡、咬合平衡

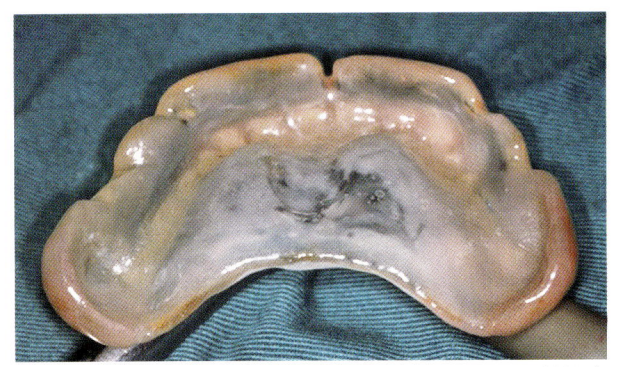

図4-51　治療終了時の上顎治療用義歯の粘膜面観。軟性裏装材で粘膜面に維持、支持を確立する。

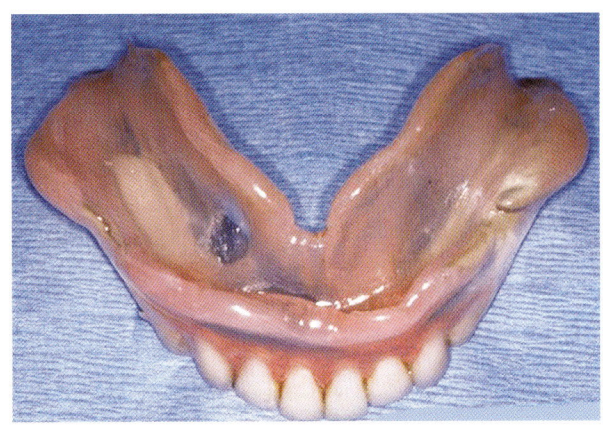

図4-52　治療終了時の下顎治療用義歯の粘膜面観。軟性裏装材で粘膜面に維持、支持、研磨面に支持、筋平衡を確立する。

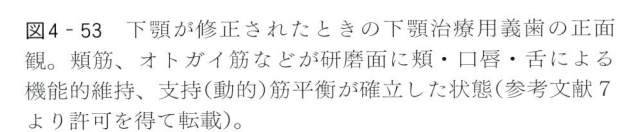

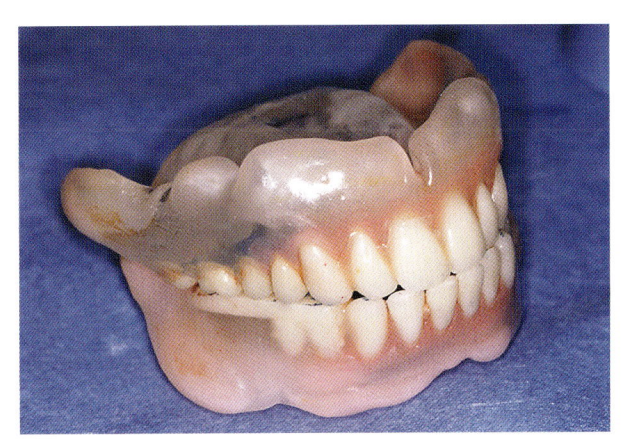

図4-53　下顎が修正されたときの下顎治療用義歯の正面観。頰筋、オトガイ筋などが研磨面に頰・口唇・舌による機能的維持、支持(動的)筋平衡が確立した状態(参考文献7より許可を得て転載)。

図4-54a　治療終了時の治療用義歯右側側面観。

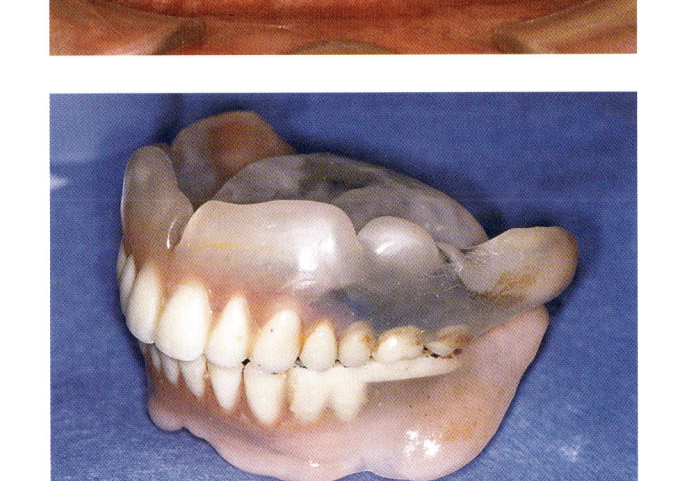

図4-54b　治療終了時の治療用義歯左側側面観。

(前歯部のリップサポート、咬合平面の設定。治療用義歯完成に近い状態で患者の感覚入力系を作動させることが目的である)。

その後、体積(デンチャースペース)を回復させた状態で、「イー」「ウー」「オー」「モグモグ、ゴックーン」と強く、長い嚥下動作などのリハビリトレーニングの運動を行わせて、運動出力系の安定を確立する[20]。

この状態でシリコン印象材を頰口唇舌側に注入して筋平衡を採得する(図4-45a、b)。

3．体積を回復した治療用義歯を装着して咬合平衡を精査する(図4-46、47)。

4．治療用義歯装着時の咬合平衡。毎回3秒のラ

第4章

図4-55a、b　長期間のリハビリトレーニング後、咬合平衡を確立する。a：リハビリトレーニング終了時の右側咬合面観。b：同左側咬合面観。　a|b

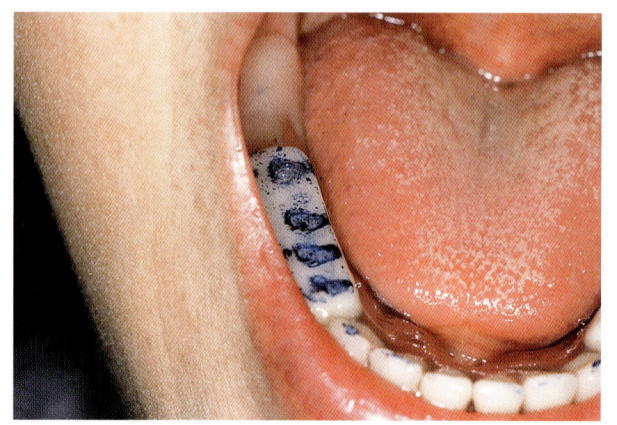

イトタッピング、前後・左右側方運動路を印記すると、アペックスは一致し、下顎位、下顎運動は治療開始時から安定していると診断できる。すなわち咬合平衡は安定していると診断できる(図4-48)。

5．治療用義歯で、リハビリトレーニングを行うと、約1ヵ月間で下顎位の安定、咀嚼運動路の安定が確立し、粘膜面の疼痛や違和感もほとんど出現しなかった。

筋平衡を得るために研磨面への軟性裏装材の添加もほとんどなく、治療用義歯の体積、形態を最終義歯に取り込んで、最終義歯を装着した。約6ヵ月間隔でメインテナンスを行い、約3年経過するが維持、支持、筋平衡、咬合平衡は安定し、健康長寿を体験している。

2．咬合平衡の獲得に時間を有する症例

1．上下顎の高度な顎堤吸収を認める症例(高度の慢性辺縁性歯周炎から、上顎右側、下顎左側のすれ違い咬合に移行し、無歯顎への進行と推察される)。

上下顎の歯槽骨の高度の吸収(マウスボリュームの大幅な減少)とそれにともなう咀嚼粘膜の大幅な減少で、維持、支持が確立できにくいと診断される(感覚入力系障害を疑う)。

2．維持、支持を正確に付与した印象から規格模型を製作し、顎間記録関係を採得し、上顎に人工歯を排列した咬合床を用いて患者の機能により筋平衡を確立するまでは前記「1．早期に咬合平衡が獲得される症例」と同様である。

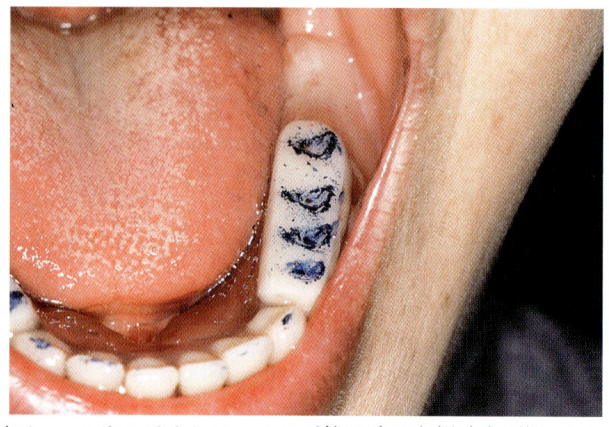

3．口腔内に装着された治療用義歯。維持、支持はある程度確立し、ニュートラルゾーンに設定はされている(開口しても治療用義歯は安定している・図4-49)。

4．完成した治療用義歯では咬合平衡は不安定である。毎秒3回のライトタッピング、前後・左右の側方運動路が不安定である状態が示されている(図4-50)。

5．口腔周囲筋、舌によるリハビリトレーニング(「イー」「ウー」「オー」「モグモグ、ゴックーン」と強く、長い嚥下動作)により、治療用義歯に軟性裏装材を用いて、①粘膜面での維持、支持の向上、②粘膜面での支持、筋平衡の向上、③咬合面での咬合平衡の総義歯の構成である3面の形態を付与していく。

治療中、上顎の切歯窩付近、各小帯付近、顎堤など、下顎はオトガイ筋、頰筋、顎二腹筋、舌など、オトガイ孔付近、舌神経走行部に疼痛が出現する。機能運動、床面の削合、軟性裏装材の付与、粘膜の冷却、マッサージなどを行い、疼痛を消退させていく。

6．リハビリトレーニングによる感覚入力系―中枢処理系―運動出力系(機能的咀嚼系)の安定により、咬合平衡が確立する(図4-51～53)。

7．治療終了時の治療用義歯には患者の具有すべき体積、形態が付与される。治療用義歯の各条件が、患者の喪失したマウスボリューム、機能に適した状態が成立すると機能的咀嚼系は安定した状態で、咬合－咀嚼が確立する(図4-54a、b)。また患者の喪失した体積(マウスボリューム)を総義歯の体積(デン

チャースペース：高さ×長さ×幅）で、患者の回復すべき筋機能を発現しやすい形態が再現される。

8．治療期間は、患者の顎堤吸収の程度、機能障害の程度、不適合義歯の使用期間（罹病期間）によるが、約1年以上を有する。高度な機能障害患者では約3年を有する症例も経験する（図4－55a、b）。

安定した毎秒3回のライトタッピング（安定した下顎位）、前後運動、左右側方運動、咀嚼運動、咬合平衡が確立した。

9．治療用義歯の体積、形態を最終義歯に取り込んで、最終義歯を完成させた。

約6ヵ月間隔でメインテナンスを行い、約4年が経過するが維持、支持、筋平衡、咬合平衡は安定し、健康長寿を体験している。

Ⅵ．維持、支持、筋平衡、咬合平衡のバランスが難しい症例とは

1．上顎無歯顎が、下顎無歯顎よりも維持、支持、筋平衡、咬合平衡が確立しにくく、難症例化しやすい理由

下顎は顎堤吸収が進行しても、維持、支持、筋平衡、咬合平衡が確立しやすい。その理由を以下に述べる。

①咬合圧は下方に向かい、顎骨が受け止めてくれる（床座面積を広げれば、支持が得られる）。

②義歯の側方圧（咬合、咀嚼、嚥下、発音などの機能圧）は、オトガイ筋、頬筋、舌などを味方につけ、顎舌骨筋などの動きを邪魔しない形態を付与すること、すなわちニュートラルゾーンテクニックで対応できることが証明されている（患者の個人差によるオーダーメイドの義歯形態は、第8章の症例を参考にされたい）。

③加齢変化とともに、顎関節（下顎頭、関節結節の平坦化など）の動きはルーズになり前方や側方へ動きが大きくなるので、ニュートラルゾーンテクニックを応用すると咬合平衡、筋平衡が確立しやすくなる。そのため下顎（可動側）は上顎（不動側）と異なり、動くことが可能であるため、全体の動きのなかでバランスがとりやすくなる。

一方、上顎はつねに不動側（動くことが禁じられている）であるという命題があるので、維持、支持、筋平衡、咬合平衡が確立しにくい。その理由を以下に述べる。

①上顎の義歯の重力は下方に向かう（落下する方向）。
②顎堤の状態が良い（全周に咀嚼粘膜が存在する）症例は、機能圧で維持を向上されるが、顎堤の条件が悪い（被覆粘膜で覆われ、可動性を示す顎堤、また進行してフラビーガムを生じた顎堤など）症例は、機能圧で義歯に回転運動を生じて維持、支持、筋平衡、咬合平衡が確立しにくい。さらに、マウスボリュームを回復して、本来の歯牙の位置に排列を行う場である健全な顎堤は、吸収し喪失している。このように歯牙残存領域に排列せずに口蓋側よりに人工歯排列を行うと、上顎は小さく、咬合平面の傾斜が上顎総義歯となり、さらにこれに合わせて下顎の人工歯を排列すると小さくて、舌側寄りの下顎総義歯となり、舌房を侵害し、維持、支持などの安定が悪く、昼間のクレンチング（義歯の不安定に対抗するために食いしばり）を生じて、顎堤の吸収をさらに助長する悪循環に陥る。小さくて咬合平面の傾斜の緩い上下総義歯は、多くの場合、前歯部での突き上げを生じて、フラビーガムを生じることが多い。また、コンビネーションシンドロームも同様なメカニズムで生じる可能性が高いと考える。本来あるべきマウスボリュームを回復し、正しいデンチャースペースを回復することで、咬合平面は本来の角度を回復し、顎関節との対応も可能となる。反面、維持、支持、筋平衡、咬合平衡を従来の考え方では確立しにくいことも事実である。

③上顎は唇頬側を頬筋（口輪筋を含む）のみで覆われ、口蓋側に筋群がないために下顎のように筋群を味方につけるニュートラルゾーンテクニックが確立しない。

④顎堤吸収の進行により前方ならびに側方の顎堤が吸収して平坦化すると、床座面積は大幅に減少して維持、支持が得にくい。さらに筋付着部、切歯窩、大口蓋孔などが露出して疼痛の原因になる。

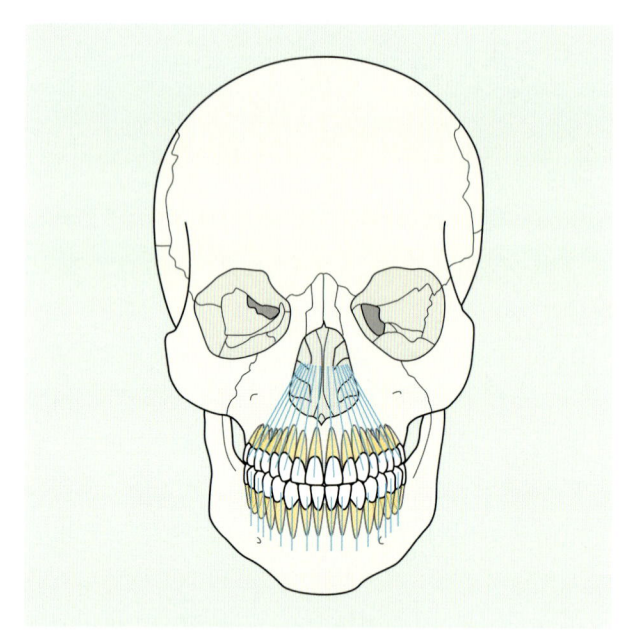

図4-56 正面観からみた上下顎歯の根尖方向。根尖方向は鶏冠方向に向かっている。

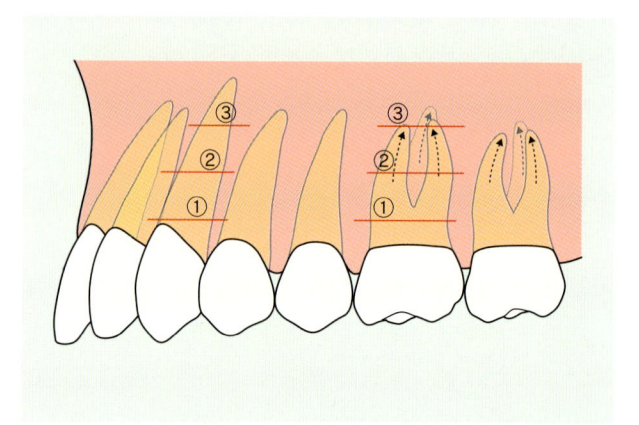

図4-57 ①〜③のように歯槽骨の吸収方向と程度がさまざまなため人工歯の排列位置と角度の決定は一定とはいかない。根尖方向は鶏冠方向に向かっている（黒矢印）。

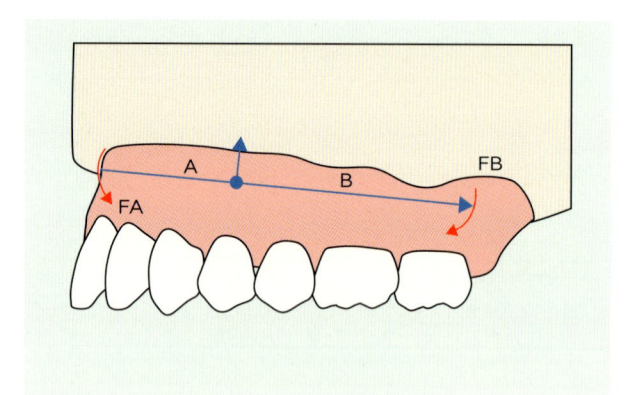

図4-58 前歯部人工歯の排列位置と回転中心の距離。回転の中心部（硬く生涯にわたり変化を受けにくい正中口蓋縫線の中央付近）

前方部（A）× 口輪筋の機能圧（FA）
＝ 後方部（B）× 頬筋の深部走行の筋平衡の圧（FB）

図4-59 図4-58の力学関係。上顎の回転モーメント法（矢状面）。

⑤正中口蓋縫線部は、顎堤吸収が進行してもほとんど変化を生じない。すなわち硬くしっかりした骨と咀嚼粘膜が最後まで残存する。顎堤が十分に保存された症例では、維持、支持、筋平衡、咬合平衡が確立しやすいが、顎堤吸収が進行して咀嚼粘膜の増大やフラビーガムの出現すると、正中口蓋縫線部との被圧変位量の差が大きくなり、上顎義歯はピッチング、ヨーリング、ローイングを生じて、維持、支持、筋平衡、咬合平衡が確立しにくい。さらに、このことが「上顎は不動である」との上下顎総義歯の前提条件を狂わし、難症例となる。上顎の高度な顎堤吸収症例、上顎のインプラント治療を受けた後に喪失した症例、下顎の両側遊離端、下顎のカンチレバータイプインプラント、下顎がすべて天然歯の症例などは、上顎の維持、支持、筋平衡、咬合平衡が確立しにくい症例で、前述した現在急速に増加し難症例化しているコンビネーションシンドローム症例は、その代表例と言える。

⑥本来、上顎歯牙の根尖方向は鶏冠方向に向かい球面を示している（図4-56）。また図4-57に示したように歯頸部付近が残存している状態（①）、歯根の中間点付近が残存している（②）、根尖付近まで吸収している（③）の3段階で上顎歯槽骨の吸収方向と量との関係から考えると、いかに上顎のマウ

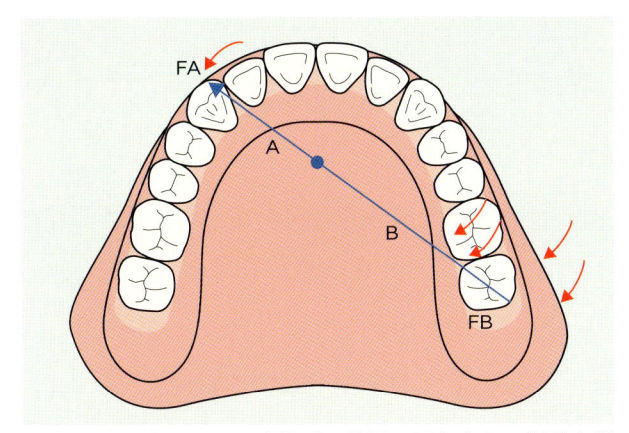

図4-60　前歯部の人工歯排列の位置と回転中心の距離と機能時の前方運動、側方運動の機能圧に抵抗する口輪筋の平衡。回転の中心部（硬く生涯にわたり変化を受けにくい正中口蓋縫線の中央付近）。

前方部距離（A）× 口輪筋の筋平衡（FA）
＝ 後方部の距離（B）× 頬筋の筋平衡（FB）

図4-61　図4-60の力学関係。上顎の回転モーメント法（咬合面）。

スボリュームの回復には、高さ×長さ×幅＝体積の回復が重要で、人工歯の排列位置、角度の決定が困難であるかが三次元的に理解できる。

2．上顎無歯顎の難症例（上顎の高度顎堤吸収）における対応法

　上顎の高度顎堤吸収における特徴と対応法を①〜④に述べる。
①重力に抵抗するため、床座面積を広げて、基礎維持、内側弁維持で維持力を発揮する。
②適正な人工歯排列を行う場である健全な顎堤が吸収している。顎堤が吸収すると、機能圧で上顎総義歯が回転するので、マウスボリュームを回復させる上顎回転モーメント法を用いる。
③ニュートラルゾーンテクニックが確立しないので上顎の三角ベクトル法を用いる。
④顎堤の平坦化による床座面積の減少、筋付着部、切歯窩、大口蓋孔などの露出などに対処する。

　これらの状態を上顎義歯の動きと合わせて、対応策を考えると縦揺れ、横揺れ、編揺れによって上顎総義歯が「動揺」「脱離」すると結論づけられるのである（上顎の回転モーメント、三角ベクトル法）。
　そこで、つぎに上顎総義歯床の垂直的回転（ピッチング）、水平的回転（ヨーイング）の対策、口蓋側の回転（ローリング）の対策を述べてみたい。

3．上顎総義歯床の垂直的回転（ピッチング）の対策—上顎の回転モーメント法（矢状面）

　上顎総義歯床の垂直的回転（ピッチング）を矢状面からとらえると、その回転の中心は、正中口蓋縫線部の中央付近で、硬く、生涯にわたり顎堤吸収を受けにくい部位である。反面、前歯部は高度に顎堤吸収が進行して、フラビーガムを生じて、可動しやすい部位である。
　また切歯窩の露出、大口蓋孔の露出で機能時に疼痛を生じやすく、顎口腔系の筋群は本来の筋力が発揮できずに機能不全に陥る。このことで咬合・咀嚼機能が低下して低栄養状態となり、さらに顎堤の吸収（リモデリング）粘膜の不全（ターンオーバー）を生じて悪循環に陥るのである。
　図4-58に前歯部人工歯が排列されている位置と回転中心の距離（前方部A）を示す。
　前歯部の義歯床縁を口輪筋でしっかりとつかみ下顎からの機能圧に抵抗する口輪筋の筋平衡をＦＡとする。下顎からの機能圧で上顎総義歯後縁が脱離しやすくなるので、後縁をできるだけ長く（後方部B）延長する。小さくて低い上下顎総義歯を装着している患者では、軟口蓋が提出して垂れていることが多く、長さAが短くなるので、治療用義歯でリハビリトレーニングを行い、延長を図る。
　さらに上顎総義歯の後縁（第一大臼歯―第二大臼歯の中点）の排列位置と回転中心の距離Bとする。ま

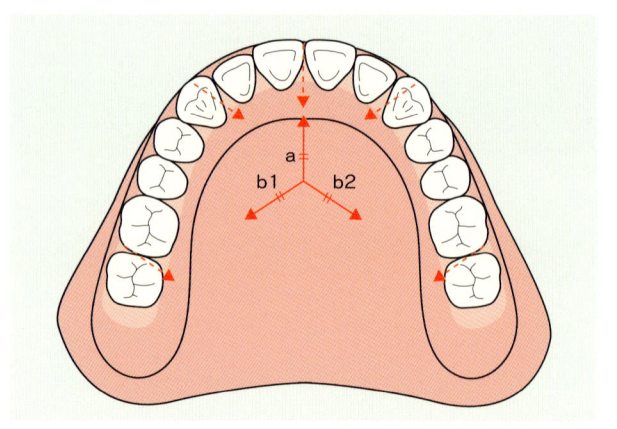

図4-62　口輪筋を中心とした口腔周囲筋は、リハビリトレーニングで筋線維特性、筋収縮力を改善し向上させ、義歯の長さと幅の拡大でこれらの筋肉をつかみにいく形態を付与する。

$$b1 - b2 = a$$

図4-63　図4-62の力学関係。上顎の三角ベクトル法（前歯部）。

た頬筋の内層の機能圧（頬筋の筋平衡）をＦＢとする。するとその関係は図4-59の示すようになる。

前歯部の機能時の力（Ａ×ＦＡ）は食物を裁断する、発音などに寄与し、臼歯部での機能時の力（Ｂ×ＦＢ）は臼歯部での咀嚼、くいしばりなどにおける筋平衡、咬合平衡が成立する。

この際、床座面積は拡大されているので維持は向上している。さらに支持も向上し床縁に加わる機能は小さくなり、内側弁、外側弁の機能でさらに維持は向上する。このコントロールで長期に及ぶ顎堤吸収を最小にできるとともに、リモデリングを起こしやすい環境が整い、長期に及ぶ安定が望める。

4．上顎総義歯床の水平的回転（ヨーイング）の対策—上顎の回転モーメント法（咬合面）

上顎総義歯床の水平的回転（ヨーイング）を咬合面からとらえると、前歯部の人工歯が排列されている義歯床直下に安定した顎堤が存在しない。臼歯部人工歯の排列された位置にも顎堤が存在しない。この場合、前歯部の人工歯が排列されている位置で、機能時の左右に回転力を生じる。

そこで正中口蓋縫線の中心部を回転中心とした回転モーメントを考えて、機能圧をコントロールして、筋平衡、咬合平衡を確立する。

図4-60は前歯部の人工歯排列（犬歯付近）の位置と回転中心の距離（前方部の距離）をＡとし、前歯部の義歯床縁を口輪筋でしっかりつかみ、機能時の前方運動、側方運動の機能圧（左右への回転力）に抵抗する口輪筋の平衡をＦＡとしたものである。

上顎総義歯の後縁（第一大臼歯—第二大臼歯間の中点）の排列位置と回転中心の距離（後方部の距離）をＢとする。その周囲の存在する頬筋の内層の機能圧（頬筋の筋平衡）をＦＢとするとその関係は図4-61となる。

5．上顎の三角ベクトル法（究極の上顎高度顎堤吸収時に用いる）

上顎の歯槽骨が完全に吸収して、上顎骨のみが残存する症例（片側にのみに同様な状態を認める症例では、片側に適応させる）。すなわち長期間に不適合な上顎総義歯を装着していた症例、ガン治療後（化学療法、放射線治療など）やガンによる栄養状態の不全、インプラント治療後の予後不良症例（オーバーデンチャーインプラントを含む）などでは、上顎顎堤は平坦化し、残存する上顎骨の厚みが2〜5mm程度まで高度に吸収している。

これは天井に上顎総義歯を安定させるようなもので、上顎総義歯を機能時に可能なかぎり動かないようにするには（上顎の不動性の確立）、高度な診断能力と治療術式（とくに治療用義歯の調整において）、患者の忍耐力、協力が要求される。

つまり長期間に及ぶ治療用義歯によるリハビリト

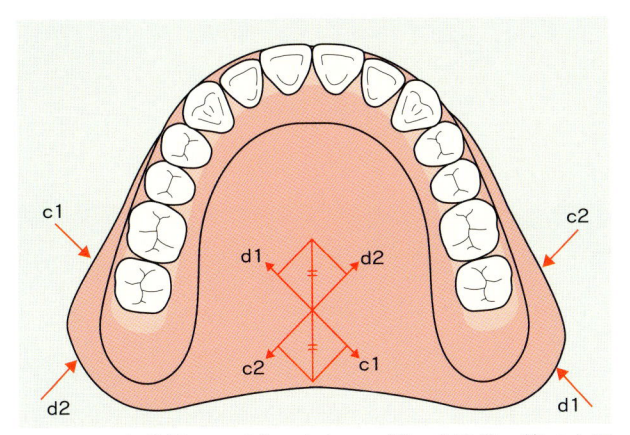

図4-64 臼歯部での三角ベクトル。第一大臼歯―第二大臼歯付近の義歯床縁の頬筋の機能圧ベクトルと義歯後縁の頬筋、咬筋の機能あるベクトル。

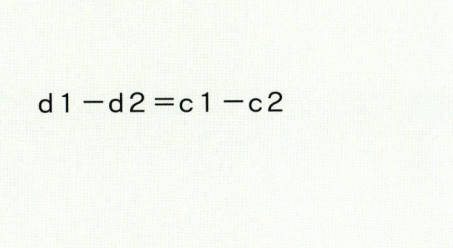

図4-65 図4-64の力学関係。上顎の三角ベクトル法(臼歯部)(第8章図8-19c、dも参照)。

$$d_1 - d_2 = c_1 - c_2$$

レーニングにより、下顎位の修正(咬合位)筋力、筋線維特性、筋走行特性(筋肉位)、顎関節の安定化(下顎頭位)が必要であり、機能的咀嚼系の感覚入力系、運動出力系の再プロミングを行う高度な知識、技が要求される。

最初の印象採得、咬合採得時は悪い状態の顎口腔系の情報を反映しているので、正確な診査・診断・治療計画に基づくリハビリトレーニングも要求される。臨床経験の浅い若手歯科医師、義歯の苦手な歯科医師は、難症例であるとの診断のみを行い、専門的知識、手技、態度を備えた補綴専門医に紹介すべきである。

最終義歯が完成した形態は、だれもが見たことのない体積、形態をしている。従来にない高度な顎堤吸収症例では、従来にない体積、形態が提示されるべきである。

著者は「Watt & MacGregor のコンプリートデンチャー設計」にヒントがあることを恩師の小林義典教授から教えていただき、形態の探求に没頭した。

その結果、治療終了後の患者の評価は高く、「長期間の悩みから解放された」と患者に涙を流されたことも経験した。また、長期的に顎堤吸収が進行しない症例がほとんどとなる。可撤式の補綴様式であることが幸いしていると考えている。装着のたびに、感覚入力系、運動出力系のスイッチが入るのかもしれない。

この考え方、手技を後輩の歯科医師に伝授すると、十分な治療を行った症例では、著効を認める。ただし、中途半端に治療を修了した症例では、有効率は下がるのも事実である。

口腔周囲筋(口輪筋、頬筋、咬筋、上咽頭収縮筋、舌など)は、リハビリトレーニングで筋線維特性、筋収縮力を改善し、向上させる。そして義歯の長さ―幅の拡大でこれらの筋肉をつかみにいく形態を付与する。

このことを図示すると図4-62となる。前歯部での三角ベクトルについて、正中部の口蓋側側への口輪筋の能圧ベクトルをa、犬歯部付近の口輪筋の機能圧ベクトルをb_1、b_2とするとその関係は図4-63となる(三角ベクトル法-前歯部)。

さらに図4-64に示すように臼歯部での三角ベクトルについて、第一大臼歯―第二大臼歯付近の義歯床縁の頬筋の機能圧ベクトルをc_1、c_2とし、義歯後縁(できるかぎりリハビリトレーニングで長さ、幅を延長する)の頬筋、咬筋の機能あるベクトルをd_1、d_2とするとその関係は図4-65のとおりとなる(三角ベクトル法-臼歯部)。三角ベクトル法の前歯部と臼歯部は摂食、咀嚼、嚥下時に相互に連動して作用する。さらに上下顎の超難症例(上下顎の高度顎堤吸収症例)では図4-66a に示した口輪筋、頬筋のサポートの筋力(図中ベクトルa、b)と機能時の頬筋、オトガイ筋のベクトル(図中ベクトルc、d)の相互作用も重要である(上下顎の三次元的一体化＝矢状面のたすき掛け理論)。

第 4 章

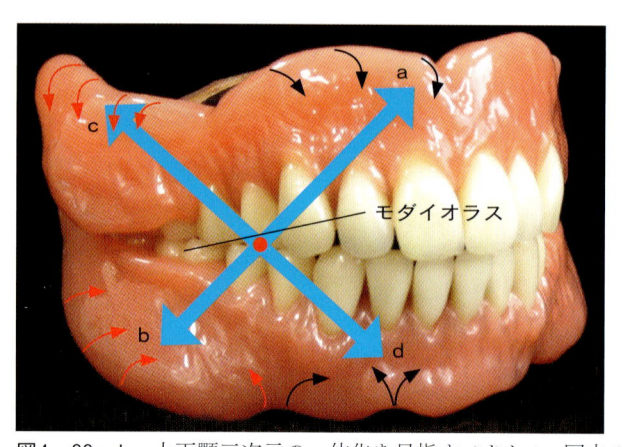

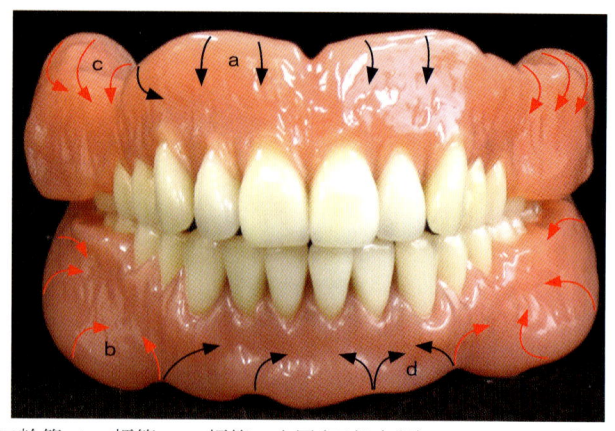

図4-66a、b　上下顎三次元の一体化を目指すベクトル。図中のa：口輪筋、b：頬筋、c：頬筋の内層（下部走行）、d：オトガイ筋。
a|b

$$a \times b = c \times d$$
上下顎の三次元的一体化
（矢状面のたすき掛け理論）

図4-67　図4-66の力学関係。交点はモダイオラス付近。

6．上顎総義歯の頬・口蓋側の回転中心（ローリング）の対策

　さらに、この問題を前頭面からとらえると、臼歯部の人工歯が排列されている義歯床直下に安定した顎堤が存在しない。そこで機能時の人工歯における咬合平衡と、機能時における頬筋の筋平衡で、維持、支持、筋平衡、咬合平衡を確立する（図4-66b）。そこで咬合平衡を得るためにGerberのレデュースドオクルージョン（reduced occlusion）にて咬合様式を付与する。

　これは高度な上顎顎堤吸収症例には有効である。さらにこの咬合様式を機能時に最大限に発揮させるために、頬筋の内層の機能圧を取り込むことを目的として、外側弁、頬・口唇・舌の機能的維持を利用すると、両側性平衡はさらに強硬となり、動的支持は最大限に発揮され、咬合─咀嚼の機能の向上により栄養状態は改善する。

　以上のように上顎の高度顎堤吸収（究極の）に対応する、維持、支持、筋平衡、咬合平衡を正確に診査、診断、治療することで、従来にないマウスボリュームの回復、形態の構築で、多くない悩める患者を救うことに貢献できるのである。

7．上下顎の超難症例（上下顎の高度顎堤吸収症例）について

　上下顎顎堤が高度に吸収した症例は、歯槽骨が完全に消失し顎骨の身の状態であり、すなわち各神経孔（オトガイ孔、切歯窩、大口蓋孔など）、舌神経の露出、口腔周囲筋・舌の付着部の露出を認める状態である。

　今後の団塊の世代の高齢化を迎え、無歯顎患者の増加（数の増加）と、上下顎の高度顎堤吸収症例や上顎の交互顎堤吸収症例、すなわち超難症例（質的な高度化）で総義歯による無歯顎補綴治療は、新たなる理論と手技の構築が要求されてくるが、その基本理論をしっかりと習得し、手技を段階的にマスターすることでこれらの要求に対応できる。

　超難症例（質的な高度化）の理由としては、以下の①～④が考えられる。

①国民皆保険が団塊の世代から適用され、多種多様な歯科治療（歯内療法、歯周治療、補綴治療、歯科矯正治療など）が行われるために、健全歯の状態が把握しにくい（患者本来のマウスボリューム、歯牙の排列状態、支持歯槽骨の形態，量、咬合関係など）。

大正生まれ以前の従来の高齢者の口腔内の時間的変化とは明らかに異なる状態を認めるので、従来の理論・手技で対応できない質的な高度化を認める。具体的に述べると、「歯牙歯根膜からの感覚入力は不明」「下顎頭位は偏位している可能性が高い」「運動出力系の口腔周囲筋・舌の偏位の可能性が高い」「無歯顎後の上下総義歯の不良・不正な状態(総義歯の具有すべき条件を満たしていない)での使用より、さらなる悪循環を生じて機能障害が進行している」などである。

②団塊の世代の疾病構造の変化(ガン、糖尿病、心疾患、脳血管障害など)が、歯科口腔治療の予後に大きな影響を及ぼしている。

③歯科用インプラントを装着した患者で全身的疾患(ガン、糖尿病など)が出現すると、その治療後(外科的処置、化学療法、放射線療法、食事療法など)に急速な顎堤吸収(細菌感染、炎症、リモデリングの循環不全など)など生じ、難症例化する。

④入れ歯安定剤の誤った使用で、顎堤吸収、上顎粘膜を中心にフラビーガムの出現などが起こることによりさらなる難症例化が起こるが、入れ歯安定剤を止めることができない患者も増加している(入れ歯安定剤依存症)。

8．上下顎の超難症例(上下顎の高度顎堤吸収症例)における対処法

このような上下顎の超難症例への対処法を以下に述べる。

①まずは、すべての基準である上顎の診査、診断、治療は、上顎無歯顎の難症例(上顎の高度顎堤吸収)における対処法で述べたことを適応する。

②下顎の高度顎堤吸収症例では、顎堤吸収の状態、口腔周囲筋・舌の状態から診査、診断し、機能時のニュートラルゾーンテクニック(印象時にニュートラゾーンテクニックで形態の付与→治療用義歯を応用して、維持・支持・筋平衡・咬合平衡を確立)を用いる。その後、最終義歯の形態、人工歯排列関係、咬合関係などを付与)。下顎のニュートラルゾーンテクニックに関しては、「Ⅳ．5．頰筋と舌の関係」を参考にされたい。

③ここで重要なことは、上下顎の高度顎堤吸収に対して、上顎無歯顎の難症例における対処法と下顎無歯顎の症例を一体化するための対応法である。

上顎と下顎を三次元的に結びつけて機能を発揮させる方法である。つまり、上下顎の交点をモダイオラス周囲に求める方法である。

このことをさらに図4-66a、b に示す。上顎の口輪筋のリップサポートの筋力をa、下顎の頰筋の臼歯部研磨面形態筋力をb、上顎の頰筋の内層の筋力をcとし、下顎前歯部のオトガイ筋をdとすると、側方部分の筋力の関係は図4-67に示すとおりとなる。すなわち上下顎の三次元的一体化(矢状面のたすき掛け理論)が重要である。

上下顎の超難症例は、このような理論、手技でマウスボリュームを回復し、維持・支持・筋平衡・咬合平衡を確立させて、咬合・咀嚼を回復と消化吸収の向上をもって「咬合・咀嚼で創る健康長寿」が実践させていくことに意義がある。

参考文献

1．D.M Watt & A.R. MacGregor(小林義典, 田中　武, 鳥居建吾 共訳)：コンプリートデンチャーの設計：東京．医歯薬出版．1979. 1-3.
2．D.M Watt & A.R. MacGregor(小林義典, 田中　武, 鳥居建吾 共訳)：コンプリートデンチャーの設計：東京．医歯薬出版．1979. 4-172.
3．上濱　正：有床義歯治療の新たなるプロトコール 月刊 上濱　正．東京．デンタルダイアモンド社．2010. 13.
4．Horst, Uhling(小山正宏 訳)：ウーリッヒ総義歯学．東京．クインテッセンス出版．1982. 19.
5．Karlheinz Korber(田端恒雄, 河野正司, 福島俊士 共訳)：ケルバーの補綴学(第2巻)：東京．クインテッセンス出版．1984. 329.
6．上濱　正, 堤　嵩詞：Level up Complete Denture Technique. 歯科技工　29(10). 2001. 1335-1336.
7．上濱　正：月刊上濱　正 有床義歯治療の新たなるプロトコール ウエハマ流の公式＆定理の実践：東京：デンタルダイアモンド社：2010：10, 27, 28.
8．D.M Watt & A.R. MacGregor(小林義典, 田中　武, 鳥居建吾 共訳)：コンプリートデンチャーの設計：東京．医歯薬出版．1979. 44-71.
9．上濱　正, 堤　嵩詞：Level up Complete Denture Technique. 歯科技工　29(10). 2001. 1334.
10．D.M Watt & A.R. MacGregor(小林義典, 田中　武, 鳥居建吾 共訳)：コンプリートデンチャーの設計：東京．医歯薬出版．1979. 44-48.

第4章

11. D.M Watt & A.R. MacGregor(小林義典, 田中　武, 鳥居建吾 共訳)：コンプリートデンチャーの設計：東京．医歯薬出版．1979．4-7.
12. D.M Watt & A.R. MacGregor(小林義典, 田中　武, 鳥居建吾 共訳)：コンプリートデンチャーの設計：東京．医歯薬出版．1979．48.
13. D.M Watt & A.R. MacGregor(小林義典, 田中　武, 鳥居建吾 共訳)：コンプリートデンチャーの設計：東京．医歯薬出版．1979．49.
14. D.M Watt & A.R. MacGregor(小林義典, 田中　武, 鳥居建吾 共訳)：コンプリートデンチャーの設計：東京．医歯薬出版．1979．131-173.
15. 小林義典：高齢者におけるフル・デンチャーの咬合，歯科ジャーナル．30(5)．1989．577-597.
16. 三谷春保, 小林義典, 赤川安正(編)：歯学生のパーシャルデンチャー 第5版：東京：医歯薬出版：2009：48.
17. 河原英雄：咬む慶び．ブランネットワークス(7)．2010.
18. 小林義典, 小松義典：総義歯の総合的な筋圧形成印象. 日本歯科評論．1977．422．33-49.
19. V.E.Beresn, & F.J Schiesser：柳田筒三．小林義典，鳥居健吾訳：ニュートラルゾーン総義歯学―理論と実際―．東京．医歯薬出版．1977．1-192.
20. 近藤　弘ほか：Quality Control から見直す総義歯治療入門．東京．医歯薬出版．2007．114-115.

第5章 印象採得

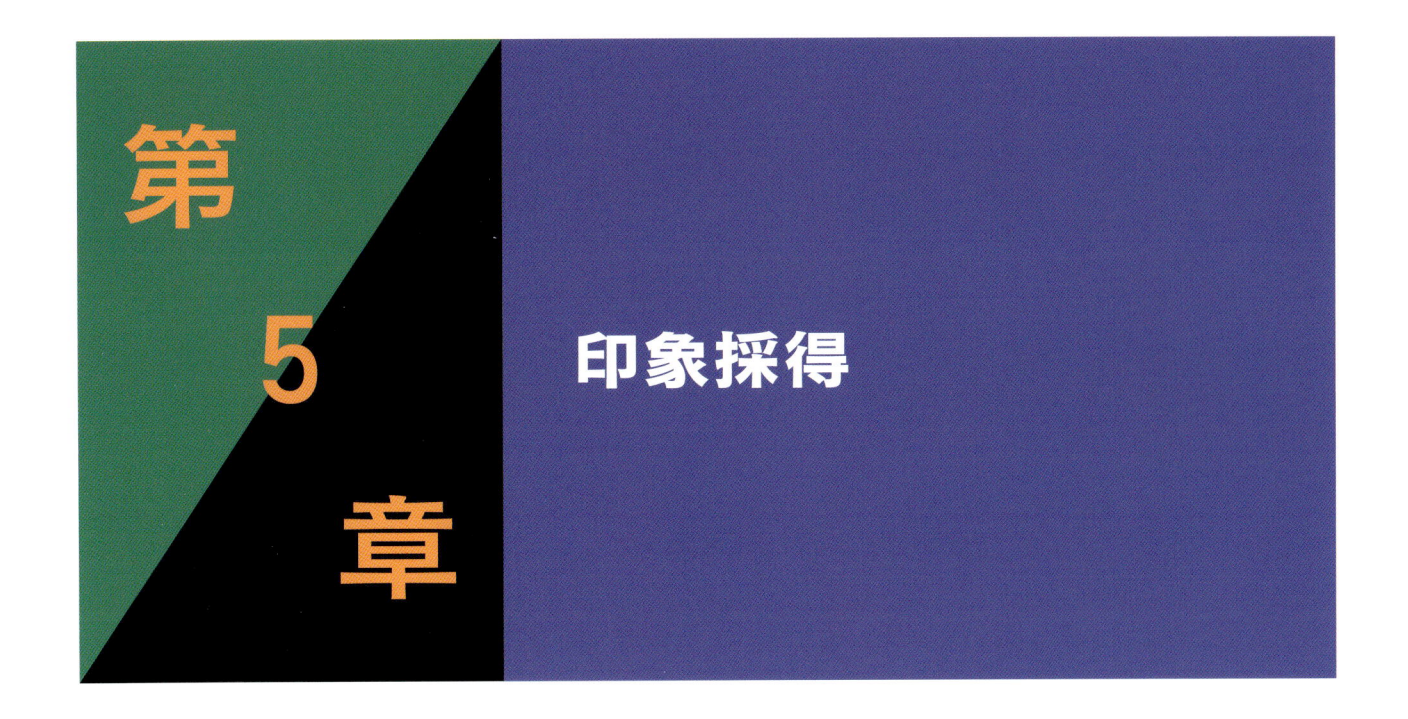

I．印象の目的

無歯顎患者の診査・診断、義歯製作のためには、患者の口腔内を記録し、模型に再現することが必要である(図5‐1a～c)。無歯顎の印象の対象はすべて軟組織であるが、義歯辺縁となるべき辺縁部(マージン)が不明瞭である。

義歯の顎堤粘膜とその移行部は機能圧で変位する(被圧変位)ため、可動粘膜(被覆粘膜)と不動粘膜(咀嚼粘膜)との境界である顎堤と口唇、頰、舌、軟口蓋の移行部を明確に示すことは難しい。

1．印象採取時の留意点

無歯顎患者の印象を採取する際には以下の点に留意しなければならない。

①顎堤粘膜とその移行部を「変形することも」「変化させることもない」ように慎重に行う。

②すべての維持力は発現の基礎であると考え、基礎維持力を得るために義歯床が粘膜面にもっとも密着した状態を再現する。

③患者固有のマウスボリューム内のデンチャースペースの採得も同時に行う。

④患者の口腔周囲筋、舌の変形・変位状態を診査・診断する目的で「アルジネート印象材を応用した

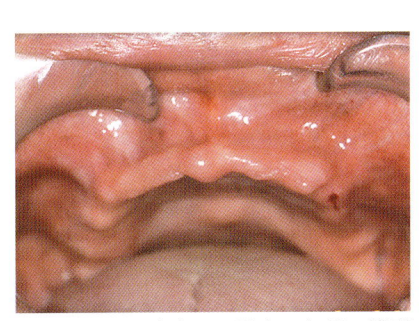

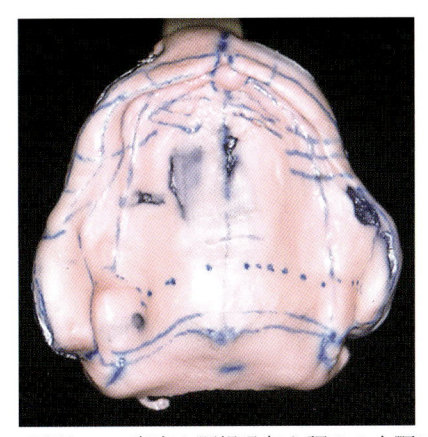

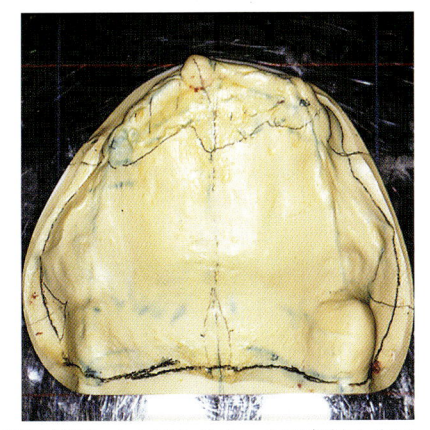

図5‐1a～c　患者の口腔内の記録と模型への再現。a：高度な顎堤吸収を認める上顎口腔内所見。b：アルジネート印象材を応用した無圧的印象採得。上顎右側頰筋の収縮と左側頰筋の弛緩を認める。c：上顎顎堤の詳細な状態が模型に再現されている。

a｜b｜c

第5章

機能印象における維持力の発現部位と使用材料により発現される力の種類

①基礎維持力	②支持力	③内側弁維持力	④基礎維持力	⑤外側弁維持力
支持力 62℃の湯で十分に軟化して、ゆっくりしっかり手指で加圧する	硬い部分のトレーに遁路を付与して、この部分のみをアルコールトーチで軟化し、62℃の湯で2、3秒間冷却し、しっかり、ゆっくり手指で加圧する	床辺縁内側部と小帯部をアルコールトーチで軟化し、62℃の湯で2、3秒間冷却し、外側から内側に向かってしっかりとしぼり込むように加圧する シーリングの弱い部分は、再軟化するかイソコンパウンドをトレーの内側に薄く付与して十分に加圧する	支持力 硬い筆でトレーの粘膜面および内側弁部にインプレッションペーストを薄く塗布し、しっかり均等に加圧する。約3分間で硬化する	上顎の口唇・頬前庭部、下顎の口唇・頬前庭部、舌側部にシリコン印象材のガンタイプを注入し、発音、口唇・頬の運動。"強く嚥下"を行う(「イー」「オー」「ウー」。「モグモグ」。強く「ゴックン」)

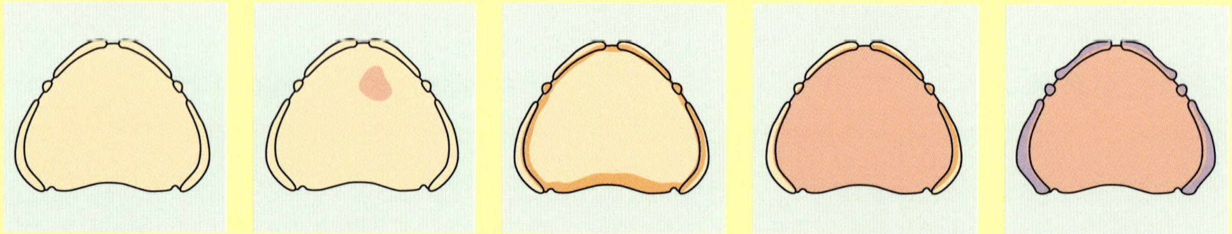

↓ ↓ ↓ ↓ ↓

↑ ↑ ↑ ↑ ↑

①粘膜面全体(全体の被圧縮性の調整)	②粘膜面の硬いところの調整(顎堤吸収が高度な症例ほど重要である)	③内側弁と小帯部	④粘膜面全体と内側弁、粘膜面と内側弁の繊細な形状の追加と咀嚼粘膜と被覆粘膜との弾性の補正のため、口腔粘膜感覚の向上(生理学的に重要)	⑤外側弁
モデリングコンパウンド(ソフトタイプ) デンチャーフィットチェック(GC)にて粘膜面の検査を行う。不良時は再度繰り返す	デンチャーフィットにて粘膜面の検査、不良時は再度繰り返す 氷水でトレーを十分に冷却する	モデリングコンパウンド 氷水でトレーを十分に冷却する フィットテスター(トクゾー)にて内側弁と小帯部をチェックし、不良部は再度繰り返す	インプレッションペースト(ミディアムタイプ)に白色ワセリンを20～30%追加したもの	床辺縁外側部 シリコン印象材のガンタイプ

維持力の発現部位と使用材料

図5-2　個人トレーに採得される維持・支持(参考文献1より引用改変)。

無圧的印象」を行う。この「アルジネート印象材を応用した無圧的印象」により、規格模型が製作される。この模型上で機能印象用の個人トレーを製作し、「機能印象(加圧印象)」を行う。

2．機能印象(加圧印象)の採取

印象採得後、個人トレーに以下の①～④の情報を反映させるためモデリングコンパウンドを用いた機能印象(加圧印象)の採取を行う。

①機能時(咀嚼、嚥下、発音など)の全部床義歯全体の動きとこれに抵抗する作用(維持)。
②機能時における口腔周囲筋群、舌の個々の動きを全部床義歯の各部分で再現した動きと抵抗する作用(維持)。
③支持力(一次支持力)を再現した状態。
④各種の維持と筋平衡、咬合平衡の相互関係。

印象採得

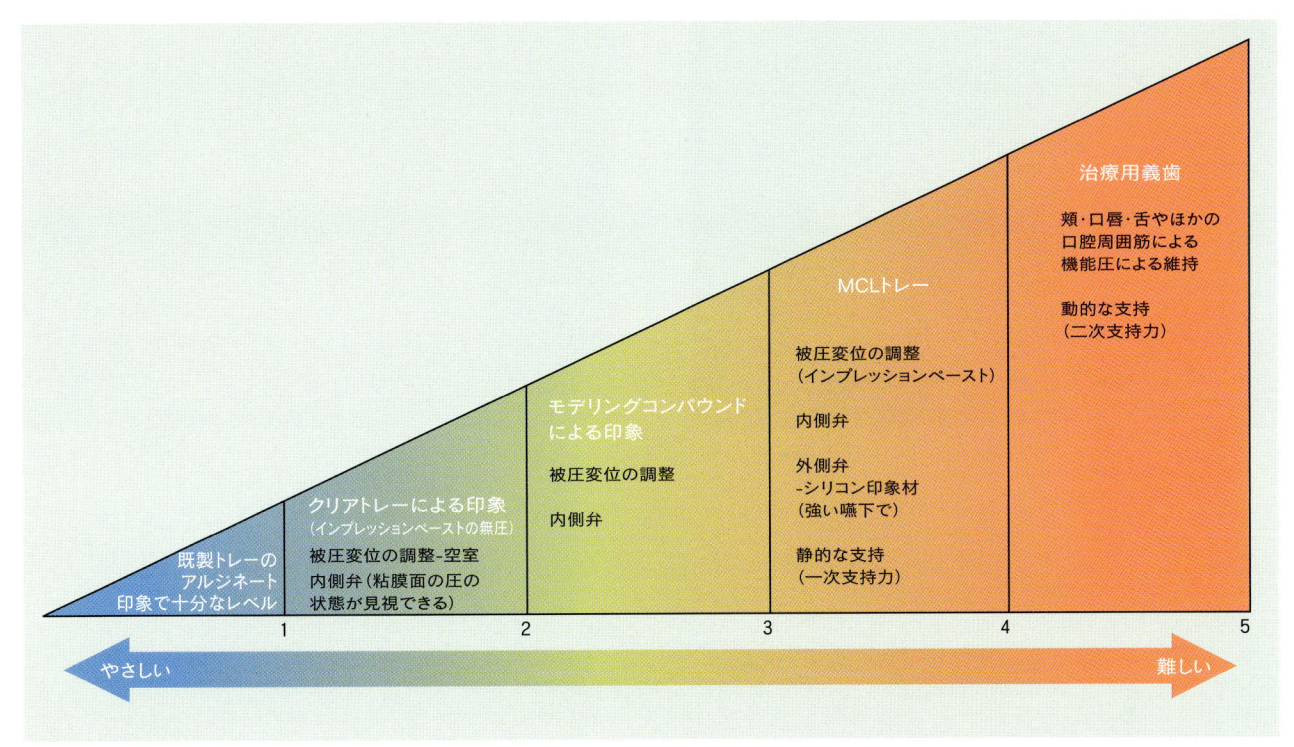

図5-3 印象の分類。

　上記の個人トレーに採得される維持(抵抗する作用)は、①基礎維持(唾液による物理的維持：分子間力、凝集力、界面張力)、②真空力維持(陰圧)、③内側弁維持(吸着)、④外側弁維持(吸着)、機械的維持(解剖学的維持)、⑤頰・口唇および舌・口腔周囲筋などの粘膜による機能的維持(頰筋の把持、筋平衡、咬合平衡)であり(図5-2)、また支持(一時支持)は明確に採得するようにする[1]。

3．印象の分類(図5-3)

　印象採得は、患者の顎堤吸収の程度、口腔周囲筋・舌などの変形・偏位の程度、下顎頭の偏位の程度、筋群収縮のダメージの程度によって大きく影響を受ける。また機能障害の程度(機能的咬合系のダメージ)の程度に応じて決定される。

　機能的咀嚼系の障害の程度が認められたほとんどの症例では、印象採得(静的印象)、咬合採得、試適、最終義歯完成、調整、経過観察の順序で治療を行う。

　さらに障害を認める症例は、これを治療する必要が生じる。すなわち、治療用義歯でこれらを治療して、完治させるか、ある程度の是正が必要となる。

　治療の順序は、印象採得(静的印象)、咬合採得、試適、治療用義歯の装着、治療用義歯による患者トレーニング、治療用義歯の調整(動的印象)、治療用義歯の評価、最終義歯への置き換え、最終義歯の完成、調整、予後管理である(治療用義歯に関しては、第7章を参照のこと)。

a．静的印象(非機能時の印象)

　患者の口腔内の状態を印象材により印象採得する。非機能時の印象採得で、機能障害の程度の低い患者に用いる。機能時、非機能時(静的な状態)の差が少なく、最終義歯を完成させことが可能である。この方法は以下の2つに分類される。
①アルジネート印象材を利用した無圧的印象(診査・診断印象)。
②クリアトレーによる加圧印象[5]。

　これら2つの方法は患者の顎堤吸収の程度、下顎偏位の程度、機能障害の程度に基づく診査・診断により選択される。

第 5 章

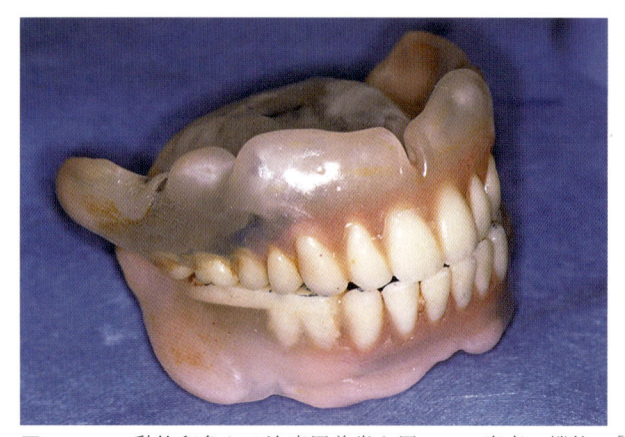

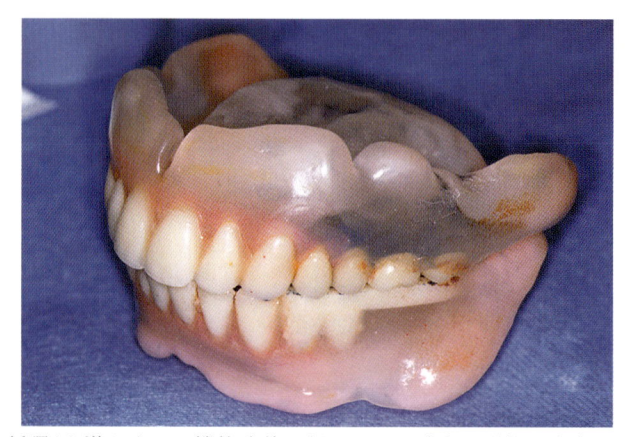

図5-4、5　動的印象とは治療用義歯を用いて、患者の機能の「正の循環」を導き出し、機能改善を行い、その時点の形態を患者と術者でつくる印象である。軟性裏装材を用いて患者の機能によってつくられた治療用義歯の形態（形態⇔機能の正の循環）。若い歯科医師には、この体積、形態などを十分に理解してもらいたい。義歯治療のイメージングに大切である。
4 | 5

表5-1　アルジネート印象材による無圧的印象に使用する器具・器材類（診査・診断用模型の無圧的印象採得）

総義歯用トレー	上顎用	網トレー無歯顎用（林歯科商店）：E、F、Gサイズ
	下顎用	網トレー無歯顎用（林歯科商店）：E、F、Gサイズ
	下顎用	Schreinemaker トレー（ヨシダ）：No21、22、23、24、25、26
局部床義歯用トレー		System2 Accu-Trays（Ivocular）
器具・器材		アロマファインDF Ⅲ ミキサータイプ（GC） ソフトプレート WAX（GC） カテーテルシリンジ30ミリ（ニプロ） アルコールトーチ（日機装） スーパーらくねる（GC）

b. 動的印象（機能時の印象）

　静的印象で製作された治療用義歯を使用して、患者のリハビリテーションを行いながら、軟性裏装材を用いて、患者の機能の「正の循環」を導き出し、機能改善を行い、その時点の形態を患者と術者でつくる印象である。

　たとえるなら、スイッチバックで山を登るように、時間をかけながら患者の機能圧で治療用義歯の粘膜面、研磨面に形態を付与する方法である（図5-4、5）。

Ⅱ．実際の無圧的印象法
1．アルジネート印象材を用いる理由

　印象材を用いて顎堤粘膜や移行部を変形、変位させずに無圧的に印象するためには、患者の顎堤状態や口腔周囲筋・舌の変位状態を診査した後に、材料の流動性を調節する必要がある（多くの場合流動性を増す）。またそのほかに以下の条件が必要となる。

①患者の状態によるデンチャースペースを採得するための体積が出せる材料であることが必要である。

②顎堤にもっとも密着して基礎維持を採得する必要がある。

③治療途中での口腔周囲筋・舌の変位状態の修正を診断するためには、毎回同じ条件下で印象採得する必要がある（無圧的でないと、毎回の印象圧を再現することは不可能である）。

④安価な材料でもし失敗してもすぐにやり直せる汎用性のある材料。

　このような条件を有し、術者が診査・診断に基づき調整できる材料は、アルジネート印象材のみであ

表5-2 無圧印象の方法

アルジネート印象材の流動性を増す	①混水比：+10%、+20%にする（被覆粘膜と咀嚼粘膜の比率による） ②温度：10℃以下にする（氷水で練和）、ゾル化時の延長 ③自動練和器の使用 ④トレー：バイブレーションさせながら口腔内へ挿入する（チキソトロピー効果）
作用圧力を最小にコントロールする	①流動性の増加（混水比＝ +10%、+20%） ②シリンジを使用して、口腔前庭部（頬唇側）に事前注入 ③トレーをバイブレーションさせながら、ゆっくり挿入する ④小帯部より、アルジネート印象材が流出しやすいように、ストッパーを付与する（減圧効果） ⑤トレーを軽く保持あるいは保持しない（初期ゲル化後は加圧しない）
圧力作用時間を延長する	①トレーを冷水で冷却する ②アルジネート印象材の水温を下げる ③口腔内を氷水で洗口し、冷却する
閉口印象	①口腔周囲筋、舌、各小帯、ヒダなどの緊張しない状態

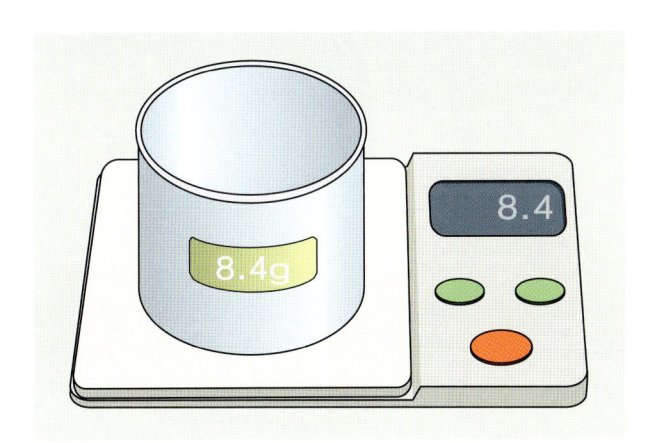

図5-6 アルジネート印象材の取り扱いは正確に行う（当院のアルジネート印象材の混水比）。

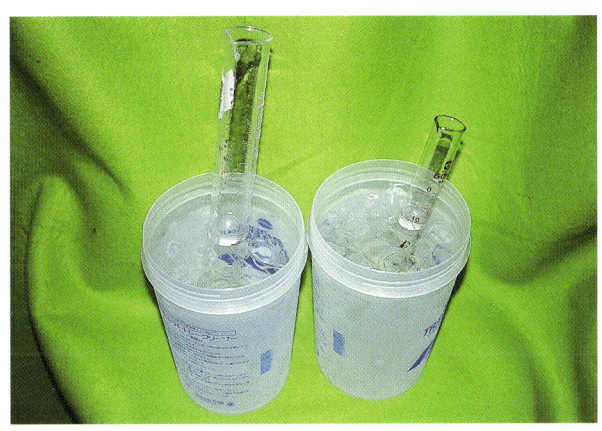

図5-7 水の練和。

る。またその使用器材と器具を表5-1に示す。また、方法は表5-2に示す。

2．アルジネート印象材の取り扱いと使用器材

①アルジネート印象材は正確に0.1gの精度で行う（図5-6）。
②練和する水は、年間を通して10℃前後に保持するため、冷蔵庫で保管する。練和水の計量はメスシリンダーを用いて0.1ccの精度で行う（図5-7）。また水温の上昇を防ぐため、メスシリンダーを氷水で冷却しておく。
③印象時では口腔粘膜上でアルジネート印象材の流動性が増すために、印象前に患者には氷水で口腔内を冷却してもらう（図5-8）。具体的に言えば、印象直前に氷水を用いて患者の口腔内を30秒間冷却させる。
④筆者は器械練和と手練の差を考え、気泡を生じて石膏注入後の変形の原因となる手練りではなく、同一の混水比でも（後述参照）、流動性と印象精度が高くなる器械練和を行っている（図5-9）。「スー

第5章

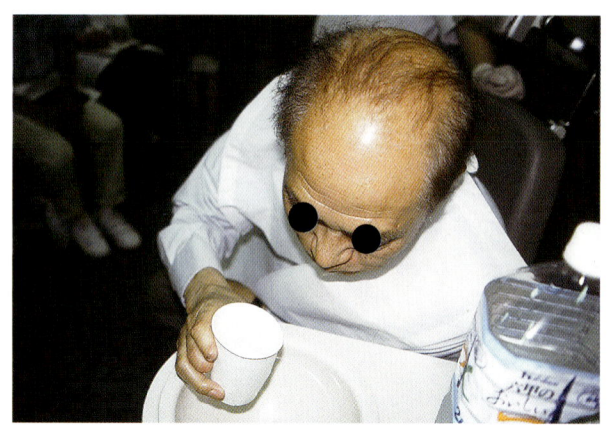

図5-8 印象前に患者には氷水で口腔内を冷却してもらう。

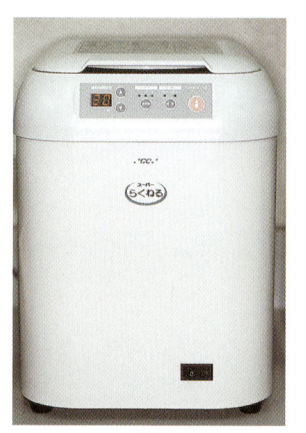

図5-9 器械練和（スーパーらくねる：GC）。

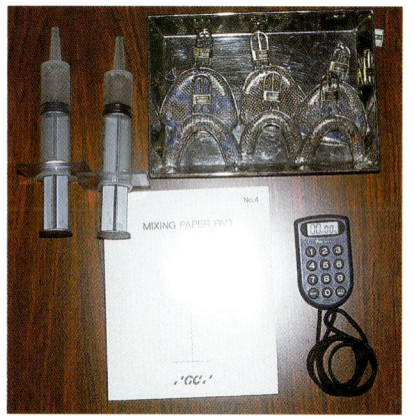

図5-10 林歯科商店の無歯顎用トレー（上顎用：トレーサイズE、F、G）。

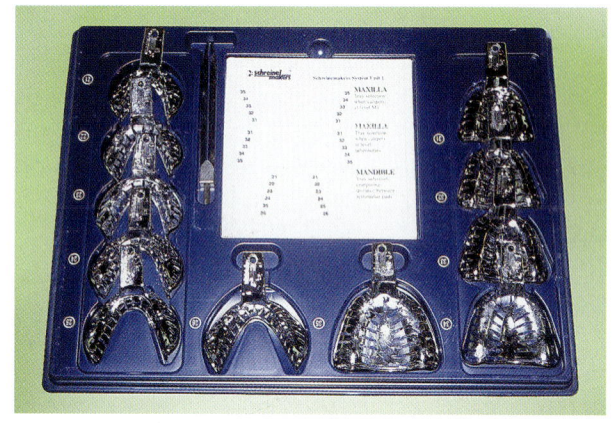

図5-11 下顎はヨシダのSchreinemakerトレー（下顎印象用：トレーサイズNo.21、22、23、24、25、26を用いる）。

パーらくねる」はアルジネート印象材の重量に応じて回転力を一定に保つ機構を有し、回転による発熱も起こらない。
⑤上顎は既成の網トレーを使用する（図5-10）。また下顎はSchreinel Markers（ヨシダ）のトレーを使用する（図5-11）。

3．顎堤吸収とアルジネート印象材の混水比
a．咀嚼粘膜と被覆粘膜

顎堤吸収が進行するに従い、咀嚼粘膜の比率が減少し、被覆粘膜の比率が増加する。そのため練和の水を増すことで、混水比を術者が選択できるアルジネート印象材は顎堤の吸収状態に合わせた混水比を決定できて有用である。

咀嚼粘膜は粘膜上皮が角化していて硬く（機能圧に強い）、また粘膜下組織が存在せず（可動性が少なく、被圧変位が少ない）、粘膜固有層（緊密な結合組織からなる）と骨で結合しているという特性から、可動性が少なく、被圧変位が小さく、機能圧負担に優れ、印象時の変形、変位が生じにくい。

一方、被覆粘膜は粘膜上皮が非角化で軟らかく（機能圧に弱い）、粘膜下組織が存在し（可動性が大きく、被圧変位が大きい）、粘膜固有層の上に粘膜下組織が乗っているという特性から可動性が大きく、被圧変位が大きい。そのため機能圧のかかる方向、大きさで印象時の変形、変位が生じやすい（第3章・図3-39参照[2]）。

このように顎堤には、2つの異なる性状の粘膜が存在するが、顎堤粘膜の性状、厚み、可動性やその範囲を着色されない粘膜面で精査したいため、筆者

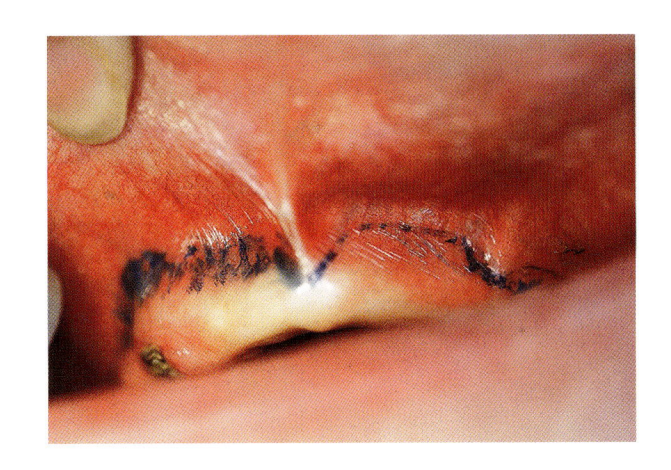

図5-12 70％エタノールを貼付すると、咀嚼粘膜はテカテカに、被覆粘膜はシワシワになる（咀嚼粘膜と被履粘膜の簡易識別法）。

表5-3 アルジネート印象材＊の混水比[3]

混水量	−10％	±0％	＋10％	＋20％
粉／水の比率	16.8g/36ml	16.8g/40ml	16.8g/44ml	16.8/48ml
ゲル化時間（JIS 規格では60〜300秒以内＊＊）	110秒	120秒	130秒	130秒
永久ひずみ（JIS 規格では5％以下＊＊）	2.8％	2.7％	2.5％	2.6％
弾性ひずみ（JIS 規格では5〜20％以下＊＊）	14.1％	15.3％	16.7％	20.0％
フロー＊＊＊	49.1mm	52.7mm	60.1mm	64.5mm

＊使用製品：アルジネート印象材（A社のノーマルセット Lot. No0009291）。＊＊：JIS T6505-1995による。＊＊＊：フローについてはA社の測定法による。A社提供。

はその識別に70％エタノールを使用した「咀嚼粘膜と被覆粘膜の簡易識別法」を用いている。

その方法であるが、大きめの綿球に70％エタノールを付けて、顎堤に塗布し、エアーシリンジで十分に乾燥させる。咀嚼粘膜はエタノールが組織中に浸潤せずに、表面が乾き、粘膜上皮がテカテカになる。

被覆粘膜はその上皮の特性からエタノールが粘膜固有層に浸潤し、そのなかの水分が蒸発されて体積が減少するためにシワが出現する。ニトログリセリン錠やある種の薬剤、ウイルスが体内に取り込まれるのも口腔底の被覆粘膜の特性によるものである。ヨードチンキでの染め出しも、チンキ剤の溶剤がエタノールによるため、ヨードが組織内に入り染色される。

検査後は、すぐに乾燥させ、十分に洗口を行わせる。ただしアルコールに過敏症がある患者や検査直後に車の運転をする患者には禁忌である（図5-12）。

b. アルジネート印象材の混水比

アルジネート印象材の混水比を表5-3に示す[3]。

アルジネート印象材はメーカーごとに標準混水比が設定されている（この数字が±0である）。筆者は、アロマファインDF Ⅱ（ノーマル・ミキサータイプ：GC）を使用している。

標準混水比は±0＝粉16.8g／水40cc、＋10％＝粉16.8g／水44cc、＋20％＝粉16.8g／水48ccである。

またアルジネート印象材のフロー（同じ荷重時のアルジネート印象材の伸び）は一例を挙げると、混水比＋10％で、52.7mm→60.1mm（＋14.0％）、あるいは混水比＋20％で、52.7mm→64.5mm（＋22.4％）のよ

第 5 章

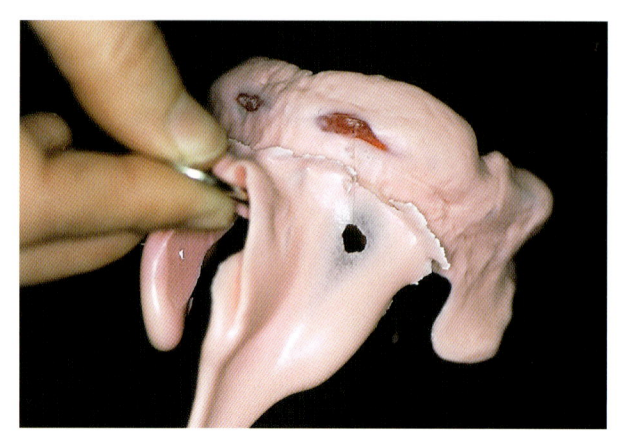

図5-13　アルジネート印象材の混水比を＋20％にしたときのフローの状態。

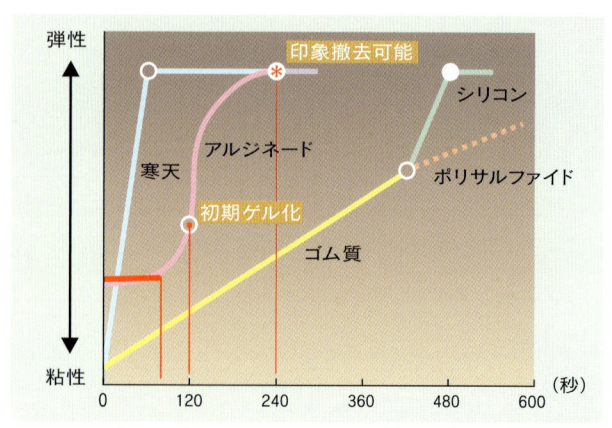

図5-14　各種印象材の初期ゲル化時間。アルジネート印象材を練和し始めてから90秒程度はゾル状態で弾性がまったく現れない時間。口腔内に挿入して操作可能な時間。

うに増加し、弱い力でよく伸びることが示されている（図5-13）。

　その際は、ゲル化時間の変化はほとんどなく、永久ひずみもほとんど変化はしない。弾性ひずみは、増加して＋20％が、JIS規格の限界量である。

　またアルジネート印象材の特性のひとつに、初期ゲル化時間が60秒から90秒であることが挙げられる（理論上90秒間はゾル状態である）。初期ゲル化後に、急速にゲル化が開始して、120秒（2分）で初期硬化を示し、その後120秒（2分）で完全に硬化する。

　すなわちアルジネート印象材を用いた無圧的印象法をその硬化時間を基準にしてまとめると以下の手順となる。

①30秒間でアルジネート印象材を練和する。
②30秒間でアルジネート印象材をトレー、シリンジに注入する。
③30秒間で印象操作を行う（ここまで90秒＝初期ゲル化時間）。
④トレーから手を離して、270秒間硬化を待つ。

　このように印象採取を行うことで、顎堤粘膜や小帯などの粘膜面を変形、変位させることなく、無圧的に印象できることになる。

　各種印象材のなかで、アルジネート印象材のみが、90秒間ゾル状態を維持できる。他の印象材は、時間の経過とともに印象材の弾性が上昇している。すなわち同一の形態を保持し続けることは困難である。

　このことは、術者の印象採得のタイミングが難しく、また加圧状態での印象が変形、変位する可能性があることを示唆している（図5-14）。

　土生は、アルジネート印象材の混水比を「10％増加させても弾性変形は大きく変化しない。また水温を低下させると初期硬化時間が延長するが弾性変形は大きく変化しない」ことを報告している。またこの条件下では「アルジネート印象材が2～3mmの厚みを有したときに、無圧状態になる」ことも報告している[4]。

4．無圧的印象採取の成功の秘訣

　無圧的印象採取を成功させるためには、以下の項目を念頭におく必要がある。

①アルジネート印象材の混水比の正確な計量を行う。
②使用器材、水、患者の口腔内の冷却を行う。
③印象操作はスタッフの協力のもと90秒以内（初期ゲル化）に終了させる。
④印象時の作用圧を最小にし、バイブレーションさせてトレーを挿入（チキソトロピー効果）する。
⑤小帯部（最大可動部）より余剰のアルジネート印象

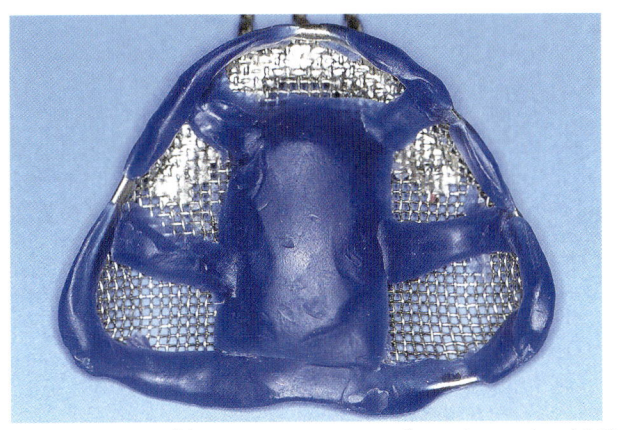

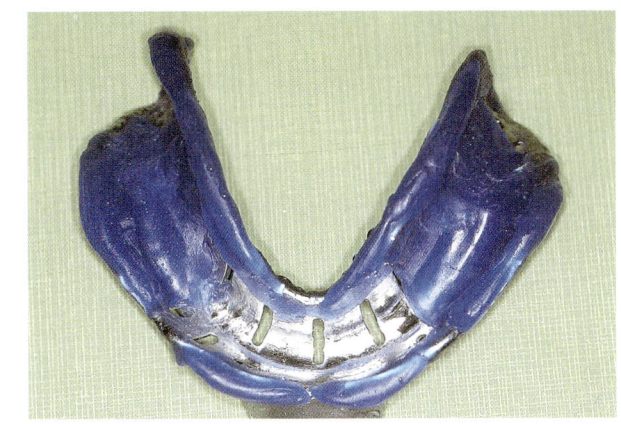

図5-15a、b　選択したトレーにソフトプレートワックス(GC)ストッパーを付与する。　　a│b

材を押し流す(減圧操作)。
⑥最初にシリンジを用いて、口腔前庭部、舌下部に事前にアルジネート印象材を注入して、トレーでそれを「すくう感覚」でアルジネート印象材を捉える。
⑦患者の持つ本来のマウスボリュームの採得をするため加圧することなく、各小帯部より余剰のアルジネート印象材を患者の頰口唇・舌が自然に収縮して追い出すようにし、4分間硬化するのを待つ。
⑧小帯部にエアーシリンジを入れ、エアーを注入して、すばやく撤去する。
⑨解剖学的基準、マウスボリューム、口腔周囲筋・舌の偏位状態、アルジネート印象材の流れる方向などの印象状態をデジタルカメラで撮影し、保存する。このように記録を残すことによって、印象時の癖の修正のほか、治療用義歯を応用する場合、機能、形態の改善状態の診査・診断などに役立つ。
⑩硬化後は、すぐに石膏を注入して、湿ボックスを恒温(37.4℃)槽に入れて、硬化を待つ。

5．実際の無圧的印象の手技

①各小帯の位置、偏位状態、翼突下顎ヒダ、レトロモラーパッド、口蓋垂など顎堤粘膜の状態、解剖学的指標の観察を行う。
②概形印象用トレーとして、上顎には網トレー(E、F、Gサイズ：林歯科商店)、下顎にはSchreinemakerのトレー(No21、22、23、24、25、26ヨシダ)を選択する
③無圧的印象成功のポイントとして、選択したトレーにソフトプレートワックス(GC)でストッパーを付与する(図5-15a、b)。ストッパー付与の目的は、印象材の厚みを一定にすること、正中部から各小帯(上唇小帯、頰小帯、翼突下顎ヒダ、下唇小帯、舌小帯など)方向へアルジネート印象材を流すこと、加わった最小圧を各小体部から流れやすくさせ減圧ができ、かぎりなく無圧に近づくために行う。
④後縁にストッパーを付与することで、印象材が外側へ流れて、前方部から来る印象材と合流させる流れをつくり、流動性が増加しているアルジネート印象材の誤嚥を防ぐ。ここは要注意点で、本印象法の唯一の危険部位でもある。
⑤アルジネート印象材の混水比を決め、計画に印象材、練和水を計量(約30秒間)し、練和紙(Lサイズ)の上に、約1/2の印象材を出し、シリンジに注入する(図5-16)。残りの1/2の印象材はトレーに盛り上げる。この操作を50秒で行う。
⑥シリンジを用いて、上顎は頰側前庭部、唇側前庭部、翼突下顎ヒダに、下顎は頰側前庭部、唇側前庭部、舌側部、レトロモラーパッドにできるだけ少量の印象材を注入する。注入された印象材は口唇、頰、

第5章

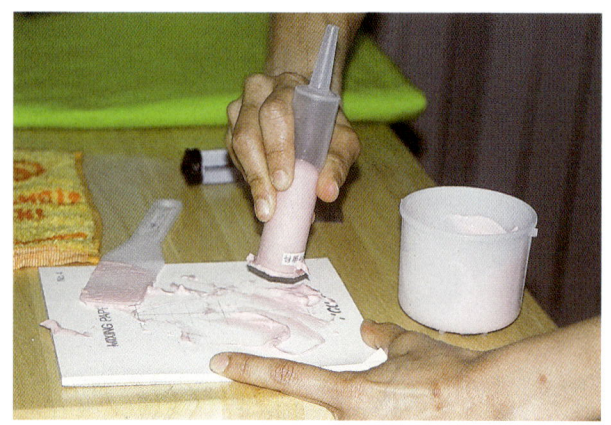

図5-16 アルジネート印象材の混水比を決め、シリンジに注入する。

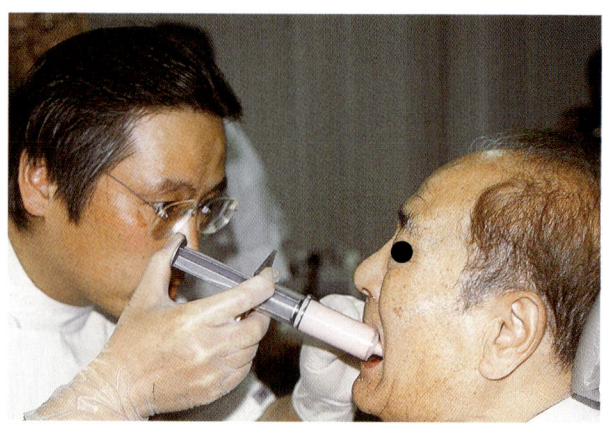

図5-17 シリンジを用いて、少量の印象材を注入する。このときゆっくりと(圧を加えないように)注入していくことが大切である。

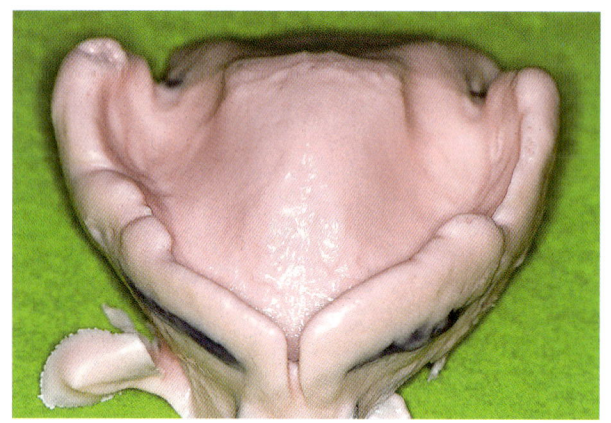

図5-18 印象材に圧がかからない状態で硬化反応が開始され、150秒後に硬化が完了し、無圧的印象採得となる。

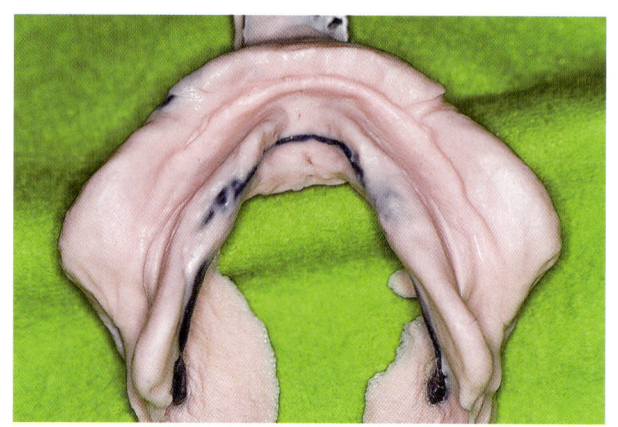

図5-19 下顎は皮膚を軽く圧迫し、印象材を流出させて、減圧させて硬化を待つ。

舌などの元の位置に戻ろうとする圧力により押し出されて、無圧に近い状態を保持する。ゆっくりと(圧を加えないように)注入していくことが大切である(図5-17)。

⑦上顎はトレーを後方から前方へゆっくりと挿入して、バイブレーションをかけていく(チキソトロピー効果でアルジネート印象材のゾル化を促進させる)。上唇小帯、頬小帯相当部付近の皮膚を、トレーを保持している反対側の手で軽く圧迫し、各小帯部より印象材を流失させて減圧する。

⑧その後、軽く正中部を圧迫して指をトレーより離す。⑥と⑦の操作時間は40秒で、①から⑧の操作時間が合計90秒となる。このときまではアルジネート印象材はゾル状態であるが、以後、硬化が始まり、初期ゲル化する。すなわち⑧以後は印象材に圧がかからない状態で硬化反応が開始され、150秒後に硬化が完了し、無圧的印象採得となる。

⑨下顎は、トレーを前方から後方へゆっくりと挿入する。上顎同様に下唇小帯、頬小帯相当部付近の皮膚を軽く圧迫し、印象材を流失させて、減圧させて硬化を待つ。

⑩頬小帯部にエアーシリンジをあて、ゆっくりとエアーを注入して、トレーを撤去し、解剖学的指標を含んでいるか、変形、偏位させずにあるがままの状態が得られているか、マウスボリュームが採得されているか、デンチャースペースは採得され

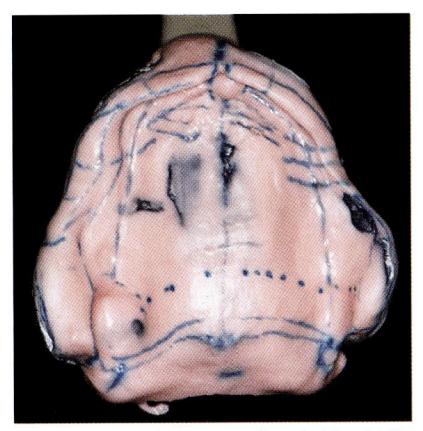

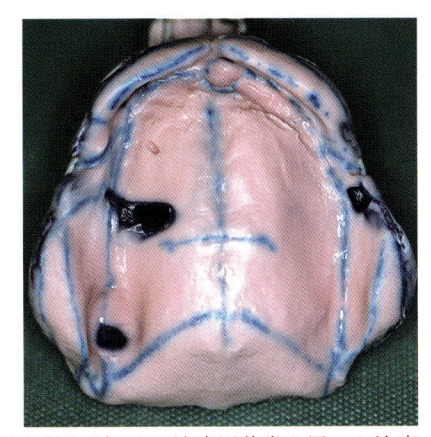

図5-20a、b　a：初期の無圧的印象（上唇小帯は右側へ偏位しており、右側頬筋の緊張を認める）。b：治療用義歯を用いた治療終了時の無圧的印象（上唇小帯は偏位が修正され、左右の頬筋のバランスがとれた状態が印記されている）。　a｜b

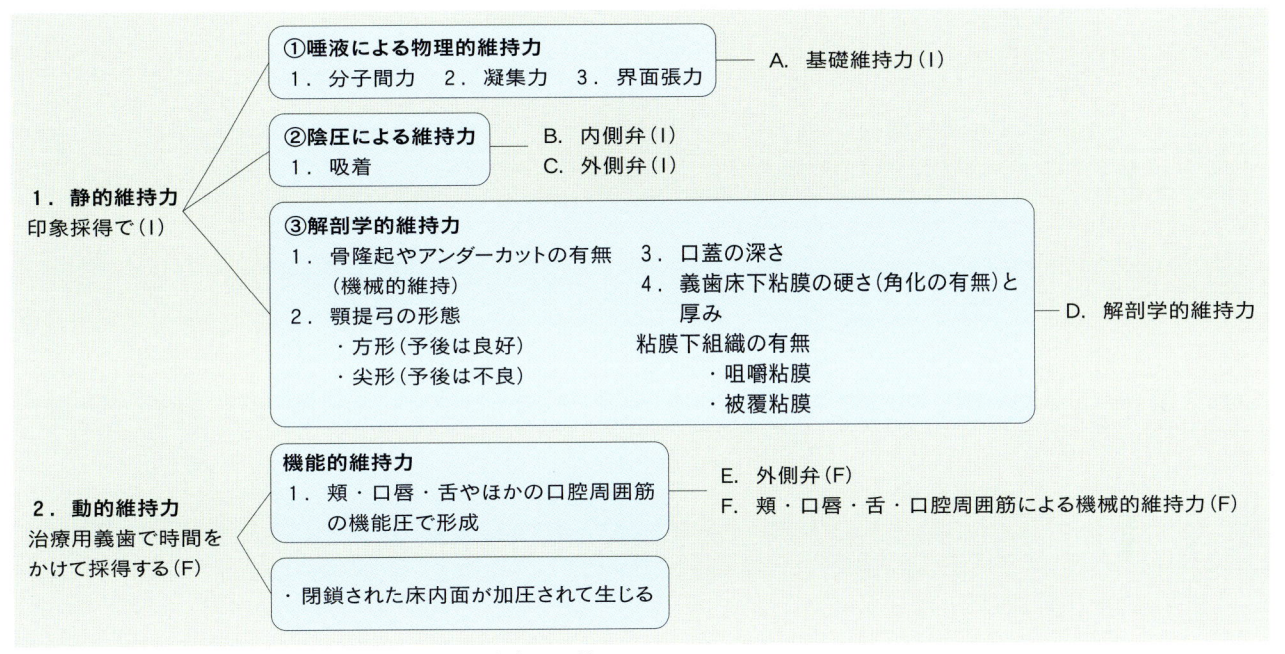

図5-21　モデリングコンパウンドを用いた加圧印象の目的。

たマウスボリューム内に存在し、その位置、範囲、床の厚みなどが決定できるか、口腔周囲筋・舌の変形、偏位の状態を診査・診断できる状態か、など印象状態を確認する（図5-18、19）。

⑪デジタルカメラで撮影し、記録をコンピューターに取り込む。治療用義歯による治療時は、アルジネート印象材による無圧的印象で、マウスボリューム、口腔周囲筋・舌の偏位の是正状態を診査・診断する。治療用義歯による治療終了の目安のひとつとなる（図5-20a、b）。

6．モデリングコンパウンドを用いた加圧印象

a．目的（図5-21・第4章・図4-6参照）

1．機能時（咀嚼、嚥下、発音など）の義歯床全体の動きやこれに抵抗する作用（維持）。
①基礎維持

2．機能時（咀嚼、嚥下、発音など）における口腔周

第5章

表5-4 加圧印象採得用器材

①モデリングコンパウンド(ソフト、ミディアム)(GC)
②イソコンパウンド(GC)
③インプレッションペースト(ネオ製薬)
④エグザデンチャートレータイプ(GC)
⑤エグザハイフレックスインジェクションタイプ(GC)
⑥カートリッジヂスペンサー(GC)
⑦白色ワセリン
⑧インプレッションペーストをペインティング印象するため筆(油絵ようの硬めの筆)

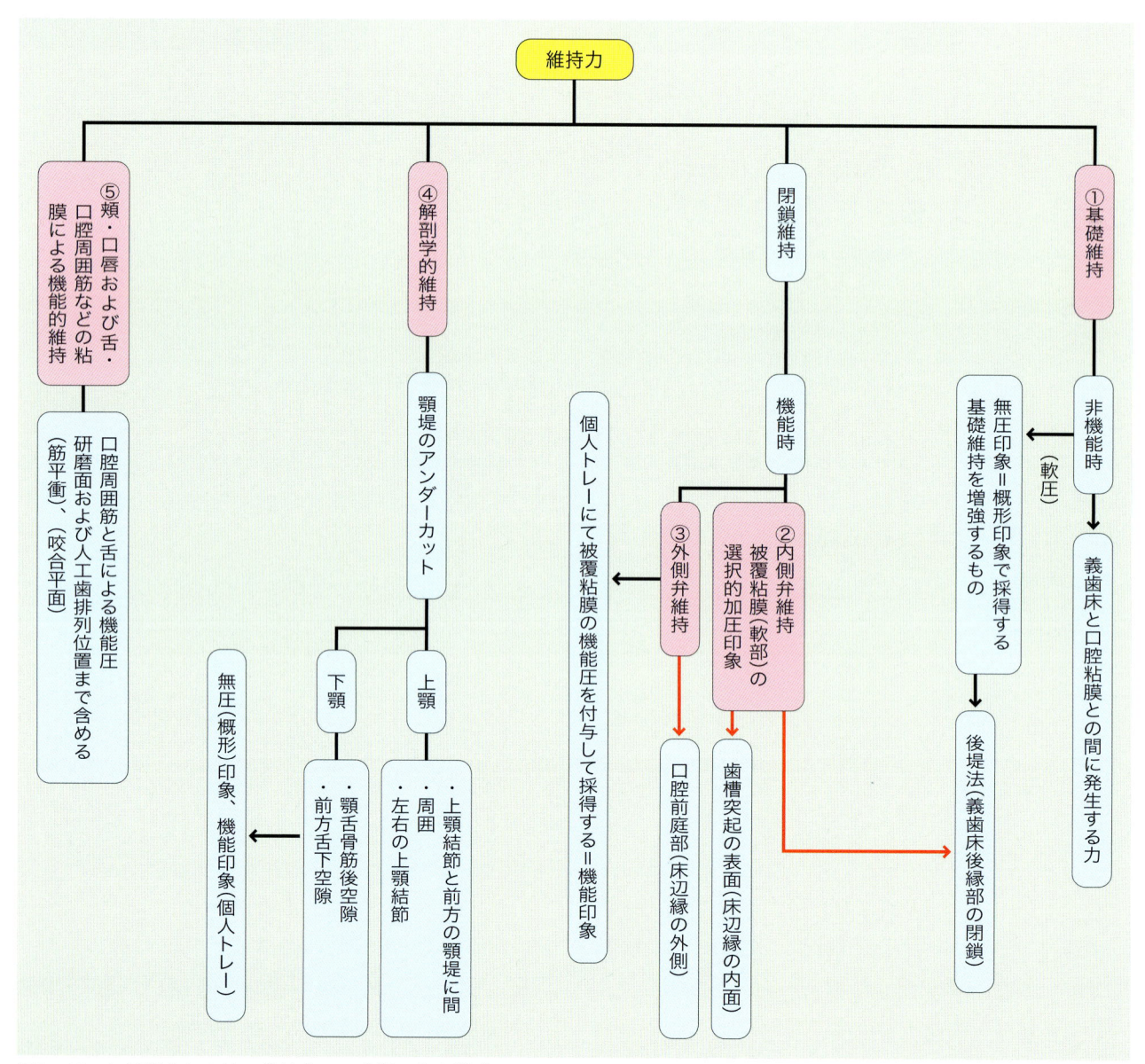

図5-22 加圧印象における維持力の6分類と印象術式。

囲筋・舌などの動きや作用を全部床義歯の各部分の動きやこれに抵抗する作用(維持)。
②内側弁維持

③外側弁維持
④解剖学的維持
⑤頬・口唇および舌・口腔周囲筋などの粘膜による

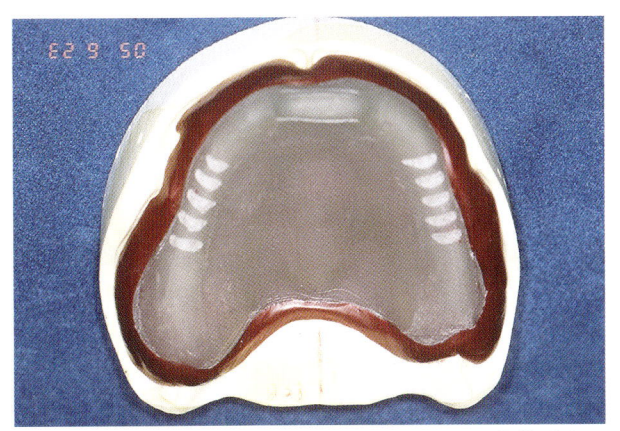

図5-23 無圧的印象採得によって製作された規格模型上で作られた上顎加圧印象用MCLトレー(モデリングコンパウンドを光レジンベースに付与した加圧用トレー)。

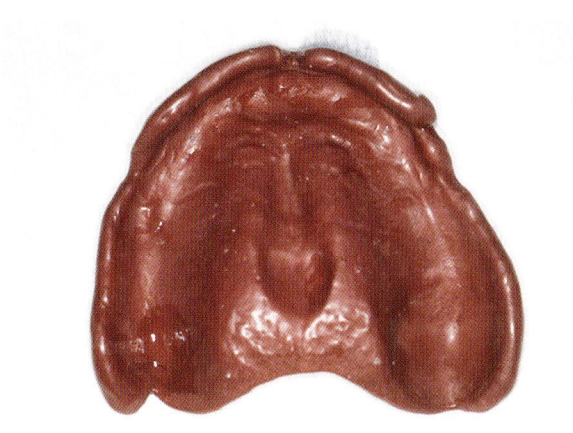

図5-24 MCLトレーの上顎粘膜面観。

機能的維持

b. 使用器材(表5-4)

①モデリングコンパウドミディアムタイプとソフトタイプ(GC)。
②光重合型トレーレジン。
③規格模型(無圧的印象採得から製作されたもの)。

c. 印象法(図5-22、図5-2参照[1])

①無圧的印象採得より製作された規格模型に、バイトワックスを約1.0mmの厚みで築盛し、光重合レジン(トレー製作用)で、個人トレーを製作する。この上にモデリングコンパウンドソフトタイプとミディアムタイプを50%ずつ十分に混ぜて軟化し、圧接する(図5-23)。
②加圧用トレーを口腔内に試適すると、吸着して脱離しない。無圧的印象により採得すると、粘膜面や各小帯部を加圧していないために、トレーに基礎維持が付与され吸着する。なお、加圧され変形、変位した状態の規格模型で製作された加圧用トレーは反作用により脱離する。
③加圧用トレーを62℃のお湯に均等に、十分に流動性が出現するまで軟化させる。この状態での流動性は、シリコン印象材のレギュラータイプとほぼ同一である。
④口腔内を60℃のお湯で1〜2分洗口させる。こうすることで粘膜の温度を上昇させ、コンパウンドのすべりを良くする。
⑤手指でトレーをゆっくり、かつしっかりと加圧する。その方向は事前に規格模型で機能咬合平面から、咬合ベクトル方向を精査しておく。このとき親指の付け根付近を頬骨弓にしっかりと固定することで、基礎維持力である支持力(一次支持力)が採得される。
⑥粘膜面全体の加圧印象(全体の被圧縮性の確認)

粘膜面には、4ヵ所に約1mmのストッパーが付与されており、4ヵ所とも出現しなければ、加圧が弱く、前後左右対称に加圧されていない。3ヵ所以下では、ストッパーが露出しない部位での加圧が弱く、この場合は、その原因を考え、再度軟化して、前後左右を、しっかり、ゆっくり、均等に加圧する。本印象システムを用いると、各ステップの良否に応じて修正でき、また、術者の印象時における加圧の癖が明示され、印象手技の向上につながる(図5-24)。

⑦硬い粘膜面の部位の調整は、デンチャーフィットチェック(GC)で粘膜面の検査を行い、抜ける部位は硬い部位であるので(通常模型上でリリーフする部位である、正中口蓋部)、トレーレジンに遁路の小さな穴を開けたうえで、その部位のみをアルコールトーチで加熱軟化して、62℃のお湯に軽

93

第 5 章

図5-25 加圧印象された MCL トレーの上顎粘膜面観。インプレッションペーストが抜けている部位が支持力を発揮できる部位(一次支持域)。図5-2の具備すべき条件をすべて1つのトレーに取り込んだ状態。

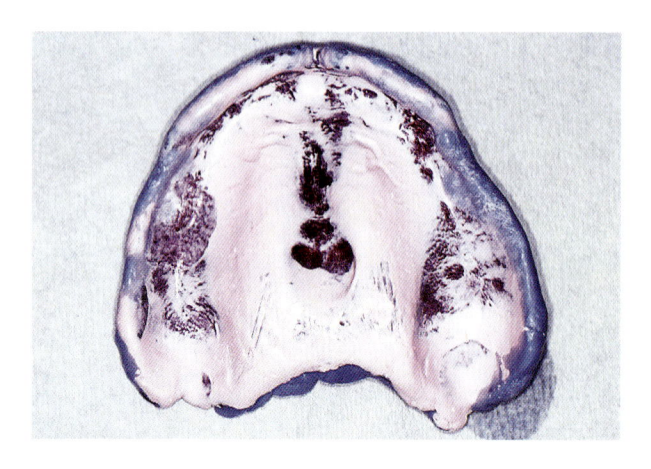

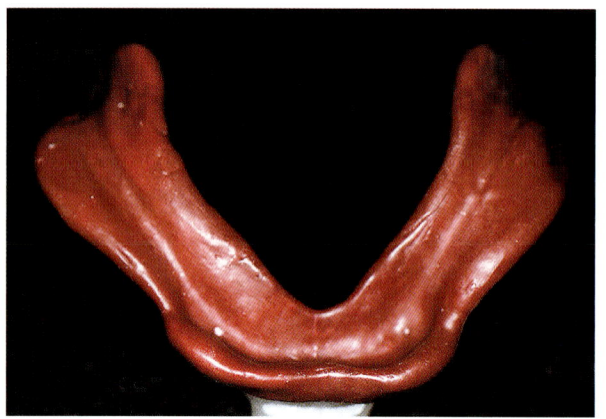

図5-26 下顎の加圧印象用 MCL トレー。

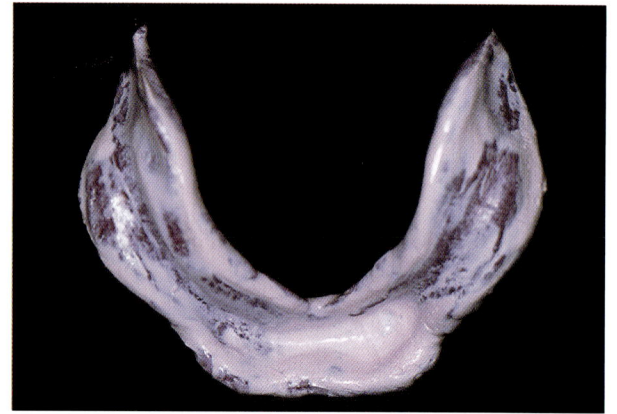

図5-27 加圧印象された MCL トレーの下顎粘膜面観。インプレッションペーストが抜けている部位が支持力を発揮できる部位(一次支持域)。

く浸し、トレーを口腔内に装着して、前後左右にしっかりと加圧する。硬い粘膜と軟らかい粘膜の被圧変位を修正し、均等化することで、周囲が完全に封鎖される(内側弁、外側弁などで)。すなわち基礎維持力、一次支持力が付与されることになる。

⑧内側弁と小帯部縁内側部と小帯部をアルコールトーチで軟化し、62℃のお湯に2～3秒間浸け、口腔内に戻して、ピッタリと粘膜面に付着していることを確認後、外側から内側に向かってしっかりと絞り込むように加圧する。

⑨床辺縁内側部と小帯部をチェックする目的で、フィットテスター(トクソー)を床辺縁内側部のみに細く塗布し、同様の手技を行う。内側弁付与が弱い部位はフィットテスターが残るので、その部位のイメージをつかんでおく(シーリングの弱い部分)。その部位は、イソコンパウンドをトレーの内側に薄く付与し、同様の加圧を行う。イソコンパウンド使用に慣れていない術者は、シリコン印象材でも良い(シリコン印象材の接着剤を内側弁の相当部に塗布しておく)。

⑩顎堤吸収が進行し、ほとんど可動性の被覆粘膜で覆われている症例では、内側弁の追加形成を行うことで内側弁支持力の獲得を目指す。内側部にイソコンパウンドを薄く細く盛り、アルコールトーチで軟化させ、右臼歯部相当部をしっかり、ゆっくりと加圧する。その後、左臼歯部、前歯部も同様に行った後に氷水でトレーを冷却して完全に硬化させる。トレー全体や片側のみを引っ張っても脱離しないこと、また機能させても(発音、嚥下、口唇・頬の運動など)、脱離しないことを確認する。

良好であれば、基礎維持力、内側弁維持力が獲得されたことになる。モデリングコンパウンド印象は各段階で各種維持力を確認でき、また不良であれば、各ステップに戻りやり直せるが、これらの特徴は熱可塑性を有し、冷却すると脱離による応力にも変形しないモデリングコンパウンンド類のみにより可能である。

⑪粘膜面と内側弁の微細な形状の追加、咀嚼粘膜と被覆粘膜との弾性の補正、口腔粘膜感覚の向上（生理学的に重要）のために、インプレッションペースト（ネオ製薬）に白色ワセリンを20〜30％増量したものを練和して、硬い筆で、薄く、均等にトレーの粘膜面全体と内側弁に塗布して均等に強く加圧する。約3分間で硬化するので、すべての操作を手早く行い、完全なる基礎維持力の獲得を目指す。

⑫外側弁維持力の獲得のため、⑪のトレーを口腔内に装着したまま、上顎の口唇・頰前庭部、下唇の口唇・頰前提部、舌側部にシリコン印象材のインジェクションタイプを注入して、「イー」「オー」「ウー」の発音や、口唇・頰を「モグモグ」させるなどの運動、前方から後方に向かい「ゴックーン」と強く嚥下させるなどの動作を行い、5分間待つ（図5‐25）。

⑬顎堤吸収が大きい場合は、⑫の操作を行うことが困難であることがある。その際は、⑪（ペインティング印象）と⑫を同時に行う。トレーにインプレッションペーストを筆絵で塗布したら、トレーの外側弁相当部にシリコン印象材のインジェクションタイプを練和紙に広げて、スパチュラで塗布する。なおこの場合でも行うべき運動は、⑫と同様である。トレーの最下点（通常第一大臼歯と第二小臼歯部の間くらいの部位）を機能圧に負けないようにしっかりと押さえておく。

下顎の加圧印象採得は図5‐26、27に示すような状態となる。

参考文献

1. 上濱　正, 堤　崇詞：Lebvel Up Complete Denture Technique. 歯科技工. 29(11). 2001. 1472.
2. 阿部伸一, 上濱　正, 近藤　弘：機能解剖を総義歯印象に採り入れる．補綴臨床. 34(2). 2001. 118‐137.
3. 上濱　正, 堤　崇詞：Lebvel Up Complete Denture Technique. 歯科技工. 29(10). 2001. 1338.
4. 土生博義, 深水皓三, 上濱　正ほか：機能解剖に基づく総義歯印象　第2版　アルジネート印象の材料学的検討．補綴誌. 46(108). 2002. 105.
5. 諏訪兼治：選択的加圧印象実践のための理論と操作原則．補綴臨床. 2000：33(3)：264‐275.

第6章 咬合採得

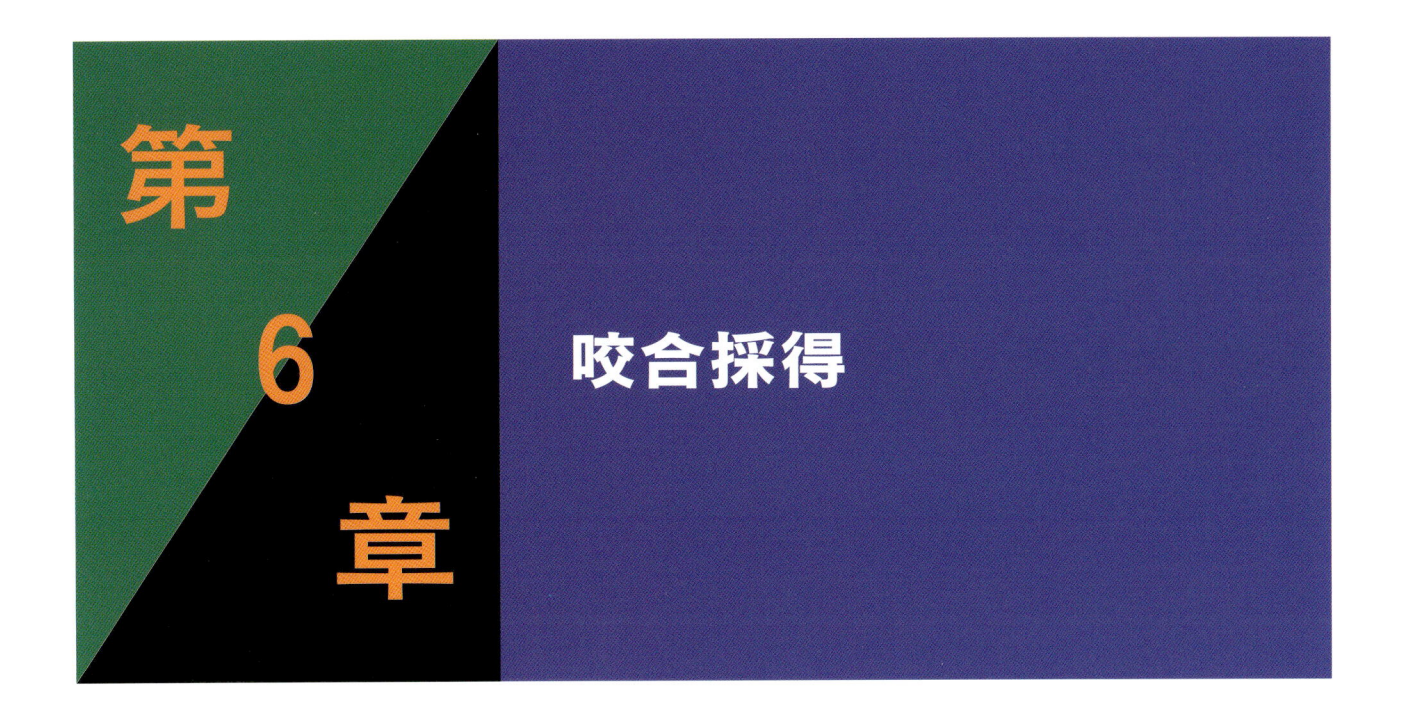

I．無歯顎患者の咬合採取の目的

　生体における上顎に対する下顎の三次元的な位置関係を記録することを咬合採得という。さらに静的な位置関係（歯牙―顎関節―頭蓋）や動的な位置関係（下顎運動による歯牙―顎関節―筋―中枢、機能的咀嚼：末梢効果器系―感覚入力系―中枢処理系―運動出力系）を正確に診査・診断し、記録することが重要である。

　無歯顎患者は、歯を喪失しているので、中心咬合位を与えるべき位置も喪失しており、顎関節や口腔周囲筋・舌などの活動に調和するように患者の情報から上下顎の顎間関係、人工歯の排列位置を術者が決定しなければならない。したがって、維持、支持を有し、安定のある上下の咬合床を製作することで、患者の口腔内で以下の目的を達成しなければならない。

①上下顎の三次元的対向関係を決定する（咬合位における顎間関係記録）。下顎位を決定するための静的な記録を獲得する。

②歯の喪失による顔貌の修正を行う。

③上顎に対する下顎の動的な関係を記録した下顎運動の記録を獲得する。

④咬合器に咬合床を装着した静的な記録の状態で、動的な記録である咬合器の調節要素を調整して、下顎運動を再現する。すなわち口腔内の情報を口腔外に取り出して、再現する。

⑤咬合器上で人工歯を排列し、咬合面形態や付与すべき咬合様式を決定、調整を行う。

II．無歯顎患者の咬合採得の流れ

　咬合床の製作後、咬合平面を決め、顔貌の修正（削除）、垂直的顎間関係（咬合高径）と水平的顎間関係の静的な記録（顎間関係の記録）を決定し、口唇・頬の審美的形態の回復を行う。

1．規格模型
第9章「技工編」参照。

2．咬合床の製作
第9章「技工編」参照。

3．咬合平面の決定

　咬合採得では、まず仮想咬合平面を設定する。上顎咬合床を口腔内に装着し、維持があることを確認する。不安定な場合は、フィットチェッカーなどで精査し、基礎維持、内側弁維持の付与を行う。筆者は、鼻翼下縁と耳珠上縁を結ぶ線（鼻聴道線、カンペル平面）を使用している。そのほか、切歯乳頭頂とハミュラーノッチ底部とで決定されるHIP平面なども症例によっては参考にする（図6-1）。咬合平面板は正面からは両瞳孔線に平行に（図6-2）、側面は鼻聴道

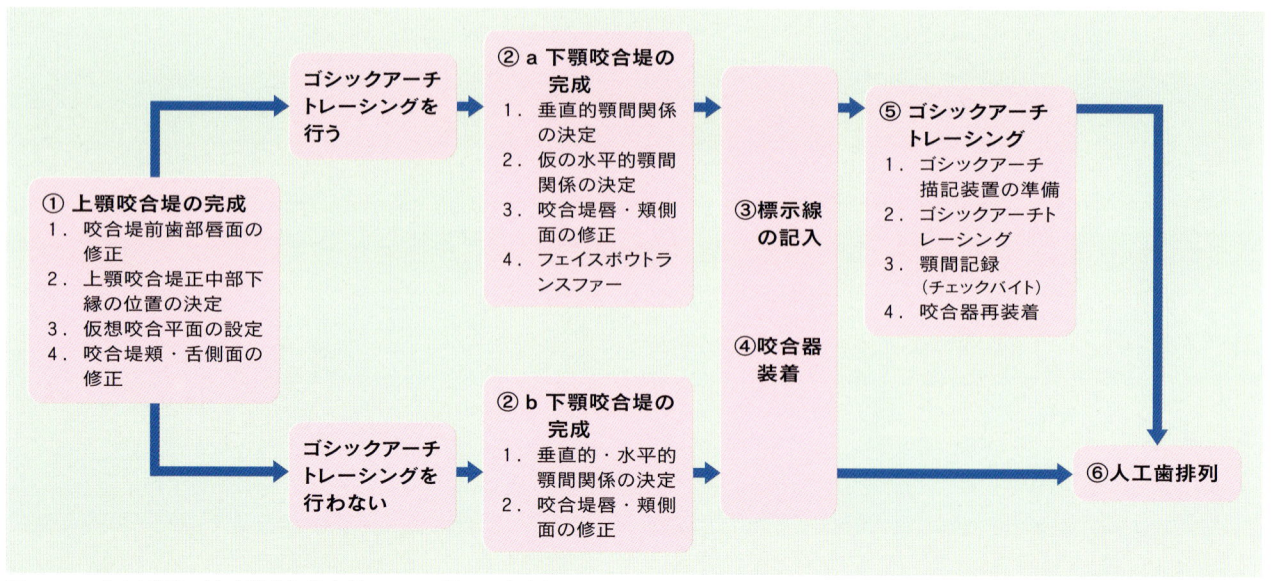

第6章

図6-1 咬合平面の決定法(参考文献1より引用・改変)。

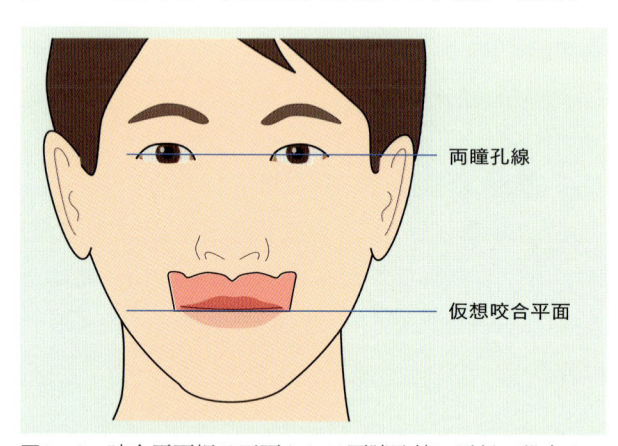

図6-2 咬合平面板は正面からは両瞳孔線に平行に設定する(参考文献1より引用・改変)。

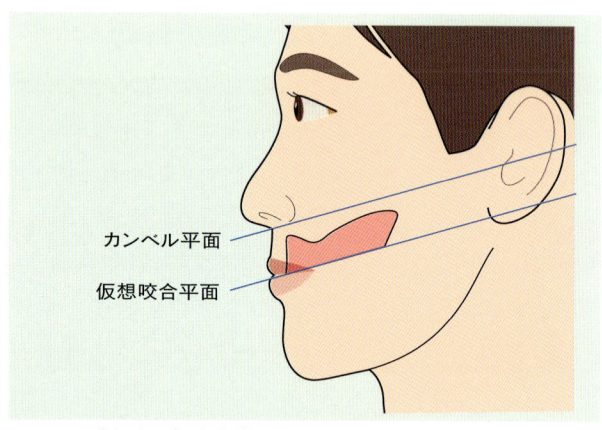

図6-3 側面は鼻聴道線に平行に設定する(参考文献1より引用・改変)。

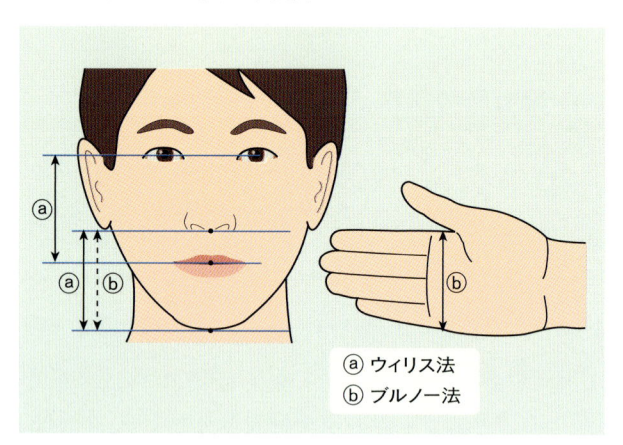

図6-4 顔面計測法 a：Willis法、b：Bruno法(参考文献1より引用・改変)。

線に平行に設定する(図6-3)。

舌背の高さ、頬粘膜も考慮して仮想咬合平面を決定する。

4. 静的な記録（顎間関係の記録）

a. 垂直的顎間関係（咬合高径）の決定

無歯顎患者の垂直的顎間関係を決定する方法は多数あるため、いくつかの方法を併用して決定して、

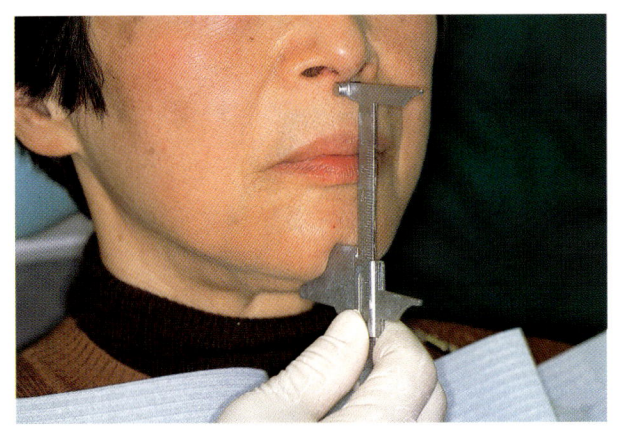

図6-5　バイトゲージで計測中。

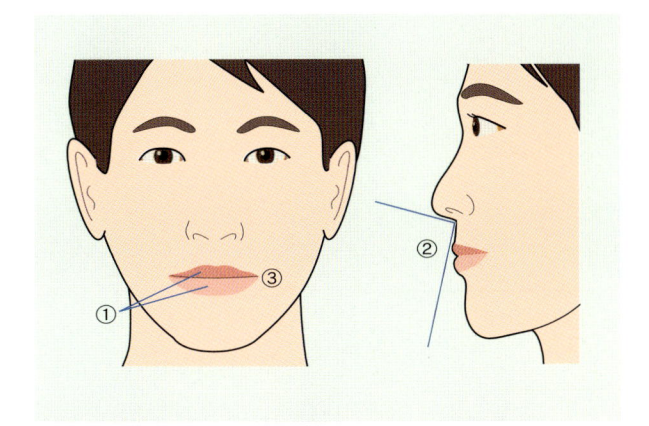

図6-6　審美性を含めた計測法。①上下口唇の面積、②矢状鼻唇角、③口角の皺(参考文献2より引用・改変)。

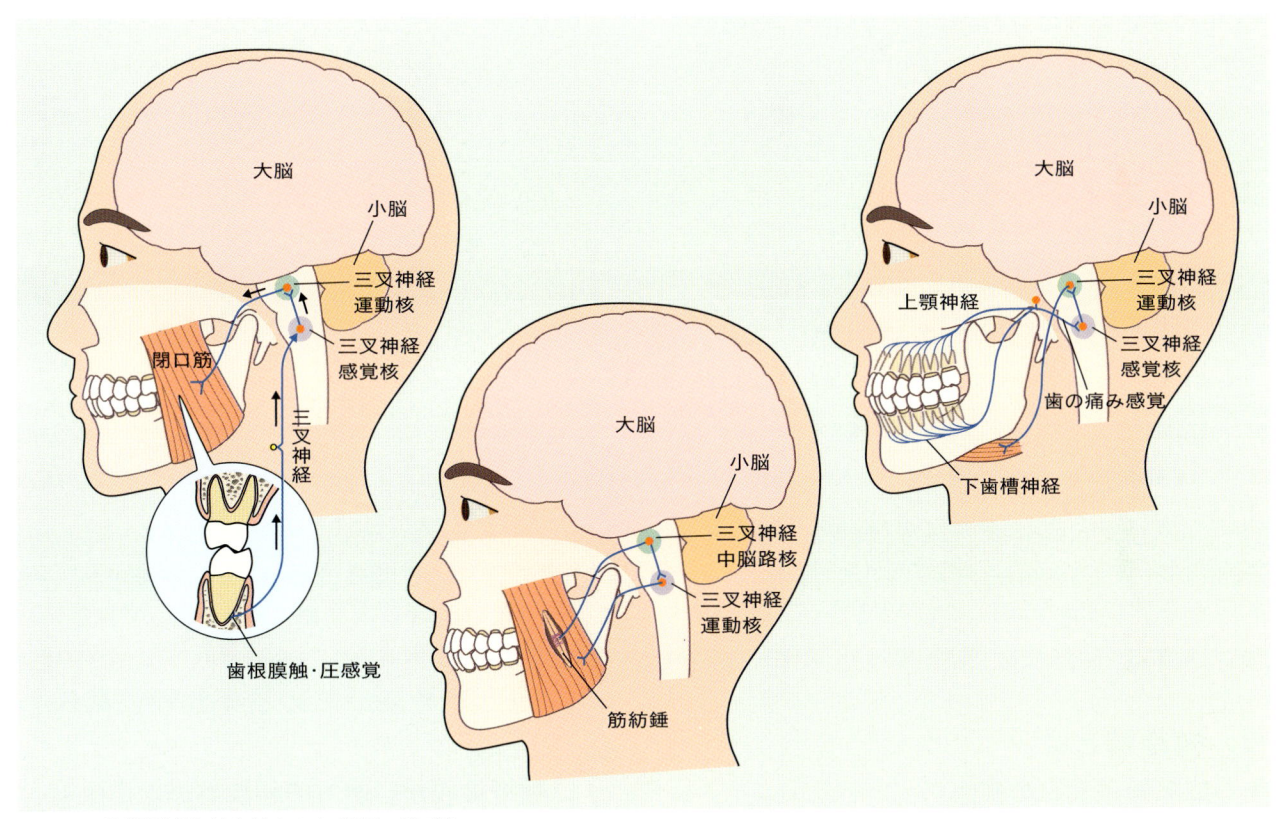

図6-7　顎運動(参考文献3より引用・改変)。

多面的に診査することが大切である。ひとつの方法で決めてはならない。筆者はまず坪根式バイトゲージを用いて、Willis(ウィリス)法と Bruno(ブルノー)法で計測して、仮の距離を算出する。

Willis 法で計測すると、下顎安静位で瞳孔―口裂間距離が鼻下点―オトガイ点の距離に等しい。Bruno 法では鼻下点―オトガイ点間距離が利き手と反対の手掌幅径と等しくなる(図6-4、5)。

b. 審美性を含めた計測法

①上下口唇面積を一致させる。②矢状鼻唇角は95°に設定する。ただしⅡ級は＋10度(105°)にⅢ級は、－10度(85°)に設定する。③口角のシワは、ほとんどなく(0.5mm)ても、加齢とともに増加するの

99

図6-8 舌運動(参考文献3より引用・改変)。

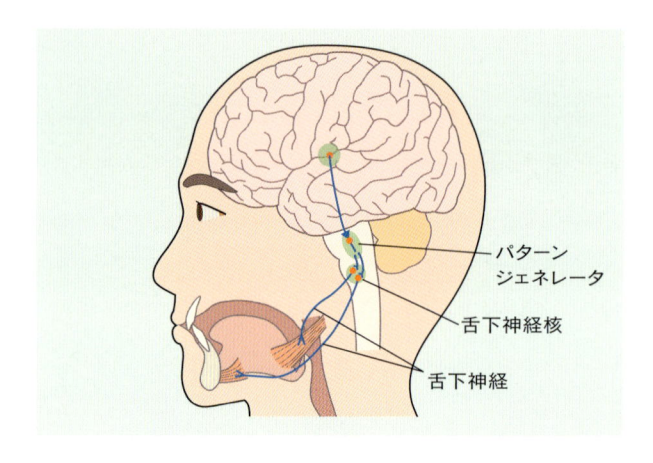

で、中年から熟年の場合には1～2mm、高齢者では2～3mmを想定する。以上の3項目で最終的な垂直的な顎間関係(咬合高径)を決定する(図6-6)。

c. 水平的顎間関係の決定

後述

Ⅲ．有歯顎の咬頭嵌合位の決定

①歯根膜—顎運動反射、②下顎張反射、③開口反射、④嘔吐反射などの顎運動で瞬時に決定され、左右側方運動路、前後の運動路も開口筋、閉口筋によっても決定される。これらの神経支配の主体は、三叉神経である。なお顎二腹筋後腹は顔面神経であり、オトガイ舌骨筋，舌筋は舌下神経支配である(図6-7、8)。

Ⅳ．無歯顎とは

1．三叉神経支配の喪失

有歯顎時の機能的咬合系のなかでの三叉神経支配主体である歯—筋群—顎関節—中枢バランスは喪失および変化を起こしている。具体的には以下のとおりである。

①歯を喪失しており、このことは歯根膜—顎運動反射の変化を意味する。
②筋群、とくに咀嚼筋の筋紡錘の感覚受容器に変化が起こる。
③下顎偏位により顎関節の受容器も変化を受ける。
④顎堤吸収が高度に進行すると、さらにこのバランスが崩れる。三叉神経支配から舌、舌下神経や頬筋(口輪筋を含む)が顔面神経の支配を受けることになり、神経支配が複雑になるという特性が出現する。

2．咬合床

無歯顎患者の総義歯の咬合床には以下の3つの機能があり、適切に製作されることで、変化した神経支配を回復させる。

①粘膜面は口腔粘膜(顎堤粘膜)の圧覚、触覚から情報が入力され、三叉神経、三叉神経感覚核、視床、大脳皮質感覚野に投射される。
②研磨面は頬筋(口輪筋を含む)と舌に囲まれている。
③咬合面は通常はワックスで付与され、歯はない。

Ⅴ．咬合床を用いての水平的顎間関係の決定

1．顎堤吸収が軽度で機能障害のない症例

顎堤吸収が軽度で、下顎偏位をともなわず機能障害のない症例の水平的顎間距離の決定は、ワックス付きの咬合床で、毎秒3回のライトタッピングを10回行わせ、7点以上が集束していれば、咬頭嵌合位と決定する。さらに左右側方運動、前後運動を印記すれば、チェックバイトが採得できる。

この際、咬合床の安定を得るために、上顎の咬合床の咬合面に金属板をセットし、下顎の咬合面は三角形に尖らせ、点接触を行わせて、ライトタッピングにて最小面積を形成し、安定させる。

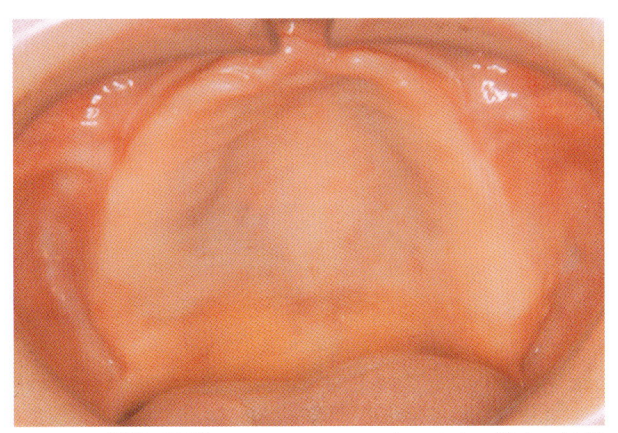

図6-9　粘膜下組織がクッションのようになり、骨上の神経に圧覚、触覚が伝達されにくい上顎前歯部の慢性炎症がフラビーガム。

図6-10　下顎の高度顎堤吸収。

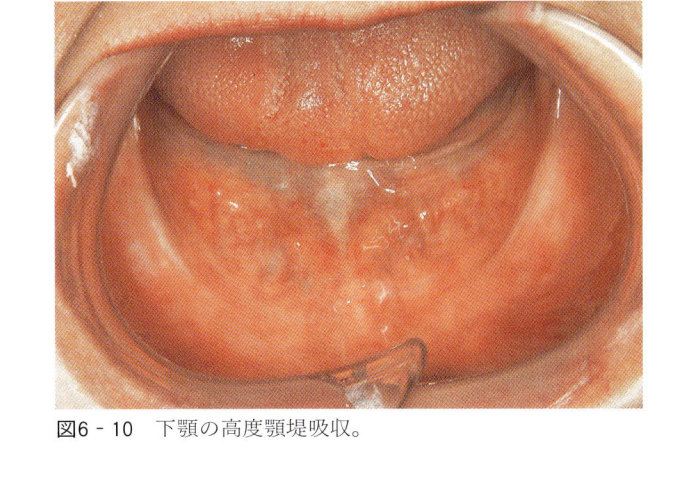

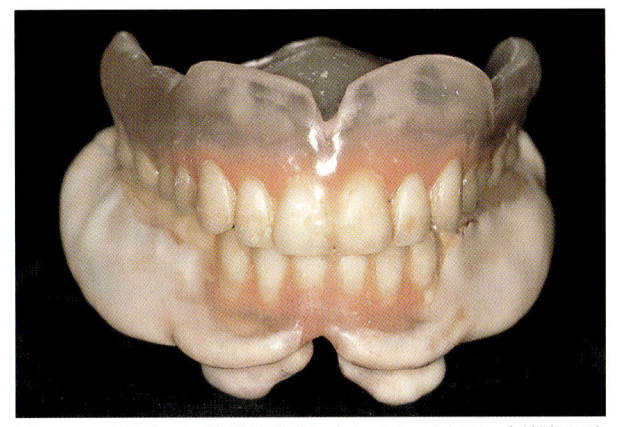

図6-11　下顎の口腔周囲筋（とくにオトガイ孔、頬筋）を味方につけた治療用義歯の形態。

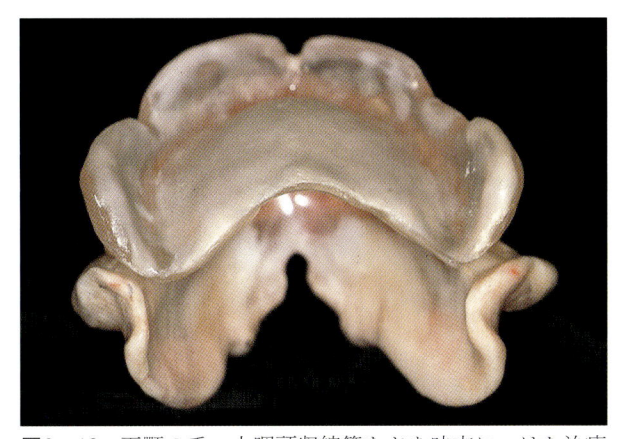

図6-12　下顎の舌、上咽頭収縮筋などを味方につけた治療用義歯の形態。

　小林らの研究によれば、タッピングポイントの7点（7割）以上が収束してゴシックアーチのエイペクスに一致すれば、下顎頭安定位かつ筋肉位であり、もっとも生理的に好ましい水平的顎位である。このような無歯顎患者は、約25％であり、残りの75％は、「下顎偏位の修正」「機能的な問題の是正処置」が必要であり、後述の治療用義歯の応用が必要である[4、7]。

2．顎堤吸収が進行かつ下顎位が不安定な症例

　顎堤吸収が進行し、下顎位が不安定な症例での水平的顎間距離の決定は、以下の2つの原因において困難である。
　ひとつは、顎堤が高度に吸収し、ほとんどの咀嚼粘膜が骨の上、粘膜下組織が存在する被覆粘膜に変化し、機能圧が中枢に正確に伝達されにくいことである（図6-9）。
　もうひとつは顎堤が高度に吸収し、多くの口腔周囲筋の付着部が露出し咬合床が不安定となるため、基礎維持が得にくく、内側弁維持が消失し、外側弁維持が必要であり、さらに顎骨に吸収が及ぶと歯槽骨が消失し、口輪筋を含む舌、頬筋、オトガイ筋などが露出し、従来の小帯からさらに小さな小帯が出現し、咬合床を不安定にしてしまう（図6-10）。
　しかし下顎の高度顎堤吸収の症例は難症例であるが、咬合床を不安定にする動きをする口腔周囲筋や舌を敵とみなさず、筋平衡を得るための精査、形態を付与する味方と捉らえることで活路が開け改善も可能である（図6-11、12）。
　上顎は高度に顎堤が吸収すると、舌という敵もいないが、舌を味方とすることができず、後方部は軟

第6章

図6-13　上顎の高度な顎堤吸収を示す規格模型（参考文献5より許可を得て転載）。

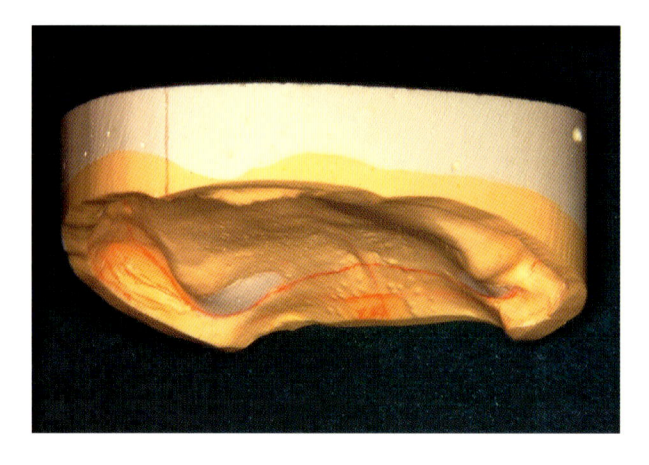

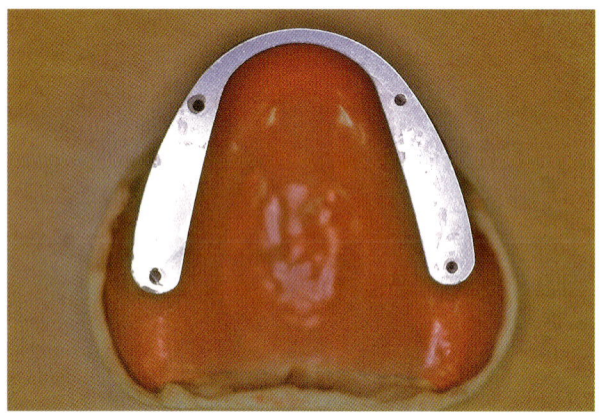

図6-14　VHDプレート。

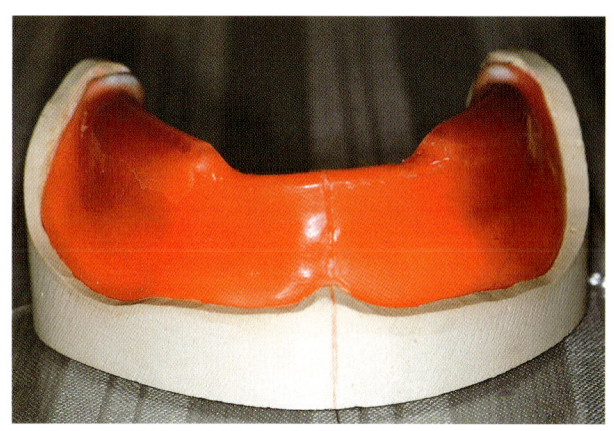

図6-15　下顎のロウ堤は三角形に尖らせる。

口蓋、前方部はフラビーガム、側方は頬筋（横に走行する筋で、床縁対応部位に骨の付着部位が存在しない）が走行し、不安定である（図6-13）。

さらに、咬合時に咬合床が正中口蓋縫線部（硬く、生涯にわたり吸収を受けにくい部位）を中心として回転して、維持・支持が得にくい。また上顎に対する下顎の位置としての下顎位は上顎が不動であるという補綴治療の根本概念を崩す。

顎関節の加齢的な影響で、顎関節も可動性を帯びると、支点（顎関節）、作用点（咬合床のロウ堤部位）ともに可動性を示し、回転、円運動を生じることになる。このことが上顎の高度顎堤吸収が難症例になりやすい理由である。

3．下顎偏位をともなう機能障害症例

咀嚼障害、嚥下障害、発音障害を生じている患者は、口腔周囲筋や舌が変形、偏位しており、噛みやすい位置（下顎位）を探して咬むために、さらに下顎偏位を助長するという悪循環に陥る。このような症例では、咀嚼筋、舌骨上筋群、舌骨下筋群のみならず、もっとも表層にある表情筋にも変形、偏位を生じていることが多く、以下の特徴が認められる。

①口角の位置が左右非対称である。女性では、口紅を同じ面積で塗れないことを自覚していることが多い。

②瞳孔の位置が左右非対称である。

③眉が左右非対称である。女性では、眉墨が左右均等に引けないことを自覚していることが多い。

④男性では、左右でひげの剃りにくい部位で剃り残しを自覚していることが多い。

4．2の「下顎位が不安定な症例」と3の「機能障害症例」への対応

①不安定な下顎位の影響を最小とするため咬合床の接触面積を最小にする。

②患者は低位咬合を生じており、前方偏位（左右の

咬合採得

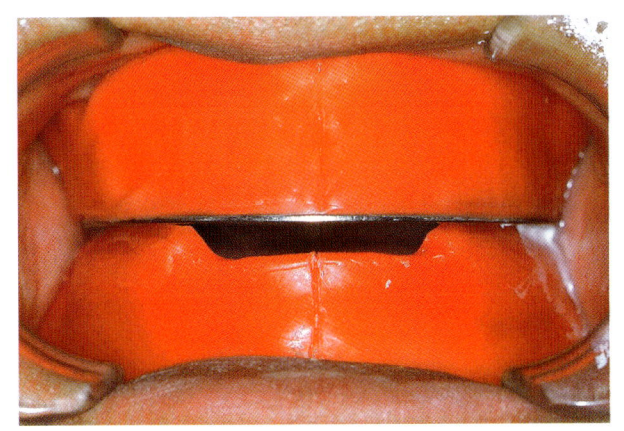

図6-16 ライトタッピングを行い、当たりが1mm程度の幅を確保して打つ部位を付与していく。

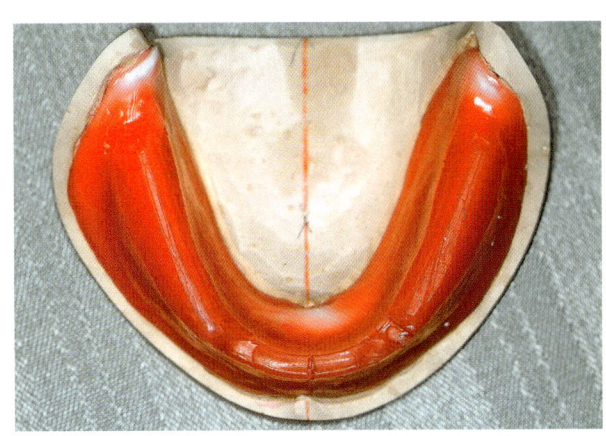

図6-17 1mm幅が形成できたら、前後左右の動きができるようにロウ堤を軟化させる。

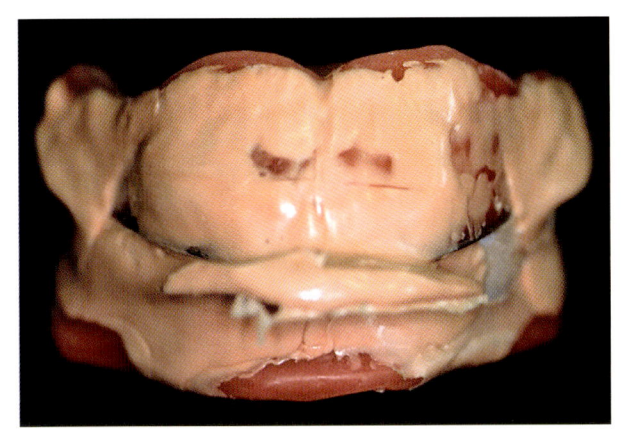

図6-18a 咬合採得終了時の正面観。

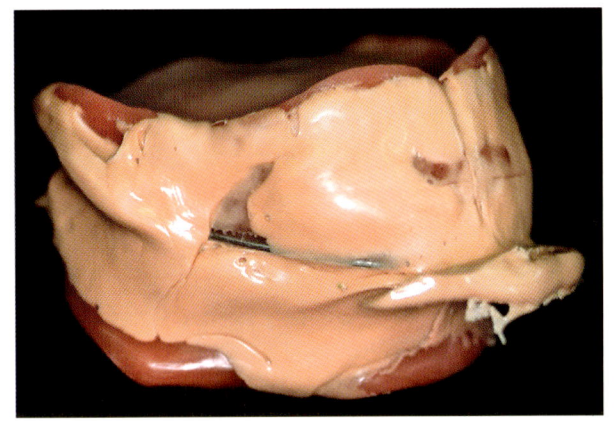

図6-18b 咬合採得時の右側方観。上下口唇のリップライン、頬筋の機能形態が印記されており、咬合平面と一致していると診断できる。

下顎頭が前方偏位)から左右の片側に偏位する(下顎頭の片側は前方偏位、その反対側は後方偏位)。
③筋収縮に差があるが、口腔周囲筋、舌が偏位している。
④そのために、上下顎堤の維持、支持を正確に診断して、不良の場合は補正する(第4章を参照)。すなわち患者が左右均等に最小の力で動かせる環境をつくる。上顎に咬合床平面版(諏訪式VHDプレートやそれに準じた板)を装着する(図6-14)。また下顎のロウ堤は三角形に尖らせる(図6-15)。
⑤この状態で毎秒3回のライトタッピングを行い、当たりが1mm程度の幅を確保して打つ部位を付与していく(図6-16)。
⑥1mm幅が形成できたら、前後左右の動きができるようにロウ堤を軟化させる。この目的は全域での動きを再現するためである(図6-17)。
⑦下顎後退位に近い、嚥下位で下顎位を採得するが、嚥下位での咬合高径の低下がないように、まず咬合高径を正確に決定し、ロウ堤の補正を行う。つぎに空嚥下でなく、「ゴックーン」と強く、長い時間で飲み込み、その部位でシリコン印象材(エグザバイト:GC)を用いて固定する。さらにシリコン印象材(エグザハイフレックスインジェクタイプ:GC)で頬側の頬筋を主体とした口腔周囲筋の収縮を印記する。必要があれば、舌側にも事前にシリコン印象材を入れておき、舌の機能時の形態を印記することもある(図6-18a、b)。

103

第6章

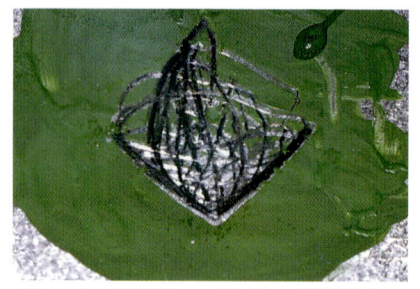

図6-19 下顎位の不安定や下顎偏位を疑うときには、患者に自由運動をさせると、限界運動範囲や展開角の診査が可能となる。

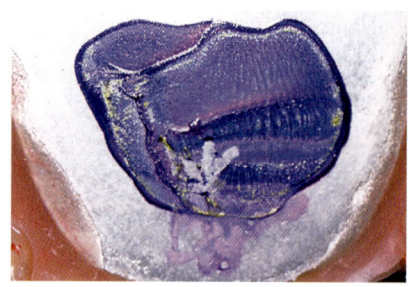

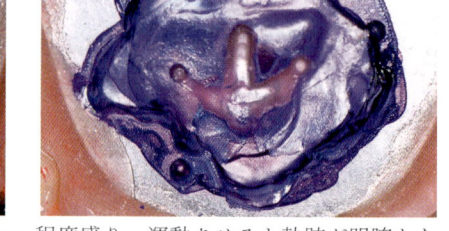

図6-20a、b 描記版上にワックスを1mm程度盛り、運動させると軌跡が明瞭となる。顎関節に前後、上下に可動性を示す症例に有効であり、左右側方運動時のズレも診査が可能。
a｜b

5．解剖学的所見

自由運動のできる環境で、「ゴックーン」と「強く」「長時間」の嚥下動作を行うことの解剖学的所見は以下のとおりである。

a．「強く」
①咀嚼筋、舌骨上筋群、舌骨下筋群がすべて収縮している。
②頬筋、上咽頭収縮筋が収縮し、下顎位の後方に移動し、前方偏位、側方偏位の修正が可能となる。
③舌も強く収縮している。

b．長時間
頬筋の上部走行、下部走行の特性を生かして、とくに上顎ロウ堤をつかみ込む。その状態をシリコン印象材で動的に頬側、口唇側、舌側から印記することで三次元的咬合採得法と考えている。
この方法は下顎位が不安定な症例、下顎偏位をともなう機能障害患者では、その状態（偏位の状態、量など）が明示でき、治療用義歯による治療時の治療方針に役立つ。

6．ゴシックアーチの描記

三次元的咬合採得を行う前にゴシックアーチを利用して、下顎位の水平的位置や、そのズレを診査することは重要である。筆者はゴシックアーチ描記装置の描記針を上顎に設定している（口内描記法）。以下にその手順を示す。

①解剖学的基準で咬合高径（垂直的顎間記録）を決定する。通法に従い、下顎の前後運動および両側側方限界運動の軌跡を描記する。
②下顎位の不安定や下顎偏位を疑うときには、患者に自由運動（前後左右に自由に運動してもらう）を行わせると限界運動範囲や展開角は診査が可能となる（図6-19）。
③さらに描記版上にワックスを1mm程度盛り、運動させると軌跡が明瞭となる。顎関節に前後、上下に可動性を示す症例に有効であり、左右側方運動時のズレも診査が可能である。この状態から、①ではみえない各種の情報が得られる（図6-20a、b）。小林らは、ゴシックアーチとタッピングポイントの分類を示しているので、筆者はこれを利用している（図6-21、22）。

Ⅵ．口唇・頬の審美的形態の回復

下顎や上顎の顎堤が高度に吸収した症例では、ロウ堤の唇側、頬側、舌側における口輪筋を含む頬筋、舌との接触面積が増大する（三次元的に体積が増す）。
したがって、唇側、頬側、舌側のロウ堤に死腔や筋の侵害がないように口腔周囲筋・舌がピッタリと接触することが、垂直的、水平的顎間記録には重要である。以下に手順を示す。

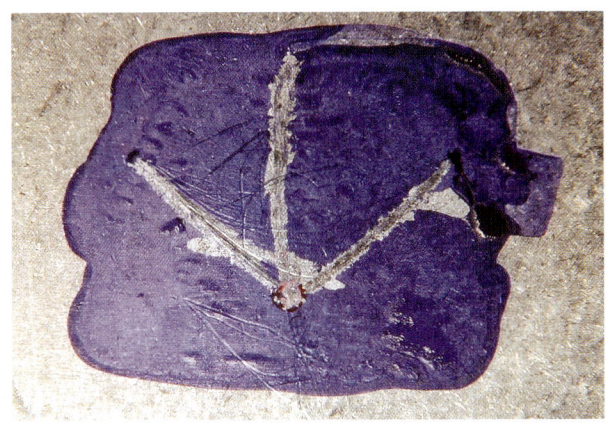

図6-21 ゴシックアーチのアペックスと毎秒3回のライトタッピングが一致する症例（赤字がライトタッピング）。

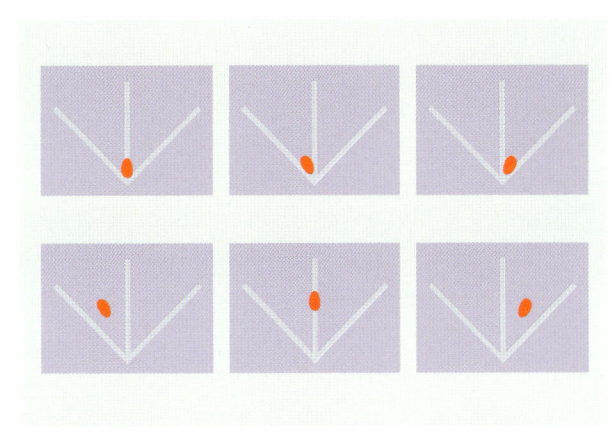

図6-22 臨床でみられるゴシックアーチとタッピングポイント（参考文献6より引用・改変）

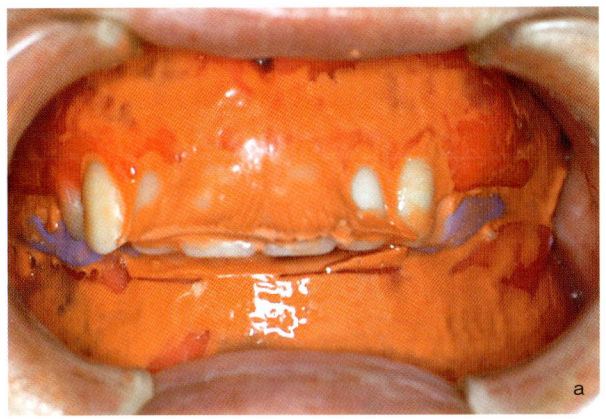

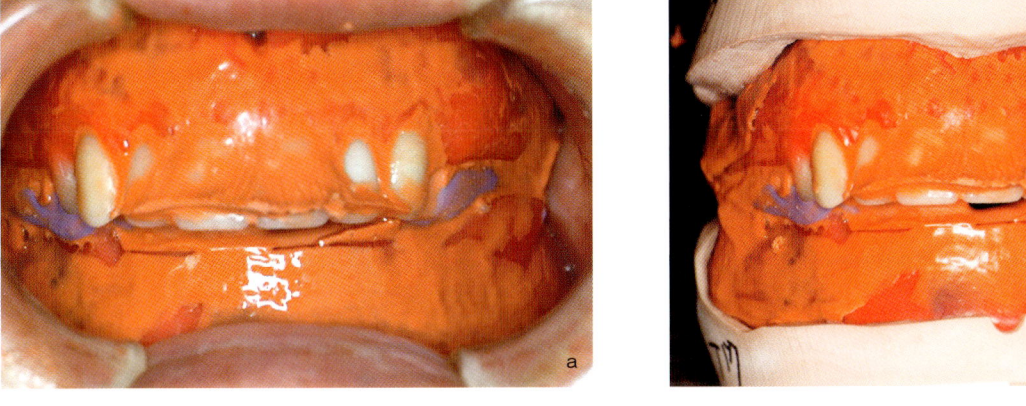

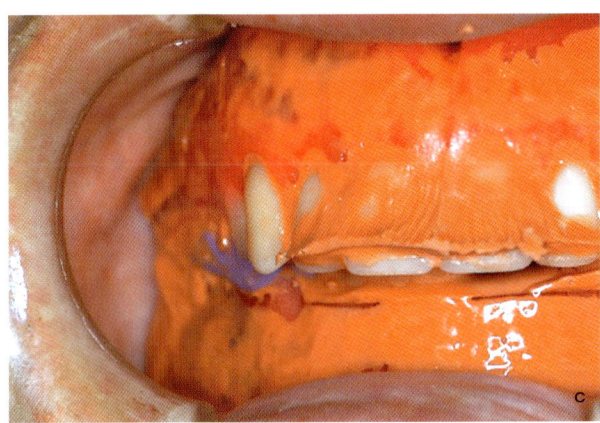

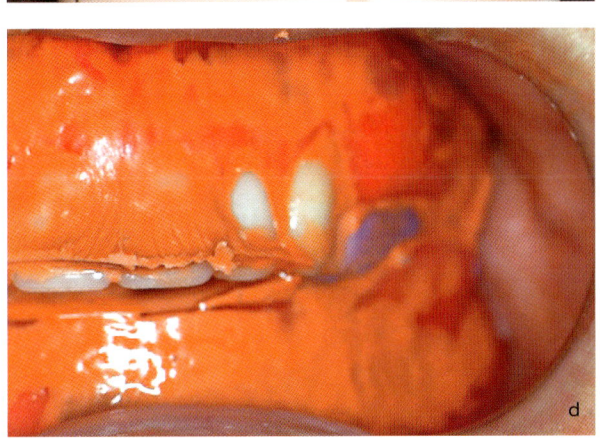

図6-23a～d 口腔周囲筋・舌との三次元的顎間関係記録（口腔周囲筋との三次元的な関係が示される）。

①咬合床を用いて垂直的顎間関係と水平的顎間関係が決定された後に上顎の前歯部に人工歯を選択して排列する。この状態でシリコン印象材を用いて口腔周囲筋・舌との三次元的な関係を採得する。
②入力系のキーポイントの回復として筋の粘膜表面からの圧覚、触覚を最大面積で捉える。
③出力系のキーポイントの回復として口腔周囲筋・舌が最大公約数で収縮する。
④外側弁による維持の向上でロウ堤の維持、安定を向上させる（図6-23a～d、24a～d）。

第 6 章

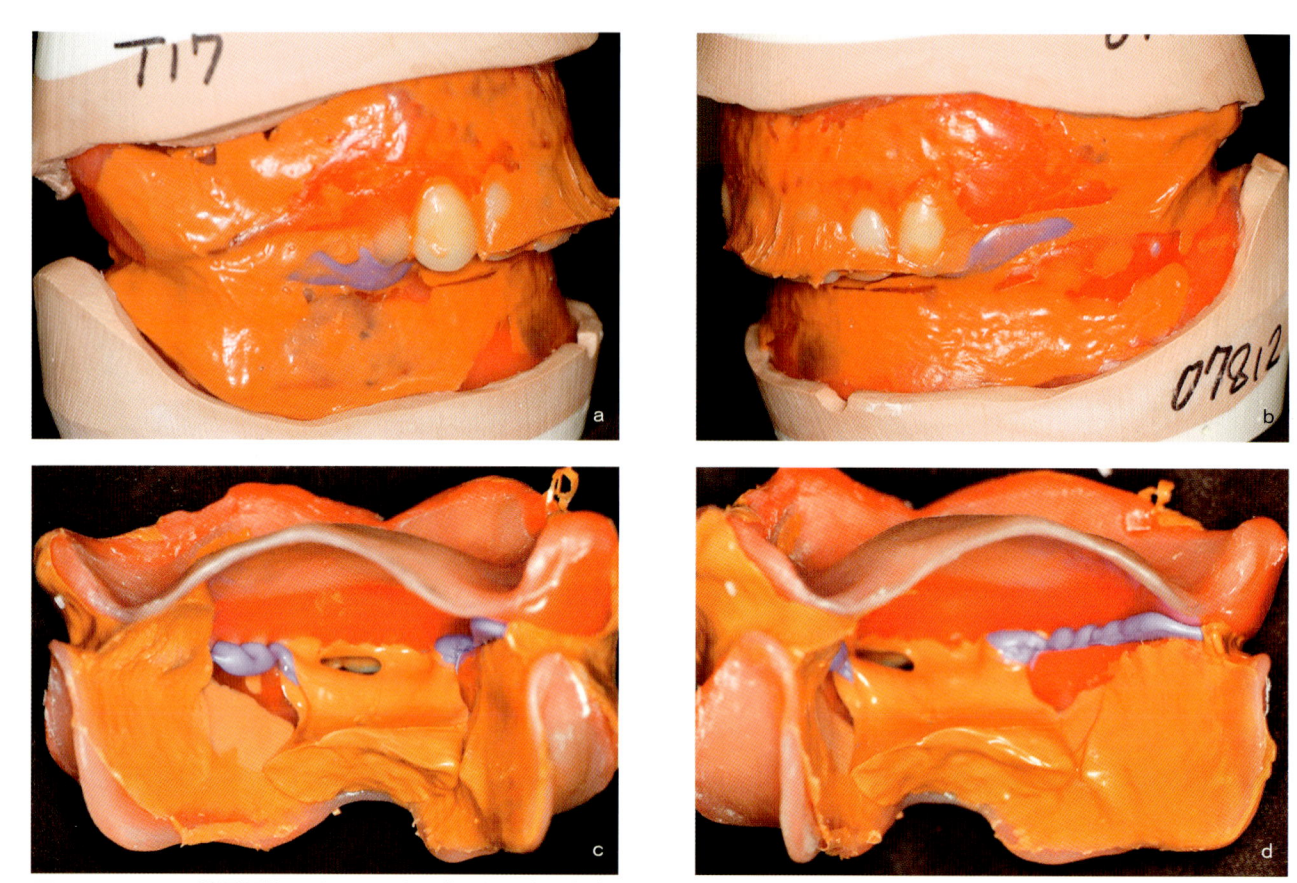

図6-24a～d 口腔周囲筋・舌との三次元的顎間関係記録（舌との三次元的な関係が示される）（図c、d：参考文献5より許可を得て転載）。

参考文献

1. 市川哲雄編：入門無歯顎補綴治療．東京．医歯薬出版．2006．118，119．
2. 細井紀雄，平井敏弘：無歯顎補綴治療学．東京．医歯薬出版．2009．130，135．
3. 渡辺 誠，森本俊文，妹尾輝明編：月刊歯科技工別冊 目でみる顎口腔の世界．1996．24，25，27
4. 小林義典ほか：治療義歯による不正な咀嚼機能の是正処置，右側下顎頭の後方偏位と左側下顎頭の前方偏位を呈する無歯顎症例．歯学（88）秋季特集号．2000．348-352．
5. 上濱 正：月刊上濱 正 有床義歯治療の新たなるプロトコール ウエハマ流の公式＆定理の実践：東京：デンタルダイヤモンド社 2010：26，32．
6. 小林義典：私の咬合採得法．東京都歯科医師会雑誌．38(3)別刷．1990．27-41．
7. 大島雅樹，田中 彰，小林義典：ゴシックアーチ描記法に関する臨床的研究．無歯顎者のエイペックスとタッピングポイントにおける下顎頭位の比較．歯学．1997：85：140-153．

第7章 治療用義歯について

I. 治療用義歯の目的

無歯顎患者は、歯と支持組織（歯槽骨、顎骨、咀嚼粘膜の減少）の喪失、顎関節の平坦化、筋群の萎縮、変形などの形態的障害を呈している。患者の口腔内は低く（低位咬合）、小さく（マウスボリュームが不足）、舌側に人工歯が排列（舌房の侵害）され、咬合平面（角度）が乱れた総義歯を装着していることが多い。

このことが義歯の不安定（維持、支持の不足）、筋群の不調和、下顎偏位を生じて、下顎位や下顎運動の不安定・偏位、下顎運動や舌運動、顔面運動の異常により、機能障害（咀嚼・嚥下障害、発音障害）、審美障害、心理的障害、社会的障害を生じている。

無歯顎患者は口腔内の諸器官の形態障害が機能障害を生じているといえるが、早期に形態障害の修復を目的とした総義歯（適正な形態、デンチャースペースの回復など諸条件を満たした）を装着した患者の機能、QOLは高く、患者の満足度も高い。近年、そのような患者は減少しており、小林らの研究では現代日本人の約75％には機能障害が認められるとの報告がある[1]。

現代日本人の無歯顎患者の多くは、形態と機能相互の負の循環に陥り、機能的咀嚼：末梢効果器系—感覚入力系—中枢処理系—運動出力系に障害を呈しているといえる。すなわち形態と機能相互の負の循環が発生すると以下のことが起るのである。

①マウスボリューム不足からの形態、機能障害が起り、三叉神経の入力障害が発生する。
②そのため三叉神経に伝達されるべき触覚、圧覚、痛覚、温覚、冷覚などの三次元的入力情報が不足かつ障害を受けて中枢神経系の混乱が発生する（痛覚は伝達スピードが最大化する）。
③それに引き続き、三叉神経、顔面神経、舌下神経などの出力障害が生じて、筋収縮、運動制限などの出力系の異常が発生する。

この形態と機能相互の負の循環を断ち切るための治療においては、治療用義歯の構成要素である粘膜面、研磨面、咬合面を活用してリハビリトレーニングを行うことが重要である。痛みを除去し、各面（粘膜面—研磨面—咬合面）からの安定した入力情報と中枢での統合、出力系の安定による筋群の収縮を正常化し、これらのバランス、収縮力の増強、スピードの向上を図ることが治療の目的と意義となる。

II. 顎骨、歯槽骨、咀嚼粘膜、被覆粘膜の特徴

1. 粘膜面を活用するときの注意点

治療用義歯の粘膜面に対峙する顎骨、歯槽骨、咀嚼粘膜、被覆粘膜の特徴は以下のとおりである。

入力センサーが広く分布し、三次元的に構成され

第7章

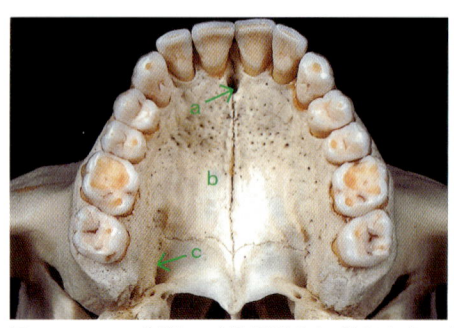

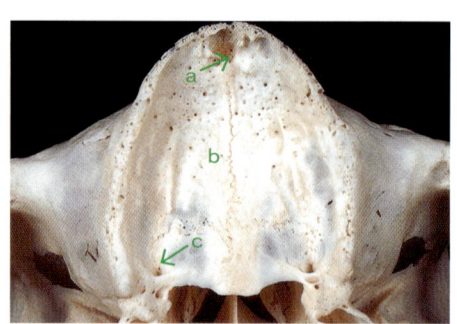

図7-1a、b 上顎の天然歯列と切歯窩と大口蓋孔の位置関係 a：三次元的に義歯補綴治療の再建の際に重要なランドマークである。b：上顎の無歯顎顎堤と切歯窩と大口蓋孔の位置関係。切歯窩と大口蓋孔が露出して義歯の粘膜面の圧迫で疼痛を生じる可能性が高い（第3章・図3-9参照）。

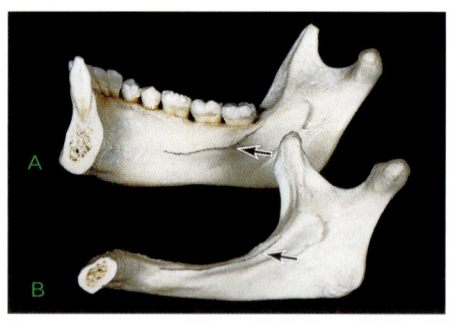

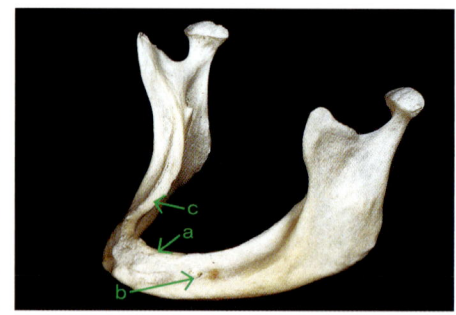

図7-1c、d c：下顎の天然歯列と下顎骨の関係。歯列の三次元的位置、口腔周囲筋・舌の付着位置、オトガイ神経、舌神経などの関係を理解することが義歯補綴治療では再建の際には重要である。d：下顎の無歯顎顎堤。歯列、歯槽骨が喪失して、下顎体の約1/2に及ぶ顎堤吸収を認める（下顎の高度顎堤吸収）。オトガイ神経（下唇枝、オトガイ枝、口角枝に分岐して三次元的に露出する・第3章・図3-5、6参照）。

ている顎堤の幅や高さをできるかぎり保存することで、圧覚、触覚なども三次元的に入力できると考えられる。

また咀嚼粘膜が多く保存されると、圧覚、触覚情報が細かく、大量に骨膜から顎骨の太く、安定した三叉神経に入力される。また伝達スピードが最大である疼痛の入力がほとんど入力されずに、触覚、圧覚の入力情報の安定が図られる。

反対に顎堤の幅、高さが減少し、太い神経線維が露出していると、入力センサーの分布が狭く、入力情報が少ない。顎堤が平坦であると情報入力が二次元的になり、不安定な情報になりやすいと予測できる。

さらに被覆粘膜が多く存在すると、粘膜下組織が存在し、このために減圧されて骨膜に圧を伝達しにくくなり、入力情報不足となる。高度に拡大したものがフラビーガムである。圧力情報が伝達されず、また内部の液体成分が加圧されると疼痛として入力される可能性がある。

太い神経線維が露出している状態では機能圧が疼痛として伝達され回避性の咀嚼とオトガイ神経（下顎神経）からオトガイ孔の露出、舌神経から下顎位の舌側、上顎神経から切歯窩の拡大、上顎神経（翼口蓋神経）から大口蓋孔といった出力系（筋収縮）の作動不良が起こる。

図7-1a、b（図3-9参照）に示したランドマークから、維持、支持、筋平衡、咬合平衡を精査することが重要である。人工歯排列は、残存顎堤よりも前方、左右側方にしなければならないことが理解できる。上顎の顎堤に排列すると、疼痛と維持、支持の不安定、下顎の義歯の舌房侵害、頬側死腔（下顎のアーチが狭くなる）の出現で、さらなる義歯の不安定で顎堤吸収が進行し、機能不全に陥る。とくにコンビネーションシンドロームでは重要な診査・診断項目である。

図7-1c、d（図3-5、6参照）に示したように舌神経の露出が疼痛の原因になり、感覚入力時の疼痛として認識され、運動出力系（筋群の機能）に影響を及ぼ

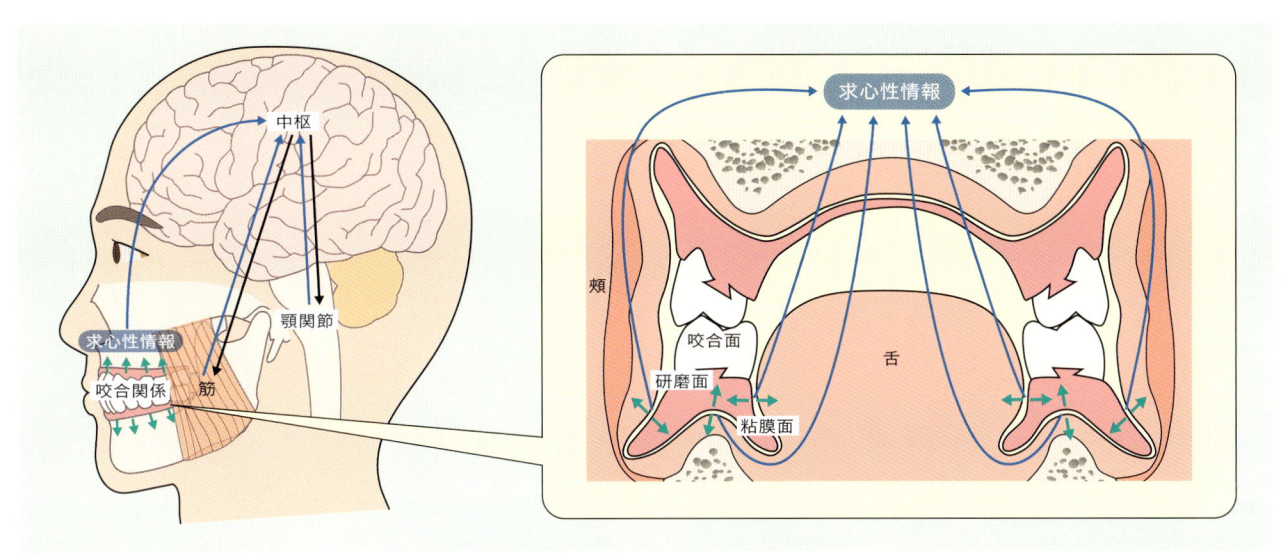

図7-2 総義歯を構成する3面（粘膜面、咬合面、研磨面・参考文献2より引用改変）。

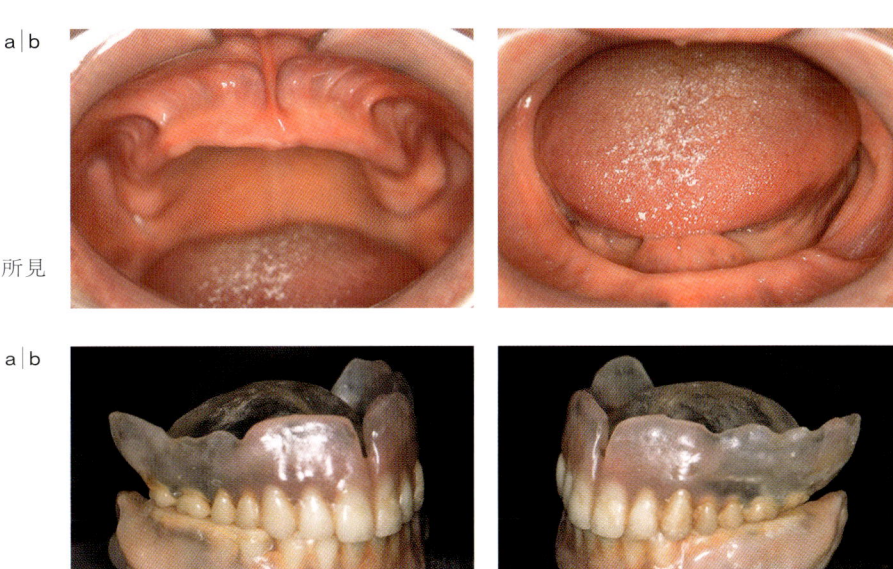

図7-3a、b 安定型無歯顎の口腔内所見（参考文献3より許可を得て転載）。

図7-4a、b 安定型無歯顎の治療用義歯。

す。また頰筋、オトガイ筋、顎舌骨筋、オトガイ舌骨筋などの付着部の露出により、義歯の維持、支持、筋平衡、咬合平衡に著明な影響を与える。これらの三次元的位置関係を上顎の解剖学的ランドマークの変化とともに診査・診断して、口腔周囲の筋群、露出神経を避けるだけでなく、味方につけて総義歯補綴治療を行うことが重要である。

2. 研磨面を活用するときの注意

頰筋（口輪筋を含む）、舌の研磨面からの入力情報と粘膜面における各圧の入力情報が三叉神経に伝達されることに注意する（図7-2）。

III. 無歯顎になる原因

従来の高齢者は社会的背景としての抜歯を経て無歯顎（過去型総義歯）となっていたが、近年歯周炎、根尖病巣、歯根破折、ブラキシズムなどが原因で、

第7章

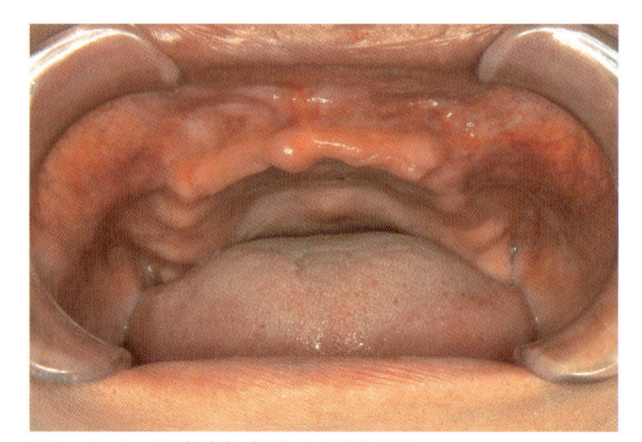

図7-5a、b　不安定無歯顎の口腔内所見。

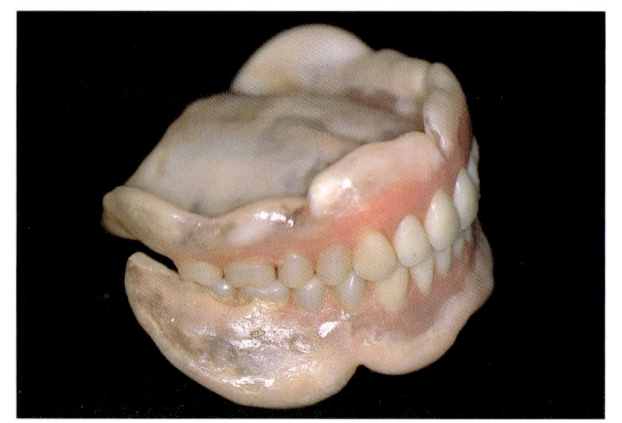

図7-6a、b　不安定無歯顎の治療用義歯。

　長期的経過や要因の複雑化による無歯顎（現代型無歯顎）となる、あるいはロングスパン欠損補綴やインプラント補綴の予後不良による無歯顎（将来型無歯顎）など、その原因が複雑化している。

　さらに、片側無歯顎の急増など、従来の考え方では解決が難しい症例も増加しつつある。このような背景で治療用義歯の目的と意義を考えてみると以下のようになる。
①患者の機能低下を抑える。
②患者の機能を向上させ、活性化する。
③向上した機能を安定化させる。

　上記の治療用義歯の目的と意義に沿った治療用義歯が具備すべき条件を述べると正確な診査・診断に基づいたうえで、以下の条件なくして、咬合採得も治療もありえないと筆者は考える。
①維持（印象で4種類採得＋治療用義歯で2種類獲得）を有する（安定性）。

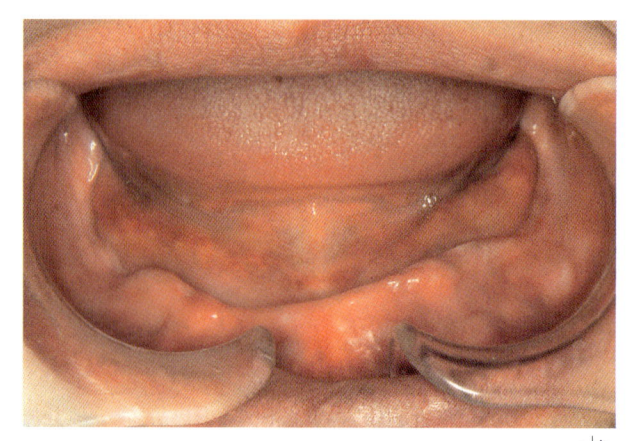

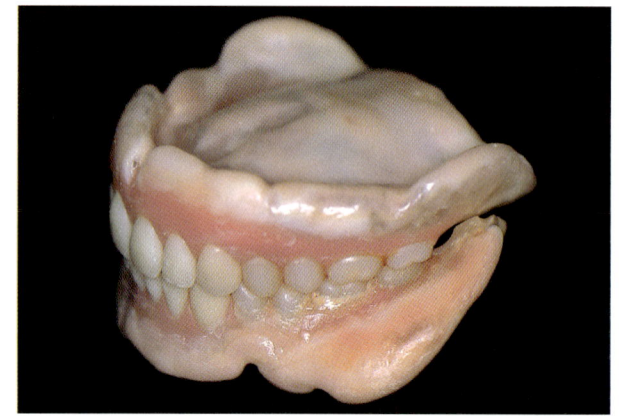

②支持（静的支持を印象採得＋治療用義歯で動的支持を獲得）を有する（安定性）。
　さらに
③適切な咬合平面（術者決定面、患者決定面の2平面）を有する。
④筋平衡、咬合平衡をリハビリトレーニングで獲得して、デンチャースペース（高さ×長さ×幅＝体積：マウスボリュームのなかに、デンチャースペースが存在）を獲得する。
⑤粘膜面（咀嚼粘膜、被覆粘膜の比率、特性を考慮）に対する適合性を獲得する。
⑥粘膜面は、ニュートラルゾーンテクニックなどの応用で義歯の維持、支持とともに圧感覚をしっかりと口腔周囲筋と舌の粘膜面から入力させる。
⑦機能的咀嚼：末梢効果器系—感覚入力系—中枢処理系—運動出力系における下顎位、下顎運動（下顎運動）、舌運動、顔面運動の安定化。

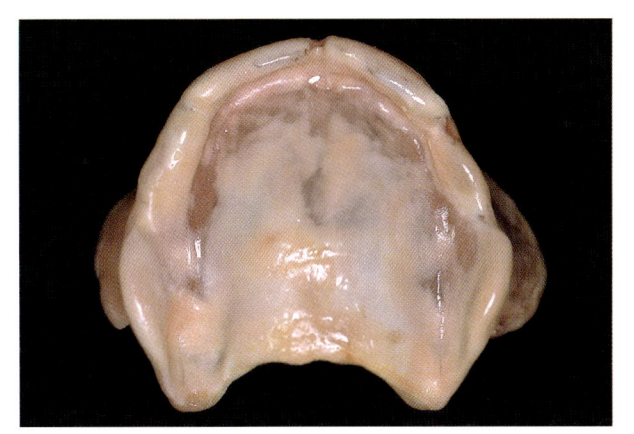

図7 - 7a、b　治療終了時の上下顎の粘膜面観。

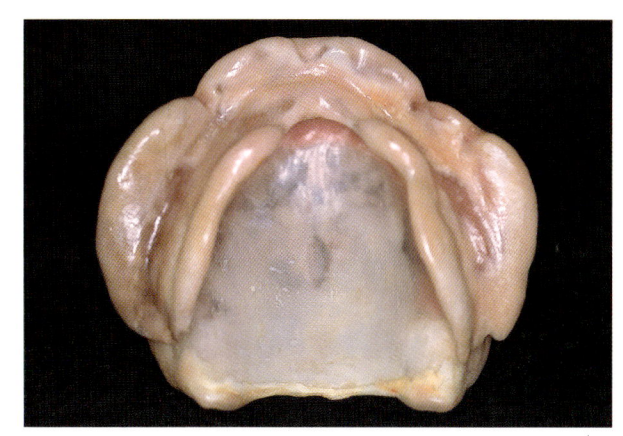

⑧機能的咀嚼：末梢効果器系—感覚入力系—中枢処理系—運動出力系の活性化とその後の安定化。

　これらの条件を満たし形態を回復することで。機能が改善する。さらに機能が改善することで、形態が回復すると、顎口腔機能は再建される。すなわち形態と機能相互の正の循環が構築される。

Ⅳ．顎堤吸収による無歯顎の分類

1．安定型無歯顎

　顎堤吸収の程度が歯槽骨が高度に保存、歯槽頂上に咀嚼粘膜が多く存在するなど軽度で、マウスボリューム（体積）が保存され、さらに下顎位の安定によって機能障害が軽度な患者は、通法に従い総義歯を製作して装着、管理を行うか、インプラント補綴を行うことで機能は早期に改善、再建されると思われる（図7 - 3a、b、4a、b）。

2．不安定無歯顎

　顎堤吸収の程度が歯槽骨がほとんど吸収、顎骨に口腔周囲筋や舌の付着部が露出した状態といった高度なものであり、マウスボリューム（体積）が減少し、下顎位が偏位し、下顎運動、舌運動、顔面運動までに変形・偏位が生じた機能障害患者は、通法に従い製作された最終義歯を短期間で満足できる状態に受け入れることは困難である（図7 - 5a、b）。

　先ずは長期間に及ぶ負の連鎖を解きほぐす処置と期間が必要である。したがってこのような患者には、以下の目的を持った治療用義歯を製作する。

①形態の回復を行い、患者の体積（マウスボリューム：体積＝高さ×長さ×幅）を回復させる。咬合高径を適正化することで、開閉口筋群の活性化（筋紡錘を含めた）と下顎頭の安定化が図られ、幅を拡大し研磨面と筋群（頬筋と舌）を密着させて、粘膜面の三叉神経の圧力センサー（圧覚、触覚）からの入力情報をスムーズに中枢に伝達し、中枢からの筋群への出力情報に的確に筋群が収縮して、義歯の研磨面を捉えて加圧的筋平衡（ニュートラルな筋平衡とは異なり、頬—舌方向で頬筋と舌で研磨面に圧を付加して加圧状態の平行）をつくり出す。

②顎堤が吸収して平らな症例では、平らな粘膜面（二次元的な入力）からの入力情報と、研磨面の縦の入力情報で、三次元的な入力を中枢に伝えることが、筋力（出力系）の適正な機能の回復を図る。

③期間をかけながら、義歯の構成要素の３面である粘膜面、研磨面、咬合面における機能時の圧、すなわち咬合圧、咀嚼圧、嚥下圧などの圧を触覚、圧覚の三叉神経の入力情報として、前後、左右でバランス良く中枢神経系に入力できるように形態の修正、機能トレーニングを行い、筋群のリズミカルでバランスのとれた収縮が起こるように治療を行う（図7 - 6a、b）。

第 7 章

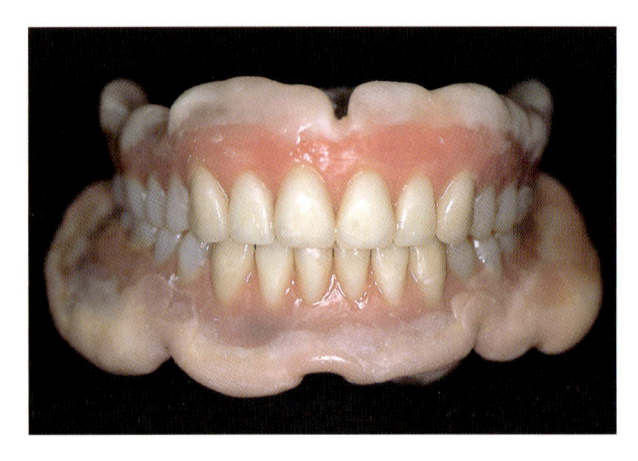

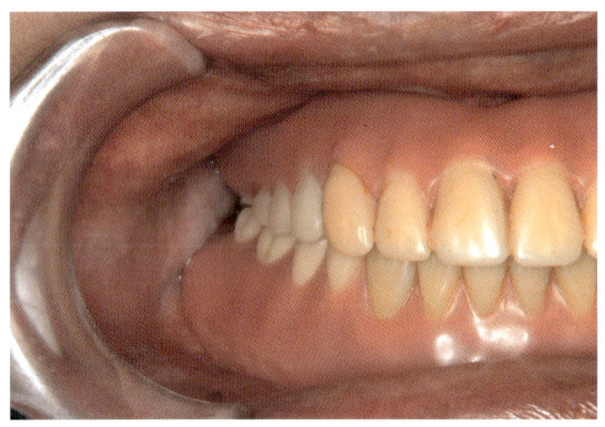

図7-8 粘膜の矢平面(長さ)×粘膜の垂直面(高さ)×粘膜の水平面(幅)が三次元センサーとなる。

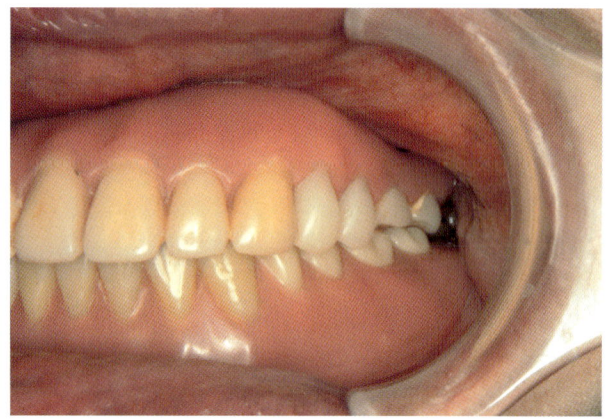

図7-9a、b 頬側に死腔があると、入力情報が伝わらず、また出力された情報でも筋群が研磨面を正確に捉えられず、そのため筋平衡、咬合平衡が得られず義歯の機能不全を生じる。
a|b

3．粘膜面

　機能時の疼痛を感じる部位である。下顎位に偏位があると、その偏位方向に過剰な機能負担がかかり、粘膜面の傷となり、疼痛を生じる。機能圧に強い角化粘膜である咀嚼粘膜が広範囲に存在しないうえ(非角化である被覆粘膜が広範囲に存在)に、粘膜下組織が多量に存在する顎堤粘膜は、傷がつきやすく、疼痛を知覚しやすい。

　口腔の粘膜面からの疼痛(入力情報)は、三叉神経を介して中枢に伝達されて、回避性の運動(出力情報)として現れ、さらに下顎偏位を助長する。これらの解決策を以下に示す。

①粘膜面(咀嚼粘膜、被覆粘膜の比率、特性を考慮)の支持力を明確に採得すること(第5章の印象採得の項目を参考)。

②アルジネート印象材における粘膜面の形態と粘膜加圧印象よるMCLトレー上のインプレッションペーストの抜けた部位(耐圧区域)を治療用義歯製作前に確実に精査して治療時に生かす。

③耐圧区域には治療用義歯の粘膜面はできるだけレジン面を残す(一次支持力の中心)。非耐圧区域(粘膜が薄い、粘膜下組織が介在し骨よりはがれ、血液やリンパ液が停滞しやすい部位)は、軟性裏層材(COE-SOFT)を用いて時間をかけて機能圧をかけ、粘膜面の硬化と液体成分を追い出し、可動性を減少させ準耐圧区域化を図る。仮に耐圧区域の能力の1/3であっても、その面積が広がれば準耐圧区域×その面積＝耐圧区域に近い負担能となり、耐圧区域(一次支持力)が拡大し、安定した三叉神経系への入力情報となる。こうすることで、耐圧区域は正確でスピードのある良い情報が入力され、非耐圧区域は疼痛情報(悪い情報)の入力による入

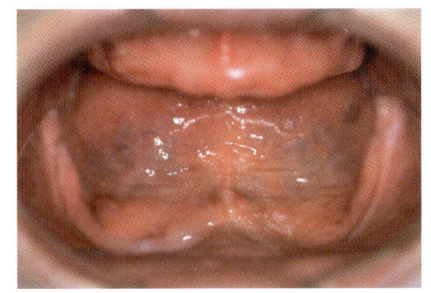

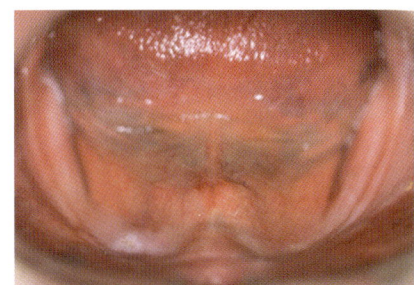

図7‐10a　下顎の高度顎堤吸収症例。頬側側方拡大型。口腔内所見の正面観。
図7‐10b　下顎は高度顎堤吸収を認める。

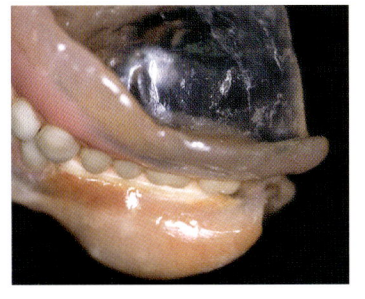

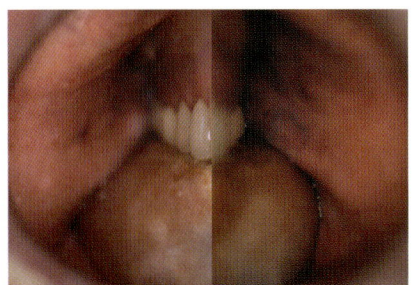

図7‐10c　治療用義歯の左側側方面観。下顎の頬側研磨面に流線形態が付与された。
図7‐10d　下顎の頬側研磨面の流線形態と頬筋の関係（維持、筋平衡が確立する）。

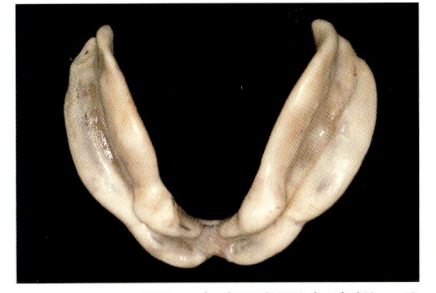

図7‐11a　下顎の高度顎堤吸収症例。舌側下方拡大型。下顎治療用義歯の粘膜面観。
図7‐11b　前顎舌骨筋窩、後顎舌骨筋窩のスペースを拡大して形態を付与する。 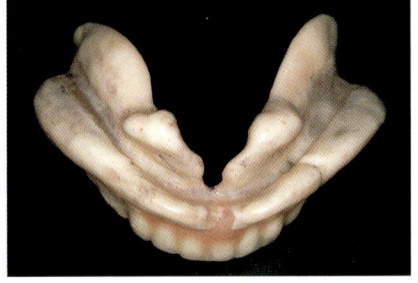
図7‐11c　上下の治療用義歯の正面観。下顎のオトガイ筋、頬筋の筋力も利用した形態を付与する。 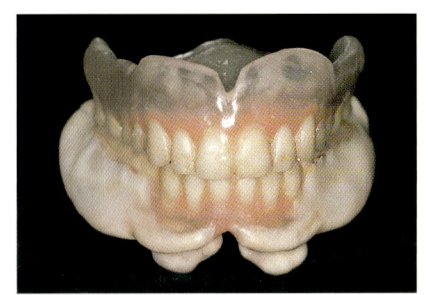

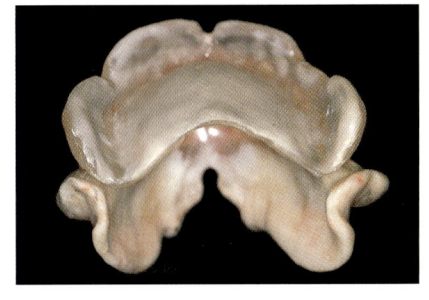

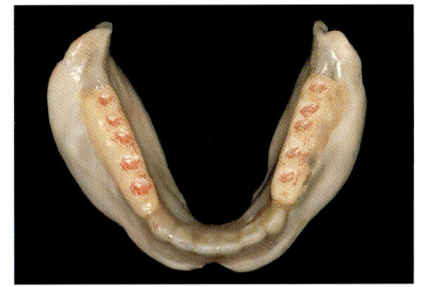

図7‐11d　上下の治療用義歯の後方面観。オトガイ筋、顎舌骨筋の形態が付与されている。
図図7‐11e　下顎の治療用義歯の咬合面観。リンガライズドオクルージョンによる咬合平衡が確立した。

力情報の混乱を防ぐことができる。なお準耐圧区域は疼痛の混乱情報は送らない（弱いが良い情報であり悪い情報ではない・図7‐7a、b）。

4．研磨面（義歯成功のカギ）

顎堤吸収が軽度であると、義歯の粘膜面に縦の壁が内側に存在している（粘膜の内壁：粘膜の垂直面）粘膜面の歯槽頂の部分（粘膜の水平面）との三次元的入力系の残存がある。

粘膜の水平面（幅）×粘膜の垂直面（内壁：高さ）＝三次元センサーは、安定した三次元的入力情報を伝達し、中枢神経で瞬時に統合され、筋群へ安定した出力情報が伝えられる。

顎堤吸収が高度で歯槽骨がほとんど吸収し、顎骨

第7章

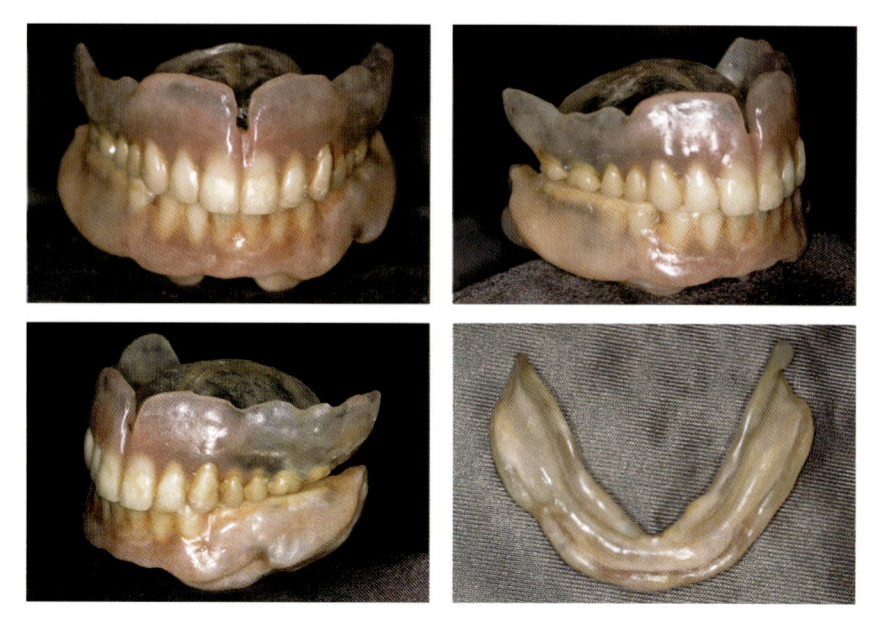

図7 - 12a～d　中間型。

が露出した症例では粘膜の水平面は広く、耐圧の能力が減少し、被圧変位が大きく可動性を示すため安定した圧覚、触覚などの入力情報が得られにくい。さらに内側の壁、粘膜の垂直面は完全に消失しているため三次元センサーの機能不全を生じている。そこで、研磨面で圧覚、触覚の圧感覚を捉えさせる(粘膜の外壁：粘膜の垂直面)。この場合、粘膜の矢状面(長さ)×粘膜の垂直面(高さ)×粘膜の水平面(幅)＝三次元センサーとなる(図7 - 8)。

従来のニュートラルゾーンテクニックは義歯の安定を図るために、頬舌の中立体に人工歯の排列を行うためであるが、本法では頬筋、舌を積極的に利用して義歯を捉えて粘膜の入力センサーの情報の向上を起こさせ、さらに中枢からの出力系指令に基づく筋収縮を機能作動面(研磨面)で最大に発揮させるシステムである。

5．下顎偏位

下顎偏位があると左右で形態が異なり、以下の問題点が発生する。
①頬・舌の粘膜面上の圧覚、触覚(圧力センサー)からの入力情報がアンバランスになったり、乱れたりする。
②中枢からの出力情報で頬筋、舌群が非対称に収縮して、筋平衡、咬合平衡が得られない。
③舌房の侵害(高度吸収により歯槽頂間線の法則で排列される際によく起こる)で、異常な入力情報が伝達され、さらに長期にわたると顎堤吸収を助長する。
④頬側に死腔(粘膜面に頬粘膜が接していない)があると、入力情報が伝わらないし、出力された情報で筋群が粘膜面を正確に捉えられず、筋平衡、咬合平衡が得られず義歯の機能不全を生じる(図7 - 9a、b)。

6．顎堤吸収

顎堤吸収が進行し平坦化するほど、適正な高さと幅が必要になるので、義歯の機能時の安定化のため、「筋群を味方につける形態の付与」が重要となる。顎堤吸収の進行程度から頬側に幅を広げて頬側研磨面での面積を増加させるタイプ(頬側側方拡大型・図7 - 10a～d)、舌側に下げて、この部位での幅を広げて、舌側研磨面での面積を増加させるタイプ(舌側下方拡大型・図7 - 11a～e)、その中間型(図7 - 12a～d)に分類できる。

逆に顎堤吸収が進行していない症例では、筋群を敵にしない形態の付与が重要ある。各小帯の位置も固定して安定化しており、研磨面が顎堤形態を模倣した形態となる(従来型研磨面)。

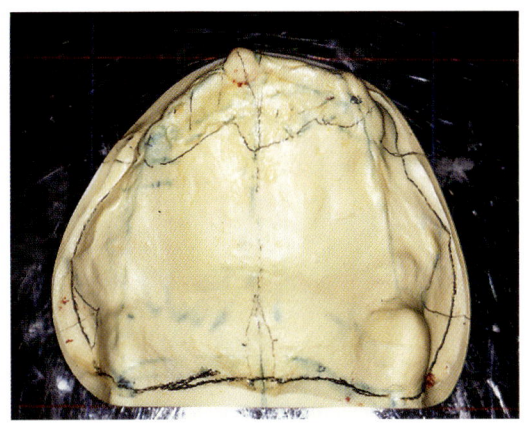

図7-13a　上下左右高度顎堤吸収で上下左右ともに非対称で形態は咬合崩壊に大きな影響を受けているタイプ。上顎の規格模型の粘膜面観。左右の吸収が非対称である。

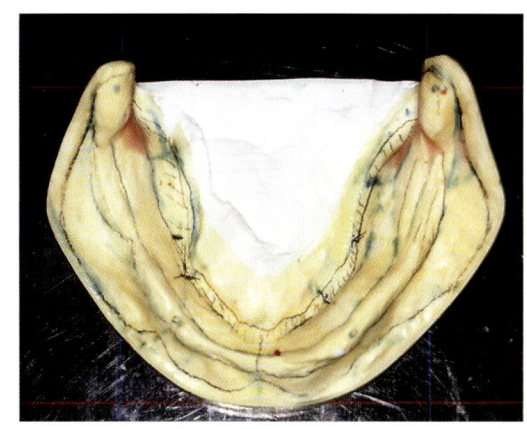

図7-13b　下顎の規格模型の粘膜面観。

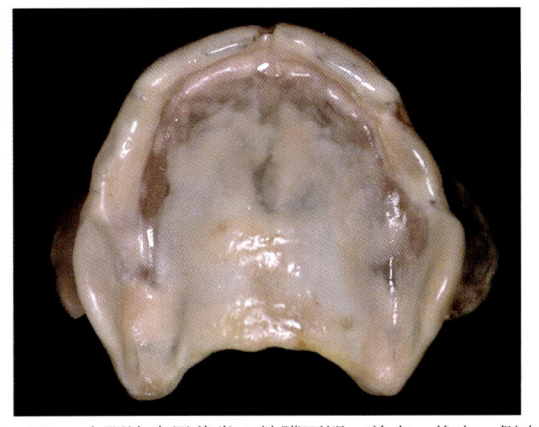

図7-13c　上顎治療用義歯の粘膜面観。前方、後方、側方への拡大を図り、機能圧を対称化する。

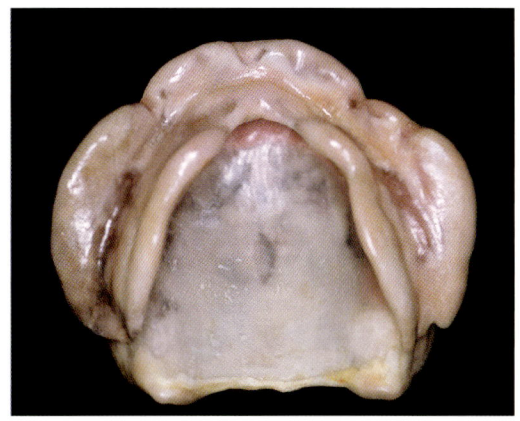

図7-13d　下顎治療用義歯の粘膜面観。床座面積の拡大とニュートラルゾーンテクニックを応用する。

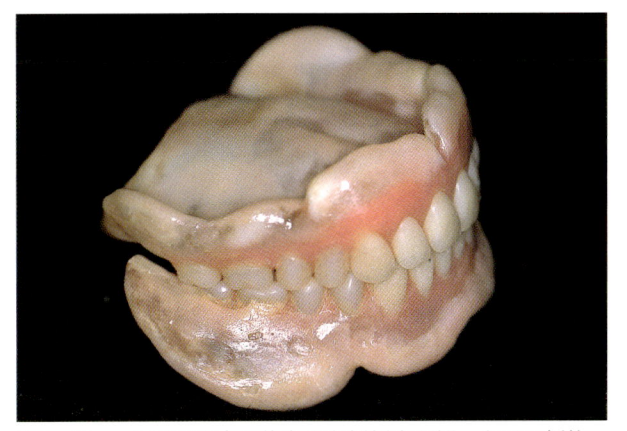

図7-13e　上下顎治療用義歯の右側側方面観。上下の頰筋、オトガイ筋などで頰側のニュートラルゾーンを付与。

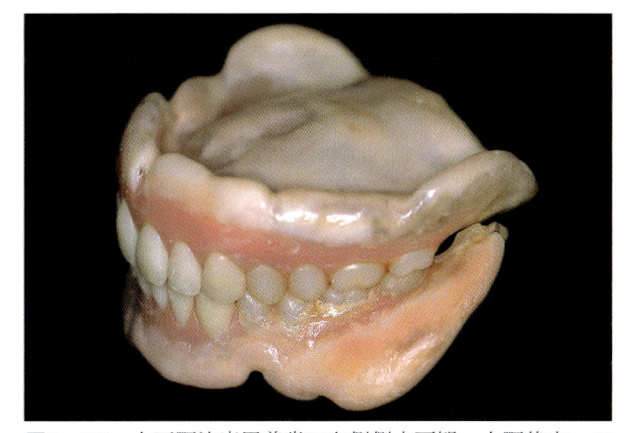

図7-13f　上下顎治療用義歯の左側側方面観。上顎後方への延長。

7．咬合面

　治療用義歯の咬合面は、治療当初は下顎位、下顎運動、舌運動、顔面運動が不安定であるために、強い機能圧がかからないことが重要である。無歯顎患者は通常は左右前方へ偏位し、さらにその患者の特性により左右どちらかに偏位して、見かけ上は片側の

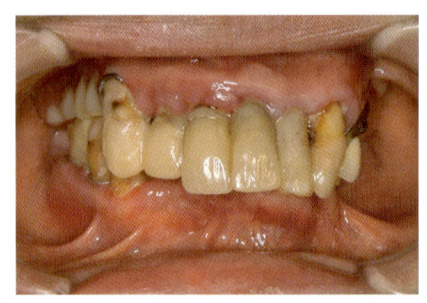

第7章

図7-14a 高度な歯周疾患患者が無歯顎となり、治療用義歯にて咬合、咀嚼の安定、顔貌の回復ができた。残存歯数は多いが、歯周炎などが進行して咬合崩壊を起こし、機能的咀嚼系に異常を認めるタイプ。高度の歯周炎を認める患者の正面観。過蓋咬合を認める。

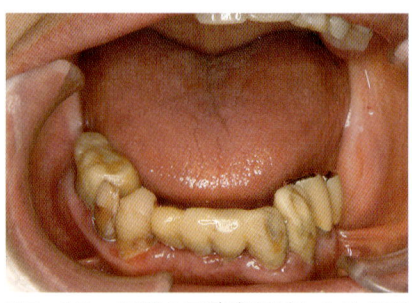

図7-14b 下顎の口腔内所見における正面観。下顎の右側偏位を認める。

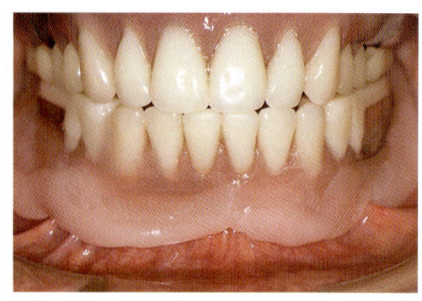

図7-14c 治療終了時の正面観。下顎位は約4.0mm左側へ修正された（参考文献3より許可を得て転載）。

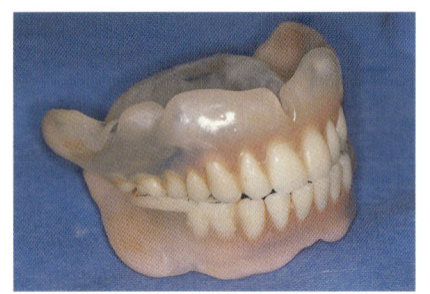

図7-14d 治療用義歯の右側側方面観。無歯顎となり上下に治療用義歯を装着。

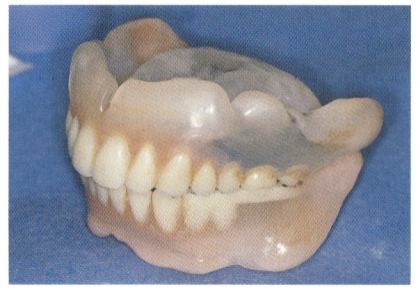

図7-14e 治療用義歯の左側側方面観。マウスボリュームの回復、感覚入力系と運動出力系の向上で形態が完成した。

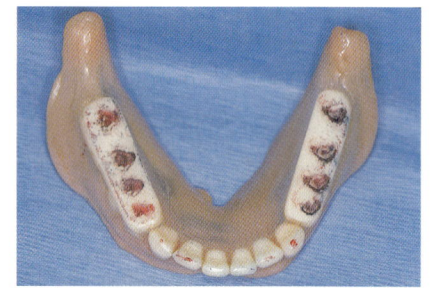

図7-14f 下顎治療用義歯の咬合面観。高度の歯周炎時と比較すると大幅に下顎位、下顎運動が確立した。

前方偏位、反対側の後方偏位をまねく。これらのケースは左右の顎関節がむしろ良い状態の症例である。

最近増加している症例は左右の下顎頭の形態、関節突起の非対称、形態不全を認め、片側で可動性が乏しく固定しているものが増加している。このことを治療前に精査しておく必要があり、このような症例では治療終了時に研磨面形態も非対称になることがある。人工歯排列については以下の点に留意する。

①上下顎の動きやすい側をフラットテーブルの咬合面（通常下顎が多い）とし、反対側に咬頭展開角20°の人工歯（エースレジン歯）をリンガライズドオクルージョンで排列する。
②対顎関係が前方開きで義歯床が不安定になりやすい症例では、無咬頭人工歯（エンデュラ0°）を排列する。
③症例によっては、咬頭展開角が広い人工歯を上下に排列する。
④乳歯列期の時代のように咬合面に弱い力から少しづつ加圧できるようなイメージで治療を開始する。

V．実際の上下顎無歯顎症例

1．低難度無歯顎症例（従来型）

80歳以上の高齢者に多く、①上下顎左右対称形が基本で、左右に顎堤吸収に差があるタイプと②上下顎左右対象が基本で、上下に差があるタイプに分かれ、後者はさらにa 頬側弛緩・舌側緊張タイプ（図7-10と同一）とb 頬側緊張・舌側弛緩タイプ（図7-11と同一）に分かれる。

2．高難度無歯顎症例（未来型）

80歳以下の高齢者に多く、①上下左右高度顎堤吸収で上下、左右ともに非対称、形態は咬合崩壊に大きな影響を受けているタイプで、無歯顎後も不適切な総義歯の使用により形態障害、機能障害、心理的障害、社会的障害を受けている場合が多い（図7-13a～f）。

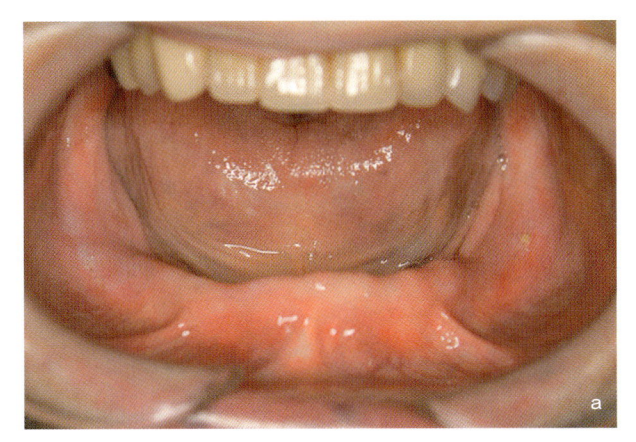

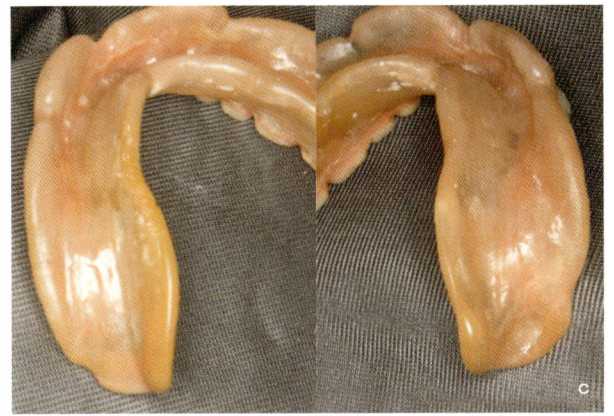

図7-15a〜d　下顎のシングルデンチャーにおける治療用義歯。

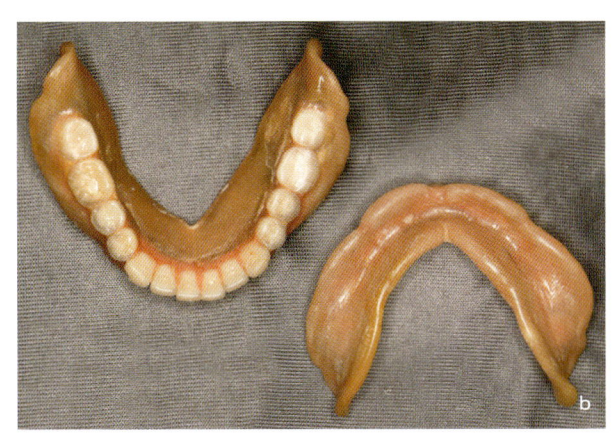

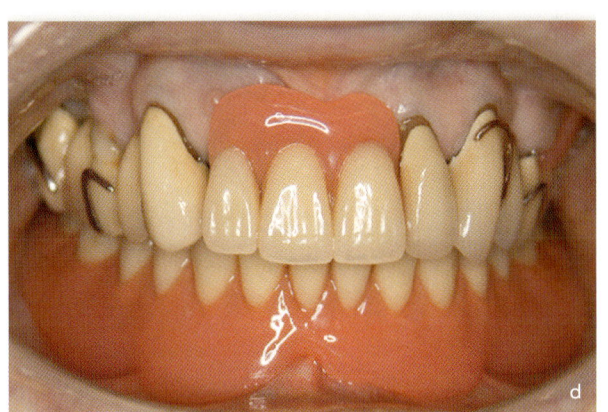

②残存歯数は多いが、歯周炎などが進行して咬合崩壊を起こし、機能的咬合系に異常を認めるタイプで、今後団塊の世代を中心に急増が予想される。また口腔周囲筋におよぶ障害を示し、顔貌の変化を認めることが多い（図7-14a〜f）。

Ⅵ．下顎のみ無歯顎症例（下顎のシングルデンチャー）

1．問題点

①上顎の天然歯歯列、局部床義歯、インプラント補綴の影響を直接受けることである。天然歯の歯、局部床義歯人工歯、インプラント補綴の上部構造の排列位置、咬合平面、調節湾曲などの影響を直接受ける。つまり維持、支持、筋平衡、咬合平衡のバランスが崩れやすいと言える。

②顎堤吸収が進行して、オトガイ孔などの露出、舌神経の位置の変化などで上顎の機能圧が集中しやすい。つまり疼痛として出現しやすい（疼痛の出現で、筋肉の収縮力が減少し、機能圧が低下する）。

③顎堤の吸収により、口腔周囲筋（口輪筋、頬筋、オトガイ筋、顎二腹筋、咬筋など）―舌の付着部が露出して下顎義歯の形態に影響を及ぼす。つまり維持、筋平衡が得にくい。

2．解決策

①問題点①への解決策としては、治療用義歯でトレーニングを行い下顎位の偏位を修正して、ニュートラルゾーンテクニックの応用で、維持、支持、筋平衡、咬合平衡のバランスを回復することである。具体的にはリンガライズドオクルージョン、Gerberのレデュスードオクルージョンによる咬合平衡が効果的である。

②問題点②への解決策としては、治療用義歯の床座面積を拡大し、支持力（一次支持力）を回復させて、咬合平衡、筋平衡の向上により、口腔周囲筋―舌の機能圧を利用して咬合平衡時の機能圧（咬合

第 7 章

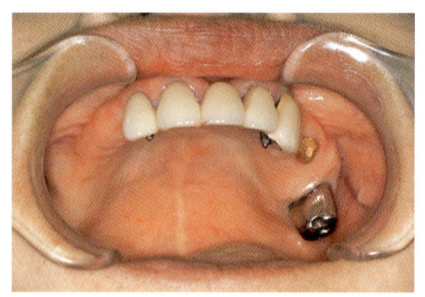

図7-16a　強い食いしばりを認める下顎のシングルデンチャーにおける治療用義歯。上顎の口腔内所見。

図7-16b　下顎の口腔内所見。

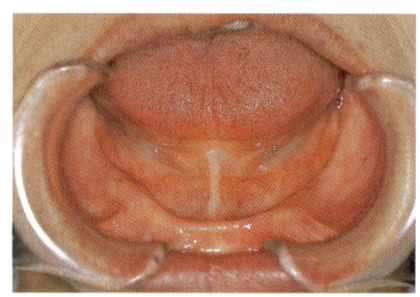

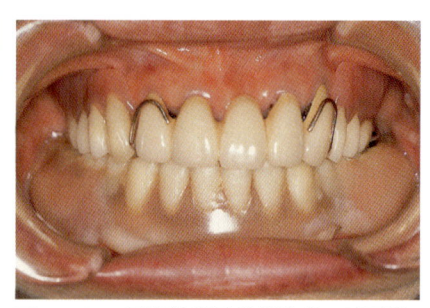

図7-16c　下顎治療用義歯装着の正面観。

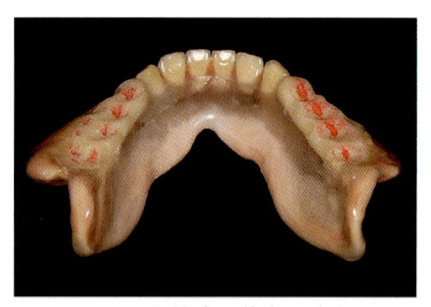

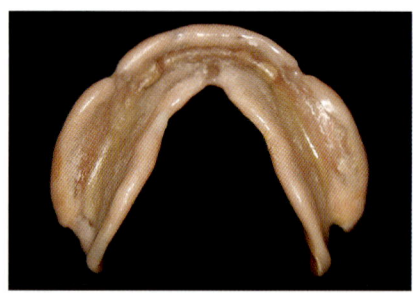

図7-16d　下顎治療用義歯の咬合面観、舌側研磨面。

図7-16e　下顎治療用義歯の粘膜面観。

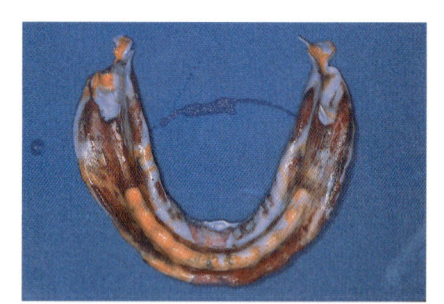

図7-16f　下顎の加圧印象（前歯部、小臼歯部相当部の顎堤は機能圧を調整するための工夫がしてある）。

力―垂直的機能圧、咀嚼圧―水平的機能圧）をニュートラルゾーンテクニックで確立することである。③問題点③への解決策としては、治療用義歯によるトレーニングと、軟性裏装材による機能圧を応用した形態修正によるニュートラルゾーンテクニックで、咬合―咀嚼時の機能圧を研磨面に付与した形態を構築して、維持、筋平衡を確立することである（図7-15a～d）。

3．オトガイ孔付近、左側顎舌骨筋周囲に強い疼痛が出現し、高度な咀嚼障害を認める症例

下顎義歯の床座面積を可能なかぎり拡大して、口腔周囲筋―舌による機能圧で、維持、支持、筋平衡、咬合平衡を確立する。筆者の症例で90歳を超える高齢者で癌治療の影響のため、咬合―咀嚼に関する筋群、口腔粘膜、顎関節に多大な影響を認めたケースがあった。

このケースでは、とくに、咬合に関する咬筋や咀嚼に関する上咽頭収縮筋につながる翼突下顎縫線の

形態を義歯上に付与して咬合―咀嚼に関する筋の弛緩を義歯の形態で補完して機能を向上させた。

患者の咬合―咀嚼機能は大幅に改善し、延命効果を認めた。患者においては癌の全身転移で余命半年を告知されるが、「おいしく、何でも食べられた」とのことで約4年間QOLを確保した状態で延命治療が図られた。

4．強い食いしばり（著明な咬筋の発達など）で、オトガイ孔、顎舌骨筋、舌神経走行部に著明な疼痛を認める症例

下顎の床座面積の拡大による支持力の向上を基本に、治療用義歯を用いたリハビリトレーニングで、口腔周囲筋―舌によるニュートラルゾーンテクニックと下顎位の修正、リンガライズドオクルージョンの確立で、維持、支持、筋平衡、咬合平衡を確立した。

患者は咬合―咀嚼機能の改善に加えて、睡眠時の義歯の装着で睡眠の改善を実感している。機能的咀嚼系の改善が図られ、中枢神経系にも良い影響が認

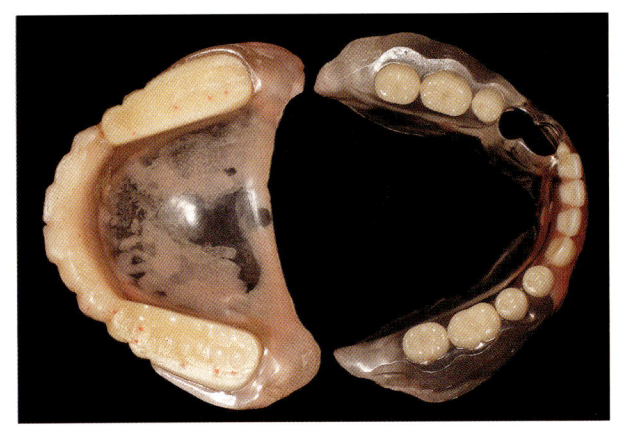

図7-17a　下顎が両側遊離端欠損症例。治療用義歯の上下顎の咬合面観。

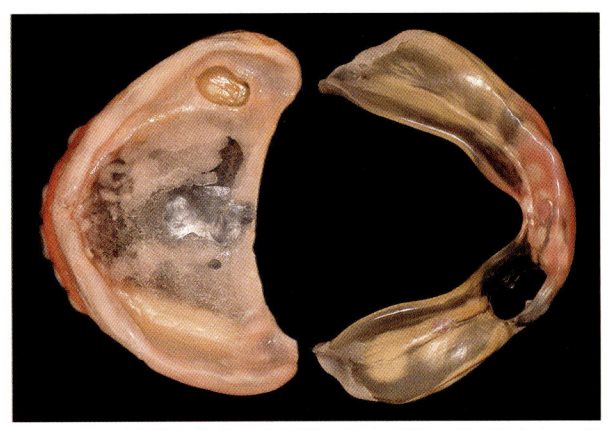

図7-17b　治療用義歯の上下顎の咬合面観。不安定なため治療対象となる上顎の粘膜面、研磨面には軟性裏装材を利用してリハビリトレーニングを行う。下顎は印象採得、試適時にニュートラルゾーンテクニックを応用し、維持、支持、把持が確立しているので軟性裏装材は使用しない。

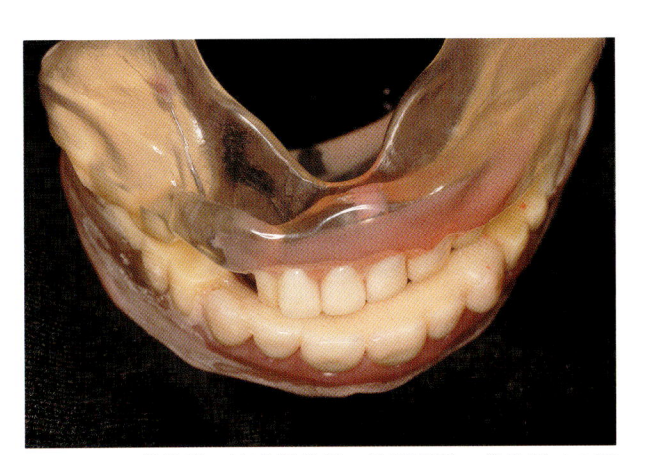

図7-17c　前歯部の治療用義歯の位置関係。前歯部での咬合平衡を確立し、リハビリトレーニングで口輪筋、オトガイ筋の筋平衡を強固なものとして機能圧を負担させ、咬合、咀嚼、発音時の機能の安定を図る。前歯部で咬合平衡(咬合させない)を付与しないと、当初は安定しているが、その後下顎がさらに前方偏位して上顎を突き上げ、咬合平面が緩くなり上顎のフラビーガムを増大させる原因となる。

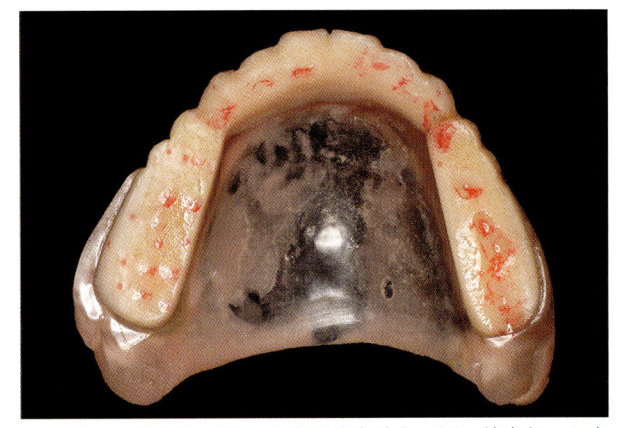

図7-17d　治療終了時の治療用義歯咬合面観。前歯部、臼歯部での筋平衡が確立している。

められた(図7-16a〜f)。

Ⅶ. 上顎のみ無歯顎症例(上顎のシングルデンチャー)

1. 問題点

①上顎の高度顎堤吸収により、支持歯槽骨、角化粘膜がほとんど喪失している。つまり維持、支持、筋平衡、咬合平衡が得られない

②上顎の高度顎堤吸収により、切歯窩、大口蓋孔が露出している。つまり咬合、咀嚼時の著明な疼痛が出現する。

③前歯部相当部歯肉にフラビーガムが広範囲に出現している。つまり維持、支持、筋平衡、咬合平衡が得にくく、下顎の突き上げでさらに状態が悪化しやすい。

④口蓋側は、硬い正中口蓋縫線と軟らかい軟口蓋で覆われており、被圧変位の差が大きい。つまり下顎無歯顎のように口腔周囲筋と舌での機能圧を利

第7章

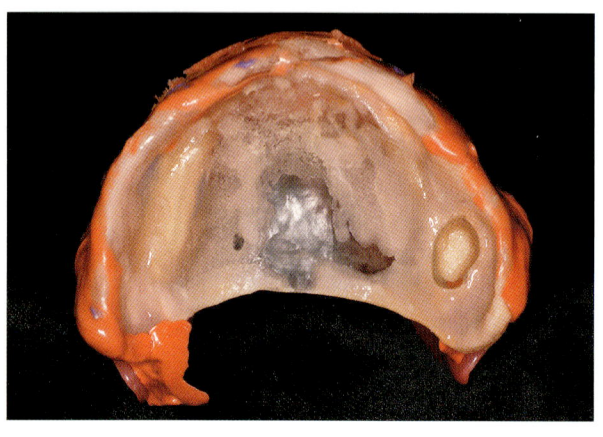

図7-17e　治療用義歯の正面観。口輪筋、頰筋、オトガイ筋などの口腔周囲筋と治療用義歯との三次元的関係が精査できる。前歯部人工歯はこれらと適合し、適切な位置に排列されていることが確認できる。前歯部での筋平衡も確立している。

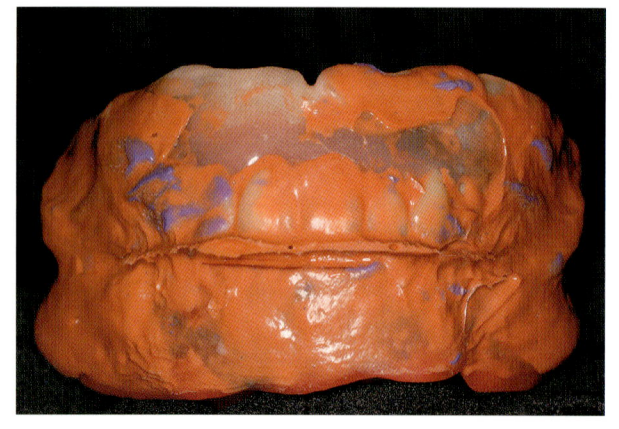

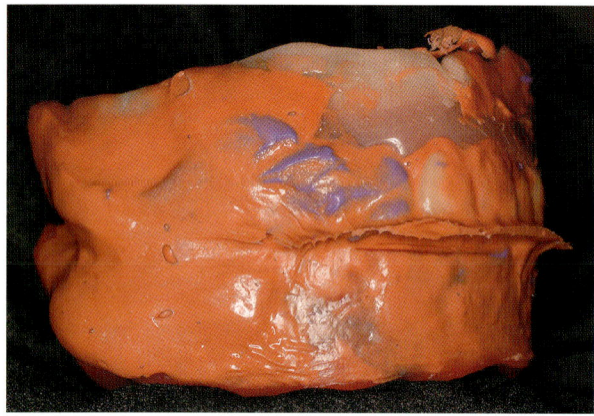

図7-17f　治療終了時の治療用義歯の右側側方面観。咬合平面と頰筋の関係から設定位置とリハビリトレーニング後の頰筋の位置が一致し、筋平衡、咬合平衡が確立した。咬合と咀嚼の能力、効率も向上することが示唆される。

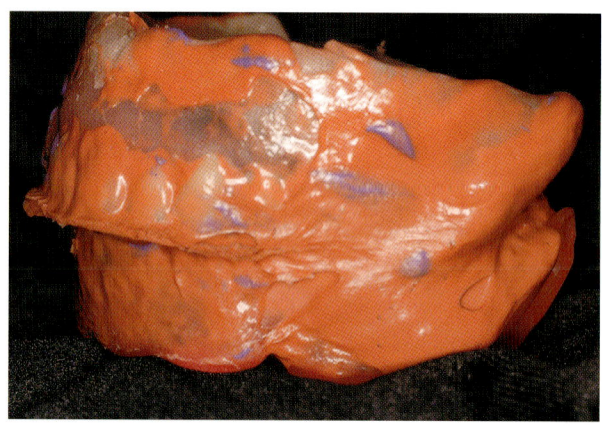

図7-17g　治療終了時の治療用義歯の左側側方面観。右側と同様の状態が三次元的に精査できる。

図7-17h　治療終了時の治療用義歯の粘膜面観。口輪筋のリップサポート、左右頰筋の内層の走行を利用した筋平衡が得られ、前歯部、臼歯部の咬合平衡と連動し、機能時の上顎を不動のものとしていることが示される。これらの3方向（前歯部のリップサポート、左右の頰筋の内層の走行と筋力）で上顎の筋平衡、咬合平衡、維持、支持が確立し、安定した状態での咬合─咀嚼が可能となり、粘膜面と頰側粘膜からの感覚入力の向上で、機能的咀嚼系が構築される。上顎のニュートラルゾーンテクニックの確立と呼んでいる。

用してニュートラルゾーンテクニックのような筋平衡、動的維持、動的支持が得られない。
⑤両側遊離端のため、下顎の部分床義歯が維持、支持、把持が得られず不安定になりやすい（下顎が遊離端症例）。

⑥理想的な咬合平面が設定できず、下顎の天然歯、インプラント上部構造の咬合面に規制のなかで人工歯排列を行うことになる（下顎が天然歯やインプラント補綴症例）。
⑦①〜⑥をまとめると、上顎の無歯顎症例シングル

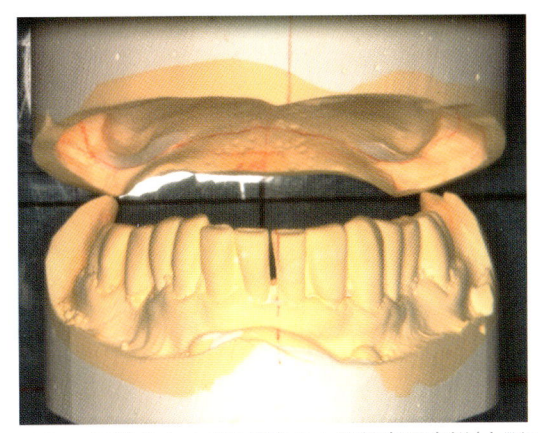

図7‐18a　下顎がすべて天然歯の上顎無歯顎症例(上顎は高度顎堤吸収で平坦化を認める症例)。維持、支持、筋平衡、咬合平衡が確立しにくい。切歯窩などの露出で疼痛が取れないなどにより難症例となることが多い。下顎の症例よりも難しい症例となる。下顎の規格模型の正面観。下顎はすべて天然歯(参考文献3より許可を得て転載)。

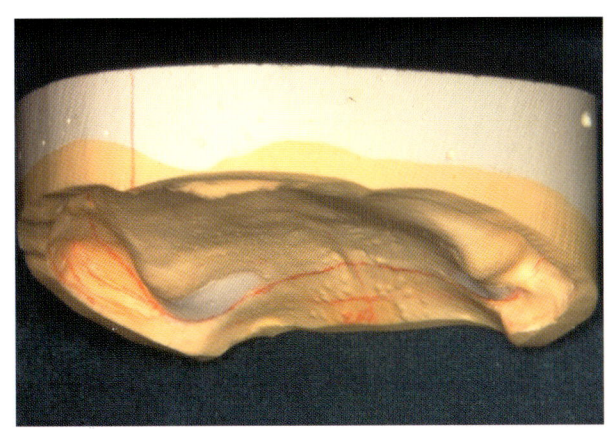

図7‐18b　上顎の規格模型の正面観。歯、顎堤はすべて吸収して切歯窩の露出を認め、著明な疼痛と維持力の不足を訴えた(参考文献3より許可を得て転載)。

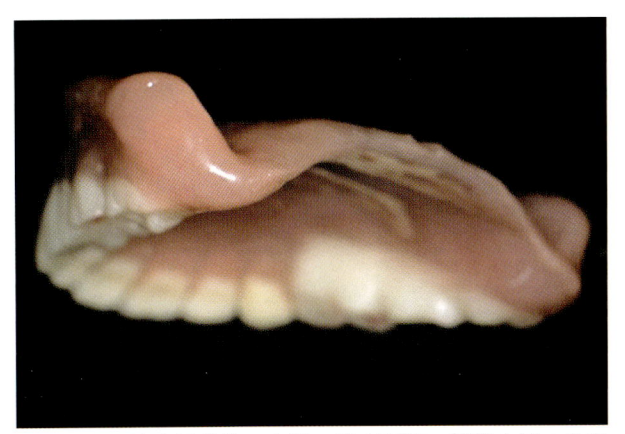

図7‐18c　治療用義歯の左側の後方面観。頬筋内層の走行の機能的形態付与で維持、安定が得られた(参考文献3より許可を得て転載)。

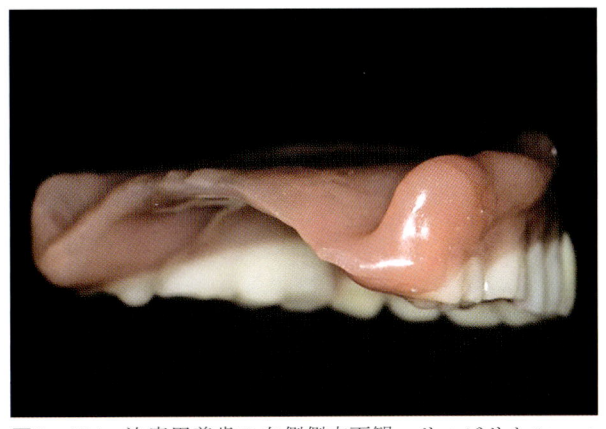

図7‐18d　治療用義歯の右側側方面観。リハビリトレーニングで筋内層の走行の形態をつくっていく(参考文献3より許可を得て転載)。

デンチャー(上顎のシングルデンチャー)は超難症例となりやすいということができる。

2．解決法

上記の問題点①～⑦の解決策としては、井出吉信、阿部伸一が解剖学的所見を示し、またD. M. WattとA. R. MacGregorが提唱しているように頬筋の筋線維特性と走行形態を利用して、機能時の口輪筋のリップサポートと頬筋の筋平衡を正確に確立することが大切である。

具体的には治療用義歯を用いてリハビリトレーニングで、筋平衡、咬合平衡、維持、支持を確立する。すなわち上顎のニュートラルゾーンテクニックを確立することである[4～6]。

3．下顎が両側遊離端症例

今後、増加が予想されるタイプである。上顎の総義歯の不安定と機能時の切歯窩、大口蓋孔付近の疼痛を認め、前歯部相当粘膜部にフラビーガムを認めることが多い症例である。

第7章

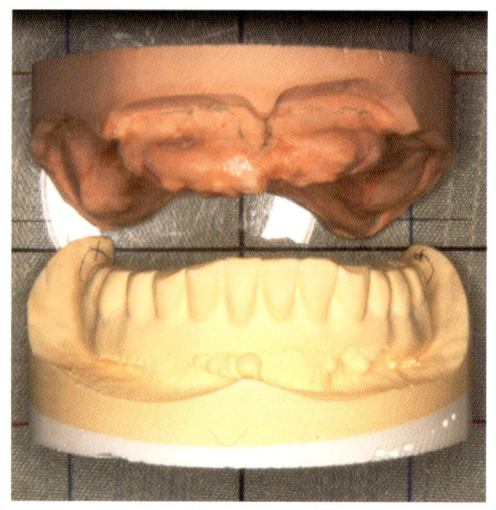

図7-19a　下顎がインプラント補綴（カンチレバータイプ）の上顎無歯顎症例。規格模型の正面観。

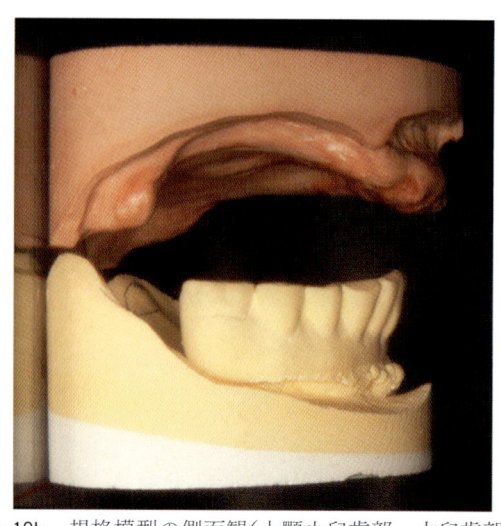

図7-19b　規格模型の側面観（上顎小臼歯部、大臼歯部の高度顎堤吸収を認める）。

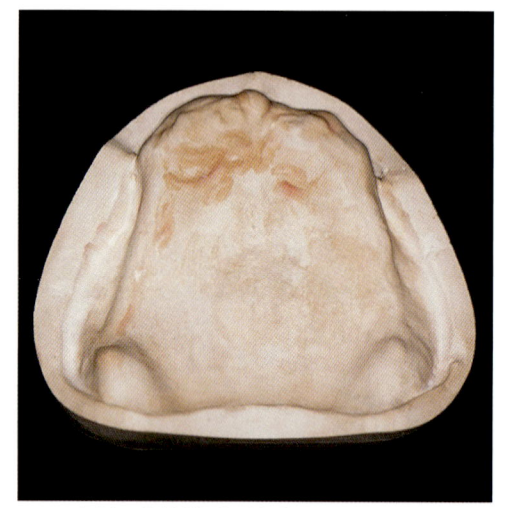

図7-19c　上顎の規格模型の粘膜面観。上顎小臼歯部、大臼歯部の顎堤吸収が著明である。下顎のインプラントの機能圧が小臼歯部、大臼歯部に集中している様子が理解できる。

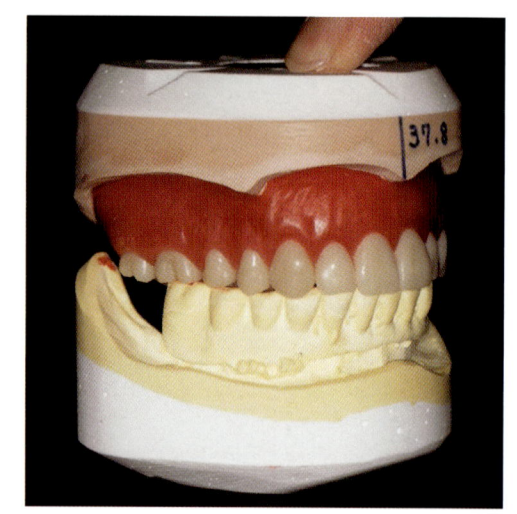

図7-19d　上顎の治療用義歯の排列。

　この症例では下顎の前歯部残存歯による歯根膜負担（感覚入力が鋭敏）のため、上顎の前歯部を突き上げられやすく、咬合平面が低下している症例が多い。また下顎は前方へ偏位している症例も多く、リハビリトレーニングに長期間を要することが多い。

　とくに、①上顎前歯部の骨吸収、②上顎結節の挺出、肥大、③下顎前歯部の軽度な挺出、④上顎前歯部のフラビーガム、⑤下顎部分床義歯の顎堤吸収、⑥咬合平面の後方傾斜などをともなうKellyのコンビネーションシンドローム症例は難症例となりやすい（図7-17a〜h）。

4．下顎がすべて天然歯やインプラントの症例

　下顎がすべて天然歯の症例は、上顎の顎堤が高度に吸収していることが多い。

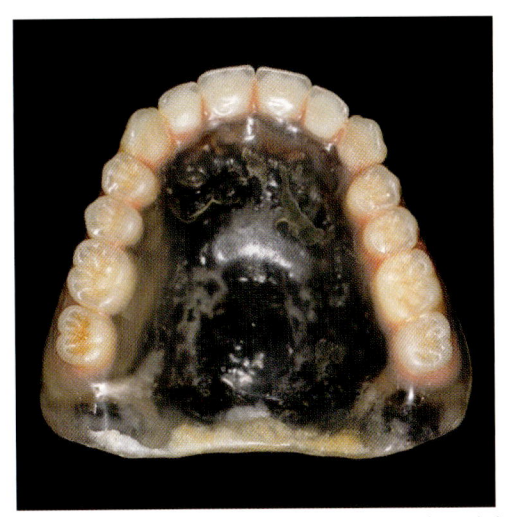

図7-19e　上顎治療用義歯の咬合面観。咬合平衡が確立した咬合面。

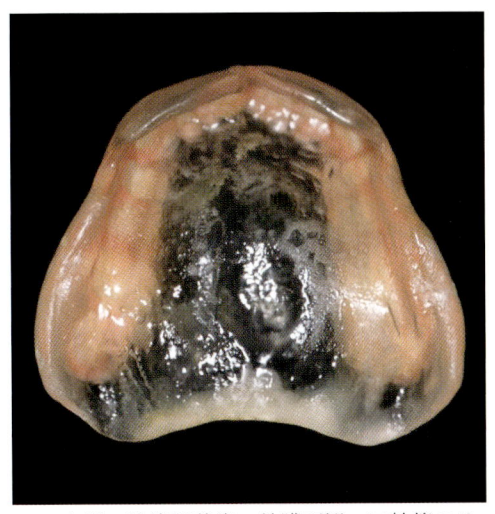

図7-19f　上顎の治療用義歯の粘膜面観。口輪筋のリップサポート、頬筋の内層の走行を取り込んだ形態で、筋平衡、咬合平衡、維持、支持を確立する。

そのため上顎は不動であるという咬合の前提条件が崩れていることが頻発しており、もっとも難易度の高い症例となり、従来の考え方では解決法が見出せないことがたびたびある（図7-18a〜d、19a〜f）。

VIII. 治療用義歯装着時の患者トレーニング

1．マウスボリューム（高さ×長さ×幅＝体積）を回復して、感覚入力系を再構築（再プログラミング）する

a. 回復させた長さのトレーニング

①前方部のトレーニングとしては患者に口輪筋、オトガイ筋を意識させる（指で軽く触れて筋収縮体験させる）。

②後方（後縁部）のトレーニングとしては患者に「ゴックーン」としっかり、ゆっくり時間をかけて、強く、唾液を飲み込ませる（小さく、低い義歯の装着で低下した軟口蓋、弛緩した上咽頭収縮筋をトレーニングさせる）。

b. 回復させた高さのトレーニング

①毎秒3回のライトタッピング×10回を3セットとして、起床時、毎食前、就寝時の毎日5回行わせる。

②脳幹へ情報を再入力させるため咬筋の筋紡錘を中心に咀嚼筋のトレーニングを行わせる。

c. 回復させた幅のトレーニング

①口唇を「モグモグ」させる（モダイオラス付近を指で押さえる）。

②「ゴックーン」としっかり、ゆっくり、時間をかけて強く、唾液を飲み込ませて、しっかり咬合させる。この際、指で上顎頬筋の付着部、舌骨の付け根を交互に押さえてしっかり運動している状態を患者に確認させる。

2．食事によるトレーニング

装着当初は7分くらいのお粥から食事を始める。その目的は、強く、しっかりした嚥下動作を身につけさせることからスタートさせ、強い咬合力をかけて、下顎の偏位を起こさせないことにある。

加えて、下顎位の最後退位に近い嚥下位を意識させた位置からリハビリトレーニングを開始する。これは咬合採得でも下顎位は嚥下位で決定しているためである。

3．下顎位を修正するトレーニング

下顎位を修正しながら、徐々に硬いものをしっかり30回咬ませのちに、ゆっくり、しっかり嚥下させるというトレーニングを行わせる。なお詳細は第8章の症例⑥「高度の歯周炎から無歯顎に移行する難症例」の「3．c．下顎位を修正するトレーニング」を参照されたい。

摂取食品の硬さの段階は、「25食品に対する咀嚼可能食品アンケート法」を利用して摂取食品の難易度を上げていき、咀嚼能力の診断をしている[7]。また河原英雄の推進している「キューピー：やさしい献立全45種類」を利用した咬合─咀嚼トレーニングもたいへん有効であると考えている[8]。

参考文献

1．小林義典ほか：治療義歯による不正な咀嚼機能の是正処置，右側下顎頭の後方偏位と左側下顎頭の前方偏位を呈する無歯顎症例．歯学（88）．秋季特集号．2000：348-352．
2．市川哲雄，北村清一郎：総義歯を用いた無歯顎治療─口腔解剖学の視点から─．東京．クインテッセンス出版．2004：72．
3．上濱 正：月刊上濱 正 有床義歯治療の新たなるプロトコール ウエハマ流の公式＆定理の実践：東京：デンタルダイヤモンド社 2010：10, 12, 32, 33．
4．阿部伸一，井出吉信，上濱正，深水皓三：ヒト頬筋の走行形態と筋線維特性：補綴誌．46.(100)．特別号：2002：80．
5．D. M. Watt, A. R. MacGregor(小林義典，田中 武，鳥居健吾共訳)：コンプリートデンチャーの設計．東京．医歯薬出版．1979．
6．V. E. Beresin, F. J. Schiesser(柳田尚三，小林義典，鳥居健吾共訳)：ニュートラルゾーン総義歯学─理論と実際─．東京．医歯薬出版．1977：1-192．
7．平井敏博：健康科学を基礎とした歯科補綴学の構築．補綴誌．51(4)．2009：692-698．
8．河原英雄：噛む慶び．プランネットワークス．2010．

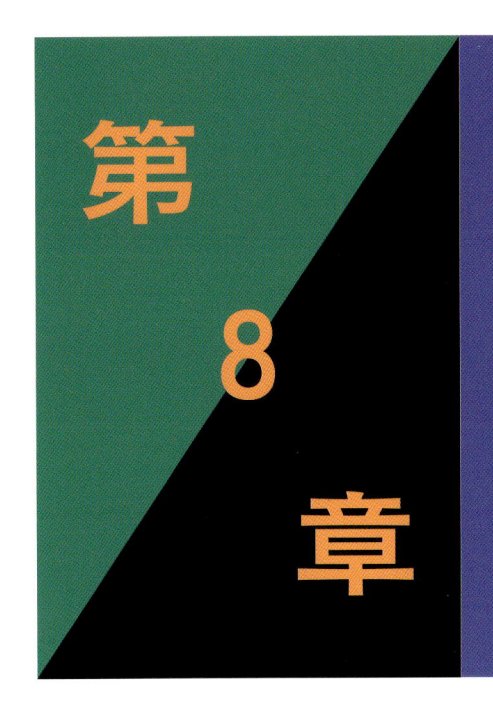

第8章 実際の症例の解説 無歯顎顎堤形態による総義歯の形態分類（上濱の総義歯分類）

I. 長期的に安定した症例（100歳症例）

1. 症例① 100歳症例（図8-1a）

無歯顎患者の診査・診断において重要な項目は、①患者の無歯顎に至るまでの長期的経過の観察、②患者の社会的背景（食糧事情、教育、政治など）、③担当した歯科医師（術者）の能力などが挙げられる。

80歳以上の高齢者で条件の良い患者は、顎堤吸収を認め、前後左右においては顎堤吸収形態が対称であり、上下顎においても対称形の吸収でほぼフルバランスドオクルージョンを認める咬合様式を呈している。

加齢的変化にともない、使用総義歯の維持力の低下は認めるが、長期的な使用にて安定した機能的顎口腔を維持している。

時代的背景としては、幼少期より規則正しい生活を送り、食生活においても噛みごたえのある食物をバランス良く摂取し、咀嚼・嚥下していたと思われる。

また、出生時には粉ミルクは存在せず、母乳による哺乳機能が構築されていた。このことが機能的顎口腔系における咀嚼筋、開閉口筋、頬筋、舌筋群などの筋群の入力、中枢神経系での情報の統合、伝播、筋群など出力系への安定した情報伝達を乳幼児から確立し、成長したと思われる（第1章参照）。

その結果、歯牙萌出後の乳歯列、混合歯列、永久歯列の完成やその状態での下顎位の安定性の形成に良い影響を与え、その後の顎関節の形成、完成にも良い影響を与えたと考えられる。

歯科医療も、現在のような高速タービンによる切削の処置はなく、鎮静、覆罩、金冠などの治療が主流であり、義歯製作のために早期に抜歯をしていたと思われる。

このことが逆に歯周炎や根尖病巣、歯根破折、強度のブラキシズムなどが起こりにくく、健全歯槽骨、角化歯肉の残存した顎堤を保存することに役立っていたと考えられる。

当時の総義歯製作の主体は、モデリングコンパウンドによる圧迫印象（加圧印象）で、維持力、支持力が正確に採得され、安定した咬合床で咬合採得され、下顎位の安定が図られていた。

歯槽頂間線の法則で排列された陶歯が長期にわたり安定して、その結果、下顎位、咀嚼運動を長期に維持してきた。歯科医師、歯科技工士の仕事も総義歯製作に多くの時間と労力をかけ、それに見合う対価が支払われていたと思われる。

この原因として、わが国では大学の補綴学講座に臨床が得意な教授や全国に臨床家の大家がおり、数多くのすぐれた著書、文献が残されていることからも、開業歯科医師にも義歯治療を得意とされる先輩方が多数おられ、患者から尊敬されていた時代背景があったのだろう（図8-1b～h）。

第8章

症例① 長期的に安定した症例（100歳症例）（図8-1a～h）

図8-1a 長期的に安定した症例。上顎顎堤は中等度に保存され、下顎前歯部顎堤も保存されていた。

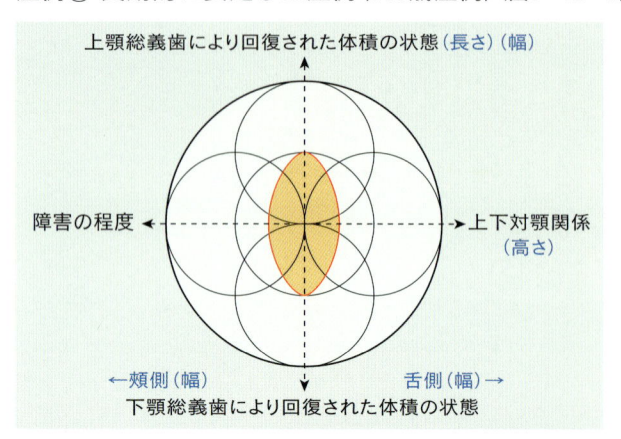

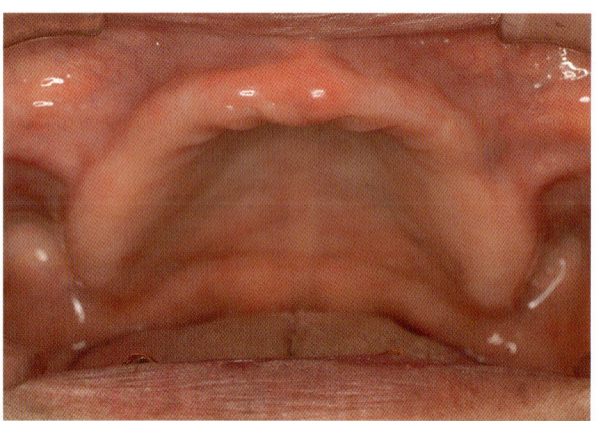

図8-1b 健康長寿を達成されている100歳の上顎無歯顎、下顎部分欠損症例である。100歳の上顎の口腔内所見の正面観。上顎顎堤は中等度に保存されている。

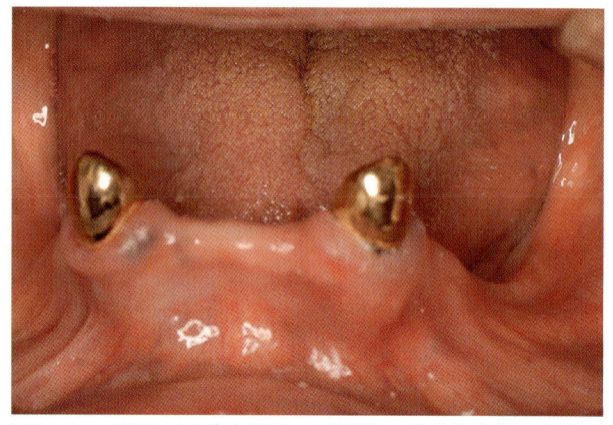

図8-1c 下顎の口腔内所見の正面観。前歯部顎堤は保存され、金冠も健全で角化歯肉も保存されているが、臼歯部は顎堤の吸収を認める。

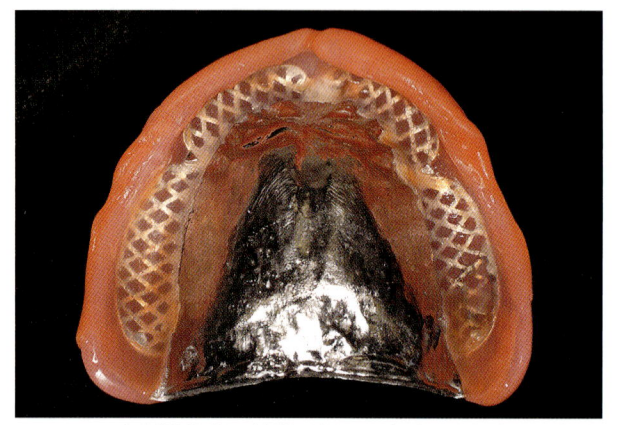

図8-1d 上顎総義歯の粘膜面観。95歳時に内側弁、外側弁を裏装する。現在も維持、支持は安定している。

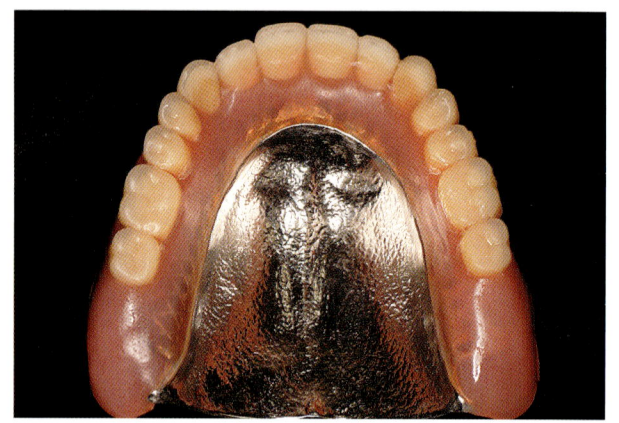

図8-1e 上顎総義歯の咬合面観。下顎位は安定しており、咬合平衡、筋平衡が維持されている。前歯部人工歯は下顎が前方移動する動作（前歯で噛み切る動作、発音時など）では咬合している。咬合平面を適正に設定し、下顎前歯部に咬合接触を与えることの重要性が本症例からも理解できる。

II. 現在・将来の総義歯補綴臨床の考え方

　上顎においては顎堤が保存された状態での印象採得は比較的容易である。義歯床外形も各小帯を避け、義歯の後縁の設定位置に配慮すれば長期にわたり予

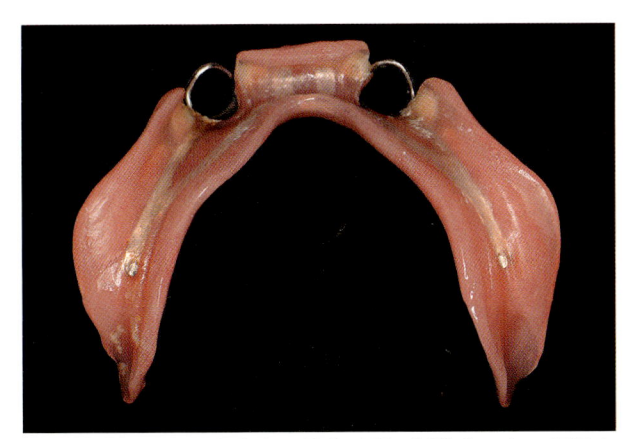

図8-1f　下顎部分床義歯の粘膜面観。製作後5年が経過するものの裏装は実施せずに安定している。床座面積の拡大が義歯の維持、支持の安定、咀嚼能力の向上に重要であることが理解できる。

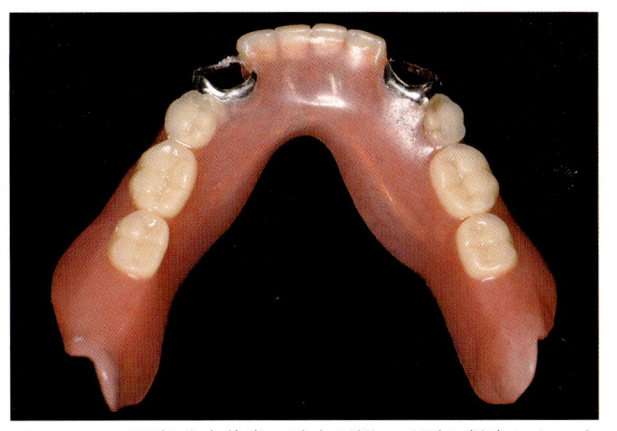

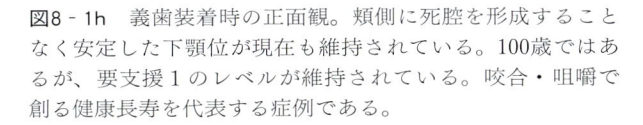

図8-1g　下顎部分床義歯の咬合面観。舌房を侵害しない人工歯排列が維持、支持に重要であることが理解できる。義歯を清潔に保つことが口腔からの感染のリスクを減少させる。5|5の人工歯を排列しないで、顎堤条件に合わせた機能圧を顎堤へ伝達する工夫をした。咀嚼、嚥下機能に応じた排列位置を求めた。

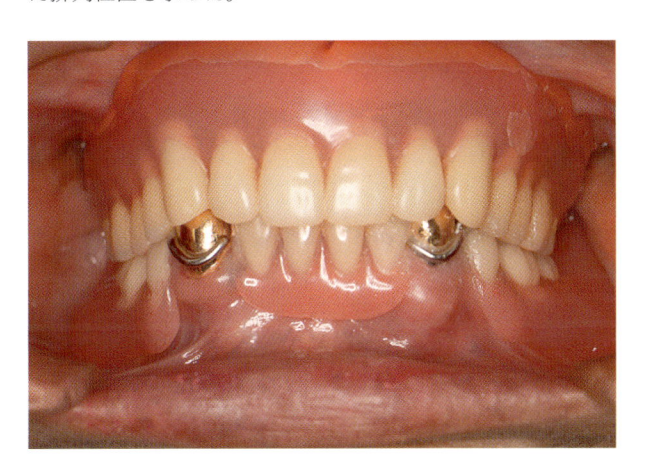

図8-1h　義歯装着時の正面観。頰側に死腔を形成することなく安定した下顎位が現在も維持されている。100歳ではあるが、要支援1のレベルが維持されている。咬合・咀嚼で創る健康長寿を代表する症例である。

後が良好と思われる。

しかし、下顎の印象採得が不十分で、さらに舌側に人工歯が排列され舌房を侵害した症例では、舌房からの異常な機能圧が中枢に伝達され、頰側に死腔を形成していると頰側からの機能圧が中枢に伝達されず、入力不全に陥る。中枢神経からの情報は混乱し、舌側からの疼痛情報が最速で伝達され、舌側は侵害を避けるように舌筋群に出力情報が伝達される。頰側には死腔が存在して頰筋が十分に義歯をつかめられず機能不全に陥ると思われる。

また、咬合高径の低い義歯は咀嚼筋の筋紡錘からの三叉神経への入力・出力を混乱させる。この状態が、下顎の偏位を起こし、義歯の不安定が患者の昼間、咀嚼時の片側での食いしばりを助長して、顎堤吸収を進行させる。

さらに、入れ歯安定剤の不適切な使用やその後の総義歯製作で改善効果がないままに長時間を過ごすと、下顎の顎堤が高度に吸収して歯槽骨と咀嚼粘膜がほとんどなくなり、被覆粘膜でほとんど覆われた顎骨が露出した状態になる。上顎の顎堤が保存され、下顎の顎堤が高度に吸収したアンバランスな状態が生み出される。

患者は下顎の義歯による疼痛、咀嚼障害、発音障害、審美障害などを訴える。

したがって、わが国では上顎に比べて下顎の顎堤吸収の進行した症例が問題になっている。

筆者の臨床で急増している患者は、70歳以下の全顎無歯顎または片顎無歯顎の患者であるが、世界的にこれらの症状に触れた論文が少なく今後の臨床的研究、検証が待たれるが、筆者の臨床経験からその

特徴を述べると、患者には歯周炎やう蝕治療が長期に行われており、歯周炎による支持歯槽骨の吸収と咀嚼粘膜（角化粘膜で不動粘膜）の高度な喪失、歯列の崩壊、下顎位の不安定による下顎位の偏位を生じている。

また、根尖病巣、歯根破折で根尖に及ぶ歯槽骨の吸収が顎堤の高さ、幅において不連続を生じている。この状態で両側遊離端になり、不適合な義歯が装着されると、さらなる咬合崩壊を起こして、機能的咀嚼系は重篤な状態で無歯顎に移行する。

これらの患者の時代的背景としては、日本の敗戦による食糧難で、成長発育の重要な時期に低タンパク、ビタミン・ミネラル分不足で過ごしていたと思われる。

歯、骨、粘膜に対する影響は不明であるが、臨床的にはエナメル質が軟らかく、歯槽骨・顎骨の吸収も進行しやすく、顎関節の左右の形態・位置が非対称な症例が明らかに高齢者群よりも有意に多く存在する。

わが国に粉ミルクによる哺乳が行われるようになったのも団塊の世代からである。医学的には、競争社会の影響で活性酸素のレベルが高く、成人病、ガンが急速に増大する世代でもある。国も生活習慣病の名のもとに予防医学の導入とガン機能病院の全国での整備が急速に行われている。しかし歯科界ではこれらの症例分類がないのが現状である。

この年代で急速に無歯顎になる患者は上顎が下顎に比べて高度に吸収した症例であり、上顎は無歯顎で下顎がすべて天然歯、遊離端欠損、カンチレバータイプ・インプラント義歯と、過去に受けた治療によりさまざまな状態を呈している。共通する主訴は「上顎の総義歯が緩い」「落ちる」「よく噛めない」「飲み込みにくい」「発音が気になる」「長時間装着していると前方部を中心に痛みが出現し、頭痛が起こる」などである。これらの症状から推察するに、過去に受けた歯科治療の影響を大きく受けていると思われる。

さらに最近急増している症例では、全顎的に高度に歯周炎が進行し、失活歯が多数を占め、ブリッジによる欠損補綴がなされているが、残存歯の高度な動揺、角化歯肉の大幅な減少により（支持歯槽骨の吸収をともなう）、下顎位の不安定、下顎偏位をともなう機能的咀嚼系が崩壊して、咬合―顎関節―筋群からの入力障害と中枢神経系での混乱による出力系の異常を生じ、咀嚼障害、審美障害を併発している症例である。

このような症例では、状況に応じて全顎を抜歯して即時義歯を装着して、下顎位の安定を図る。その後、治療用義歯を用いて粘膜面の改善を図ると、顎堤吸収が高度に進行せず、咀嚼粘膜が保存された歯槽骨が保存される症例もある。

これらの無歯顎症例においては、研磨面を筋肉トレーニングで形成し、咬合面の安定と連動して、咀嚼・嚥下しやすい形態を患者の機能を利用して形成する。粘膜面、研磨面、咬合面の正の循環で形態と機能は連動して初診よりも高度に安定した機能が再建され、顔貌の修正などが患者の満足感も満たす。

咀嚼・嚥下などの消化機能や発音などのコミュニケーション機能の向上、顔貌の改善が情動表出機能（表情、愛情表現など）の向上が起り、中枢神経系に良い影響を与え、「咬合・咀嚼で創る健康長寿」をもたらすと考えられる。

Ⅲ．従来の症例

1．症例② 低難易度無歯顎症例（従来型：80歳以上）：上下総義歯の基本形態（若手歯科医師向き・図8－2a）

上下顎左右対称が基本形、左右に顎堤吸収の差があるタイプ（差がないタイプも含む）である。以下に症例を示す。

a．患者の症状と主訴

患者は大正8年生まれ（初診時85歳）の男性。主訴は下顎の総義歯の左側の裏側が痛い。約10年前に製作した義歯は当初は痛くなく、良く噛めたが、最近1、2年は痛みがあり噛みにくい。

現病歴は約30年前より上下総義歯を装着。約10年前に上下総義歯を新たに製作し、良好な過程を過ご

症例② 低難易度無歯顎症例（従来型：80歳以上）：上下総義歯の基本形態（若手歯科医師向き）（図8-2a～s）

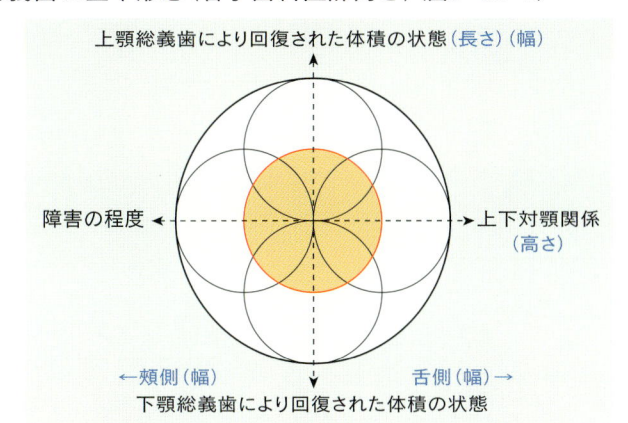

図8-2a　低難易度症例。若手歯科医師向けの上下総義歯の基本形態である。

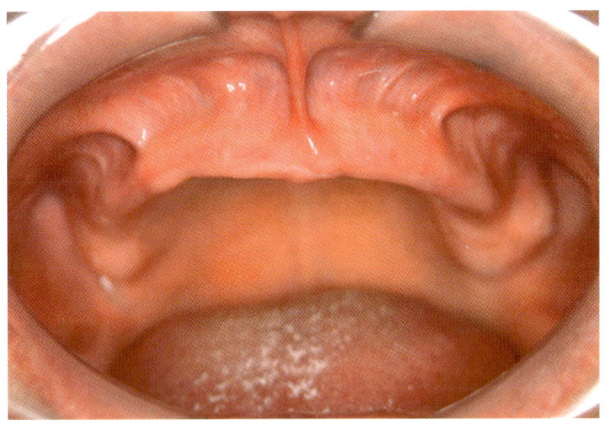

図8-2b　上顎の顎堤吸収は中程度（参考文献1より許可を得て転載）。

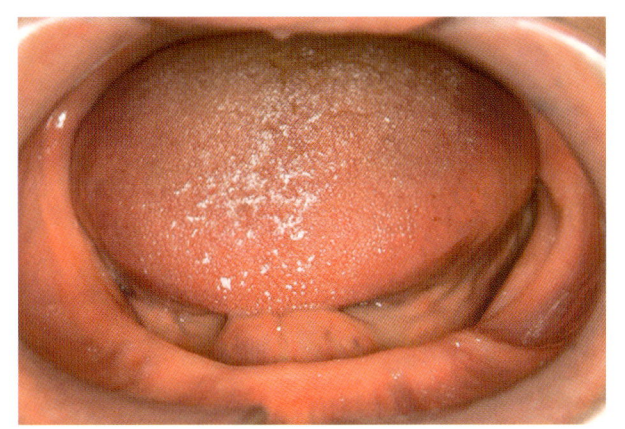

図8-2c　下顎の顎堤は高度に吸収している（参考文献1より許可を得て転載）。

していたが、約1年前より左下の大臼歯相当部舌側の疼痛と咀嚼障害を主訴に来院した。

現症は上顎の顎堤吸収は中程度で左右対称。左側の第二大臼歯相当部の顎堤は保存されている（図8-2b）。

下顎の顎堤は高度に吸収し（咀嚼粘膜は20～30％保存されているが）、左側の顎舌骨筋付着部が露出している。顎堤吸収状態はほぼ対称であるが、左側は進行している。下唇小帯、舌小帯、頰小帯は可動型で、とくに左の頰小帯は顎舌骨筋付着部と交通している（図8-2c）。

b．旧義歯の診査
①低位咬合（約4mm）であり、正中が左側に偏位（約2mm）していた。
②上下顎義歯の第一大臼歯付近を親指、中指で押さえて回転力を加えると、多少のピッチングを示し

た。外側弁は不良。上顎は右側、下顎は左側が不良であった。
③同様に押さえてライトタッピングをさせるとやや安定性を欠いていた。可動性を示し下顎位は不安定であった。
④上下顎を開口させても、義歯が脱離することはなかった。基礎維持は安定していた。
⑤上顎義歯、下顎義歯ともに指で引っ張ると多少の抵抗感を示した。基礎維持、内側弁は安定していた。
⑥ロールワッテを右側で咬合させると、下顎義歯の左側後方が浮き上がり、左側で咬合させると上顎右側の後方が浮いた。上顎右側の後方、下顎左側の後方の頰・口唇・舌による機能的維持の不良と思われた。
⑦義歯の体積は高さは低いが（低位）、幅は十分である。各小帯の形態は不良であるが、解剖学的ランドマークは含まれている。顎関節は、右に運動制

第 8 章

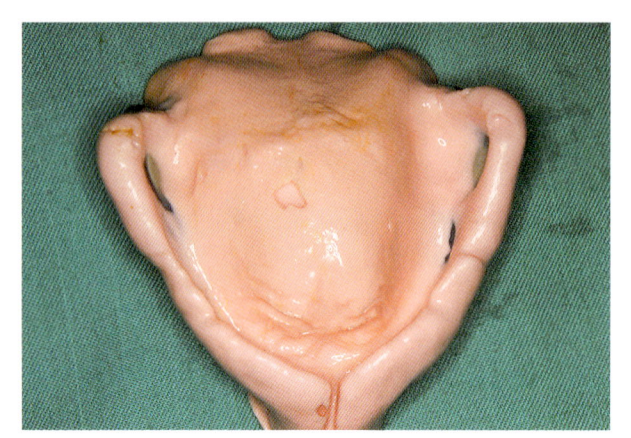

図8-2d 上顎のアルジネート印象材による無圧印象。アルジネートの流動性の向上により、多くの情報が得られる。

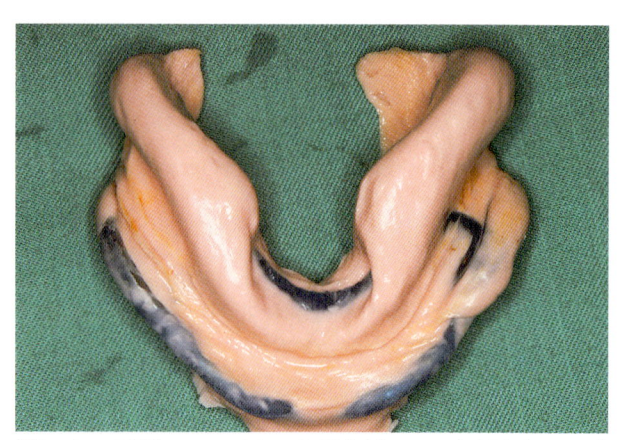

図8-2e 下顎のアルジネート印象材による無圧印象。口腔周囲筋や舌の様子が三次元的に診断できる印象法である。

限があり、開口制限はないが、側方運動制限を認めた。左側は正常であった。関節雑音、関節痛は認めなかった。唾液の性状は粘液性で量は正常であった。習慣性の咀嚼側は右側で筋触診時の疼痛スコアーに異常は認められなかった。左右では右の咬筋がやや発達していた。

c. 診断

以上のことから低位咬合と義歯不適合による咀嚼障害と診断した。

d. 治療方針

治療用義歯を用いて、義歯の維持、支持を向上させ安定を図り、下顎位、下顎運動－顔面運動－舌運動（摂食・咀嚼・嚥下運動）を安定させた後、最終義歯を装着することとした。

e. 本症例で注意すべき点

この症例で治療上優位と思われる点は以下のとおりである。

第1は患者の顎堤吸収はある程度進行しているが、前後左右はほぼ対称形の吸収状態である。すなわち三次元的認識能が残存している。粘膜面のフラビーガムがなく良い状態である。また顎堤の幅×高さがある程度残存して、歯槽骨内、顎堤粘膜内の圧覚、触覚などの圧力センサーが三次元的に入力情報を伝えやすいタイプである

第2は下顎の左側の顎舌骨筋の付着部の露出を認め、疼痛や義歯の不安定を起こしやすいが、上顎は条件が良く維持、支持を得やすく安定が確保される。そのため下顎の治療用義歯の左側の研磨面形態に注意すれば、トレーニングにより早急に頬筋、舌の協調関係が得やすい。

第3は患者の本来の機能的咬合系は成長発育や、その後の加齢的変化でのダメージが少ない。機能的咬合系に良い部分を導き出して、安定した下顎位、下顎運動－顔面運動－舌運動＝摂食・咀嚼・嚥下運動を確立させやすい。

また反面、習慣性の咀嚼側は右側で右の顎関節の動きも悪いので、上顎右側、下顎左側の機能時の維持、支持によるバランスの安定が難しい。印象、咬合採得、治療用義歯での研磨面形態が難しいので十分なる配慮が必要という治療上不利となる点も認められた。

f. 治療内容

①診査・診断用印象

アルジネート印象材を用いて、診査診断を行うための印象採得を行った。上顎は口腔内用シリンジに混水比＋10％。トレーに±0％のアルジネート印象材を使用して無圧印象を行った。

左側唇側は辺縁の厚みがあり、頬小帯の位置は正常である。口唇側も厚みがあり、上唇小帯の位置は正常。右側唇側は頬小帯付近に強い収縮（食いしば

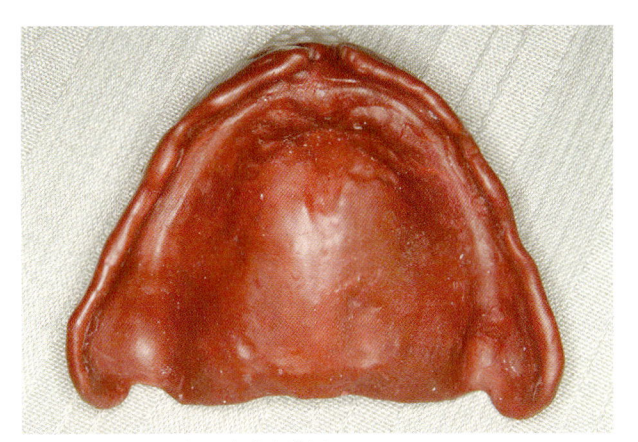

図8-2f　上顎の加圧印象用個人トレー。

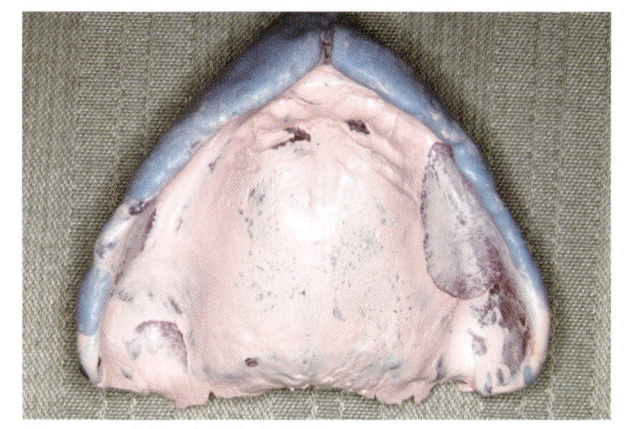

図8-2g　上顎の加圧印象採得。

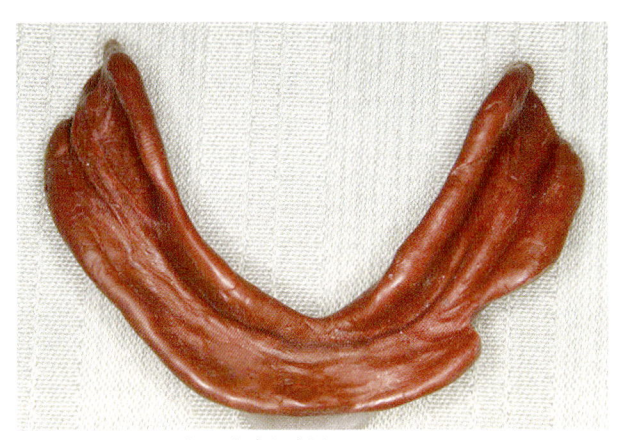

図8-2h　下顎の加圧印象用個人トレー。

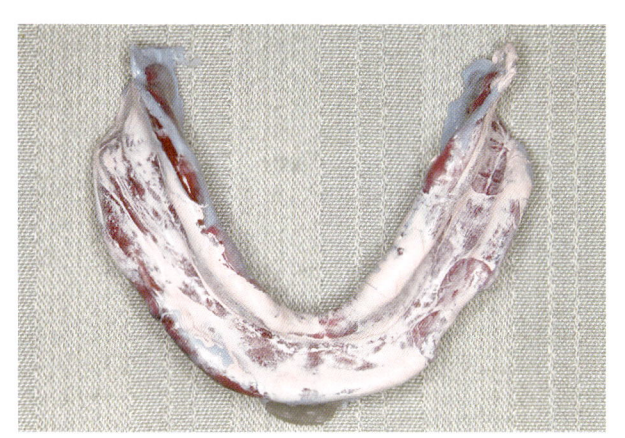

図8-2i　下顎の加圧印象採得。粘膜面の床縁はやや狭い。舌側に垂直的に研磨面の長さを延長できるスペースを確保でき、機能圧を加えることが可能であることが示唆される。

りによるもの)があり、印象材が押し出されている。

翼突下顎ヒダもほぼ対称である。上顎は右側の内側弁、外側弁を十分に付与して、維持、支持、安定を得た後に、頬・口唇の機能的維持を患者の機能圧で付与して頬側の前庭の拡大を図ることを目標とした(図8-2d)。

下顎は口腔内用シリンジに混水比＋10％。トレーに＋10％のアルジネート印象材を用いて無圧印象を行ったことで、口唇側、頬側の筋(口輪筋を含む頬筋)の強い収縮があることが示されている。舌側は舌尖を強く突き出し、舌根部に空隙がある(図8-2e)。

上下顎の無圧印象採得から、上顎右側臼歯部、下顎の口唇側・頬側に義歯を安定するための過剰な筋収縮がある。さらに舌が前方で義歯を押さえつけていることが想像できる。

さらに咬合・咀嚼時にも同等な状態での過剰な機能圧が加わり、低位咬合で前方偏位を起こしていることが示唆される。このことを解消する治療が必要である。

②加圧印象

加圧印象用トレー(光重合レジントレーのモデリングコンパウンドを裏装)で、各種の維持を正確に採得する。さらにトレーで一次支持を採得する。この際、粘膜面全体に機能圧が加わり、歯槽骨、顎骨の部分の圧覚が骨内に伝達されるように、さらにその上の粘膜面の圧覚が正確、俊敏に三叉神経に伝達されるような感覚で、しっかり、バランス良く加圧印象を行う(図8-2f)。

上顎の加圧印象採得はインプレッションペーストが薄い部分が一次支持の負担部である(骨と粘膜が強固に付着しており、粘膜下組織がほとんど存在しな

第8章

図8-2j 治療4ヵ月後の上下顎治療用義歯の正面観。治療の目標とした上顎右側臼歯部の外側弁、頬・口唇による機能的維持のための形態は付与された。下顎左側の頬小帯の外側弁、頬・口唇による機能的維持の形態も付与された。旧義歯の問題点は解消されたと思われる。治療用義歯の形態である外形、大きさ（体積）、位置も適正と思われる。最終的な機能、形態を取り込むために義歯前面にビスコゲルが使用された状態。

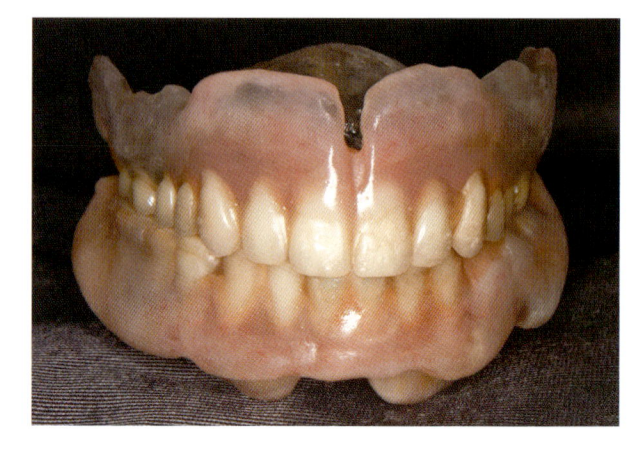

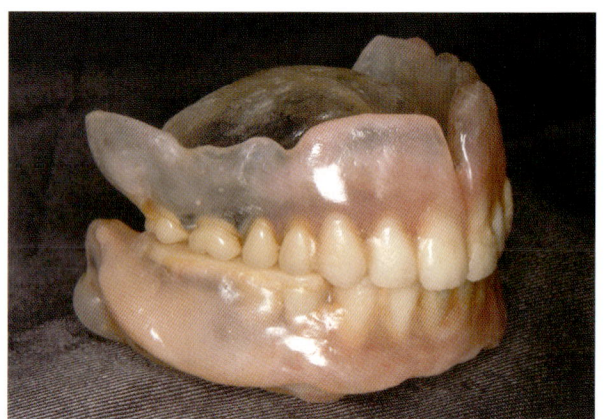

図8-2k 治療4ヵ月後の右側面観。研磨面がピカピカなため唾液による頬、口唇への物理的な維持力が発揮されやすく、さらに食塊形成がスムーズに行える研磨面の表面性状である。

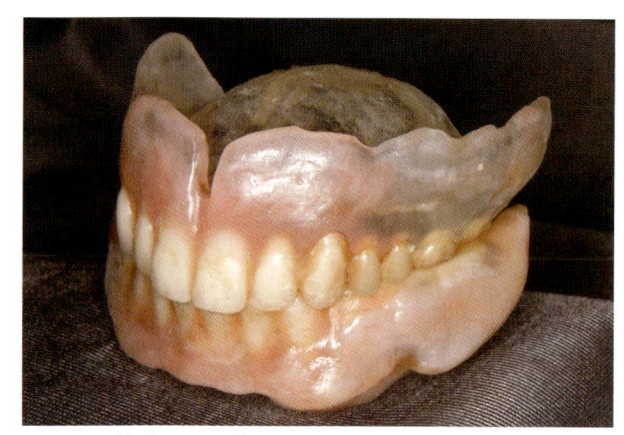

図8-2l 治療4ヵ月後の左側面観。右側同様にピカピカの研磨面形態が示される。

いので、骨膜、骨に圧覚が伝達されやすい部位でもある）。また厚みがある部位が軟らかい部分で粘膜からの圧覚の伝達を期待する部位でもある（図8-2g）。

本症例では前歯相当部にフラビーガムが存在しないが、存在する症例では、圧が加わらないトレーに直径1mmほどの穴を適応区域に数個開けてインプレッレッションペーストを逃がして、相当部を減圧する。フラビーガムに機能圧が加わると可動性のため義歯が不安定になる。

さらに慢性炎症のため、微細な血管や神経の新生が発生し、疼痛は浮腫により体積が増大し、三叉神経に異常な入力情報が伝達され（主体は疼痛）、機能的咀嚼系に乱れを生じることになる（図8-2h）。

下顎の加圧印象採得は粘膜面の床縁がやや狭い。そのため舌側に垂直的に研磨面の長さを延長できるスペースを確保でき、機能圧を加えることが可能で

あることが示唆される（図8-2i）。

③治療用義歯による治療

治療用義歯は透明レジンを使用した。上顎の人工歯はバイオエースのレジン歯を、下顎にはフラトテーブルを使用した。

また約4ヵ月間のトレーニング中に、患者に指示したトレーニング内容は、以下のとおりである。

① 上下口唇をしっかり閉じて前歯を使い、その後奥歯でゆっくり、しっかり噛む。その目的は骨（歯槽骨、顎骨）、粘膜の圧覚情報を三叉神経の入力系を介して、中枢神経系に伝え、咀嚼筋群への出力系を安定化させることと縦方向へのトレーニングを行うことで、基礎維持、内側弁の形成に役立たせることである。

② 強く意識して、「ゴックーン」と多少の時間をかけ

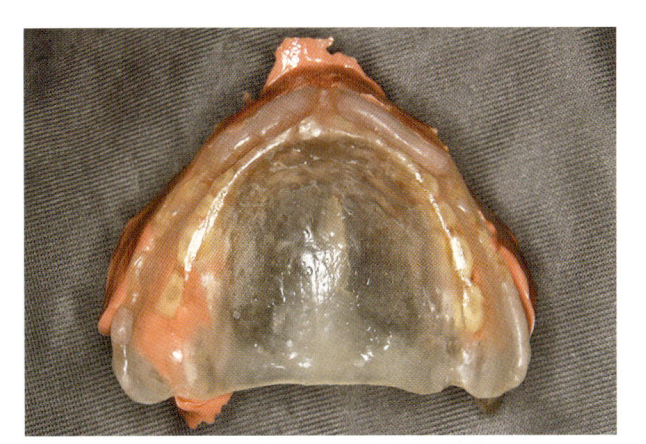

実際の症例の解説　無歯顎顎堤形態による総義歯の形態分類（上濱の総義歯分類）

図8-2m　治療4ヵ月後の上顎水平面観。粘膜面もピカピカで、唾液による物理的維持力が発揮され、維持、安定が発揮される。内側弁の形態付与も十分で、最終的に辺縁封鎖による真空力維持が発揮されやすい状態を示している。

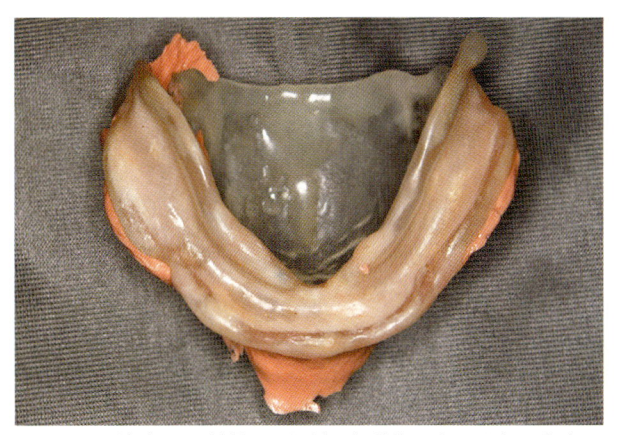

図8-2n　治療4ヵ月後の下顎水平面観。舌の正中も安定している。前歯部、小臼歯部、大臼歯部に対応した唇側・頬側と舌側のデンチャースペースの各区域が再現されている。人工歯排列時の基準として重要である。

て飲み込むように指導した。横方向のトレーニングを行うことで、頬筋（口輪筋を含む）、舌の粘膜上の圧覚を三叉神経の入力系を介して、中枢神経系に伝え、頬筋、舌、舌骨上筋群、舌骨下筋群、上咽頭収縮筋の出力系を安定化させる。また横方向の強い収縮で下顎位が後方に引かれ、前方偏位が修正される。さらに外側弁、頬・口唇・舌による機能的維持と二次支持力（機能的な支持力）の形成に役立ち、軟性裏装材（コーソフトなど）の形態付与に利用する。

③食後にライトタッピングを毎秒3回のスピードで10回行わせる。利き手の第一、第二指で左右の第二小臼歯部の上下の咬合面付近を軽く押さえて、左右がズレないように固定して、その安定感覚を覚える。これを3クール行わせた。

④義歯の外側弁相当部の頬を左右の第二指で前方から後方へマッサージする。第二指の先を前方に、付け根を後方におき、強く嚥下して外側弁相当部を頬側から押さえる。頬・口唇・舌の機能的維持面、外側弁の形態付与と、圧覚の入力系情報を確保しやすくする。

⑤新聞を大きな声を出して読む。アナウンサーの発音を大きな声を出してまねる。これは発音訓練で口唇、舌の運動を良くするためである。

⑥粘膜に傷ができたときは、氷で冷やして指でマッサージをする。

g．経過

約4ヵ月後の上下顎治療義歯の正面観を図8-2jに示す。低位咬合は約4mm修正され、左側偏位も約1mm修正された。解剖学的ランドマークも採得されている。

また治療の目標とした上顎右側臼歯部の外側弁、頬・口唇による機能的維持のための形態は付与され、下顎左側の頬小帯の外側弁、頬・口唇による機能的維持の形態も付与された。これにより旧義歯の問題点は解消された。治療用義歯の形態である外形、大きさ（体積）、位置も適正となった。最終的な機能、形態を取り込むために義歯前面にビスコゲルが使用された状態となっている（図8-2j参照）。

また同期間後の治療用義歯の右側面観を図8-2kに示すが、各小帯の形態、外側弁が付与されている。頬・口唇の機能的維持を発揮する研磨面も十分な機能圧が付加されピカピカに輝いている。機能が発揮できる形態、位置と思われる。咬筋の一部が写し取られているが、強い右噛みである。

図8-2lには左側面観を示す。各小帯、外側弁の形態が付与されている。頬・口唇による機能的維持が発揮されやすい形態になっている。下顎臼歯部相当の研磨面にWINGが付与され、機能時に義歯を安定化させるとともに、食塊を咬合面に乗せやすくする効果がある。

図8-2mには上顎の水平面観を示す。粘膜面も良

第8章

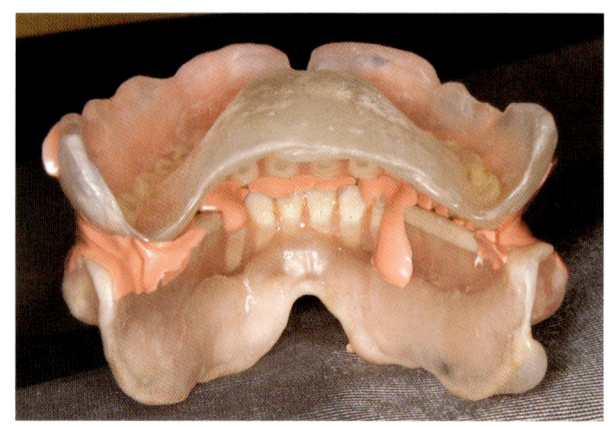

図8-2o 治療4ヵ月後の上下治療用義歯の後方面観。舌側の外側弁、舌の機能的維持に関与する研磨面形態も付与されている。

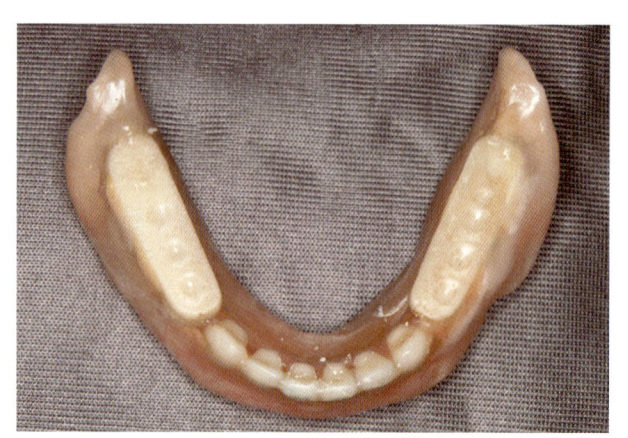

図8-2p 4ヵ月後の治療用義歯の咬合面観。フラットテーブル上の圧痕は重要な機能診断になる。また最終義歯の人工歯排列、調整湾曲、咬合様式の決定に大切な指標となる。

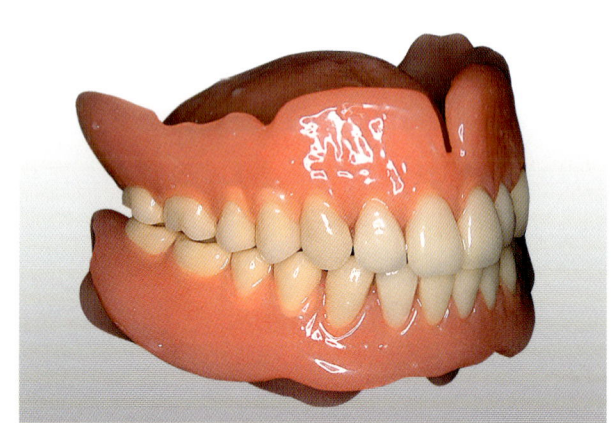

図8-2q 完成義歯の右側側面観(上下総義歯の基本形態)。

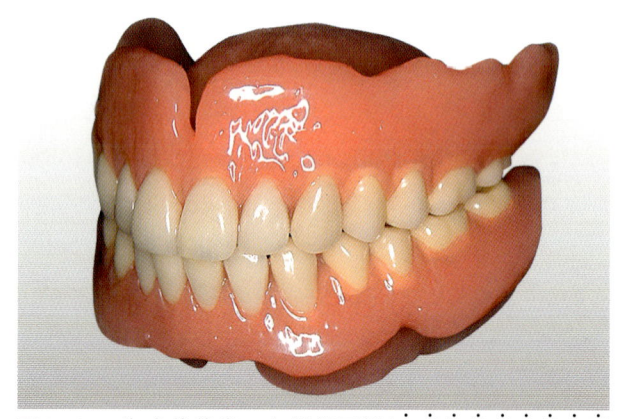

図8-2r 完成義歯の左側側面観(上下総義歯の基本形態)。コンデュロフォーム陶歯にゆるい調整湾曲を施して、レデュースドオクルージョンとした。

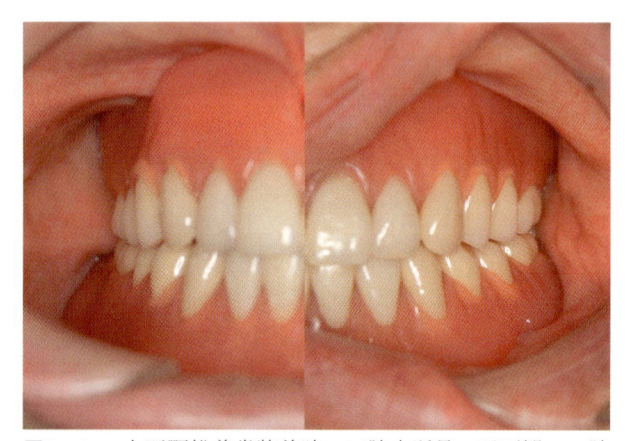

図8-2s 上下顎総義歯装着時の口腔内所見の正面観。口腔周囲筋の一致した状態。

い状態で、基礎維持、内側弁による維持力や支持力が発揮されやすい状態である。

図8-2n には治療用義歯の下顎水平面観を示す。粘膜面には支持力が加わり機能を発揮する部位が完成している。義歯床縁の形態も良好で、初診時の強

い口唇、頬の過緊張、舌の偏位も修正され、適切なデンチャースペースを示している。

図8-2o には上下治療用義歯の後方面観を示す。適正なデンチャースペースが示される。舌の前突、前上がりも修正されている。舌側床縁はトレーニングにより深い位置まで延長されていて、義歯の維持・安定に貢献する。高齢者に起こりがちな舌の低下を予防し、舌に機械的刺激を付加することで、抗加齢現象(アンチエイジング)が期待できる。舌が安定して、広く動けるので咬合面への食塊形成が容易である。舌側の外側弁、舌の機能的維持に関与する研磨面形態も付与されている。

図8-2p は下顎治療用義歯の咬合面観である。右側のフラットテーブル上の圧痕から主咀嚼側は右側で、機能時の幅、角度、方向が読み取れる。中心の

症例③ 中等度の難易度の無歯顎症例（図8‐3a〜4v）

図8‐3a　中等度の難易度の症例。下顎歯槽骨はすべて吸収し、神経、筋付着が露出している。

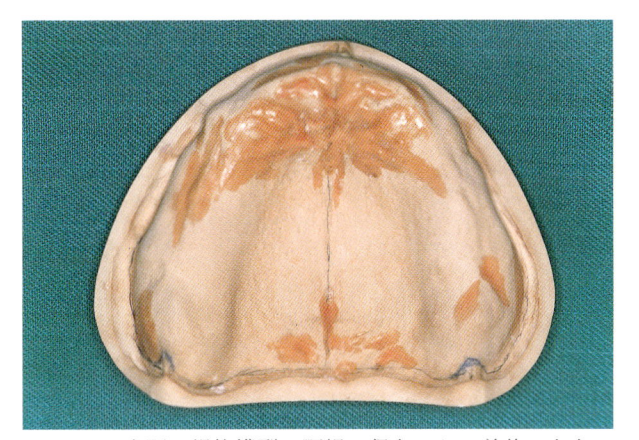

図8‐3b　上顎の規格模型。顎堤は保存され、前後・左右に対称性を認める。歯槽頂の幅も十分に残存している。

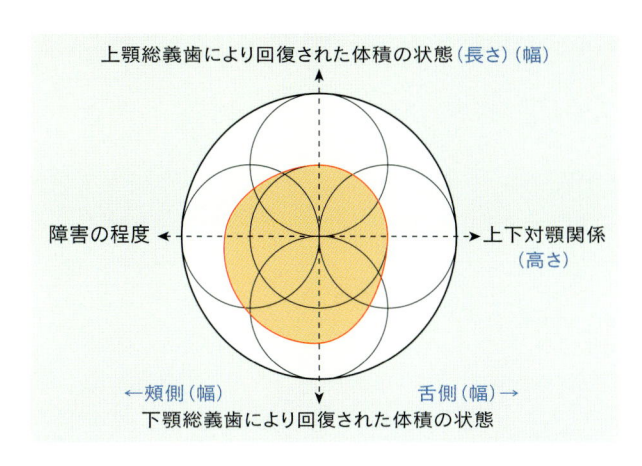

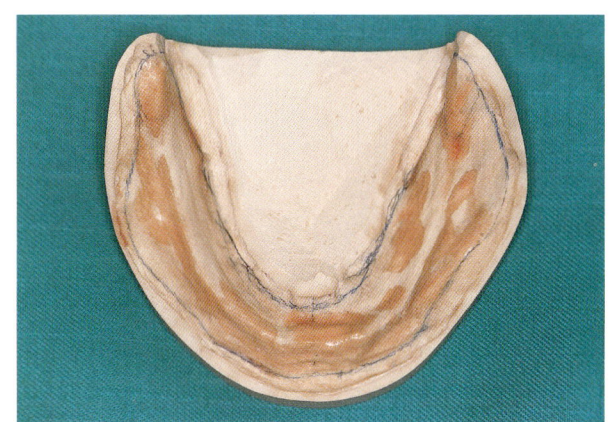

図8‐3c　下顎の規格模型。顎舌骨筋線付着部の顎堤のみ前後・左右残存するが、ほかの歯槽骨はほぼ吸収している。

ピカピカの部位が習慣性閉口路の終末位となる。
　左側のフラットテーブルの圧痕から平衡側は左側で、その前後方運動路、左右側方の運動限界路と、その範囲での機能時の幅、角度、方向が読み取れる。フラットテーブル上の圧痕は、機能時の機能圧を明視できる重要な診断材料である。さらに研磨面形態と義歯外形の形態から、三次元的に機能時の運動状態を推測することが重要である。
　本症例では、主咀嚼側の右側と平衡側の左側では、フラットテーブル上の圧痕の形態が異なるが、左右の研磨面形態、義歯の外形の違いがこのことに影響している。すなわち形態と機能の正の循環により、形態回復で機能的摂食・嚥下系（咀嚼系）に影響を与え、研磨面、粘膜面とその接合部分である床外形（内側弁と外側弁の接合部分）が決まり、このことが咬合面に多大な影響を与えるのである（図8‐2q〜s）。
　これらのことから義歯治療では、まずつぎのこと

を行わなければならない。
① 粘膜面の精査。アルジネート印象材による無圧印象。この状態で製作された規格模型上でのMCLトレーによる加圧印象で粘膜面に一次支持力を正確に採得して、機能時の粘膜面の形態を安定化させる。このことが粘膜面、骨（歯槽骨、顎骨）からの入力情報を正確に、精度良く三次元的に中枢に伝える。つまり義歯のベースとなるのは粘膜面である。
② 咬合面のフラットテーブルや咬頭傾斜角の弱い人工歯を応用して、治療当初は機能圧を強くかけられない環境をつくる。食いしばりの強い患者では下顎位が偏位した状態で固定化してしまう。
③ そのため筋肉トレーニングで下顎位の偏位の修正を図り、下顎運動、舌運動、顔面運動のトレーニングで、初期に維持・安定のために設定した内側弁、外側弁形態が修正を図る。このことで義歯床

第 8 章

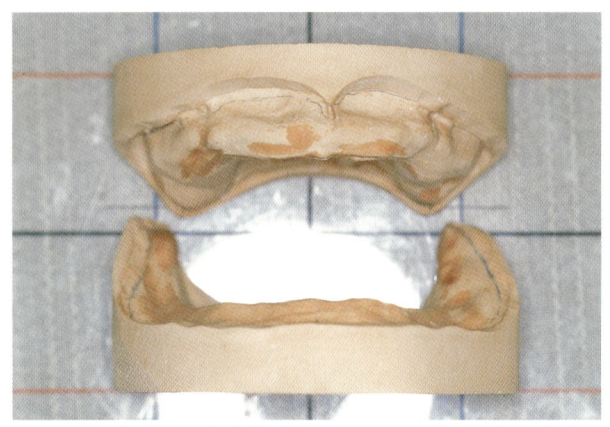

図8-3d 上下顎の規格模型の正面観。スケール上で診査すると、下顎の高度顎堤吸収を認めるが、吸収は左右でほぼ対称性を認める。

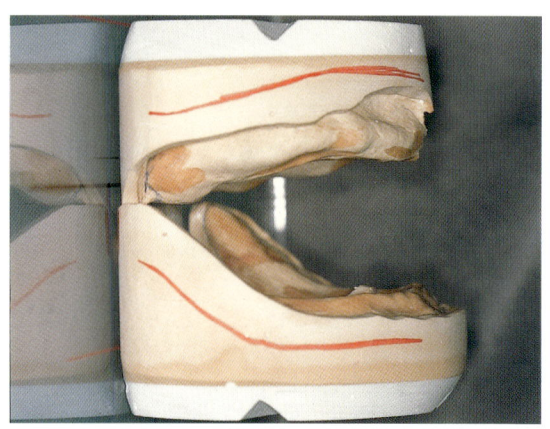

図8-3e 上下顎の規格模型の右側側面観。下顎の顎堤吸収は高度であるが、前後でほぼ対称性を認める。上顎前歯部の口唇側の吸収が大きいと診断できる。

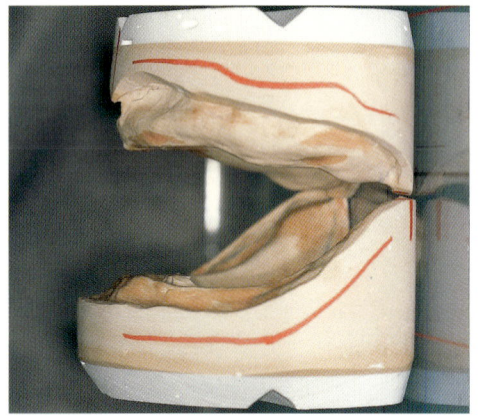

図8-3f 上下顎の規格模型の左側側面観。右側とほぼ同じ吸収形態である。

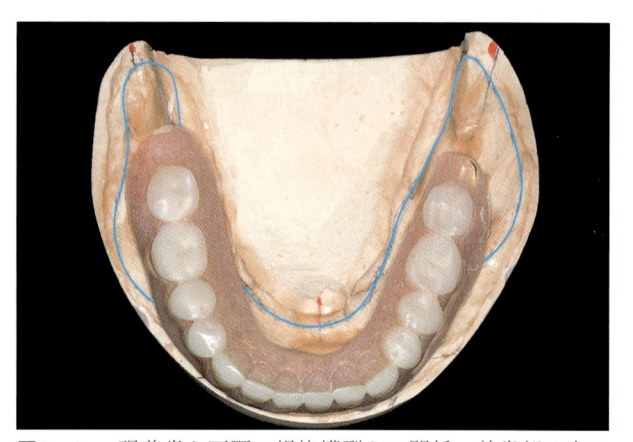

図8-3g 現義歯と下顎の規格模型との関係。前歯部は良い位置であるが、小臼歯部から大臼歯部、パットへかけて床形態が不足していると診断できる。青いラインが治療用義歯の設定ライン。

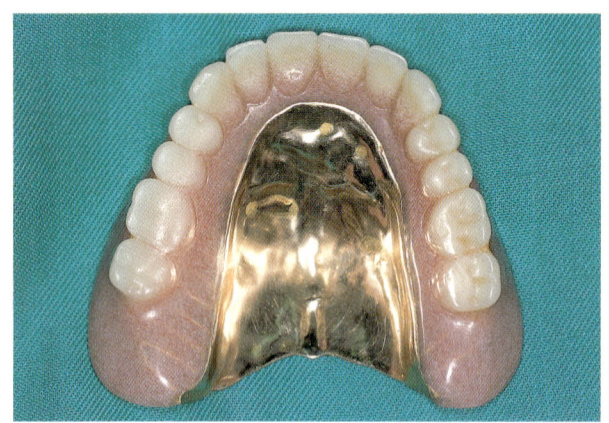

図8-3h 旧義歯の上顎咬合面観。

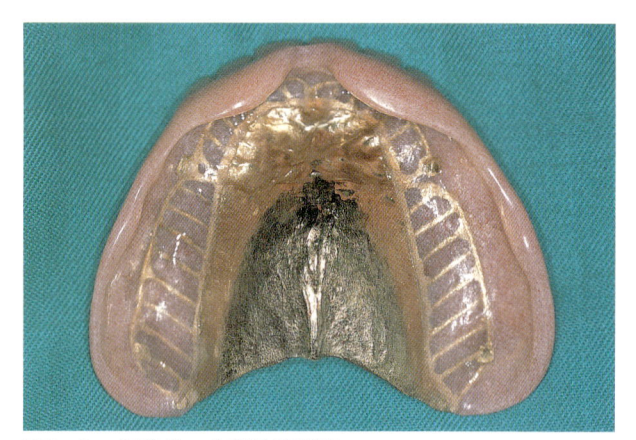

図8-3i 旧義歯の上顎粘膜面観。

外形線の修正がなされる。
④さらに、口唇・頬、舌による機能的維持の更新で、頬筋・舌からの入力情報が亢進し、中枢での各情報との統合がされ、頬筋・舌を中心に出力情報と

なり、この機能がより良い研磨面形態をつくり出すのである。

本症例の最終義歯の体積(高さ×長さ×幅)、形態、

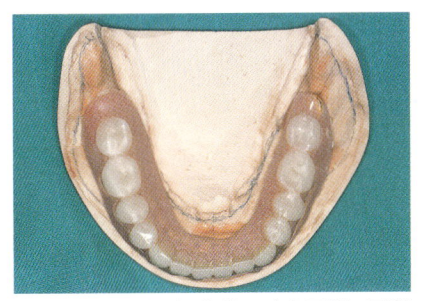

図8 - 3j　下顎の旧義歯の咬合面観。面積が小さく、後方部はパットを被覆していない。人工歯の排列位置の舌房を侵害していて、感覚入力障害を生じていると推察される。

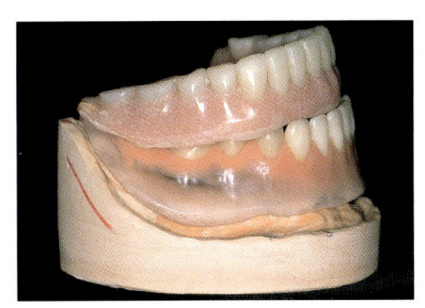

図8 - 3k　下顎の旧義歯の右側方面観。治療用義歯と比べると、高さと体積の不足が理解できる。

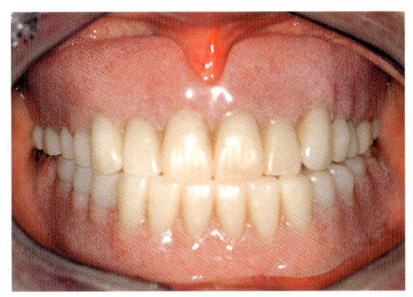

図8 - 3l　旧義歯の装着状態。下顎義歯が前方で咬合している。下顎の前方偏位が示唆される。

人工歯排列の位置、咬合様式を基本形態として十分に理解して、臨床で実践できる手技を身につけることを若手歯科医師にはお勧めする。

2．症例③ 中等度の難易度の無歯顎症例（図8 - 3a）

a．その特徴

難易度の中等度の症例の特徴としては以下のことが言える。

①顎堤吸収が進行し、また左右、前後に対称的に吸収している。

②上顎顎堤は保存されているが、下顎顎堤は吸収が進行して、咀嚼粘膜はほとんど残存せず、多くは被覆粘膜である。顎堤が舌側の顎舌骨筋付付近のみが残存している。

③上下顎の対顎関係は、平行型または後方型で義歯は安定しやすい。

④機能障害としては疼痛をともなう咀嚼障害がある。

⑤疼痛の原因はオトガイ神経、舌神経を圧迫しているものであり、歯槽頂付近の鋭縁部の圧迫による場合が多い。

⑥患者が使用していた旧義歯は維持、支持が不足していて、体積も不足していることが多い。

⑦人工歯は歯槽頂間線の法則で排列され、研磨面が貧弱なことが多く、粘膜面、研磨面の頬舌幅は小さいことが多い。

b．患者の症状と主訴（図8 - 3b～g）

患者は昭和4年生まれ（初診時75歳）の女性である。

主訴は下顎義歯が痛くて、噛めない。約3年前に上下総義歯を製作したが、何回調整しても痛みが消えない。2年前に手術（大腸癌）をしてから、さらに下顎がやせて痛みが増加してきた。上下総義歯を新製作して、おいしく食事がしたい。体重減少が続いており不安である。また栄養不足、栄養のアンバランスを認める（血清アルブミン値は平均値以下であった）。今後増大すると思われるガン治療後に起こりうる症例である。

現病歴は約10年前より部分床義歯を装着していたが、約6年前より総義歯を装着していた。その頃は、何でも食べることができた。約5年前に上下総義歯を新製作してから、多少の疼痛があったが、その時々の調整で消失していた。

約3年前に現義歯を上下とも製作したが、下顎の総義歯が痛くなり、硬いものが噛めなくなり、最近は柔らかいものも噛むと痛い。

現症は上顎顎堤は中等度に保存され、咀嚼粘膜も残存している（維持、支持が保持できる顎堤と診断）。下顎顎堤は高度に吸収し、咀嚼粘膜はほぼ消失して、被覆粘膜でほぼ覆われている（維持、支持が不足しやすい）。

顎舌骨筋線の付着部が露出しており、一部に顎堤が存在する。歯槽骨はほとんど消失している。左側後方顎舌骨筋線の付着部は完全に露出している。旧義歯で被覆されなかったことで舌面を閉鎖するよう

137

第 8 章

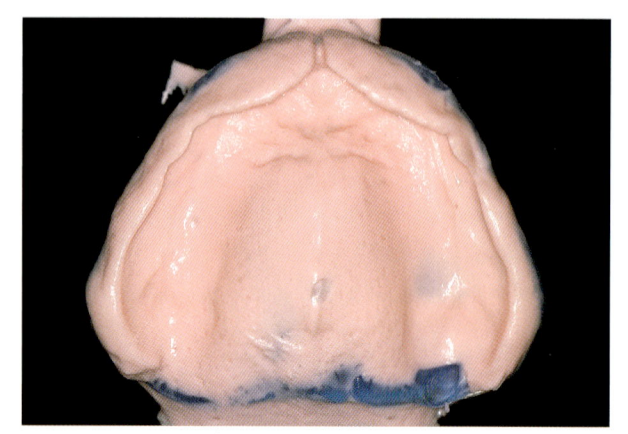

図8-4a　上顎の印象採得。

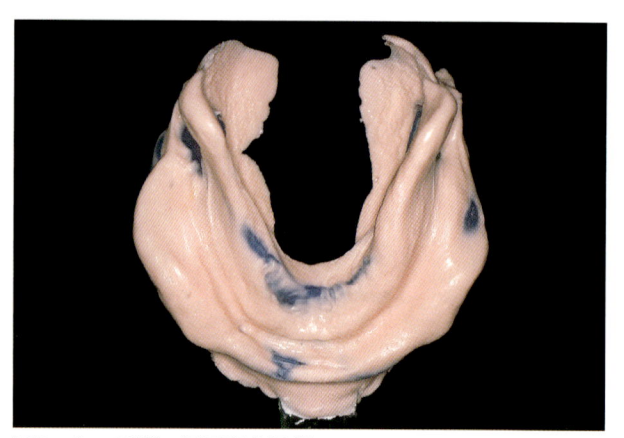

図8-4b　下顎の無圧印象採得。

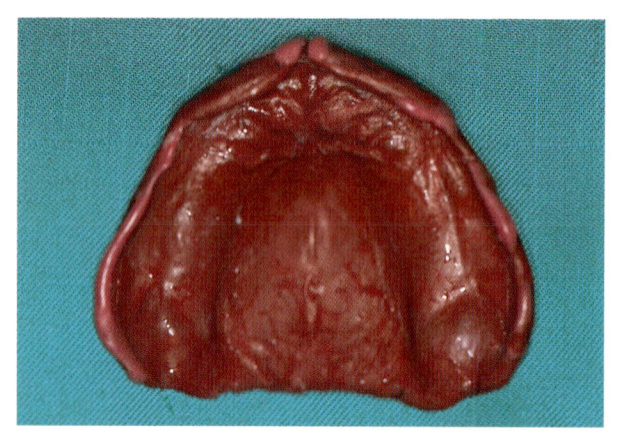

図8-4c　MCLトレーを用いた上顎への加圧印象採得。

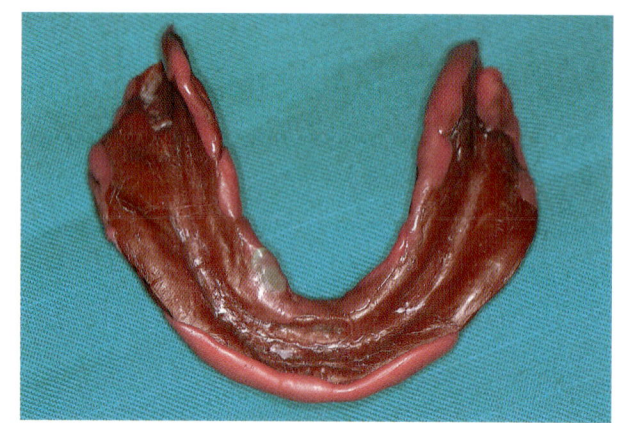

図8-4d　MCLトレーを用いた下顎への加圧印象採得。

に変形、変位したと思われる。また左側の後方頬筋付着部も頬側面を被覆するように変形、変位している。

　左側顎堤の連続性は失われており、高度に吸収している。このことから顎堤という土手の決壊が起り、頬側・舌側がつながってしまった状態（決壊状態）になり、そのため旧義歯がパットを被覆することができず、後方が短く、体積が小さいために疼痛の出現、感覚入力不全、運動出力障害を生じていることが推察される。

c．旧義歯の診査（図8-3h〜l）
①上顎総義歯は形態、人工歯排列位置は良好であるが、床縁後方の内側弁、外側弁の維持不足を認める。
②下顎総義歯は形態、体積が不良である。パット部が被覆されず、小さく、低い総義歯のため、患者は頬筋・舌で義歯の動きを押さえて、強く食いしばっていたと考えられる（咬筋の露出も認められ、

アルジネート無圧印象で確認できる）。この状態が疼痛の原因であり形態不全、すなわち機能不全の負のスパイラルに陥っていた原因と推察される。

d．診断
　初診時の義歯装着閉口時の顔貌所見および顔面計測法より6 mmの低位咬合が認められた。また下顎パット部が被覆されておらず、頬舌側で下顎義歯を押さえ込んで咬合咀嚼していた関係から下顎位の前方偏位も確認された。したがって、低位咬合および下顎の前方偏位をともなう咀嚼障害と診断した。

e．治療方針
　治療用義歯でマウスボリュームを改善した後、咬合、咀嚼、嚥下機能を利用したリハビリテーションを行い、口腔周囲筋、舌をトレーニングすることで、粘膜（粘膜面）、頬・口唇・舌（研磨面）からの感覚入力系を安定化させ、咬頭傾斜角のゆるやかなレジン

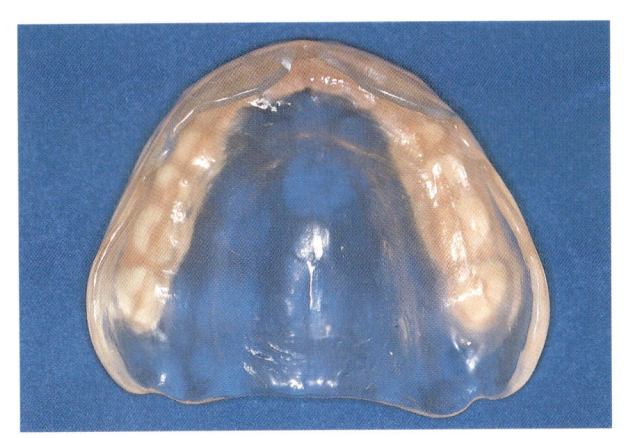

実際の症例の解説　無歯顎顎堤形態による総義歯の形態分類（上濱の総義歯分類）

図8-4e　上顎治療用義歯。

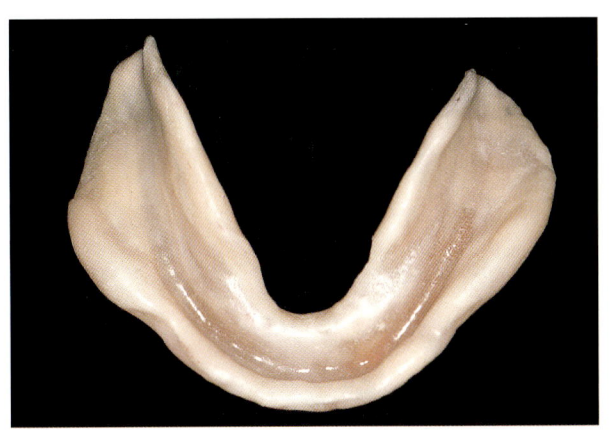

図8-4f　治療終了後の治療用義歯の粘膜面観。

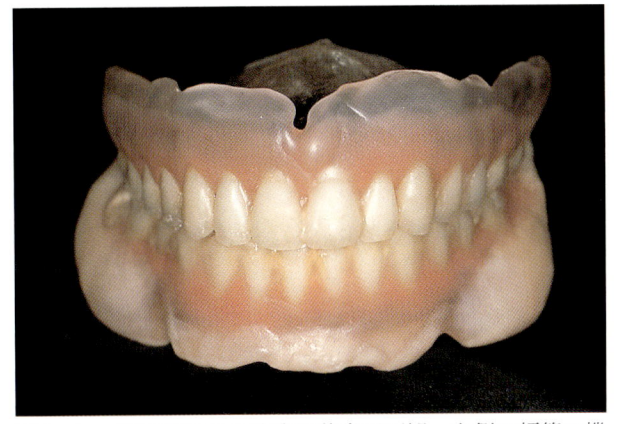

図8-4g　治療終了後の治療用義歯正面観。左側の頬筋の機能が増強された形態が付与されている。この外側弁、研磨面形態が感覚入力系を亢進させ、中枢での迅速な情報処理、顎関節の安定を生み出し、口腔周囲筋・舌のパワーアップを引き出し運動出力系の機能向上を生じる。形態と機能の正の循環のモデルである。

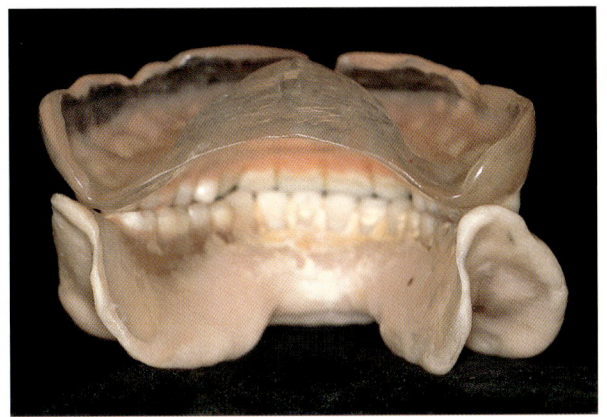

図8-4h　治療終了後の治療用義歯の後方面観。左右の研磨面形態の違いとともに左右の舌側の研磨面形態により舌の位置、高さ、形態を機能圧で形成して舌房の侵害を生じない状態を確立する（舌形態が多少左右で異なる症例と診断できる）。

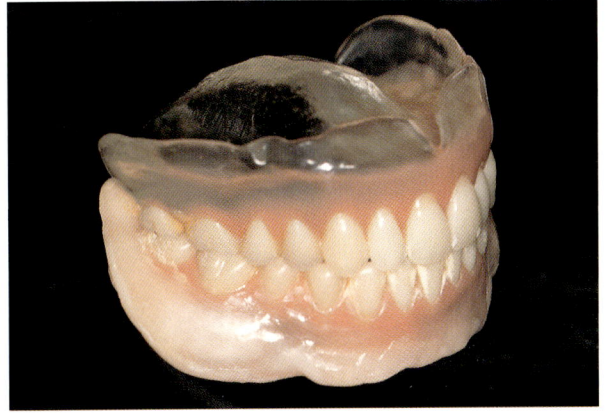

図8-4i　治療終了後の治療用義歯の右側側面観。基本的な形態を認める。上咽頭収縮筋の高さ、形態も左右で異なると思われる。

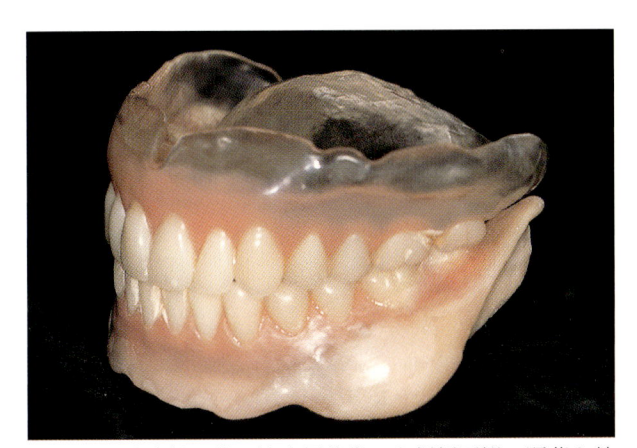

図8-4j　治療終了後の治療用義歯の左側側面観。顕著な粘膜面形態がリハビリトレーニングで形成された力こぶのような形態である。

歯を使用して下顎位の安定を確保することで中枢神経系、運動出力系の活性化を促しその結果、増強された口腔周囲筋・舌の形態を構築して、最終義歯を製作することとした。

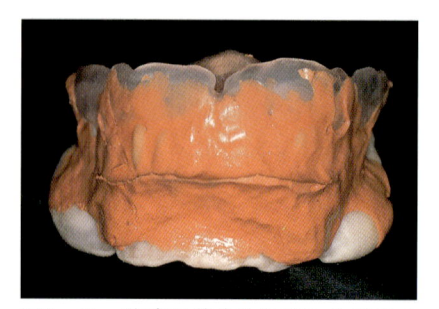

図8－4k 治療用義歯を装着した状態でのシリコン印象材を用いた機能的最終検査。口唇の位置、正中は患者の筋群と一致している。オトガイ筋の筋形態が理解できる。

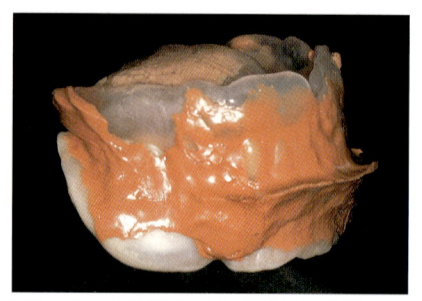

図8－4l 治療用義歯を装着した状態でのシリコン印象材による機能的最終検査の右側側面観。治療用義歯の咬合平面は患者の位置と一致している。シリコン印象材が抜けている部位が外側弁、機能的研磨面であり、二次支持力（機能時に左右側方、前後の維持力を発揮する）、機能的維持力を発揮する面が明示された状態。

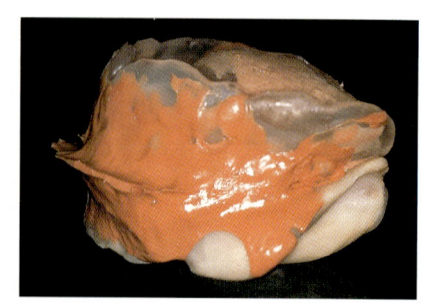

図8－4m 治療用義歯を装着した状態でのシリコン印象材による機能的最終検査の左側側面観。治療用義歯の咬合平面は患者の位置と一致している。右側同様にシリコン印象材が抜けている部位の機能的維持力、二次支持力が明示されている。

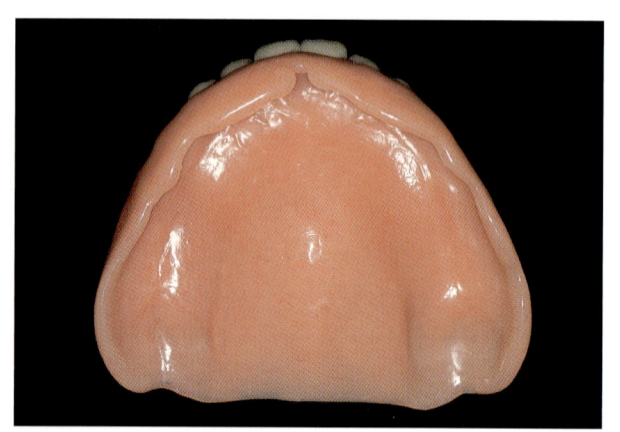

図8－4n 最終義歯の上顎粘膜面観。

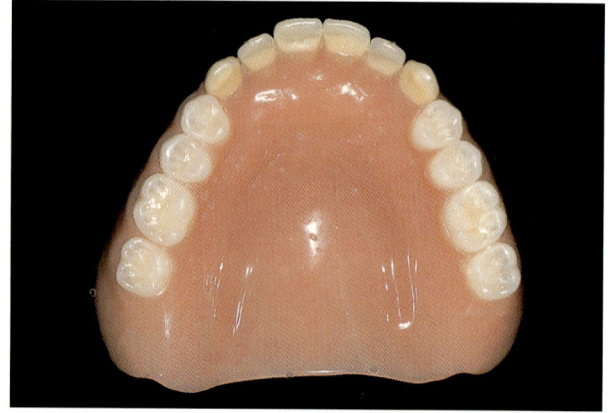

図8－4o 最終義歯の上顎咬合面観。

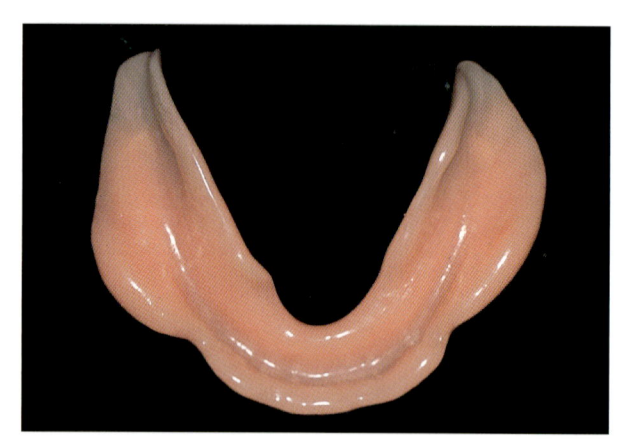

図8－4p 最終義歯の下顎粘膜面観。左右非対称である。

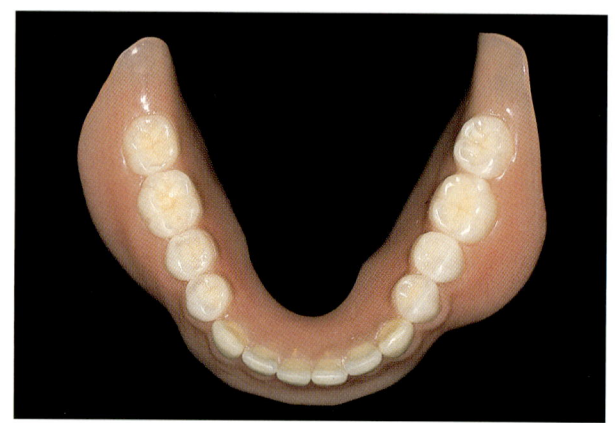

図8－4q 最終義歯の下顎咬合面観。

f．無圧印象法による印象採得

①診査・診断用印象

10％の混水比を増量させたアルジネート印象材による無圧印象を行い診査・診断用印象を採得した。

図8－4aは上顎の印象採得である。ほぼ左右対称で、適正なデンチャースペースが確保されている。また図8－4bは下顎の印象採得であるが、左側の頬側は頬筋が弛緩しており、舌の左側への偏位を疑う。右側はほぼ安定した口腔周囲筋と舌の位置関係と診断できる。

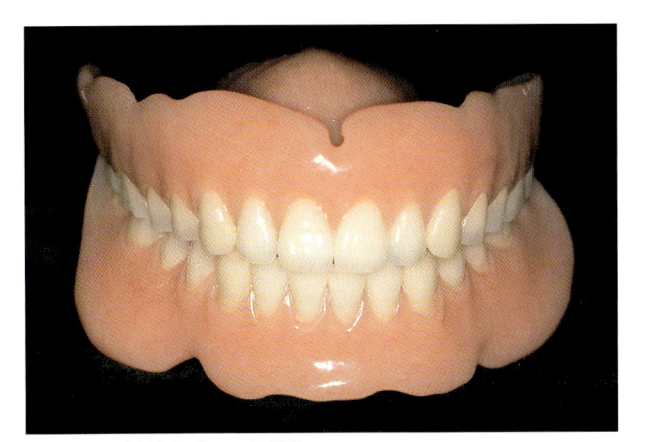

実際の症例の解説　無歯顎顎堤形態による総義歯の形態分類（上濱の総義歯分類）

図8-4r　最終義歯の正面観。

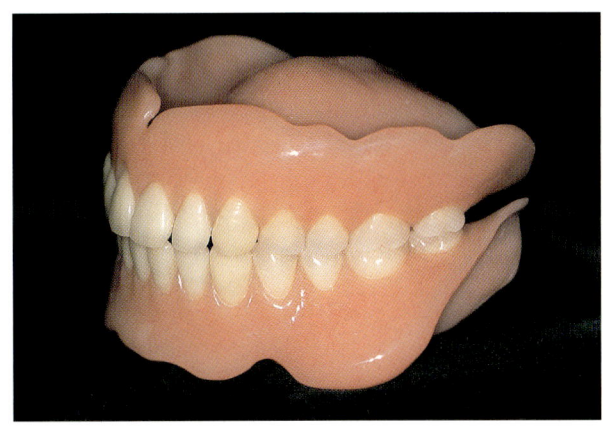

図8-4s　最終義歯の左側側面観。

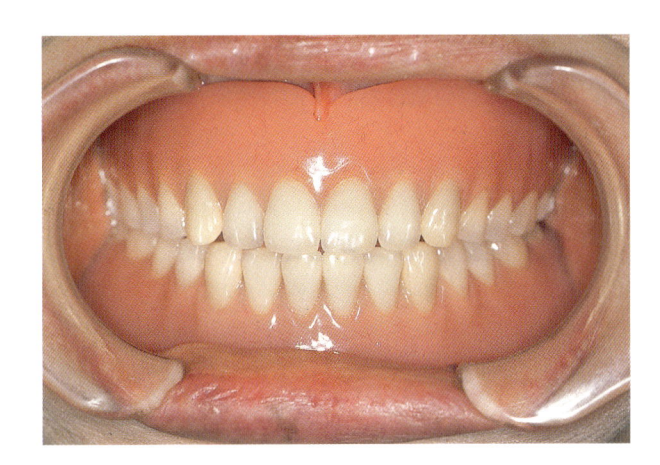

図8-4t　最終義歯の口腔内装着。

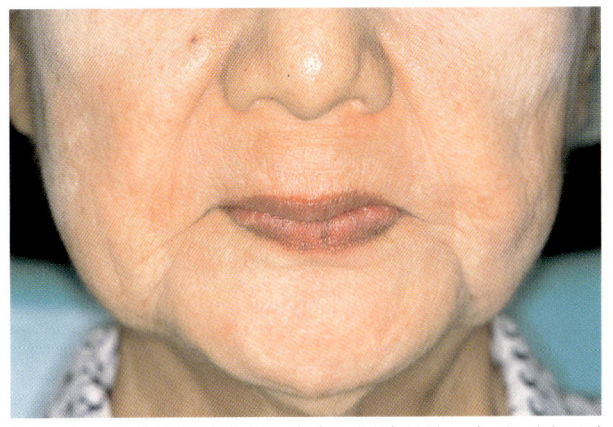

図8-4u　旧義歯を装着時の患者の顔貌所見。上下口唇の面積の減少、口角のしわ、左側の頰筋の弛緩した状態を認める。低位咬合をともなう偏位を生じている。

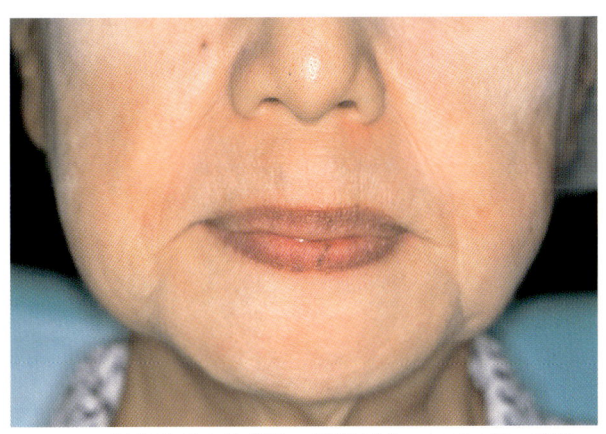

図8-4v　最終義歯を装着時の顔貌所見。上下口唇の面積、口角のしわの改善、両側の頰筋の改善が認められる。

②加圧印象

　図8-4c は上顎の印象採得である。上顎顎堤は比較的安定しているので基礎維持、内側弁維持の形成、支持力の付与による対応で可能であった。

　また図8-4d は下顎の印象採得であるが、下顎の顎堤吸収は左側を中心に進行しているので、基礎維持、内側弁維持、外側弁維持の採得、支持力の向上が必須である。一次支持力を正確に応力として粘膜面の全体にバランス良く配分する印象採得が重要である。この条件が成立した状態で、治療用義歯の研磨面の機能の回復、ひいては機能の正の循環を目標とする。

第 8 章

症例④ 高度な難易度の無歯顎症例：舌側縦方向拡大症例：スタビライザータイプ（図8 - 5a〜v）

図8 - 5a 高度な難易度の症例。舌側縦方向拡大症例（頰筋収縮タイプから舌側縦方向へ）。スタビライザータイプでもある。

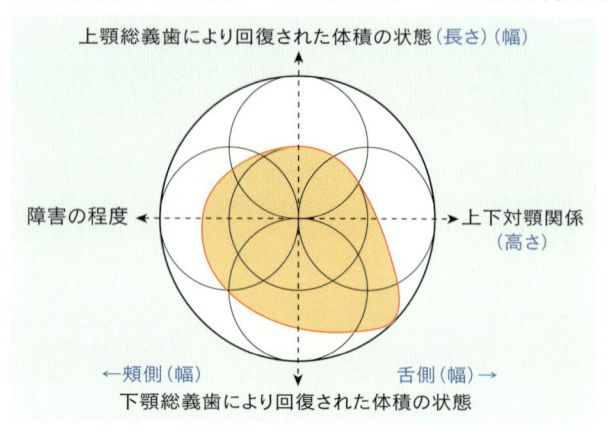

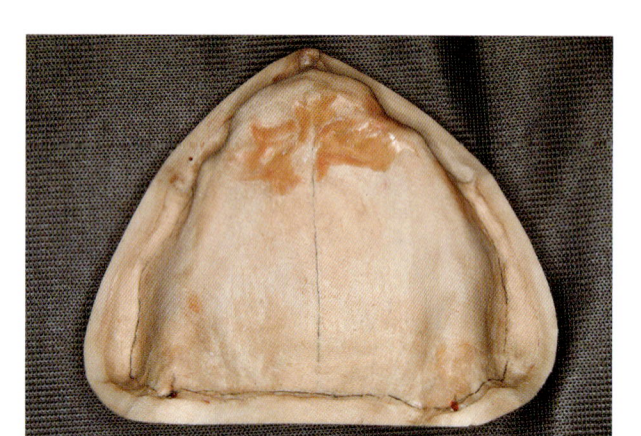

図8 - 5b 上顎顎堤。

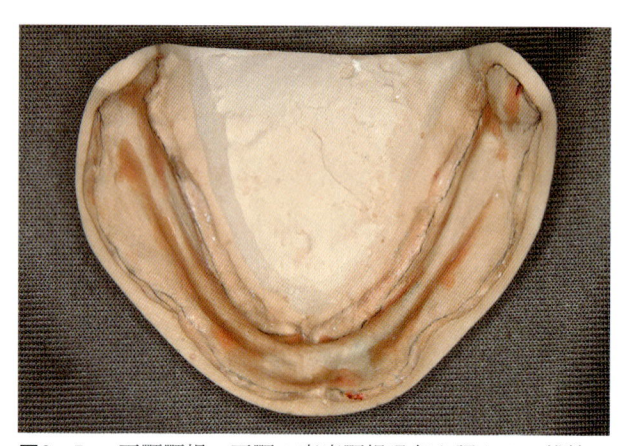

図8 - 5c 下顎顎堤。下顎の高度顎堤吸収を認める。維持、支持に利用できる顎堤面積が狭い。

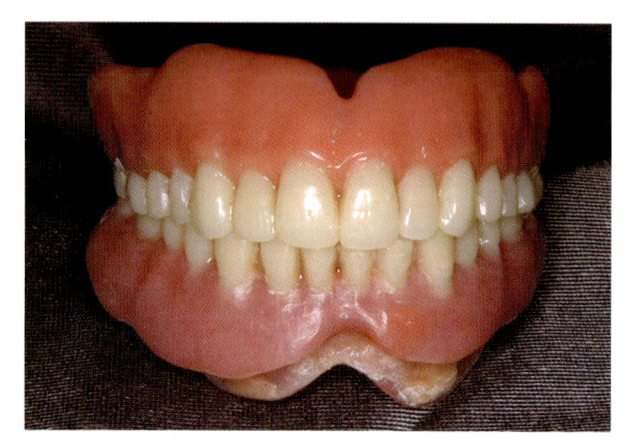

図8 - 5d 旧義歯の診査。

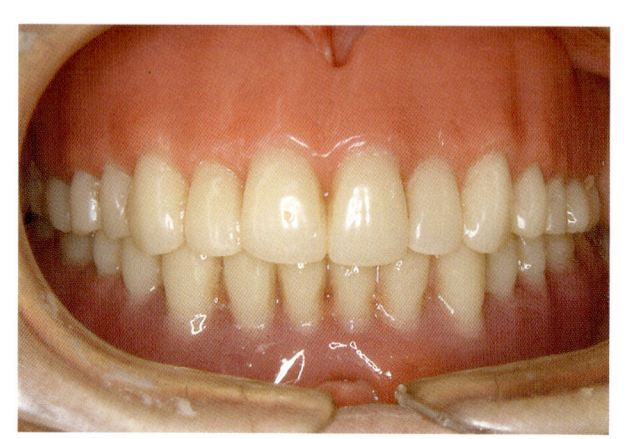

図8 - 5e 旧義歯の診査。

③治療用義歯による治療

　上顎は維持、支持ともに安定しており、粘膜面には軟性裏装材を使用せず、安定した位置が確保できていた。一方、下顎の顎堤は不安定であり、ほとんどが被覆粘膜（非角化の粘膜下組織が多く存在：支持力に乏しい）で被覆されており、また炎症も存在しているため、粘膜面の改善のため軟性裏装材を使用して、下顎位の安定、下顎運動、頰・舌運動の安定化のため、時間を延長した強い嚥下運動、開口運動、舌の回転運動、前突運動などでリハビリトレーニングを実施した。図8 - 4e〜m にその経過を示す。

g. 最終義歯

　治療用義歯から得られた体積と形態を精密にレジンで置き換えて、最終義歯を製作するが、この症例は、顎堤吸収に左右差があり、そのため粘膜面形態、研磨面形態ともに左右差が生じていた。この最終義歯の装着により、左右の機能的咀嚼系はほぼ対称に機能することが可能となった。すなわち、顎堤吸収の左右差は最終義歯の左右の形態の違い（左右差）を備えることで、機能時における左右の対称的バランスを良好にし、運動機能を回復することが肝要であることが示唆された。図8‐4n〜vに経過を示す。なお最終義歯の精度は歯科技工士の技術力によるところが大きいことも事実である（技量の高い歯科技工士の存在も重要である）。治療後は体重も5kg増加し、血清アルブミン値も平均以上になり、QOL、ADLは大幅に向上し、健康長寿が達成された。

IV．現在の難症例

1．症例④ 高度な難易度の無歯顎症例：舌側縦方向拡大症例：スタビライザータイプ（図8‐5a）

　下顎の高度顎堤吸収の症例では、頬側の死腔、舌房の侵害による感覚入力系の障害を認めることが多い。さらに低位咬合で下顎位が偏位を生じて、下顎頭が不安定となり、さらなる感覚入力系‐中枢処理系‐運動出力系＝機能的咀嚼系の障害による機能障害を認める。

a. 患者の症状と主訴

　患者は75歳（初診時）の女性。現病歴は約20年前より上下顎無歯顎となり上下顎に総義歯を装着していた。当初は問題がなかったが、約4年前に上下顎の総義歯を新製作した頃から、下顎顎堤粘膜に疼痛が出現し、うまく咀嚼できなくなってきた。平成15年4月より、上下総義歯の不安定と下顎粘膜の疼痛のため咀嚼障害を生じ（下顎は痛くて噛めない）、体重が減少してきたとの主訴で、平成15年10月に来院した。

　現症は口腔内所見では下顎の高度顎堤吸収を認める。下顎の口輪筋、オトガイ筋、頬筋の付着の緊張が強く水平方向への拡大が困難である。上顎顎堤の高さは中等度の吸収であり、幅の吸収は、唇側方向、頬側方向は高度な吸収が認められた（図8‐5b）。また上顎顎堤粘膜では咀嚼粘膜はおおむね保存されているが、小臼歯部は幅が減少していた。下顎顎堤の高さは高度顎堤吸収であり、顎舌骨筋付着部が露出していた（図8‐5c）。オトガイ孔は両側露出していた。下顎顎堤粘膜では咀嚼粘膜はほとんど減少しており、被覆粘膜で覆われて支持力の不足をまねきやすい状態であった。これらのことから口輪筋、オトガイ筋、頬筋の緊張が強いと推察された。

b. 旧義歯の診査（図8‐5d、e）
①旧義歯の咬合高径は約4mmの低位咬合である。
②人工歯の排列位置の不正と研磨面形態の不良から、頬側に死腔を形成し、舌房を侵害していた。
③デンチャースペースの横幅が不足し体積が不足していた。

c. 診断

　上下総義歯の形態不良、人工歯排列不正、低位咬合に起因する咀嚼障害と診断した。

d. 治療方針

　下顎は下顎骨の頬筋の付着が強く、唇側・頬側方向への拡大が難しいので、義歯の維持・安定を図るために、義歯床縁を顎舌骨筋線付着部の縦方向へ延長させることとした。また上顎は治療用義歯を用い唇側方向、頬側方向へ排列位置、義歯床縁の拡大を行うこととした。

e. 治療内容

　患者は、身長約145cm、体重42kgと小柄であり、頭蓋、下顎とも小さいので、上顎歯槽堤の長径は38cm、幅径47cmであり、下顎歯槽堤も長径51cm、幅径59cmと小さい。下顎の頬筋、口輪筋、オトガイ筋の付着部は口唇側、頬側に高位に付着しており、デンチャースペースの拡大の範囲が狭いので、維持、

第 8 章

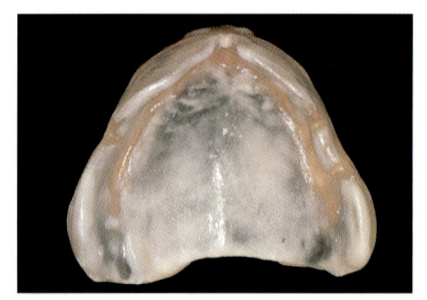

図8-5f　治療用義歯の上顎粘膜面。

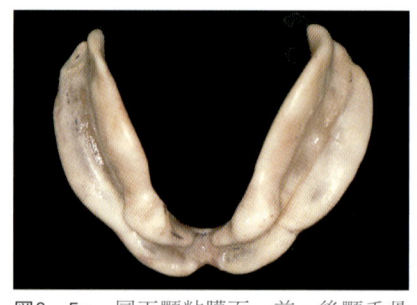

図8-5g　同下顎粘膜面。前・後顎舌骨筋線窩における幅、長さの延長形態、義歯後縁形態の絞り込みが大切である。

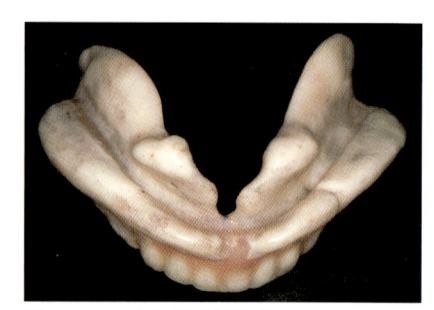

図8-5h　同下顎粘膜面。

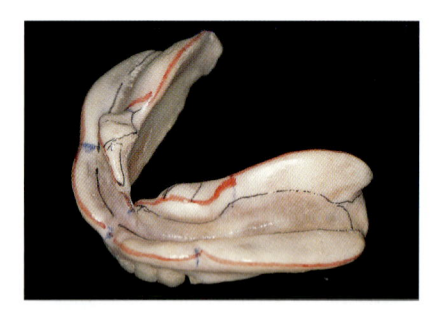

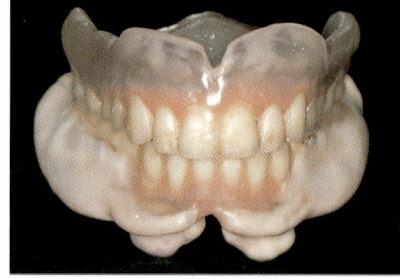

図8-5i　同下顎粘膜面の解析ライン。舌側の縦方向への深さ、幅、長さの拡大をリハビリトレーニングで図った。

図8-5j　同正面観。全体像、オトガイ筋、前顎舌骨筋線窩の形態に注目。

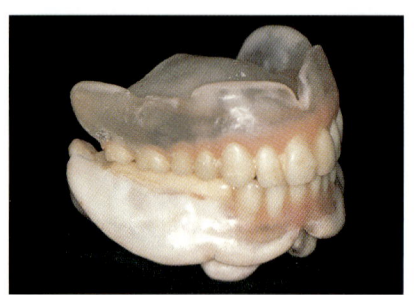

図8-5k　同右側研磨面形態。

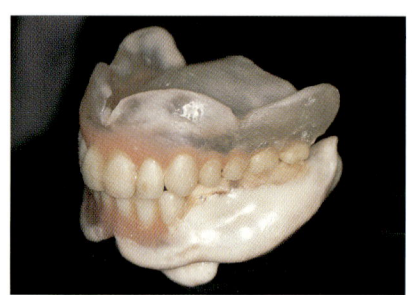

図8-5l　同左側研磨面形態。

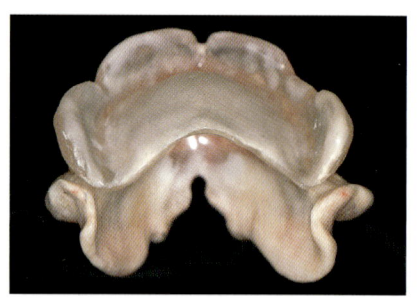

図8-5m　同後方面観。舌側研磨面形態、頬筋の上部走行、上咽頭収縮筋のリハビリトレーニングによる形態に注目。

支持を得るためには、スペースが存在する下顎の舌側の下方の空隙（前・後顎舌骨筋線窩）への拡大を図る必要があった。

　治療用義歯を製作し、リハビリトレーニングを行いながら、上下顎粘膜面の改善と維持、支持を得るために、軟性裏装材を使用して、下顎の床縁形態、上下顎の研磨面の形態付与を行い、下顎位が安定し、スムーズな咀嚼運動を獲得した後、完成義歯を装着し、経過観察を行った。

①診査・診断用印象

　まず、口腔内を診断するためにアルジネート印象材による印象採得を行った。この際口輪筋、頬筋、オトガイ筋には緊張が認められた。舌側は前・後顎舌骨筋線窩付近に下顎義歯床縁を拡大することで、維持、支持を確立するのに十分なデンチャースペースを確保した。

②加圧印象

　つぎにモデリングコンパウンドとインプレッションペーストによる加圧印象にて印象を行い、基礎維持、内側弁維持、外側弁維持、支持を採得した。規格模型を製作して、咬合採得を行った。適正な咬合高径を72mm（Willis法）に決定し（約5mmの低位咬合であった）、ゴシックアーチを描記して、水平的顎間記録を採得した。

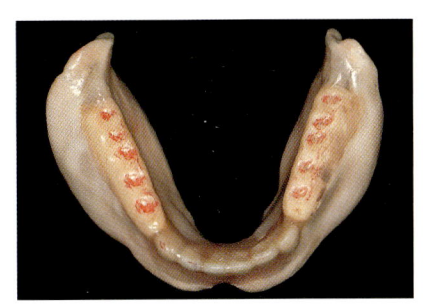

図8-5n 治療用義歯の咬合面観。
図8-5o 治療用義歯の右側の咬合面観。右側が主咀嚼側である。粘膜面、研磨面も強い咬合力、咀嚼力を垂直的に支持できるように幅、長さが延長されていることに注目。 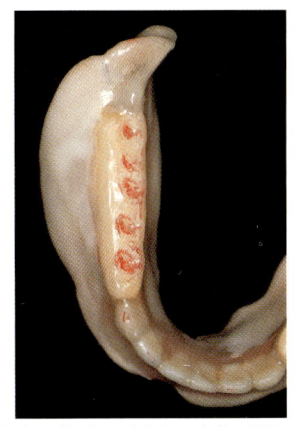
図8-5p 治療用義歯の左側の咬合面観。左側が非咀嚼側-平衡側である。粘膜面、研磨面が強い側方圧を支持できるように幅を絞り込みながら、高さを拡大し、頬筋、舌でしっかりと右側の咬合力、嚥下力に抵抗できる形態が付与されている。 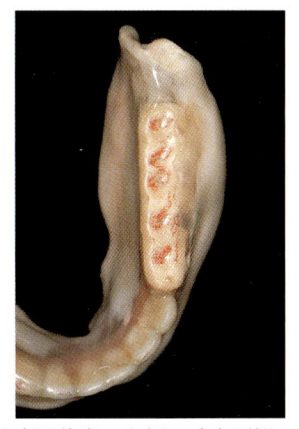

③治療用義歯による治療

下顎の高度顎堤吸収の症例では、頬側の死腔・舌房の侵害による感覚入力系の障害を認めることが多い。さらに低位咬合で下顎位が偏位を生じ、下顎頭が不安定となり、感覚入力系-中枢処理系-運動出力系すなわち、機能的咀嚼系の障害による機能障害が発生する。この機能的咀嚼系の障害を治療し、デンチャースペースの改善により、機能的咀嚼系を再構築するためには、以下の条件を備えた治療用義歯でのリハビリトレーニングが重要である。なお、治療用義歯の咬合平面はフラットテーブルを設定した。

①適正なデンチャースペース(高さ×長さ×幅)を持つこと。
②維持・支持ができる粘膜面(維持・支持を獲得するための加圧印象で製作)を持つこと。
③頬側の死腔・舌房の侵害のない研磨面からの感覚入力と運動出力が行えること。
④安定した下顎位、咀嚼運動(摂食・嚥下運動)を再現できる咬合面を持つこと。

さらに研磨面形態付与による感覚入力系、運動出力系の改善を図るがその考え方には以下の3つがある。

Aタイプ:頬側方向(水平的拡大)に拡大し、頬筋(口輪筋を含む)、オトガイ筋により、感覚入力系、運動出力系の改善を行う。

Bタイプ:舌側方向(垂直的拡大)に拡大することで、舌根部を深く拡大し、前顎舌骨筋線窩または後顎舌骨筋線を利用して、舌の神経支配の特性を生かし、感覚入力系、運動出力系の改善を行う。

Cタイプ:AとBの中間型(混合型)でもっとも多くの症例に適応される(ただしAタイプ、Bタイプに必要な知識、手技をマスターすることで、Cタイプの症例への応用が可能となる)。

④粘膜面の改善

上下顎の顎堤吸収により、咀嚼粘膜の減少を認め被覆粘膜が大幅に増大しており、高度の顎堤吸収を認める下顎では、オトガイ孔の露出、舌神経の露出により機能時に疼痛を生じ、疼痛と下顎位の不安定が機能的咀嚼系の入力系障害(痛み、振動、不安定の情報を中枢神経系に伝達)を起し、運動出力系は弱く、不安定な口腔周囲筋と舌の収縮、そのバランス、タイミングも不安定となり咀嚼・嚥下障害を生じていると思われたので、全面が均等の被圧変位となるような改善とリハビリトレーニングで維持力の獲得(基礎維持力、内側弁維持力)と支持力の向上を目的として上顎粘膜面には軟性裏装材を必要最小限使用して粘膜面からの感覚入力系の安定化、維持力の向上を行った(図8-5f)。

第 8 章

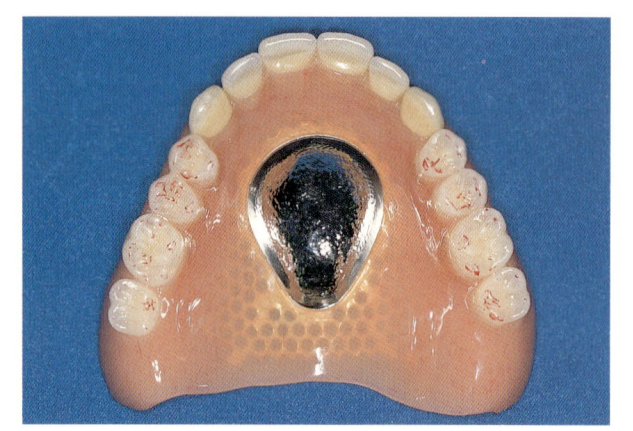

図8-5q　最終義歯の上顎咬合面観。

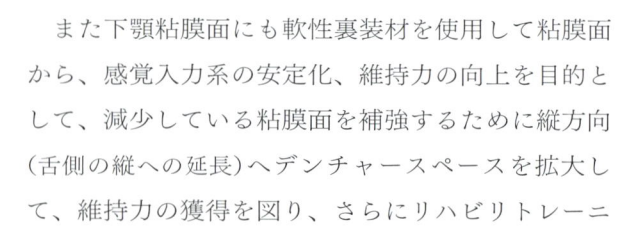

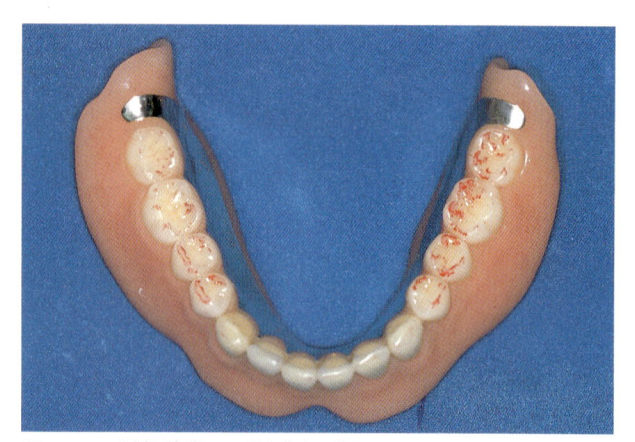

図8-5r　最終義歯の下顎咬合面観。

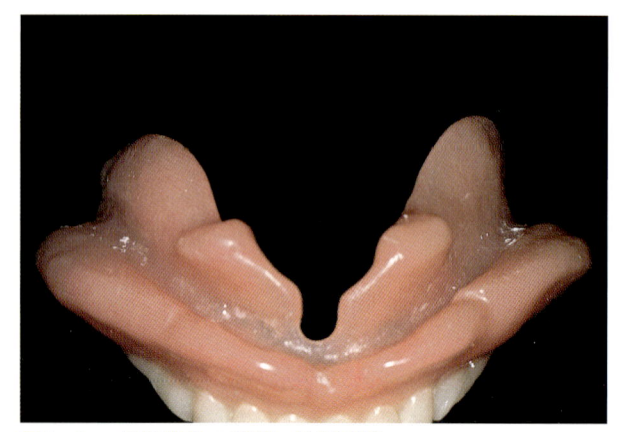

図8-5s　最終義歯の下顎の粘膜面観。

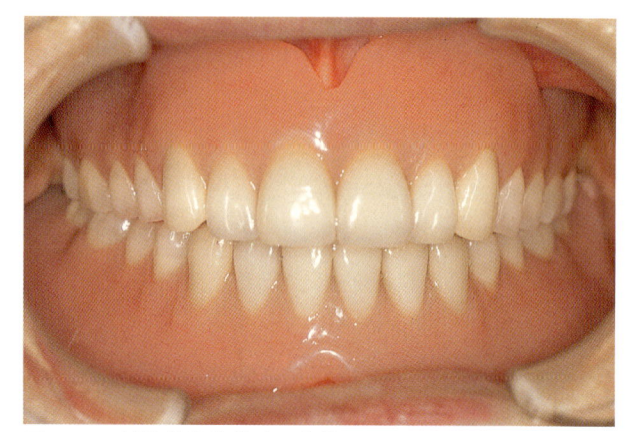

図8-5t　最終義歯装着時の状態。

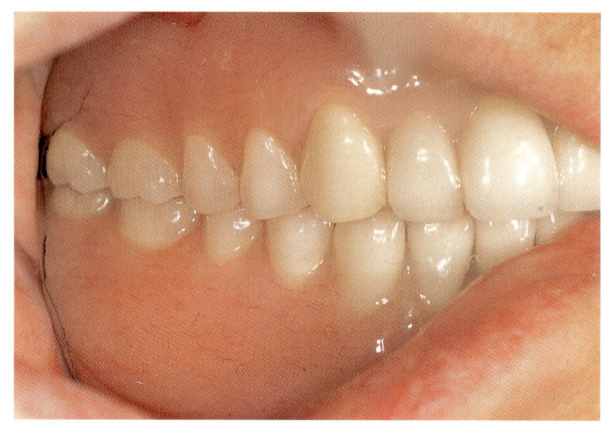

図8-5u　最終義歯装着時の右側側面観。

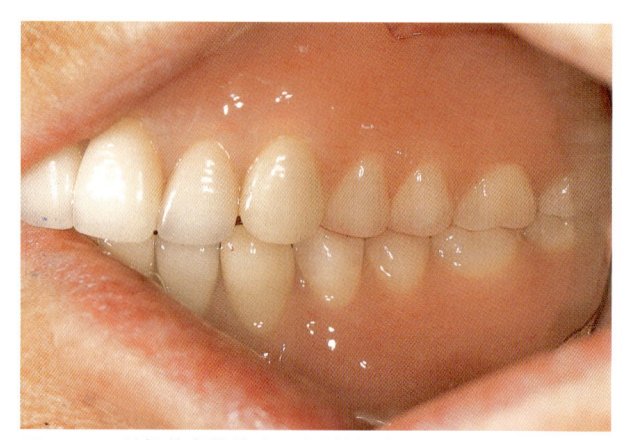

図8-5v　最終義歯装着時の左側側面観。

　また下顎粘膜面にも軟性裏装材を使用して粘膜面から、感覚入力系の安定化、維持力の向上を目的として、減少している粘膜面を補強するために縦方向（舌側の縦への延長）へデンチャースペースを拡大して、維持力の獲得を図り、さらにリハビリトレーニングで前顎舌骨筋線窩、後顎舌骨筋線窩に幅、長さの拡大を行い基礎維持力、内側弁維持力を確立した。また上咽頭収縮筋の機能圧を向上させて、下顎義歯の後縁を絞り込み、頬側研磨面との強い協調関係を形態に反映させた（図8-5g〜i）。

実際の症例の解説　無歯顎顎堤形態による総義歯の形態分類（上濱の総義歯分類）

症例⑤ 高度な難易度の無歯顎症例（頬側横方向への拡大症例：ウイングタイプ）（図8-6a〜k）

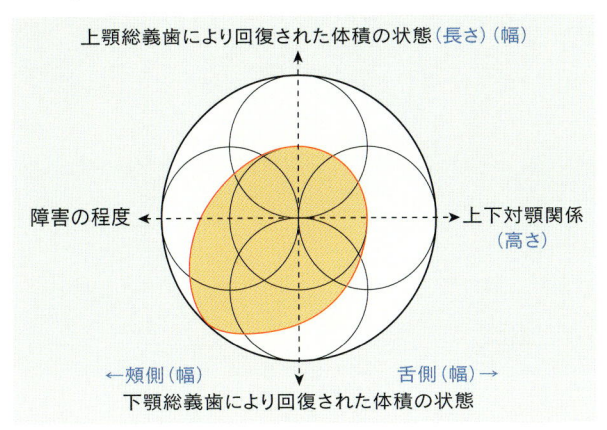

図8-6a　高度な難易度の症例。頬側横方向拡大症例（頬筋弛緩タイプから頬側横方向へ）。ウイングタイプでもある。

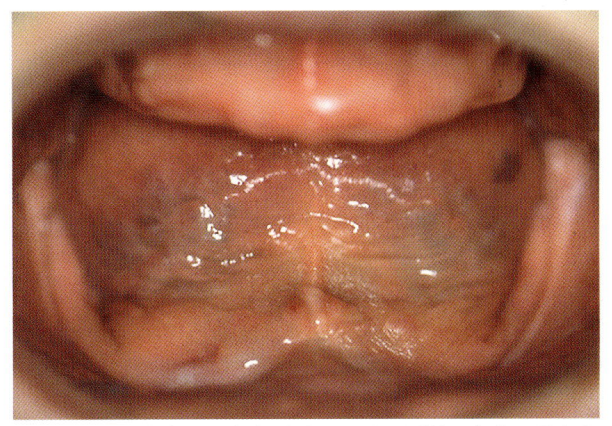

図8-6b　初診時の口腔内所見。下顎の顎堤は高度に吸収を認める。

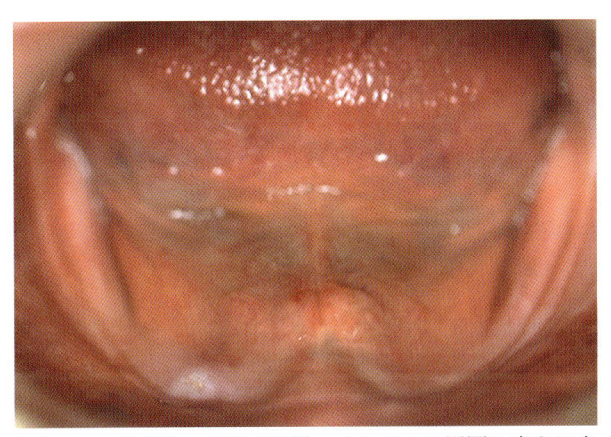

図8-6c　初診時の下顎の状態。オトガイ孔周囲を中心に多数の義歯性潰瘍を認める。

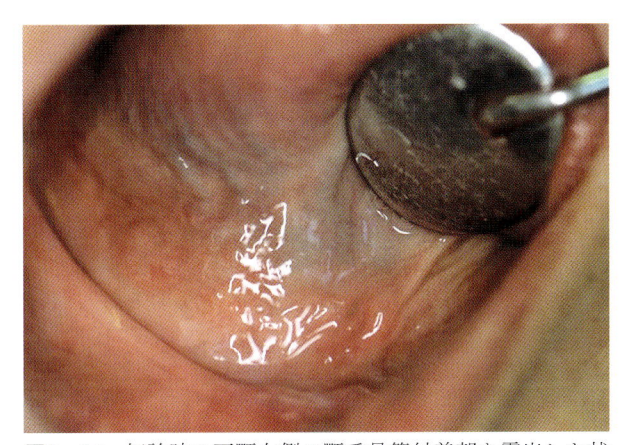

図8-6d　初診時の下顎右側の顎舌骨筋付着部を露出した状態。高度の下顎の顎堤吸収が診断できる。

⑤研磨面の改善

　改善されたデンチャースペースで体積（高さ×長さ×幅）の拡大を図り、トレーニングで機能の向上を図った。頬側研磨面の幅の拡大は、下顎骨と頬筋の付着の関係から横方向へは制限がある形態となる。正面観では、オトガイ筋の機能形態が重要となる。その機能圧に対抗するために前顎舌骨筋線窩の形態も重要となる（図8-5j〜m）。

⑥咬合面の形態

　デンチャースペースの改善、トレーニングで獲得された粘膜面、研磨面から維持力、支持力を獲得すると下顎位が安定して咬合面に安定した圧痕が形成される。さらにこの状態でリハビリトレーニングを行うことで粘膜面、研磨面の形態が向上する（形態の回復による機能の正の循環）。

　最終的には、機能的咀嚼系の感覚入力系が安定し、延髄などの中枢処理系の情報の処理、辺縁系での処理、免疫系、内分泌系へのネットワーク化で運動出力系が安定して、下顎位、下顎運動、頬・舌運動の安定化が図られる。圧痕は下顎位の安定、下顎運動、頬・舌運動の機能を取り込んだ形態となり、最終義歯の人工歯の選択、人工歯の排列に反映される（図8-5n〜p）。

f. 最終義歯とメインテナンス

　最終義歯は、治療用義歯のすべての機能を取り込んだ形態を、高い精度で再現できるように製作する。この症例では金属床を用いて装着感、温熱感覚の向上を図った（図8-5q〜v）。

第8章

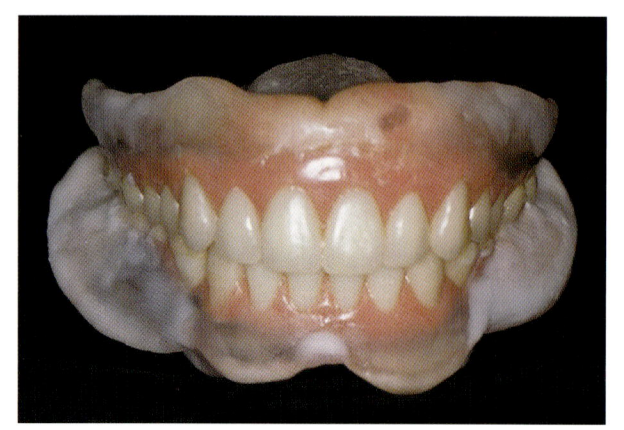

図8-6e 治療用義歯の形態。治療当初は頰筋、オトガイ筋の筋力が弱い状態と診断できる。

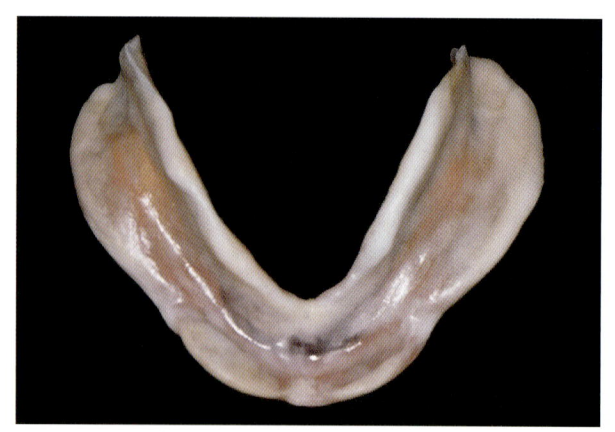

図8-6f 下顎位の安定を図り。治療のスタート点とする。

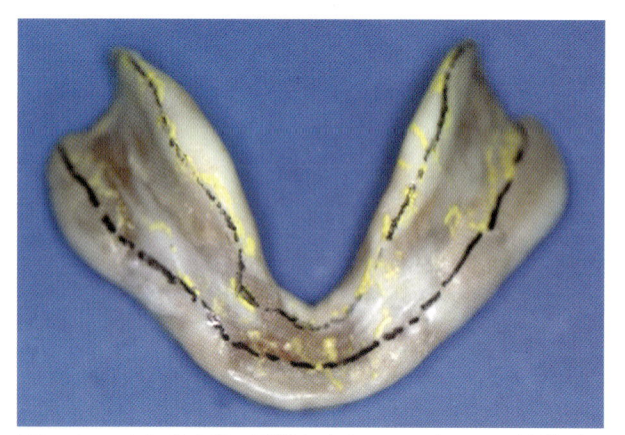

図8-6g オトガイ筋、頰筋を味方につけながら、粘膜面の側方拡大を図り、広く安定した粘膜面（支持力向上）を求める。

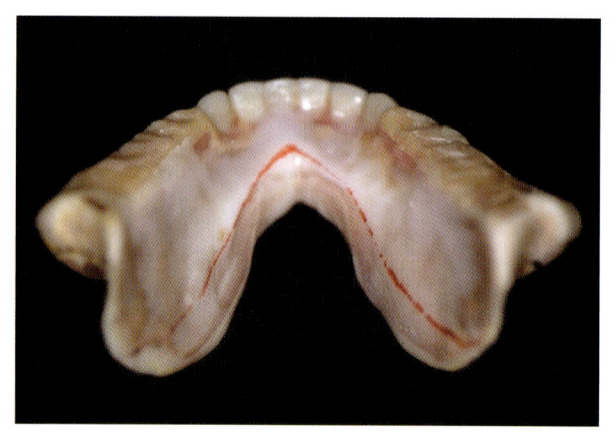

図8-6h 赤のラインの上に舌が乗るように深く舌側床縁を設定し、リハビリトレーニングで舌の位置を修正する。

でマッサージするように指導している。

2．症例⑤ 高度な難易度の無歯顎症例（頰側横方向への拡大症例：ウイングタイプ・図8-6a）

下顎の高度な顎堤吸収の症例であり、咀嚼粘膜はほとんど吸収して多くが被覆粘膜で被覆されている。維持力、支持力に乏しい粘膜のため、「下顎の総義歯が動く」「痛いので噛めない」「うまく飲めない」「話しづらい」などの主訴が訴え続けられる症例である。

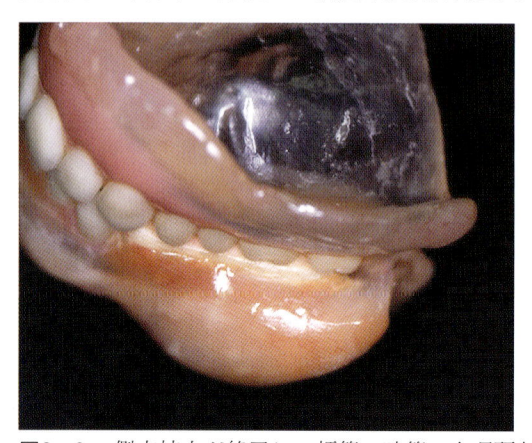

図8-6i 側方拡大が終了し、頰筋、咬筋、上咽頭収縮筋などの機能時の形態も付与された。

a．患者の症状と主訴

患者は78歳の女性。約20年前から上下顎無歯顎となったが、総義歯を装着した当初は十分に咀嚼、発音ができた。その後3回の総義歯の製作を行うが、最近は総義歯が不安定で痛くて噛めない。発音障害もあるとの主訴で来院。

平成16年9月に最終義歯を装着したが、約半年後に右側の研磨面の頰側最深部に疼痛を訴えたので多少の調整削合を実施した。その後は半年ごとにメインテナンスを行っているが、安定した状態が継続されている。体重も増加して、快適な生活を送られている。義歯使用後に、毎晩、下顎の顎堤を十分に指

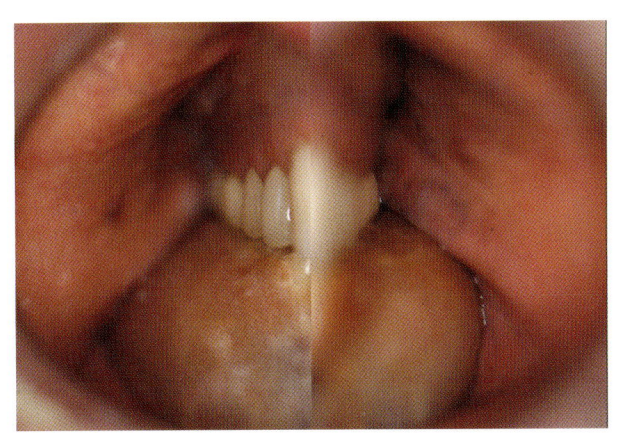

図8-6j 頬筋の上部走行、下部走行がしっかりと研磨面をつかみ込んでいる。維持力、支持力を新たに獲得した状態である。

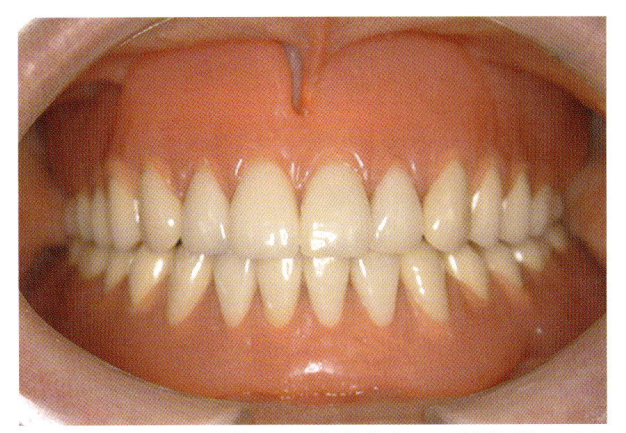

図8-6k 口腔内に装着された最終義歯。口腔周囲筋、舌を味方につけて3階建構造を持ち機能が改善している。コンデュロフォーム陶歯をレデュースドオクルージョンにて排列した。

現症は上顎では軽度から中等度の顎堤吸収を認め、下顎は高度の顎堤吸収により総義歯が安定しない、いわゆる難症例化していた。また歯槽骨はほとんどの吸収を認める。オトガイ孔が露出するまでの顎堤吸収なので、その程度に応じた機能障害も増大している。顎舌骨筋の付着部は完全に顎堤と同じ高さで付着している。オトガイ筋の付着も同様である（図8-6b〜d）。

b. 診断

以上のことから下顎の高度顎堤吸収をともなう機能障害、発音障害と診断した。

c. 治療方針

治療用義歯を用いて、下顎位の安定を求めた後、オトガイ筋（義歯の研磨面の前方部）、頬筋（義歯の研磨面の側方部）相当部の研磨面を前方、側方に拡大しながら、形態を付与していき、また頬側の死腔をなくして、さらに拡大してオトガイ筋、頬筋の筋圧を味方につけて義歯の維持、支持を確立後、安定した下顎運動、口唇・頬運動、舌運動により咀嚼・嚥下・発音などの機能の向上、維持を獲得することを目的とした。

d. 治療内容

治療用義歯を用いて、外側弁、頬・口唇・舌による機能的維持により下顎位を安定させる。図8-6eは治療当初の治療用義歯の形態であるが、頬筋の圧が弱く軟性裏装材の形態も貧弱である。義歯床の外形部の立ち上げ付近とオトガイ孔付近に疼痛が出現するため氷による粘膜の冷却と粘膜を指でマッサージしてもらい強い粘膜の獲得を目指す。また口腔内は直視できる範囲より大きい状態を示しており、最低限度の維持、支持は得られているので、下顎の粘膜面は軟性裏装材を用いて維持、支持を得て下顎位の安定を試みて、この範囲をベースに前方、側方への拡大を図った（図8-6f）。

図8-6gに示した黒マジック部の内側は直視できる口腔粘膜の範囲である。外側はリハビリトレーニングで前方・側方拡大された粘膜面の形態。オトガイ筋、頬筋を味方につけながら、オトガイ筋、頬筋、舌の強く安定した機能圧で形態が付与された状態であることがわかる。

つぎに舌側の研磨面の1/3に舌根部がくるようにして、舌の安定した位置を研磨面でサポートする。地下1階、地上2階建てのイメージで舌の厚み（幅）を研磨面に取り込む。ラインより上に舌を乗せる（地上1、2階で感覚入力、運動出力の機能を発揮させる）。下顎の高度顎堤吸収症例は、顎堤、粘膜の喪失部の高さを3階建に、幅を側方拡大して、本来のマウスボリュームの回復と機能の向上を図る（図8-6h）。

最後に下顎位の安定と適切なマウスボリューム

第8章

症例⑥ 高度の歯周炎から無歯顎に移行する難症例（図8-7a〜12c）

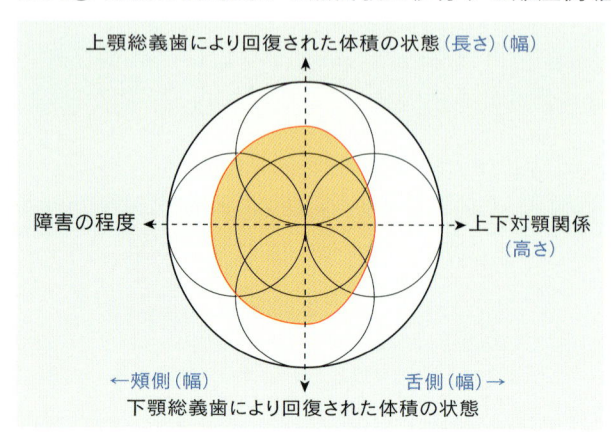

図8-7a 高度の歯周炎から無歯顎に移行する難症例。上下口唇面積の不一致、下口唇の反転、上顎前歯による圧迫、下口唇ウエット部の露出を認めた。

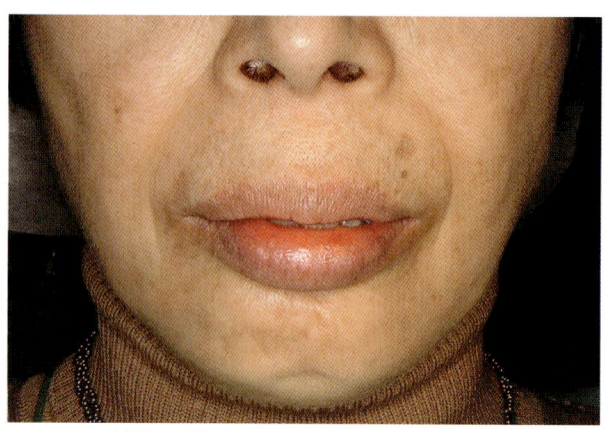

図8-7b 顔貌正面観。

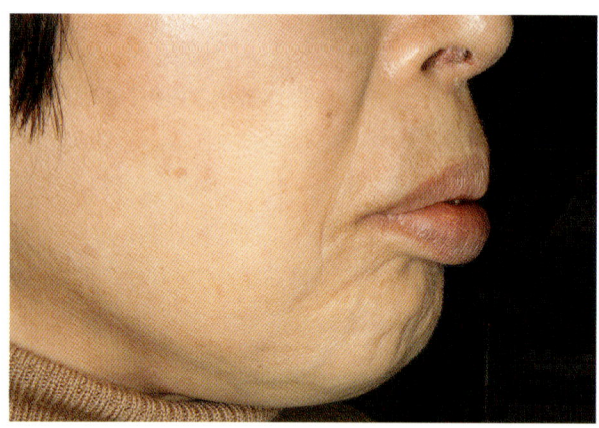

図8-7c 顔貌側面観。

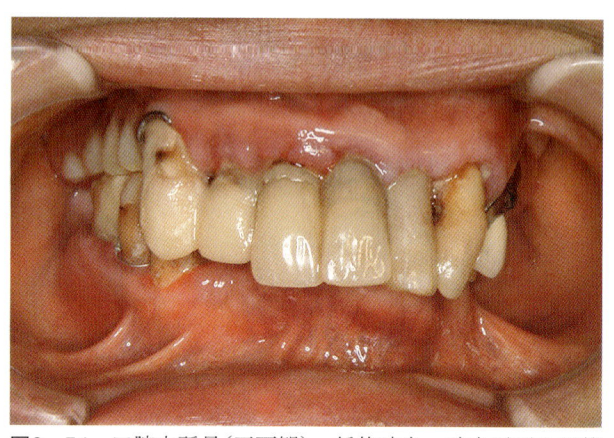

図8-7d 口腔内所見（正面観）。低位咬合、咬合平面の不整を認める。

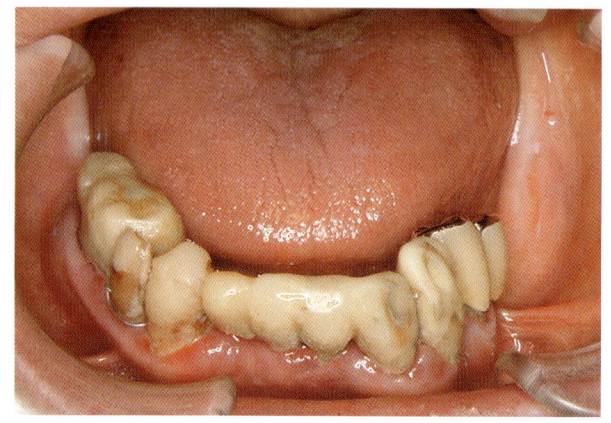

図8-7e 口腔内所見（下顎）。右側偏位を示す。

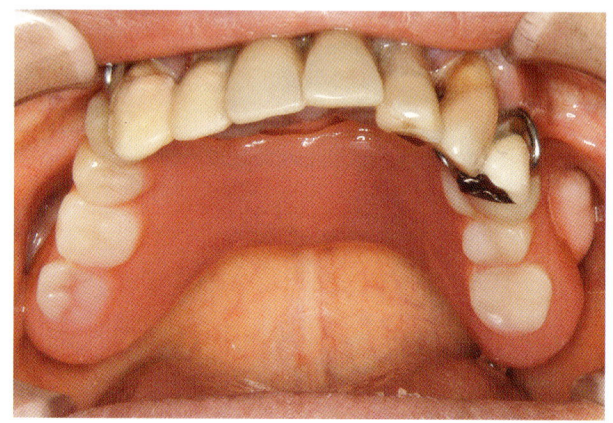

図8-7f 上顎の感覚入力系異常。

（高さ×長さ×幅）の回復で安定した下顎運動、口唇／頬運動（顔面運動）舌運動を利用して、上下の治療用義歯の最終形態を付与する（図8-6i）。

e．経過

治療用義歯は口腔内で、外側弁、頬・口唇および舌・口腔周囲筋などの粘膜による機能的維持を発揮し咬合面上に食物を効率良く載せる形態を与えたことによって、咀嚼・嚥下の効率の向上が図られた。

150

実際の症例の解説　無歯顎顎堤形態による総義歯の形態分類（上濱の総義歯分類）

図8-7g　咬合高径の診査。咬合床を装着しない状態は、70mm。4mm低位咬合であると診断できる。
図8-7h　規格模型上の正面観。

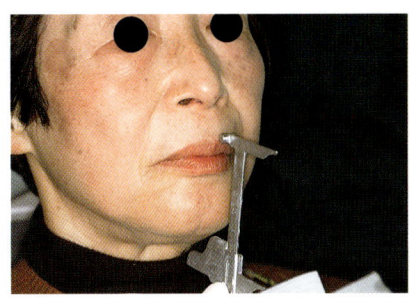

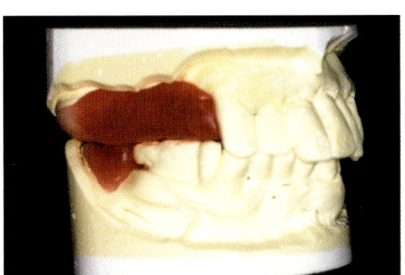

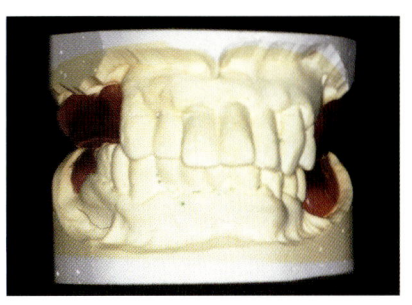

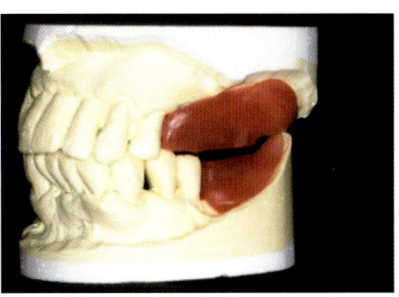

図8-7i　右側の咬合平面と咬合状態から即時義歯の完成図が見えてくる。
図8-7j　左側の筋群、左側顎関節のトレーニングの教育。

また機能的咬合平面も確立して咬合平面に対応している（図8-6j）。治療用義歯の情報を高精度で置き換え最終義歯を製作した（図8-6k）。

V．今後増加が見込まれる難症例

1．症例⑥　高度の歯周炎から無歯顎に移行する難症例（図8-7a）

a．患者の症状と主訴

患者は昭和13年生まれ（初診時65歳）、女性。主訴は「しっかり噛めず、食事がまずい」「下唇が変形して、恥ずかしい」「人前で話もうまくできない」「食事もしたくないので、いままで楽しみであった友人との会食、旅行が苦痛なってきた」などである。狭心症の既往歴もあり、肉体的、精神的に苦痛であり、自宅に引きこもり状態である（一人暮らし）。悪い歯を抜いて、健康になりたい。インプラントは怖いのでやりたくない。

現病歴は20歳代より、う蝕、歯周炎があり歯科治療を受けていたが、40歳代より急速に歯周炎が進行してきた。近年約4年にわたり歯周炎治療を受けているが、顎が偏位（右側へ）して、咀嚼、発音、審美障害を訴えるも改善されないので受診した。

現症は顔貌（正面観）、上下口唇面積の不一致、下口唇の反転、上顎前歯による圧迫、下口唇ウエット部の露出を認める（図8-7b）。顔貌（側面観）では下口唇が突出、オトガイ筋付着部の過緊張を認める（図8-7c）。

b．口腔内所見

正面からの口腔内所見からAngle II級1類、高度の慢性歯周炎、装着されている部分床義歯は咬合平面の設定、高径、安定性が不良であると認める（図8-7d）。下顎の口腔内所見からは正中は4mm右側に偏位、暫間被覆冠は形態、適合が不良である。33番、32番は咬耗が著しい（右側偏位を示す）ことがわかる（図8-7e）。

下顎位は不安定で、歯周組織の慢性炎症、暫間被覆冠の形態、咬合の不適切、上顎部分床義歯の平面、高径、安定性の不安定がある。

歯周組織における歯根膜からの入力情報、義歯上から粘膜を介しての圧覚、触覚による入力情報、顎関節（下顎位の右側偏位）からの入力情報などが痛覚を感じることなく安定して中枢処理系に伝達されず、中枢処理系でも脳幹のパターンジェネレーターが正確に作用せず、運動出力系である口腔周囲筋や舌に情報が伝達されていないと推察される。

その結果、表情筋（顔面筋）にも変形、偏位を生じていると思われる。このことがさらに上位中枢である大脳辺縁系に悪影響を及ぼし、意欲の低下や食欲の減退を助長していると思われた。

第8章

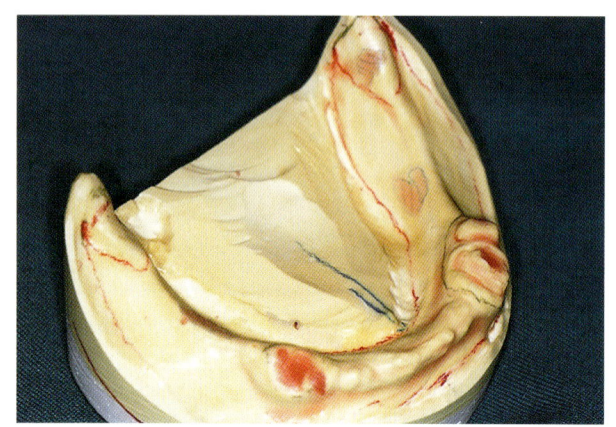

図8-7k　即時義歯の装着により抜歯窩は陥凹せずに角化歯肉を有する顎堤が保存される。

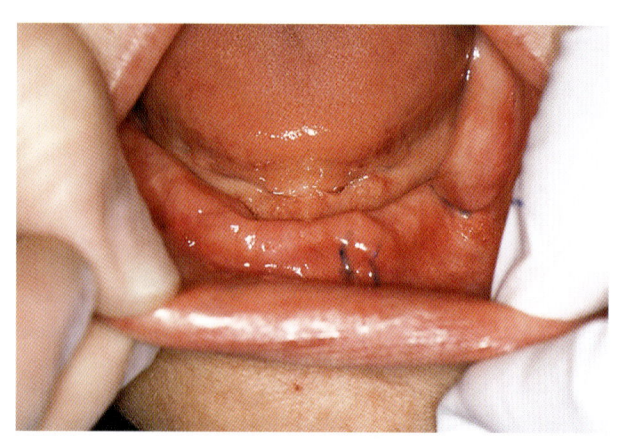

図8-7l　抜歯窩の治癒促進。

　上顎水平面観の口腔内所見からは局部床義歯の適合性、床外形、咬合面、研磨面が形態不全であり、上顎からの安定した下顎位（不動であることの情報が伝達されていない）の情報、研磨面・粘膜面からの圧覚、触覚などの情報も正確に伝達されていないと思われた。なお図8-7fに上顎の感覚入力系異常を示す。

c. 咬合高径の診査

　顔貌からの咬合高径の診査は、規格模型で製作された咬合床を装着して、Willis法、解剖学的基準（上下口唇の面積の一致、口角のシワ1～2mm、鼻唇角85度-AngleⅡ級）で行う。しかし左の口角のしわが残存してしまった。

　これは左の筋群のトレーニングで下顎の左側への移動修正、咬合高径の増加を鍛えるといった今後のトレーニングの指標となった。鼻下とオトガイ間距離は74mmであるが、咬合床を装着しない状態は70mmなので4mm低位咬合であると診断できた（図8-7g）。

　規格模型を口腔内に装着して、咬合平面板を利用して上顎の仮想咬合平面を設定する。総義歯治療では、この平面と上下の咬合床を利用して解剖学的、生理学的（機能的）に咬合高径を決定するが、本症例は、第1段階として、即時義歯を製作するために現状の口腔内で決定する必要がある。

　咬合床を毎秒3回のライトタッピングを行い、下顎位を精査する。咬合床を規格模型上に戻して診査すると、上下の前歯の切端はかなり適正な位置に戻る。正中は右側に約2mm偏位していることが診査される。上下顎の残存歯列、咬合平面に乱れがある状態が観察できる（図8-7h）。なお右側の咬合平面と咬合状態から即時義歯の完成図が見えてくるのである（図8-7i）。

　左側の咬合平面と咬合状態からかなりの空隙を生じている。上顎の仮想咬合平面と下顎のパット部が接触していることから、この空隙を埋める位置に即時義歯の人工歯を排列することになる。この咬合高径でも約2mm低位である可能性が示唆される。即時義歯での治療は、患者の主咀嚼側である右側での咬合高径で治療をスタートさせる。治療当初は左側の口腔周囲筋、舌、顎関節に違和感、疼痛が出現することが予測され、患者にそのことを説明するとともに、左側の筋群、左側顎関節のトレーニングの教育を行う（図8-7j）。

d. 診断

　高度の慢性辺縁性歯周炎と部分床義歯の不適合により、低位咬合と下顎の右側偏位を生じた機能障害、審美障害、社会的障害、心理的障害ならびに感覚入力系障害による運動出力系の障害と診断した。

e. 治療方針

①即時義歯の装着。即時義歯装着の前提として、上顎の$\overline{3\ 2\ 1|1\ 2\ 3\ 4}$、下顎の$\overline{6\ 5\ 4|2\ 4}$を抜歯し

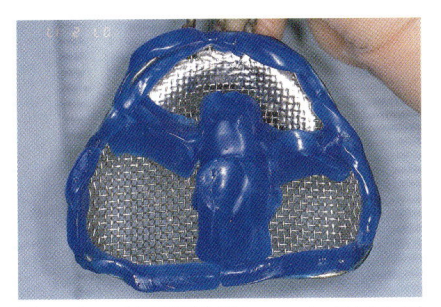

実際の症例の解説　無歯顎顎堤形態による総義歯の形態分類（上濱の総義歯分類）

図8-8a　無歯顎用網トレーにソフトプレートワックスを付与し、ボーダーの位置、印象材の厚みを決定。

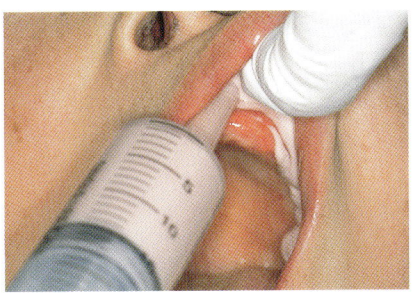

図8-8b　シリンジにアルジネート印象材を入れて、上顎の口腔前庭部に注入し、無圧的印象を行う。

図8-8c　上顎の無圧的印象採得時の状態。

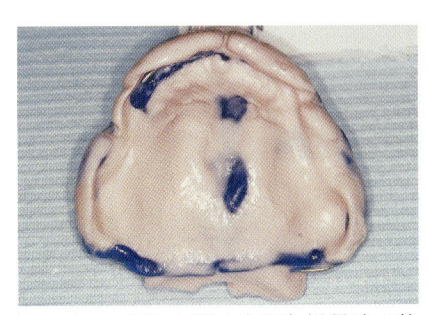

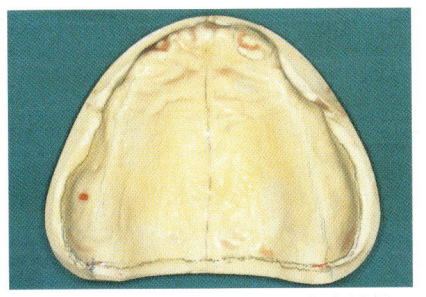

図8-8d　無圧的アルジネート印象採得より得られた規格模型。加圧されていない模型上で、MCLトレーを製作する。

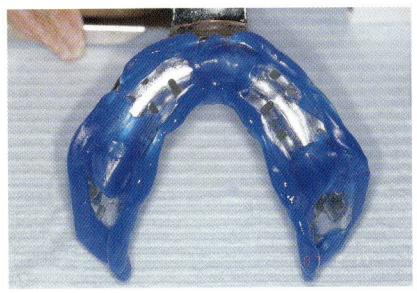

図8-8e　シュライネマーカーの下顎の無歯顎用トレーにソフトプレートワックスを付与し、ボーダーの位置、印象材の厚みを決定。

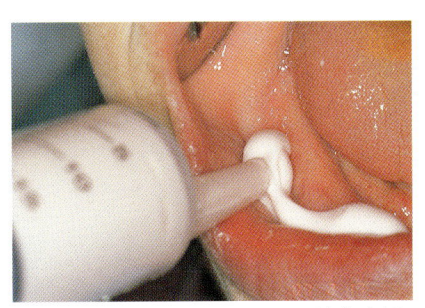

図8-8f　シリンジを用いて、口腔前庭部、舌側部へアルジネート印象材を注入。

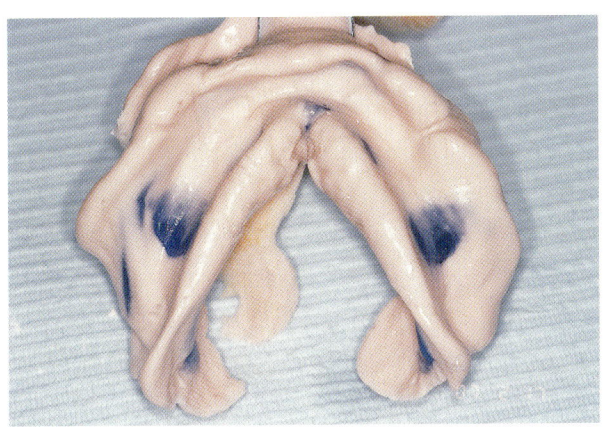

図8-8g　下顎の無圧的印象採得。舌の偏位はかなり改善されている。

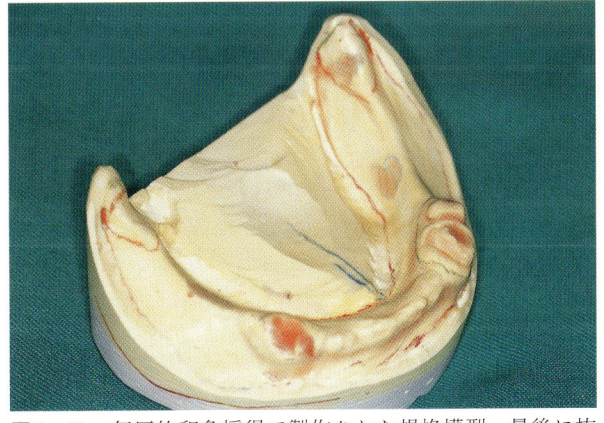

図8-8h　無圧的印象採得で製作された規格模型。最後に抜歯した両側犬歯部と前歯部の顎堤、角化歯肉の幅、高さが保存されている状態がわかる。このことが三次元的感覚入力系の機能に重要な作用をもたらす（急速に安定したインパルスを伝達すると推測する）。

た。その目的は患者に自信を持たせるための心理的・社会的障害の改善（顔貌の改善）である。
②下顎位の安定。下顎位の安定では、咬合平面、咬合高径の改善で、機能的咬合系（咀嚼系）障害を改善する。その方法であるが、まず右側の咬み合わせを安定させる、噛んでいる感覚、スムーズな嚥下を体験させる（感覚入力系—中枢処理系—運動出力系の安定・改善）。その後、トレーニングを開始するが、両側顎関節、両側咀嚼筋群の筋触診、顔貌の診査より本来は右側が主咀嚼側（作業側）、左側が平衡側（非作業側）なので、舌尖を口唇より突き出し、左側へ移動させる運動（10回3セット）を行う。その際左手中指、人差し指で口唇を内側に押さえつける。

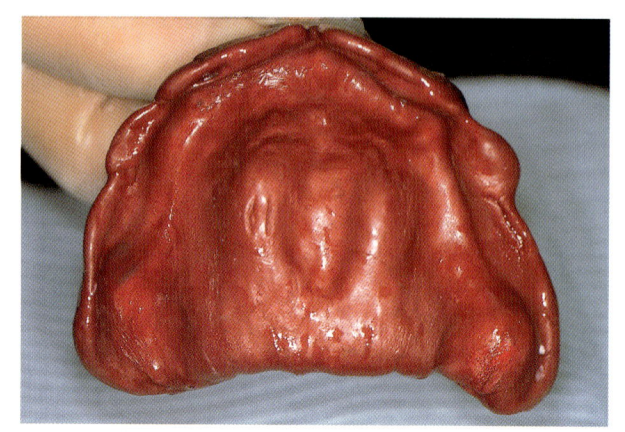

第 8 章

図8-8i 上顎の加圧印象用の MCL トレー。

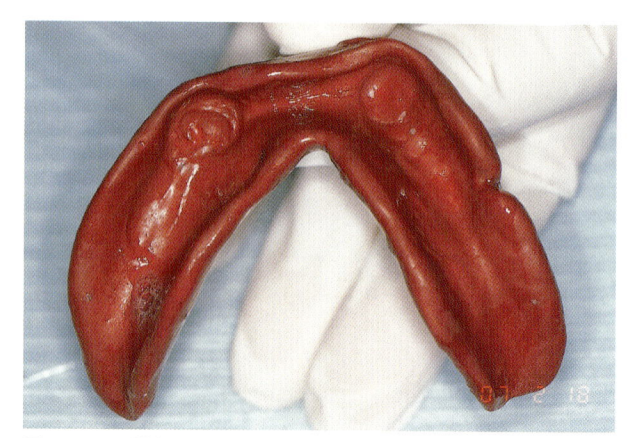

図8-8j 下顎の MCL トレー。

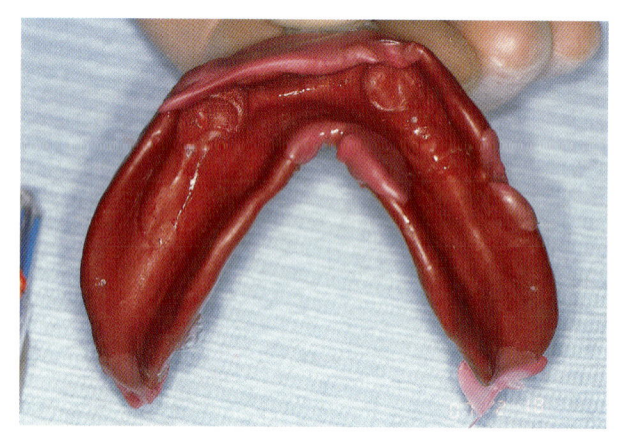

図8-8k 下顎の MCL トレーにイソコンパウンドで各種の小帯を印記した状態。

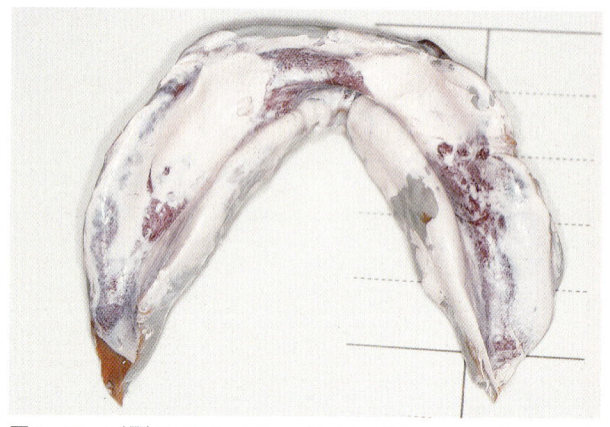

図8-8l 下顎の MCL トレーにインプレッションペーストを粘膜面に塗布して、加圧印象した状態。インプレッションペーストが抜けている部位が歯槽骨に最接近している部位(粘膜下組織がほとんど存在しない部位)で、支持力を受けられる部位。逆に厚みがある部位の粘膜が厚く歯槽骨から離れた部位(粘膜下組織が存在したり、太い繊維が走行している部位)は、被圧変位量が大きく、動きやすい部位。

③下顎運動の安定化。舌運動と顔面運動の安定化(咀嚼、嚥下の安定)。

④抜歯窩の治癒促進。できうるかぎり、根尖周囲の三叉神経の終末の保存、角化歯肉の保存を図る。抜歯窩が陥凹せずに顎堤が凸面となり、義歯の維持安定、神経入力が三次元的に行える顎堤形態の形成を期待して、義歯床内面を軟性裏装材で形態修正を行い、骨、角化粘膜を再生させる(図8-7k、l)。

f. 即時義歯へ増歯と総義歯形態へ移行

即時義歯での治療目標が終了して、安定したら、残りの残存歯(3|3 残根)を抜歯して総義歯形態へ移行させる。その目的は、①両側での下顎位の安定、②下顎位の安定化、③舌運動と顔面運動の安定化、④咬合、咀嚼、嚥下の安定、⑤顔貌の回復である。

これらのことを通じて、さらに患者に治癒効果を実感させて、安心、満足感を体験してもらう(脳幹から大脳辺縁系へのアプローチと改善)。

ただし、患者の安心、満足が得られない状態では、総義歯形態には移行しない。

g. 治療用義歯による治療

総義歯の治療用義歯で、患者の最良のマウスボリュームを獲得して咬合高径、咬合平面を設定し、最良のデンチャースペースを確保して、機能的咀嚼

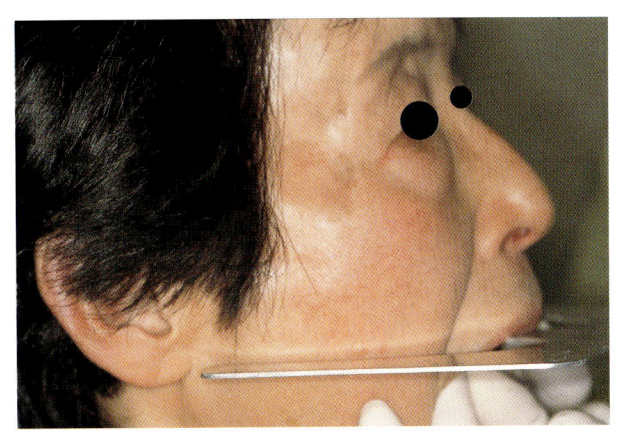

図8-8m　上顎の咬合平面の設定。

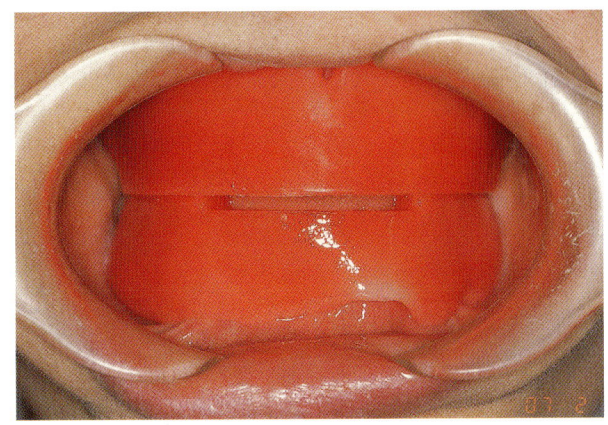

図8-8n　垂直的顎間関係の記録。

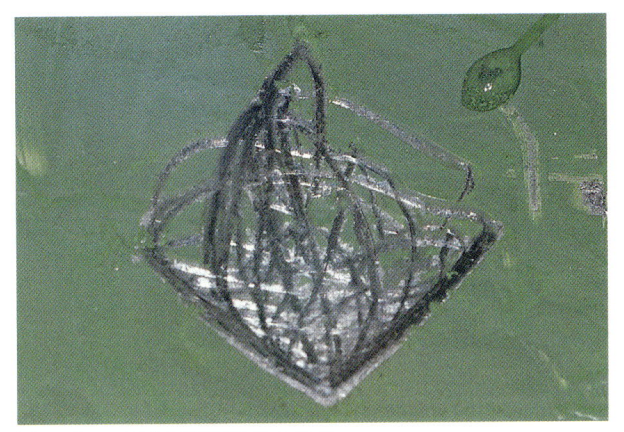

図8-8o　水平的顎間関係の記録。

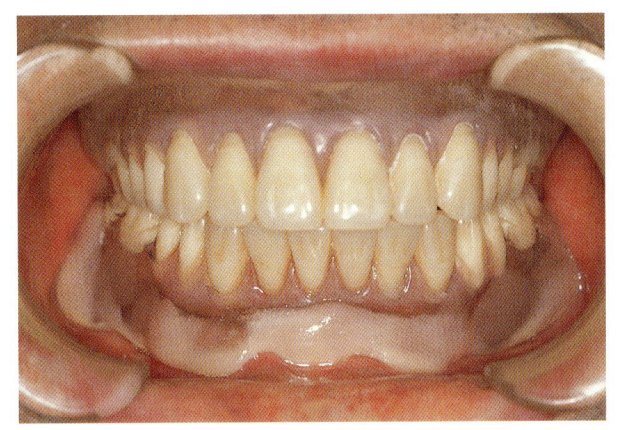

図8-8p　口腔内に装着された治療用義歯装着1ヵ月後の口腔内正面観。

系の機能を更新させる。

2．上下顎無歯顎での治療

a．診査・診断用印象

混水比を10％増加させた（流動性が増加）アルジネート印象材を用いて印象採得を行う。解剖学的ランドマーク、印象材の厚みからデンチャースペースの予測、印象材の流れ方から口腔周囲筋・舌の変形、偏位状態を診断する（図8-8a～h）。

b．加圧印象

加圧印象は、各種の維持力が正確に採得されるとともにその力を診査できるという特徴を持つ。さらに支持力を採得できる（一次支持力）。各種の維持力、支持力を患者が術者の説明で体験できる（治療の共有化が、中枢神経系のアプローチには重要）ことが、治療には重要である（図8-8i～l）。

c．咬合採得

①上顎の咬合平面の設定

鼻翼下縁と耳珠上縁を結んだ線（鼻聴道線＝カンペル平面）を咬合平面板で決定する（図8-8m）。

②垂直的顎間関係の記録

無歯顎患者は咬合床を通して、粘膜面、研磨面からの圧力感覚（圧覚、触覚）と、咬合時の咬合高径を筋紡錘のセンサーにより、垂直的顎間関係を感知しているので、上下の咬合床が維持、支持、安定が確保され、疼痛がないことが重要である。図8-8nに口腔内に装着された咬合床を示す。顔面計測法はWillis法、Bruno法を併用して決定する。

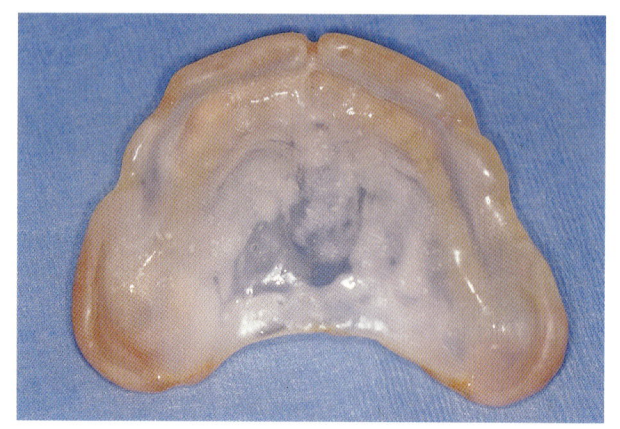

図8-8q　治療経過1ヵ月後の治療用義歯の上顎粘膜面観。

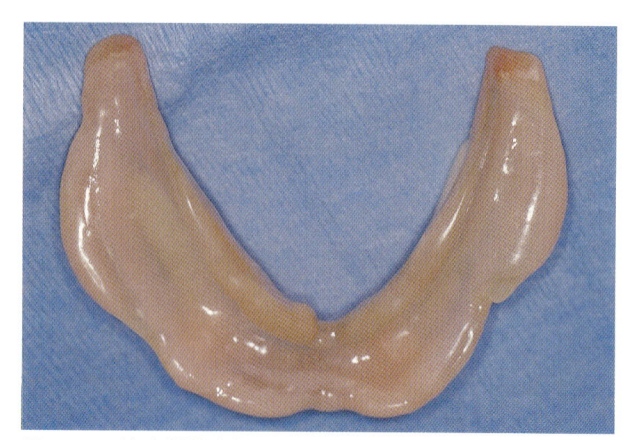

図8-8r　治療開始当初は、下顎位が不安定で機能圧が十分に軟性裏装材に加わっていない状態である。

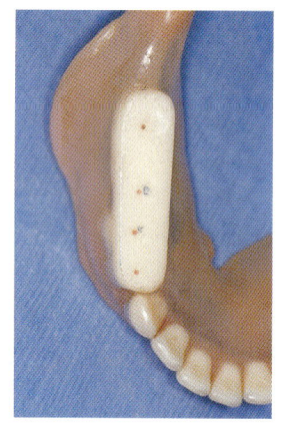

図8-8s　治療用義歯装着1ヵ月後の右側咬合面観である。

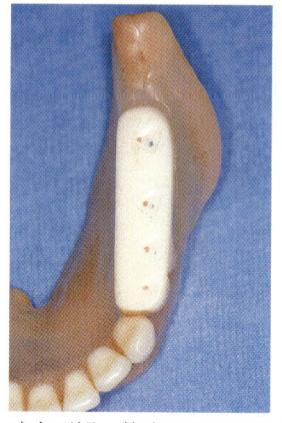

図8-8t　左側の咬合面観。筋力は弱いが、扇状に圧痕が形成されつつある。

③水平的顎間関係の記録

　毎秒3回のライトタッピングとゴシックアーチ描記法を併用して、水平的顎間記録を描記した。左右側方運動路は安定しているものの前方路は不安定である。ライトタッピングも7点以上は収束せず不安定であった（図8-8o）。

3．治療用義歯による実際の治療

　治療用義歯を装着し、診査・診断で得られた情報をもとに、まずはマウスボリュームの回復を図る。マウスボリュームは「高さ×長さ×幅」である。幅とは、外側が上下義歯床の唇頬側の研磨面の位置で決まり、内側は口蓋側・舌側の研磨面で決まる。
　決定要素は、咬合高径は、咀嚼筋群が関与し、幅は、頬筋、舌、舌骨上筋群が関与する。上咽頭収縮筋、舌骨下筋群が間接的に関与する。さらに上下顎を分

ける咬合平面の傾斜角・幅は、顎関節や開閉口筋群（咀嚼筋、舌骨上筋群、舌骨下筋群など）が関与する。
　治療義歯装着後は、筋肉トレーニング（リハビリテーション）を行い、筋機能の低下、下顎位の偏位、各筋群の変形、偏位を修正することが重要である。ただ治療用義歯を口腔内で使用するだけでなく、患者主体のリハビリテーションは治療を進めるうえで非常に大切である。
　図8-8pに口腔内に装着された治療用義歯装着1ヵ月後の口腔内正面観を示す。

a．治療用義歯装着直後の注意点

　治療用義歯装着直後は、義歯の維持・支持に最大の注意を払う。維持が弱く不安定な状態では治療は悪い方向へ進んでしまう。とくに上顎は不動点（上下に動かず、左右に回転しない）を確立する。すなわ

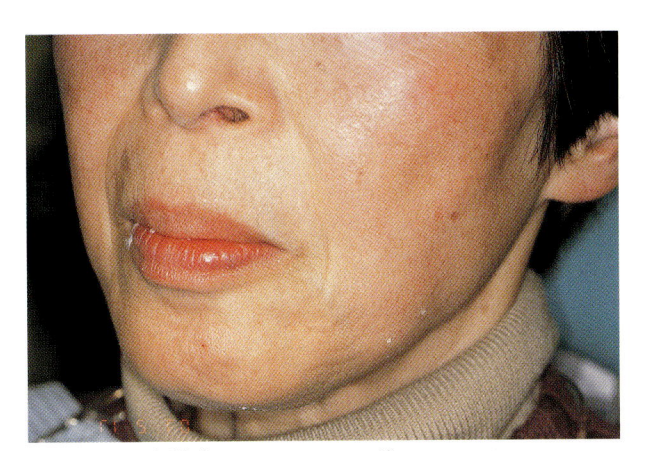

実際の症例の解説　無歯顎顎堤形態による総義歯の形態分類（上濱の総義歯分類）

図8‐9a　右側後方へのトレーニング。

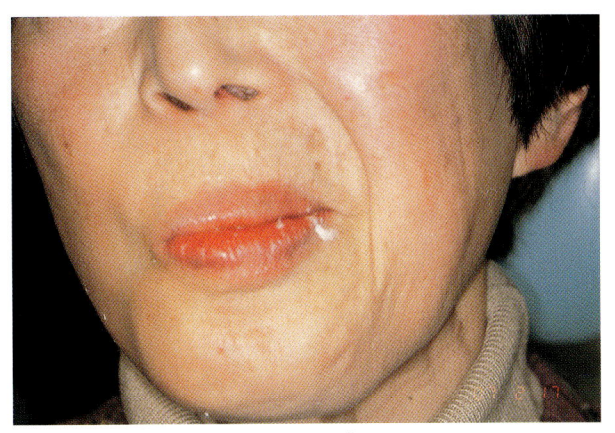

図8‐9b　左後方へのトレーニング。

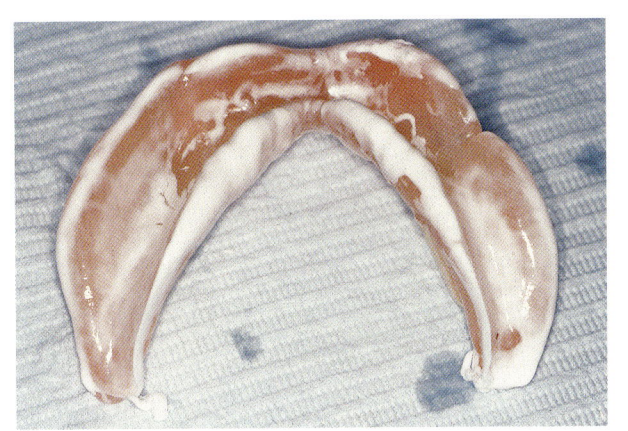

図8‐9c　フィットテスターを機能圧にて印記した状態。

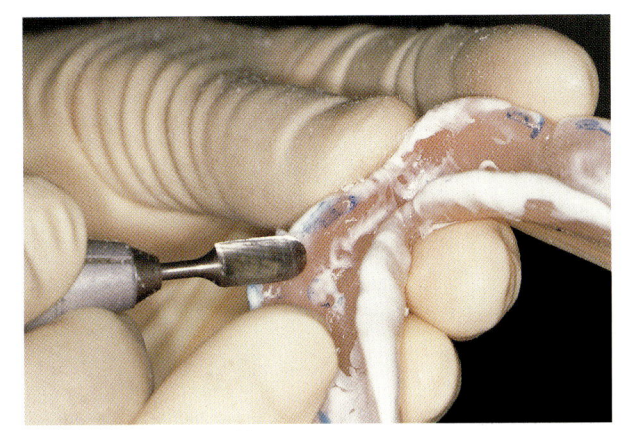

図8‐9d　粘膜面の調整。

ち軟性裏装材で、粘膜面の基礎維持、内側弁維持、外側弁維持を正確に診査・診断して、各維持力を付与していく。さらにトレーニングによる機能圧で維持力を付与していく（二次維持力の獲得）。

　初期段階では、各種の維持は付与されつつあるが、二次支持力は不十分である。図8‐8qと図8‐8rからは粘膜面の軟性裏装材に機能圧が十分には付与されていない状態がわかる。

b．治療用義歯装着時の運動

　治療用義歯装着の初期段階では、下顎位は不安定であるために、できるだけ治療用義歯の高さに慣れさせる。そのため、毎秒3回のライトタッピングを10回行わせて、最後の位置で上下の人工歯を強く噛み、ゆっくり、しっかり「ゴックーン」と唾液を意識的に飲み込むように指導する。この運動を食事ごとに前後に3回ずつ行ってもらう。

　治療用義歯の咬合面上は広いテーブル状態でどこからでも上顎の機能咬頭が接触できる状態をつくる。治療用義歯装着1ヵ月後の右側咬合面観を図8‐8sに示す。

　また咬合紙による診査を行うと薄くしか印記されず、筋力が不十分であると診断できる。左側の咬合面観も筋力は弱いが、扇状に圧痕が形成されつつある（図8‐8t）。

　このことから、本症例においては、右側が主咀嚼側で、左が非咀嚼側（平衡側）と思われる。

c．下顎位を修正するトレーニング

　下顎の偏位があるので、左に下顎位を修正するトレーニングを行う。前述のトレーニングの後、できるだけ左後方で人工歯を噛み、強く、ゆっくり嚥下させる（1回）、続いて人工歯を噛みながら左後方へ移動させて、その位置で強く、ゆっくり嚥下させる（この位置で2回、強く、ゆっくり嚥下させる）。この運動を3回（セット）ごと食後に行う。

第8章

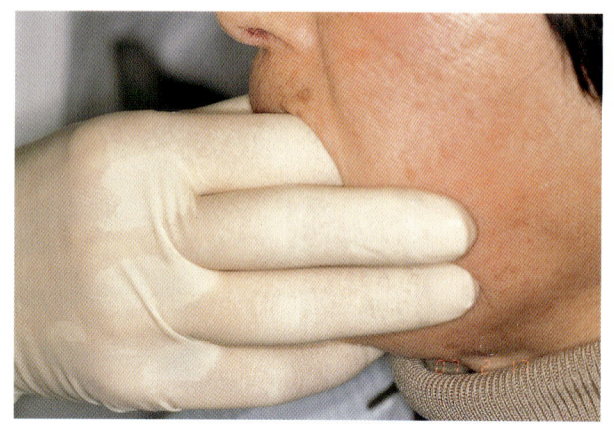

図8-9e 問題があれば調整するが、患者の感想を十分に聞いて、問題解決の意見、調整法を説明して、理解してもらう。

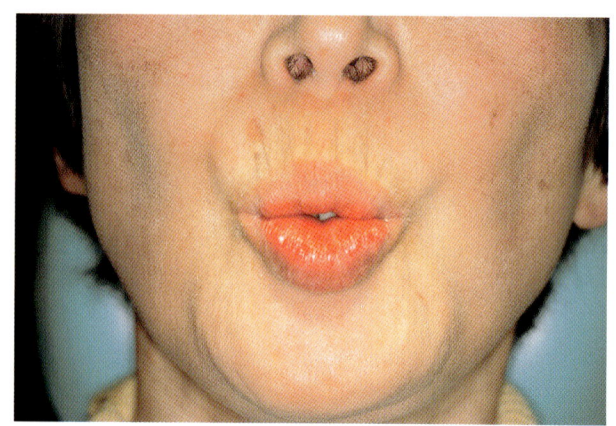

図8-9f ウー発音を利用したトレーニング。モダイオラスの前方の筋群、舌を含めて、最大公約数で関係筋群が収縮する。

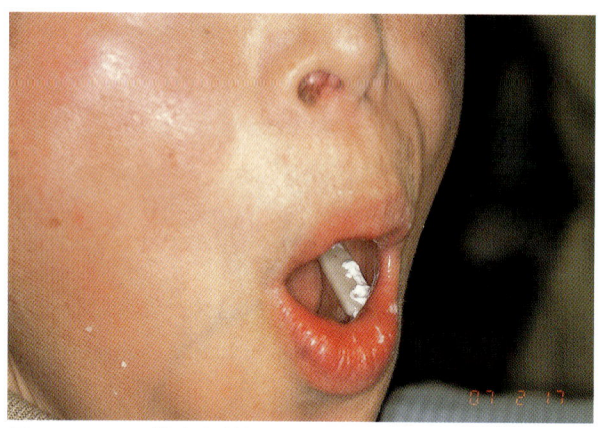

図8-9g オー発音を利用したトレーニング。開口筋群を最大公約数で収縮させて、固定するトレーニング。顎関節にもトレーニングとなり、顎関節の感覚入力系を刺激する。

閉口筋（咀嚼筋）、頬筋、舌、上咽頭収縮筋、舌骨上筋・下筋群を利用して、できるだけ多くの口腔周囲筋を動員して治療用義歯の粘膜面、研磨面、咬合面からの感覚入力系に刺激を与え、中枢処理系を入力情報で刺激して、強い運動出力情報を運動出力系から引き出し、下顎偏位、咀嚼・嚥下機能の向上を目的としたトレーニングを行う（図8-9a、b）。

このトレーニングにともない、各種筋群の付着位置の改善、筋力の向上が起こってくると、治療用義歯の床縁、小帯付近、粘膜面に疼痛が出現してくるので、調整を行う。適合試験剤を義歯床縁に盛り上げ、上下顎のトレーニングを行わせて、その状態を印記させる。

疼痛は入力系で伝達スピードが最速で、反射も惹起して、スムーズな筋のトレーニングの妨げになる

ので、確実に早期に丁寧に治療用義歯を調整する。調整は削合ばかりではなく、適合試験時の盛り上がりがあれば、軟性裏装材を付与して粘膜面、研磨面にボリュームを増していく。このことが感覚入力系のインパルスを正確に迅速に三次元的に中枢処理系に伝達する（図8-9c、d）。

治療用義歯の装着中は、トレーニング（デンチャーリハビリテーション）と確認、調整を繰り返す。大切なことは、この治療の主役は患者自身であり、術者は最大の理解者で伴走者であることを患者が体験し、理解し、積極的に参加することである。

すなわち、中枢神経系で理解しインプットし、末梢神経系（入力系＝知覚神経系、出力系＝運動神経系）で体験し、スイッチバックで山を登るがごとく治療のゴールを目指すことである。機能的咀嚼系に障害を生じた期間が長いほど、また高齢であればあるほど（加齢的変化が進行）治療期間も長くなる。短時間での治療は症状は改善しても、顎口腔系（機能的咀嚼系）の安定、維持を得るまでには至らず、短期間に後戻りを生じる。

咬合・咀嚼の安定で消化吸収・代謝機構がスムーズに機能し、加齢的変化を上回ることができれば良い状態を維持できる。

骨格筋に刺激を与えることで（総義歯の粘膜面、研磨面、咬合面、デンチャースペースの確保で口腔周囲筋、舌に機械的刺激を与える）、抗加齢ホルモンが分泌されると思われる。

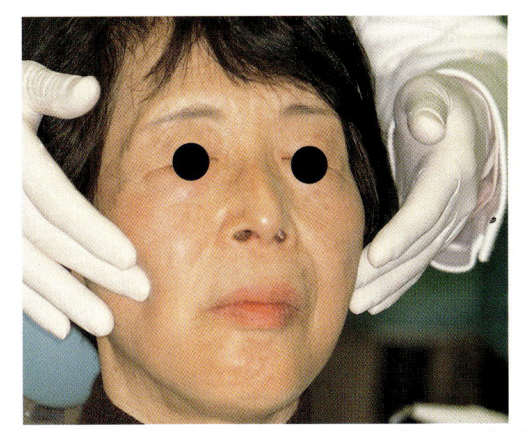

図8-9h、i　ライトタッピング、強く咬合、強く嚥下した時の筋触診。

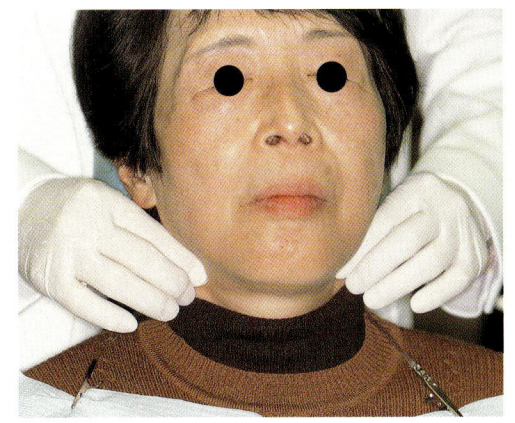

図8-9j、k　舌骨下筋群の触診。

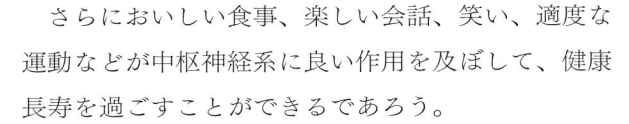

　さらにおいしい食事、楽しい会話、笑い、適度な運動などが中枢神経系に良い作用を及ぼして、健康長寿を過ごすことができるであろう。

　治療期間中は、親指と中指を咬合面にあてて毎秒3回のライトタッピングを10回行ってもらい、下顎位の安定、上下の義歯の維持状態を確認して、問題があれば調整する。その際には、患者の感想を十分に聞いて、問題解決の意見、調整法を説明して理解してもらう（図8-9e）。

　口腔周囲筋・舌も味方につけるためのトレーニングを行う。研磨面の唇頬側、舌側・口蓋側面でしっかりと総義歯を押さえ込み、圧力感覚（圧覚、触覚）を感覚入力系にスムーズに三次元的に伝達するトレーニングである。すなわち「イー」「ウー」「オー」「モグモグ」運動であり、すなわち上下の歯をしっかり噛みしめたのち、ゆっくり、しっかり、ゴックーンと唾液を嚥下する。

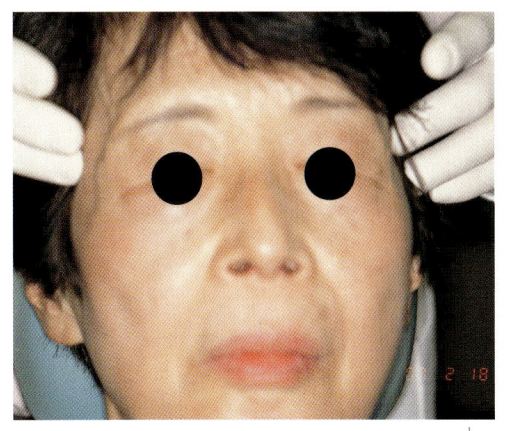

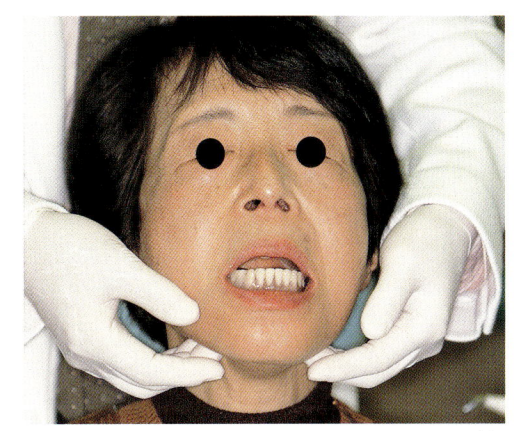

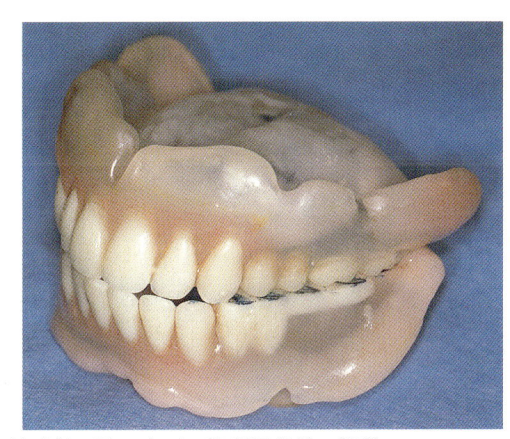

図8-9l　治療終了時の上下の治療用義歯の状態。

① 「ウー」の発音を利用したトレーニング
　モダイオラスの前方の筋群、舌を含めて、最大公約数で関係筋群が収縮する（図8-9f）。

② 「オー」と開口筋群を最大公約数で収縮させて固定するトレーニング
　顎関節にもトレーニングとなり、顎関節の感覚入

第8章

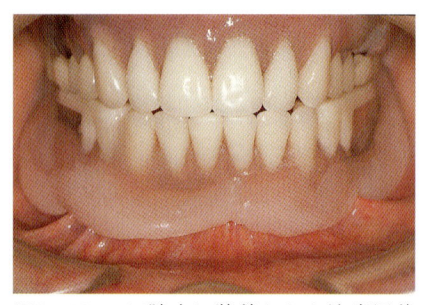

図8-10a　口腔内に装着された治療用義歯(参考文献1より許可を得て転載)。

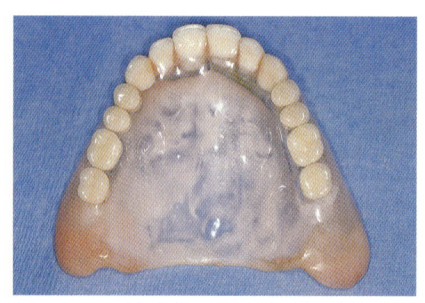

図8-10b　治療終了時の治療用義歯上顎咬合面観。

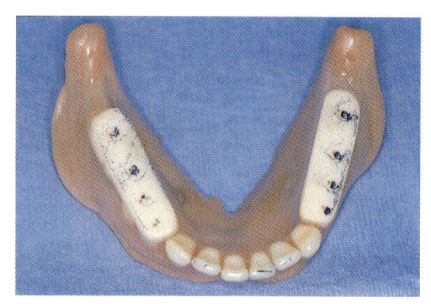

図8-10c　治療終了時の治療用義歯下顎咬合面観。

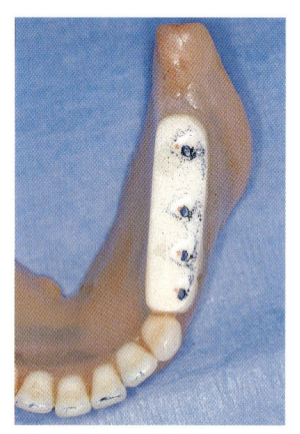

図8-10d　左側がチョッパータイプである。

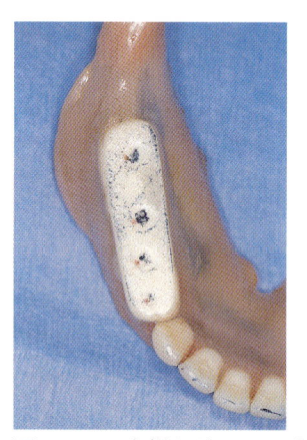

図8-10e　右側がグラインディングタイプ。

力系を刺激する(図8-9g)。

　ライトタッピング、強く咬合、強く嚥下したときの筋触診で収縮強さや収縮時の左右のバランスや均等に収縮するかを診査する。患者にも毎日、自分で触診をしてもらい、治療過程におけるその改善状況を体験させる(図8-9h、i)。同様に舌骨下筋群の触診も行う(図8-9j、k)。

d.　治療終了時の上下の治療用義歯の状態

　図8-9lは上下治療用義歯の治療終了時の状態であるが、①機能的なマウスボリュームの回復、②各種の機能状態における解剖学的ランドマークの付与、③5つの維持力の確立、④2つの支持力(一次支持力＝静的支持力、二次支持力＝動的支持力)、⑤咬合面における安定した下顎位、安定した咀嚼運動パターンの確立、スムーズな嚥下運動パターンの確立がなされている。

e.　口腔内に装着された治療用義歯

　図8-10aに示すように下顎位は、左側へ2mm修正された。治療用義歯で(形態的障害の改善)、口腔粘膜の感覚受容器を通して、機能的咀嚼系の感覚入力系を活性化し、中枢処理系がスムーズに作動し、運動出力系の情報で、最大の機能が発揮される(機能障害の改善)。

　このことが大脳皮質に良い影響を及ぼし、心理的障害、社会的障害が改善される。さらに自律神経系に作用して、消化器系、循環器系などの諸器官、情動に良い影響を与え、健康長寿が確立すると考える(図8-10b、c)。

　図8-10dに示した左側の咬合面の圧痕から推測できることは、①平衡側である、②顎関節形態や顎関節の運動制限から顎関節が前方へ移動できずに上下で動く状態である、③左側の主咀嚼側での咀嚼運動中に咬合面での咬合接触関係をつくり義歯床を安定化させる。その状態で右側の頬筋、舌の基底部が口唇・頬・舌の機能的維持を発揮することが挙げら

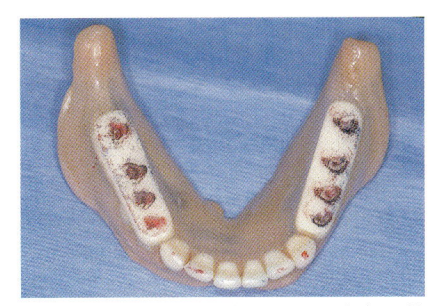

実際の症例の解説　無歯顎顎堤形態による総義歯の形態分類（上濱の総義歯分類）

図8-10f　治療終了時の下顎の治療用義歯。

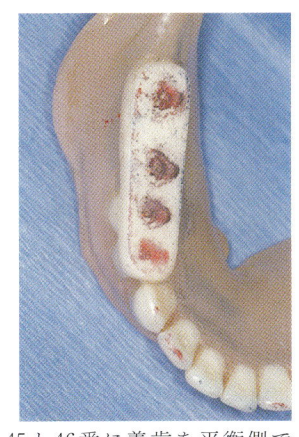

図8-10g　45と46番に義歯を平衡側でしっかり押さえている状態であることがわかる。この領域で臼磨運動を行う。その筋力を出力し（筋群を味方につけている状態）、そのときの義歯床を研磨面で押さえつけている筋形態が読み取れる。

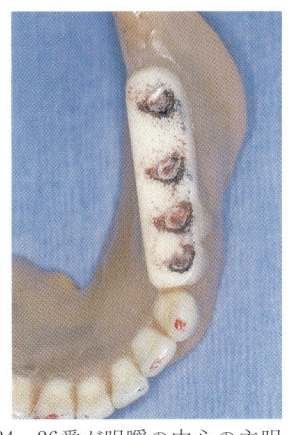

図8-10h　34〜36番が咀嚼の中心の主咀嚼側であることがわかる。この領域で咀嚼運動を行い、最初の食塊形成を行っている。

図8-10i　治療終了時の上顎治療用義歯粘膜面観。軟性裏装材が十分に機能して圧接され、唾液と循環・潤滑された状態。各種の維持力、支持力が付与されている。

図8-10j　治療終了時の下顎治療用義歯粘膜面観。上顎と同様に各種の多くの情報が付与されている。

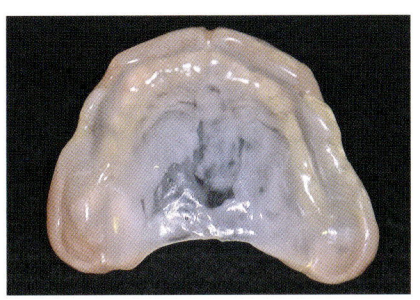

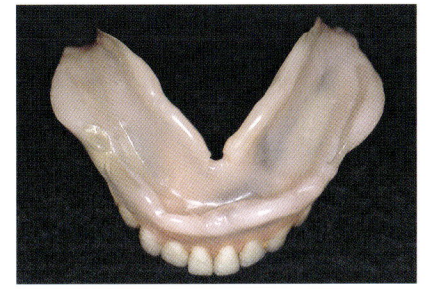

れる。

また図8-10eに示した右側の咬合面の圧痕から推測できることは、①主咀嚼側であるため、中心に咬合・咀嚼による滑沢面が出現している。その深さや限界運動路が最終義歯の人工歯選択の咬頭傾斜角、人工歯の大きさの選択の情報となり（人工歯選択基準）、②顎関節形態や顎関節の動きは正常であり、③顔面運動（頬筋主体）、舌運動（舌筋主体）で咀嚼・嚥下運動を行うことができ、食渣の状況・咀嚼運動の状態により反対側へ舌で食渣を移動させて、さらに咀嚼運動を行うことである。

具体的に述べると、主咀嚼側（右側）で咀嚼し、臼磨運動、左右・前後運動で食塊を小さくし、反対側へ送り、臼磨運動でさらに食塊を小さくし、唾液と空気を含ませて嚥下しやすい状態と唾液による食物の分解（デンプンを多糖類から、二糖類に分解する）を行い、消化・吸収しやすい状態にして、前方から後方へ送りこみ、嚥下することである。

f．治療用義歯を用いて治療が終了したと判断する時期

形態と機能は循環しているので、治療当初の痛みや不安定感（形態と機能＝負の循環）がなくなり、つぎに述べる状態となる。

①毎秒3回のライトタッピングで義歯が安定している（維持の確保：基礎維持、内側弁維持）また痛くない（一次支持力の確保）。

②強く噛んでも、強く呑み込んでも、発音しても義歯が安定している（支持の確保＝基礎維持、内側弁維持、外側弁維持、解剖学的維持、口唇・頬・舌による機能的維持）、痛くない（二次支持力）さらに顎堤粘膜（義歯の粘膜面との密着）、口腔周囲筋・舌（義歯の研磨面との密着）に存在する圧覚センサー（触覚、圧覚）からの感覚入力系の俊敏な刺激の伝達が確立される。義歯の研磨面に口腔周囲筋・舌が密着して、機能時に味方となり、強い筋力をバランス良く発揮している。すなわち、運動出力系が

161

第8章

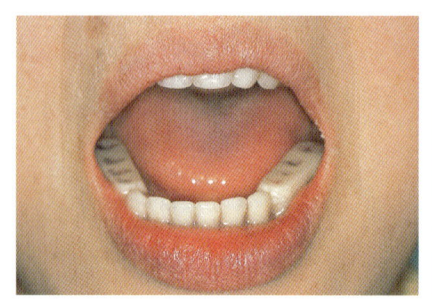

図8-10k　開口状態で義歯は浮き上がらない。

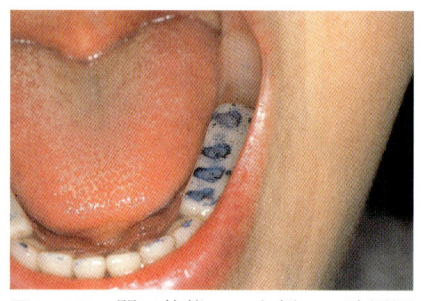

図8-10l　開口状態での左側の口腔周囲筋・舌との関係。

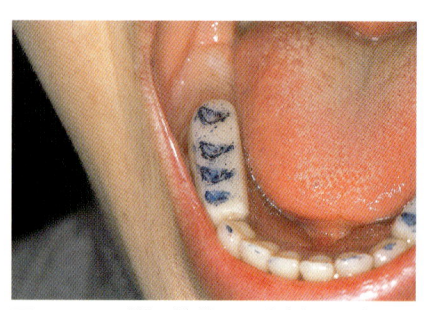

図8-10m　開口状態での右側の口腔周囲筋・舌の関係。

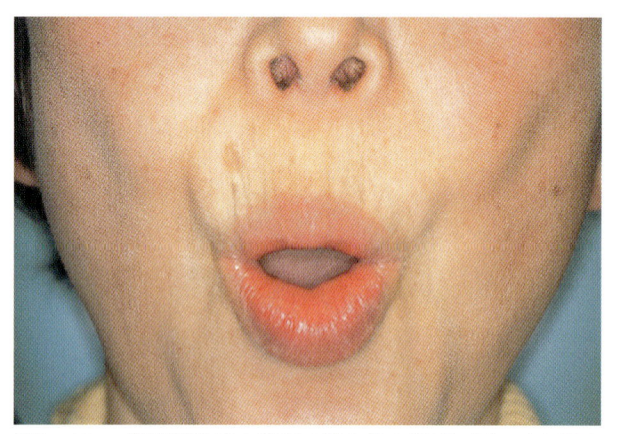

図8-10n　機能運動時の義歯の適合性の診査。「ウー」と息を大きく吐き出す。口腔周囲筋の機能運動時に義歯が脱離せず維持が得られている。

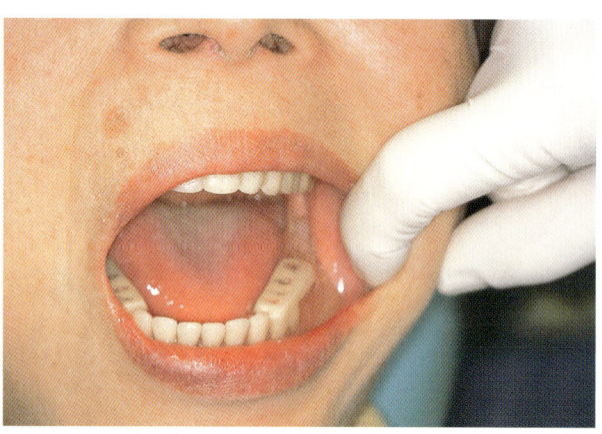

図8-10o　頬を引っ張っても義歯が脱離しない状態。反射的に舌根部、舌尖部、口唇側・反対側頬側の口腔周囲筋・舌が外側弁を抑え込んでいる。瞬時の感覚入力系、運動出力系の反射的対応が構築された状態。

効率良く適度な筋力を発揮している。
③患者の顔貌が改善され、消化吸収能の向上で肌につやが戻り、何でもおいしく食べられて、気持ちが良く、不定愁訴が改善され若返ったとの自覚や他人から指摘されることがある。

このことは機能的咀嚼系の改善で中枢処理系が改善され、脳幹の処理がスムーズになり、大脳皮質が活性化されたと推測できる（図8-10f〜h）。

治療終了時の治療用義歯の粘膜面形態は、粘性裏装材が十分に加圧され、高密度で充填された状態となる。すなわち二次支持力が獲得されたことになる。内側弁、外側弁の形態は唾液で循環・潤滑されて光沢があり、適度の厚みができる。

小帯部は絞り込まれ、小帯との間の部分は膨潤して厚みを持つ。筋肉が力を発揮するためには、この膨潤部位と収縮部位が必要である。均一の状態では、筋力が十分に発揮されていない（図8-10i、j）。

g. 口腔周囲筋・舌が機能時に義歯の味方となった状態の診査

口腔周囲筋・舌が機能時に義歯の味方となった状態では開口した状態でも下顎義歯は浮き上がらない。また上顎義歯も落下しない。その理由は、開口筋（顎舌骨筋、オトガイ舌骨筋など）、頬筋、舌で義歯を機能的に押さえつけ、安定化させるためである（図8-10k〜m）。このときの診査のチェックポイントは以下のとおりである。

①「ウー」と「息を大きく吐き出す」運動をさせ下顎義歯が脱離しないかを診査する。またこのときモダイオラス前方の口輪筋でのリップサポート、オトガイ筋のサポートの診査を行う。また機能時の口角の平行性、上下口唇の面積の一致の診査を行う。
②上下顎義歯の後縁（頬筋の上部走行付近）の封鎖性と適合性の診査を行う（図8-10n）。
③「ウー」と「息を大きく吐き出す」運動をさせ、口腔

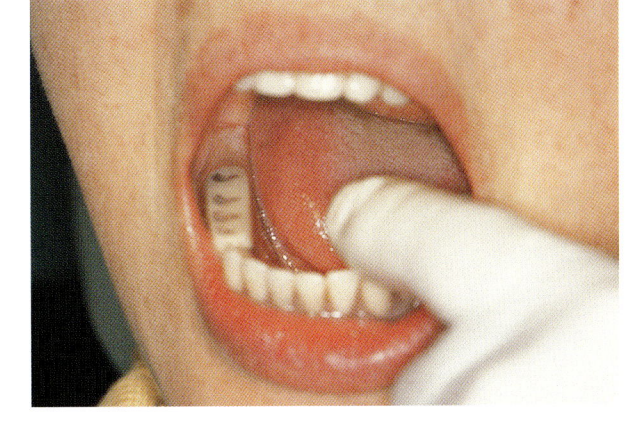

実際の症例の解説　無歯顎顎堤形態による総義歯の形態分類（上濱の総義歯分類）

図8 - 10p　下顎左側の犬歯、第一小臼歯部の義歯の人工歯部を指で押さえても、右側の大臼歯部、パット部は浮き上がらない状態。

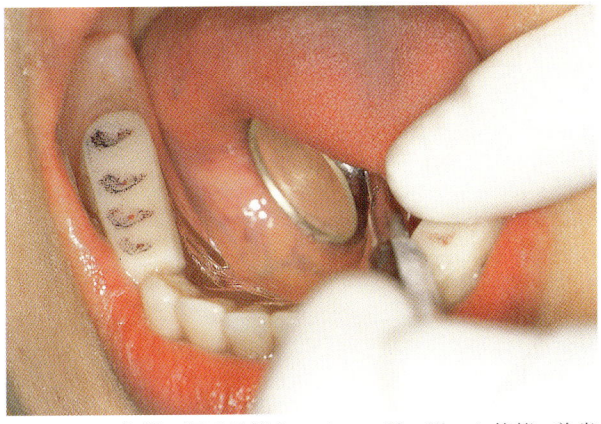

図8 - 10q　右側の顎舌骨筋をミラーで引っ張った状態。義歯の頬側は浮き上がらない。

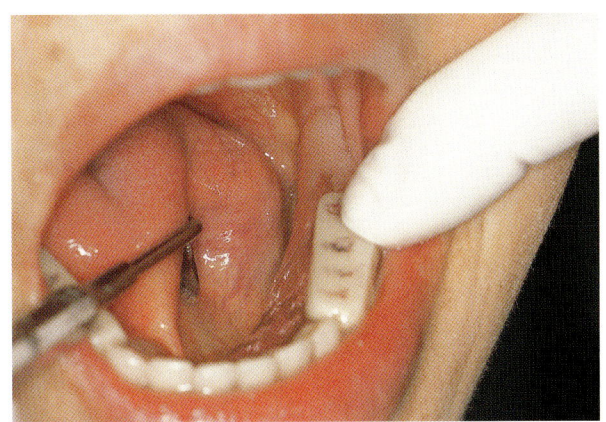

図8 - 10r　左側も同様の状態。

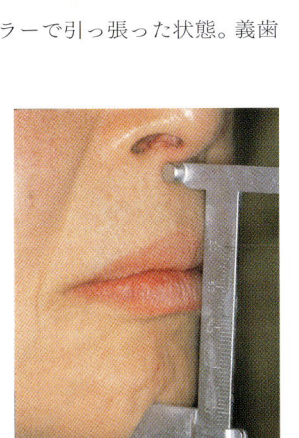

図8 - 10s　適正な咬合高径の確立。

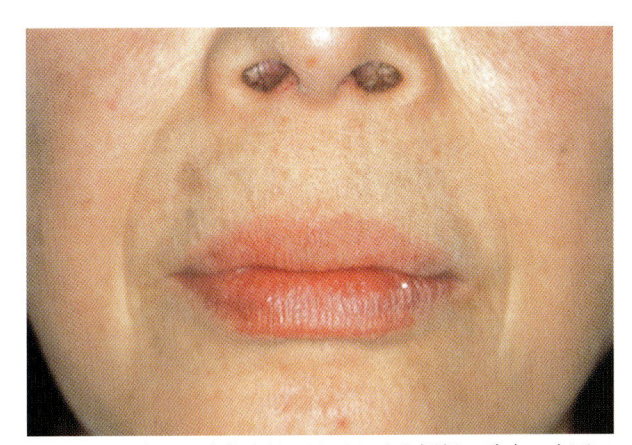

図8 - 10t　適正な咬合高径、適正な咬合幅径の確立。上下口唇の面積の一致。口角のしわ（1～2mm）。顔面のしわの減少。顔貌全体の修正。図8 - 7bの初診時と比較すると一目瞭然。

周囲筋の機能運動時に義歯が脱離せずに維持が得られているかを診査する。
④口腔周囲筋・舌が研磨面の味方になり、唇頬側面・舌側面の外側弁を押さえ込み、開口して頬を側方に引っ張っても義歯床が脱離しないかを診査する。もし離脱しなければ、感覚入力系―中枢神経系（反射）―運動出力系のラインの構築されたことが示唆される（図8 - 10o）。
⑤下顎義歯のモダイオラス部に対応する犬歯、第一小臼歯部を指で押さえても、義歯が脱離しないか

163

第8章

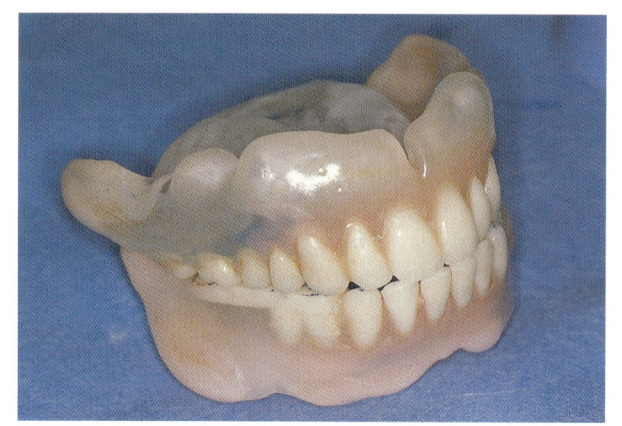

図8-11a、b　治療用義歯の治療終了時の形態。

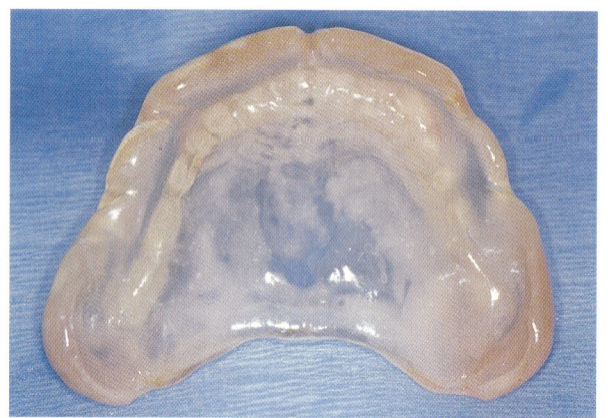

図8-11c　上顎治療用義歯の最終粘膜面観。基礎支持、内側弁維持、一次支持力が印記された状態。

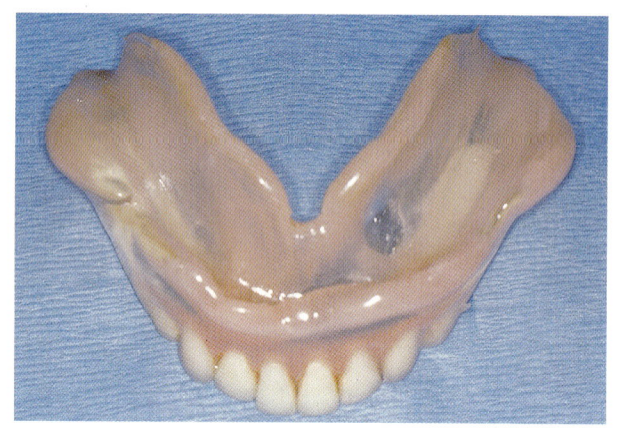

図8-11d　下顎治療用義歯の最終粘膜面観。基礎維持、内側弁維持、一次支持力が印記されている。

を診査する。離脱しなければ、対側の大臼歯相当部の口腔周囲筋・舌が外側弁による維持、舌・頬口唇粘膜による機能的維持、パット部の頬側・舌側接合部の辺縁封鎖が完成する（図8-10p）。

⑥舌側の顎舌骨筋をミラーで引っ張っても、下顎義歯の頬側は浮き上がらないかを診査する。浮き上がらなければ、頬側の外側弁維持、頬・口唇および舌・口腔周囲筋などの粘膜による機能的維持が確立されている（図8-10q、r）。

h. 治療用義歯の形態的診査
①適正なデンチャースペースの確立

ここまで治療が進むと、患者のマウスボリューム内に適正なデンチャースペースが確立しているので、適切な咬合高径、適切な咬合幅径が完成しているはずなのでこれらを診査する。

図8-10sに適正な咬合高径の確立、図8-10tに

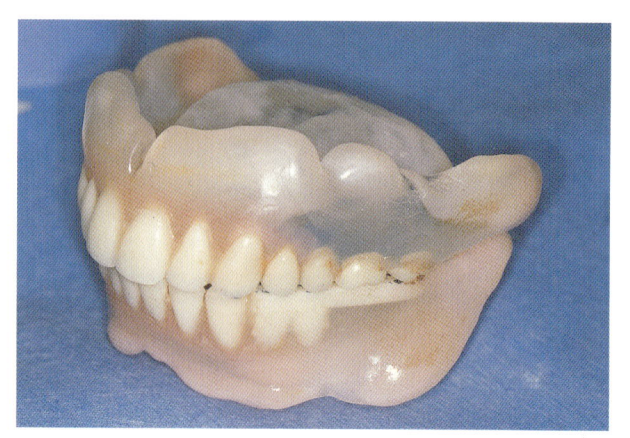

適正な咬合高径ならびに適正な咬合幅径の確立を示す。上下口唇の面積の一致や口角のしわ（1～2mm）と顔面のしわの減少、顔貌全体の修正など初診時と比較すると一目瞭然であることがわかる。

②解剖的ランドマーク、各維持力要素の診査

各支持力要素が治療用義歯の各面で詳細に再現されていることと装着時に下顎位が安定し、顆頭位は左右安定位を示すことと咀嚼・嚥下がスムーズであるかを診査する（図8-11a～d）。

i. 最終義歯の装着の条件

治療用義歯の体積、形態、各要素が正確に再現されていること。図8-12a～cに最終義歯を示すが、イントプレス重合で仕上げている。その誤差は100～200ミクロンである。また治療用義歯の機能が正確に発揮できることも必要である。最終義歯の装

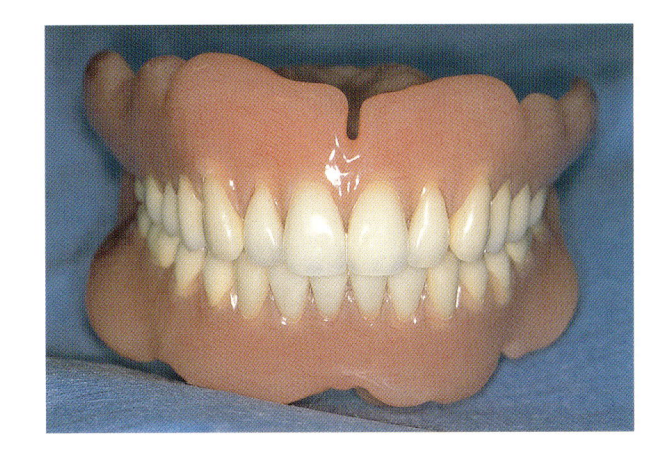

実際の症例の解説　無歯顎顎堤形態による総義歯の形態分類（上濱の総義歯分類）

図8-12a　最終義歯の正面観。イントプレス重合で仕上げている。その誤差は100〜200ミクロンである。

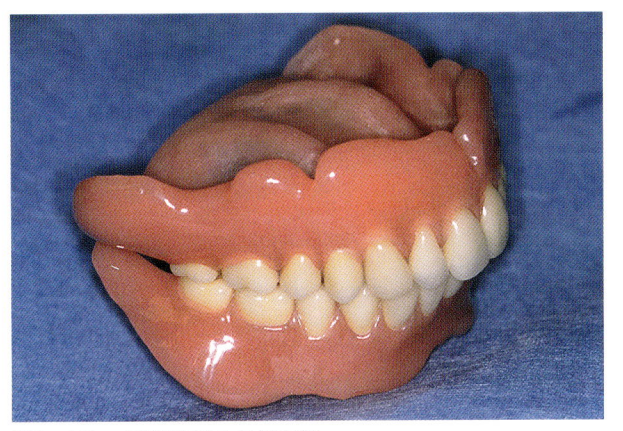

図8-12b　最終義歯の右側面観。

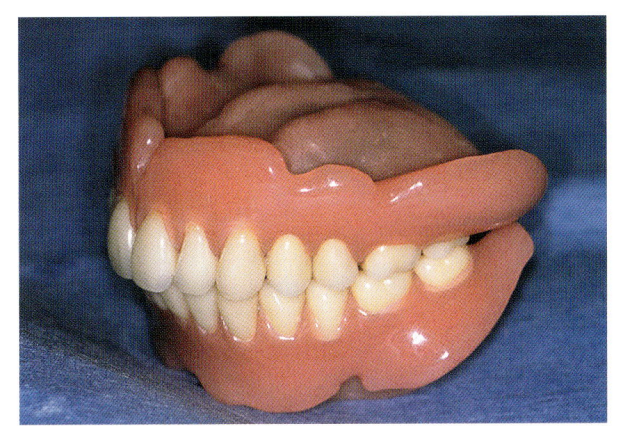

図8-12c　最終義歯の左側面観。

着にて、義歯の機能的要素を以下に挙げる。

①感覚入力系の改善、安定化

　基礎維持、内側弁維持、外側弁維持、頬・口唇粘膜および舌による機能的維持・安定が得られていること。これらの維持・安定が確立することで、できるかぎりの小さな力で、リズミカルにスムーズにバランスの良い入力情報が感覚入力系に入力されることとなる。

②支持が得られている

　一次支持として、噛んだときに顎堤周囲粘膜と骨膜（義歯の粘膜面に対応）において維持できること。すなわち顎堤が保存されていれば三次元的に入力されるが、顎堤吸収が高度に進行して、オトガイ孔、切歯孔などが露出すると二次元的入力となる可能性が高いので感覚入力系の改善を図る必要がある。

　また二次支持として、咀嚼、嚥下、発音などの機能時に口腔周囲筋と舌が義歯周囲に機能圧を発揮して（義歯の研磨面に対応）、義歯の維持・安定（感覚入力系）を中枢処理系に最小の力でスムーズ、リズミカルに伝達し、脳幹のパターンジェネレーターにインパルスを伝達できること。

　なお一次支持で二次元的感覚入力になった際には、研磨面形態から三次元的に入力されると考えられる。

③義歯の咬合平面の適正化と人工歯選択、人工歯排列位置の適正化

　咀嚼、嚥下時の機能圧においては感覚入力系である粘膜面、骨膜、口腔周囲筋・舌粘膜などの粘膜受容器や顎関節、口腔周囲筋（筋紡錘）に正確に情報を伝達する条件が確立する必要があると思われる。そしてこれらの情報が中枢処理系（大脳皮質、脳幹、脊髄）に正確にバランス良く入力される。そのためには人工歯はコンデュロフォーム陶歯を選択し、レデュースドオクルージョンで排列する。

④運動出力系の改善・安定

　感覚入力系からの情報が、中枢処理系で伝達・処理されて、口腔周囲筋・舌に運動情報として出力されて、筋群の収縮が起こり、咀嚼、嚥下、発音などの機能が発揮される。義歯の研磨面がその筋群の収縮を発揮する場である。

　この形態はリハビリトレーニングにより治療用義歯により患者の機能で獲得されたものである。患者の口腔内条件、機能回復の程度によりその形態は大きく異なる。簡単に表現すれば、鍛えられた筋肉は力こぶができる。その形態を映し取った状態が研磨面形態に再現されるのである。筋によっては必ずしも力こぶが出現するものではないが、収縮力、バランスなどが改善されると思われる。このような状態になったことで、以下のことが期待できる。
① 研磨面に口腔周囲筋・舌が機能的（義歯床をしっかりとつかみ込み）に維持・安定させる。
② その安定情報を顎関節に伝達し、咀嚼運動を行う。
③ 義歯研磨面形態に適応した口腔周囲筋・舌が、義歯の咬合面に効率良く食塊を乗せて、付与された人工歯で食塊を効率良く形成する。その際おいしいという味覚が味蕾から中枢神経系に入力されることが大切である。
④ 形成された食塊が効率良く嚥下され、その情報が中枢神経系に伝達される。

⑤中枢処理系

　感覚入力系は中枢神経系で処理され、運動出力系に伝達され、①下顎位の安定、②下顎運動の安定、③舌運動と顔面運動の安定をもたらす。

　このことが、義歯でのおいしい食事、さらには審美性の改善を体験させる。また、神経系、内分泌系、免疫系（咬合、咀嚼と生体情報伝達系）の相互作用で以下のような脳の高次機能に良い影響を与える。
① 義歯による顎口腔系機能の維持（咀嚼・嚥下・発音・外観）。
② 生体内情報伝達系の賦活（神経系・内分泌系・免疫系）。
③ エネルギー源の確保・日常活動脳の維持。

④ 老化（全身機能の低下、恒常性の劣化）の抑制で、長寿、QOL の向上、自立、生甲斐などに貢献できる（咬合・咀嚼と高齢者の健康、長寿、QOL）。

j． 治療後の患者の感想

　最終義歯の形態的要素、機能的要素が満たされると、機能的咀嚼系が構築され、患者の神経系・内分泌系・免疫系に良い影響を及ぼし、患者の健康に寄与する。患者は全身でこのことを体験できる。治療後の患者の感想は、以下のようなものに大別できる。
① 顔貌が大幅に改善し、若返ったと実感でき、友人からも褒められる。
② 顔面のしわが大幅に減少し、肌につやが出てきた、化粧の乗りが良くなり、口紅、アイラインが平行に、左右対称にかけるようになった。
③ 自分の歯のような感覚があるので、義歯を外すときに、自分の歯ではないのに歯が抜けそうな感覚がある。
④ 何でもおいしく食べられ、友達と楽しい会話ができてうれしい（以前は、友人に会いたくなかった）。
⑤ 口に対するコンプレックスがなくなり、自信を持って、大きな口を開いて、心の底から笑えるようになった。
⑥ 歯周病でつらい思いをしていたときとは異なり、本当に快適で楽しい生活を送っている。

　この症例のように患者の満足が得られた最終義歯を装着することで治癒、保全された顎堤形態と粘膜状態を呈し、初診時の高度の広範型歯周炎にもかかわらず、顎堤─歯槽骨咀嚼粘膜は十分に保存され、三次元的感覚入力系が作動しやすい状態が確立される。

　なお本症例は、現在は 3 ヵ月間隔でメインテナンス中であり、顎堤状態、下顎位、下顎運動、顔面運動、舌運動などの患者側の診査、義歯の維持・支持、咬合面の状態など義歯側の診査を継続中である。また、患者の全身状態、精神状態も経過観察中である。

症例⑦ 不適合義歯が中枢神経系にまで影響を及ぼした無歯顎の超難症例（図8-13a〜15l）

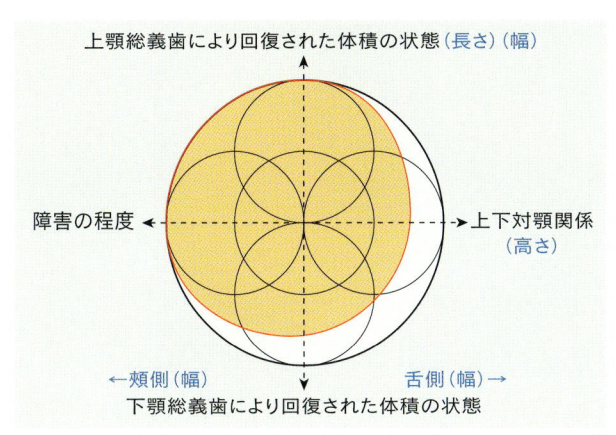

図8-13a　高度な超難易度の症例。中枢神経系までに影響を及ぼした症例。上顎のマウスボリュームの高度な拡大が必要な上下無歯顎症例でもある。

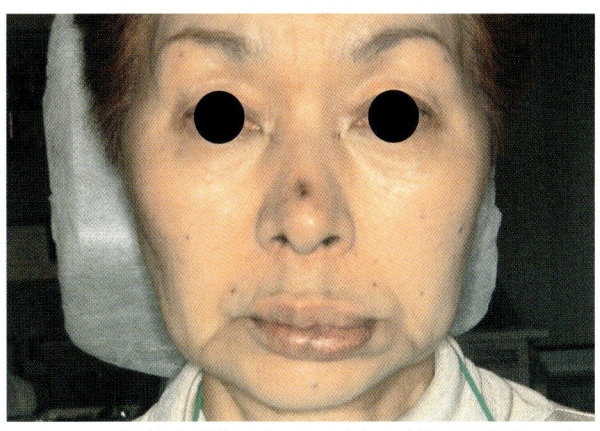

図8-13b　初診時顔貌。上下の口唇は面積、正中部が不一致で、右側はつぶれた状態を示す。右口角が上がった状態を示す。両瞳孔線も右上がりである。顔貌所見からも高度の機能障害、心理的障害が示唆される（参考文献1より許可を得て転載）。

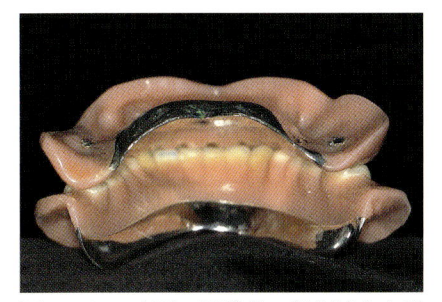

図8-13c　上下の旧義歯。低位咬合を認める。

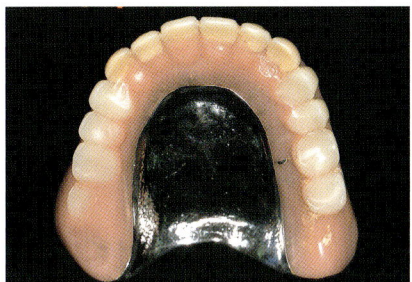

図8-13d　旧義歯の上顎咬合面観。臼歯部で咬耗が進行しているが、とくに右側が顕著である。

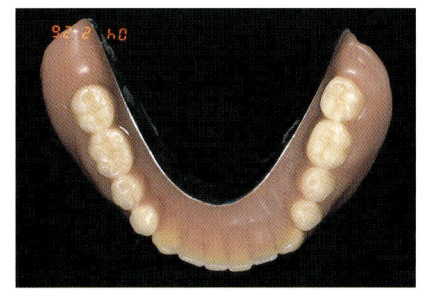

図8-13e　旧義歯の下顎咬合面観。舌房の侵害が示唆される。

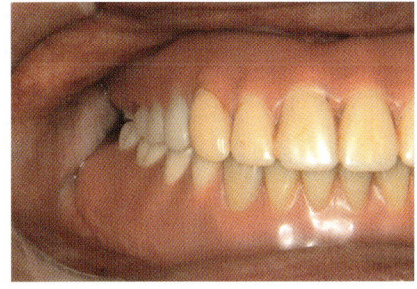

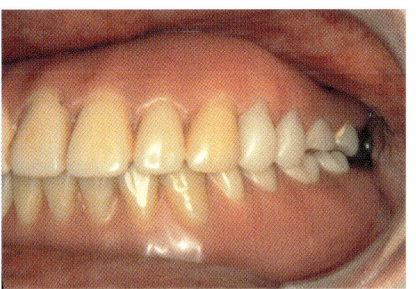

図8-13f、g　旧義歯装着時の左右口腔内所見。低位咬合を認め（約8mm）、左右の頬側に死腔を認める。

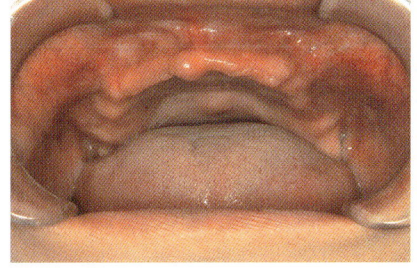

図8-13h　初診時の上顎の口腔内所見。高さ、幅ともに高度の顎堤吸収を認める。左右前後で非対称の吸収状態である。

4. 症例⑦ 不適合義歯が中枢神経系にまで影響を及ぼした無歯顎の超難症例（図8-13a）

不適合義歯が中枢神経系までに影響を及ぼす症例の治療は義歯の3面（粘膜面-研磨面-咬合面）から機能的咀嚼系である感覚入力系を再入力し直し、中枢神経系に新たなるアプローチを試みて、改善された運動出力系の情報を義歯の3面に形態としてつくり出すことである。義歯3面×上下顎2つの（＝総義歯）6面から入力系の再構築が総義歯では可能であることを検証した症例である。

あたかも小さく弱い力ではあるが6つのキーボードを用いて（粘膜からの感覚入力）、正確に安定した情報を入力することで、中枢神経系の脳幹で運動の指令を出させ、辺縁系に情報の引き出しから、悪い

第 8 章

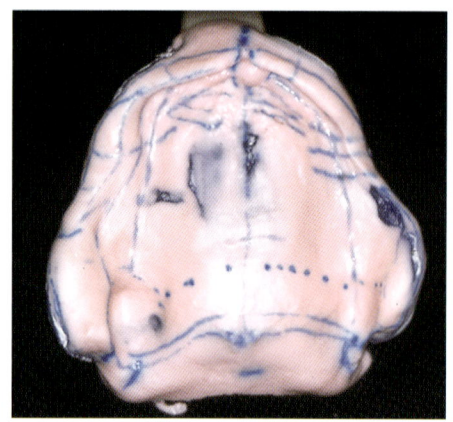

図8-13i　上顎の診断用無圧印象。基準線を印記して各種の診査を行う。

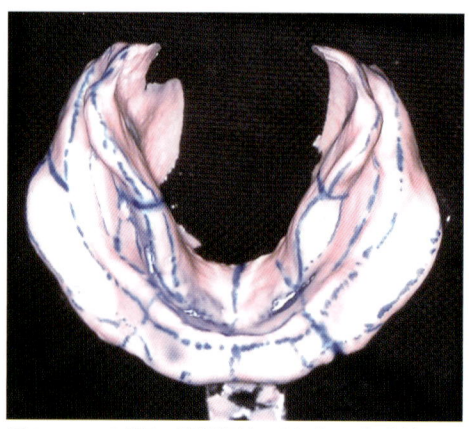

図8-13j　下顎の診断用無圧印象。基準線を印記して各種の診査を行う。

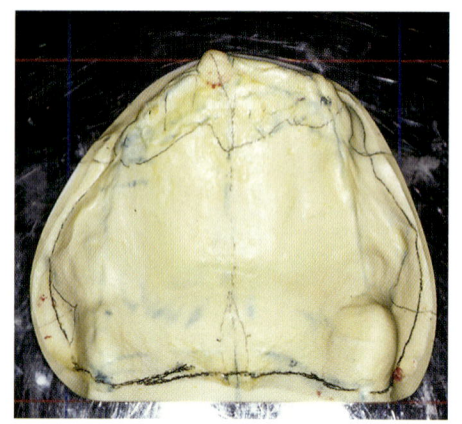

図8-13k　上顎の診断用規格模型。

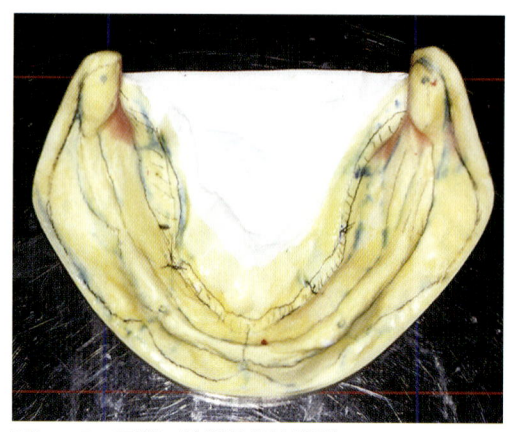

図8-13l　下顎の診断用規格模型。

情報を捨てて、良い情報を引き出す(コンピューターのハードディスクに相当)ことを目的とする。

その情報をもとにリハビリトレーニングで口腔周囲筋、舌の筋力バランス、筋力向上を獲得して、良い運動出力系を構築して、機能の回復による形態の正の循環により患者の努力で最適の総義歯形態をつくり出す。これが総義歯の新たなる可能性であり、今後を見据えた総義歯補綴治療となり、患者の健康長寿に貢献する。

a. 患者の症状と主訴

患者は62歳(初診時)の女性。上下顎の総義歯が合わず、痛いので食事がつらい。硬い物は噛めないので、柔らかい物ばかり食べている。顔が変形し、うまくしゃべれず、笑うと義歯が外れるので、恥ずかしくて外出できないとの主訴で来院した。上顎は15年前、下顎は2年前より無歯顎となった。全身的既往歴なし。最近、意欲の低下と意思の疎通が悪くなり、家族が心配し心療内科を受診させ、軽度のうつ病と診断された。現症は顔貌に生気がなく、問診に対する反応も不十分である(図8-13b)。

b. 旧義歯の診査

旧義歯は咬合高径の不足を認め、上顎右側、上顎左側の臼歯部の咬耗が著明であり、昼間のクレンチングが示唆された(図8-13c〜g)。

c. 口腔内所見

上顎は高度な顎堤吸収を認め、前歯相当部粘膜はフラビーガムを認める(図8-13h)。

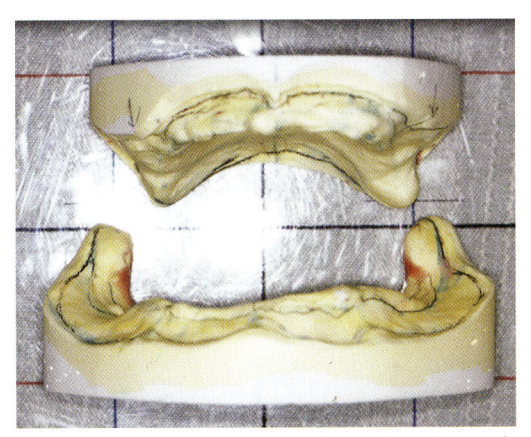

図8-13m　上下顎の診断用規格模型の前頭面観。上顎の高度な顎堤吸収が診断できる。上顎神経（切歯窩）、下顎神経（オトガイ孔）、舌神経が圧迫され続けていると思われる。

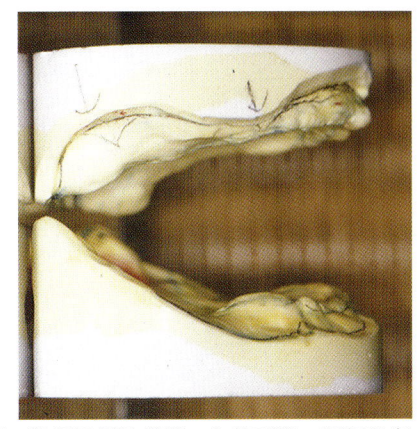

図8-13n　上下顎の診断用規格模型の矢状面観。顎堤吸収に連続性がない。平行型、後方離開型、前方離開型のどれにも属さない。

d. 無圧印象による診断

アルジネート印象材の混水比を＋10％増量して行った。口腔周囲筋のニュートラルな状態が診査できる。上顎は左右が非対称で、右側の頬筋の収縮が強く、左側は弛緩した状態である。切歯乳頭も右側に偏位している（図8-13i）。下顎は、ほぼ左右対称性を示すが、舌房の侵害、頬側の死腔を認める。舌の右側への偏位を認める（図8-13j）。また翼突下顎ヒダの状態、上下顎の印象の形態、アルジネート印象材の流れ方、方向、厚みなどの上下顎の無圧印象診断から、右噛み右嚥下で左側の摂食・嚥下障害機能の低下を疑う。このことは患者の問診での所見（右でしか噛めない、飲み込めない）と一致した。

e. 模型診断

アルジネートの無圧印象から製作された石膏模型は粘膜面の精度の良い状態が再現される（フラビーガム、小帯付着部が変形、偏位を起こさない）。上顎の顎堤（図8-13k）は、前歯相当部、臼歯相当部ともに高度な吸収を認める（高さ、幅、長さともに）（量の診査）。顎堤は歯槽骨の鋭縁部が露出している。左右非対称、不連続の吸収形態で、咀嚼粘膜と被覆粘膜にも規則性がない。触診すると各所で疼痛を認める。顎堤粘膜からは疼痛の入力感覚が亢進しており、安定した圧覚は入力不全を認める（質の診査）（感覚入力障害）。

このことは高度の歯周炎、根尖病巣、歯根破折、不適合義歯の長期使用などのダメージを長期間にわたり受けていた可能性が示唆される。有歯顎時は、歯列不正、不正咬合であったことが推察された。したがって顎関節の形態、位置で異常を認める。

下顎（図8-13l）は右側の顎堤吸収が進行しており、旧義歯がレトロモラーパッドを覆っていないため、その周囲は変形している。顎堤吸収の幅は対称性を認めるが、高さは非対称である。義歯の維持、支持を確立して安定性を得ることが困難な症例と診断できる。上下顎の診断用規格模型（図8-13m、n）で対顎関係を前頭面から診査すると、診断用規格模型、顔貌からは上顎前突と診査できるが、上顎顎堤の高さ、幅が高度に吸収していることが診断できる。

また上顎のアーチが狭窄しているので、治療時には上顎のデンチャースペースの拡大（高さ×長さ×幅）と十分なる維持、支持を獲得して安定した上顎の位置を確立して、感覚入力系の改善が必要となる。

上下顎の診断用規格模型で対顎関係を矢状面から診査すると、顎堤吸収が不連続であることがわかる。切歯乳頭、オトガイ結節の露出部などの診査から高度な上顎前突が示唆され、上下顎総義歯の維持、支持の確立、下顎位の安定、機能運動の構築において難症例であることが診断できる。

f. 診断

上下の総義歯の不適合、低位咬合、下顎の右側偏位をともなう機能障害（咀嚼・嚥下障害、発音障害）、審美障害、心理的障害、社会的障害と診断した。

第 8 章

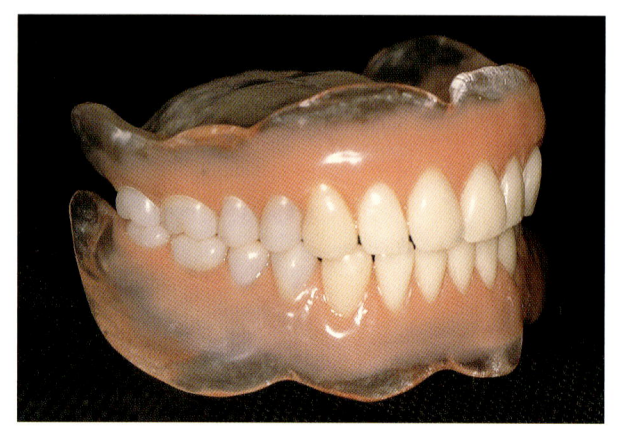

図8-14a　治療用義歯の右側側面観。

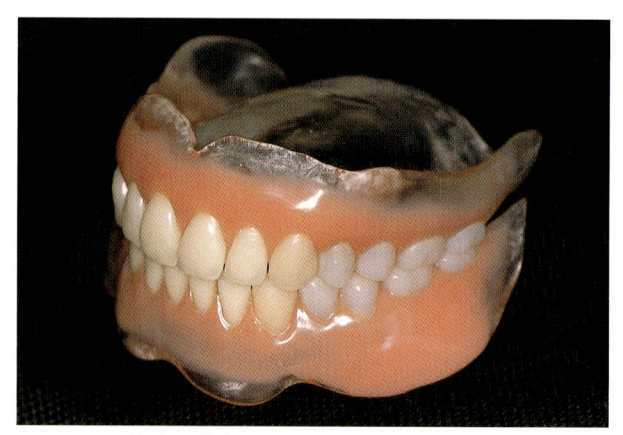

図8-14b　治療用義歯の左側側面観。

g. 治療方針

①マウスボリュームの高度な減少(高さ×長さ×幅)を改善するために、咬合口径、咬合幅径を十分に改善した治療用義歯を製作する(咬合高径に対する感覚入力系の改善：咬筋を主体とした閉口筋に対する治療)。

②上下顎の高度な顎堤吸収にともなう顎堤粘膜の鋭利な部位の疼痛を除去するために軟性裏装材を使用して、粘膜(咀嚼粘膜、被覆粘膜)、粘膜下組織、骨膜状態を改善して、粘膜面からの感覚入力系の改善を行う。

③頰側の死腔、舌房の侵害をしない研磨面形態をリハビリトレーニングで付与する。その目的は外側弁、口唇・頰・舌の機能的維持とともに動的支持(二次支持)を獲得して、口腔周囲、舌の粘膜からの感覚入力を味方につけて安定化させることである(粘膜面、研磨面からの感覚入力系の向上)。

④さらに、中枢処理系の安定した素早い処理情報を、運動出力系に伝達させて、安定した筋機能圧を研磨面に伝達させて、下顎位の安定、下顎運動・顔面運動・舌運動の向上により、咬合と咀嚼の改善を図る。

⑤咬合面には、顎関節形態を模倣した人工歯であるコンデュロフォーム人工歯を排列して、粘膜面、研磨面からの感覚入力系‐中枢処理系‐運動出力系の安定、向上により、安定した下顎位の獲得を目指す。患者の顎関節の形態、位置からは大きな位置移動は期待できないが、下顎頭、円板の不安定な位置での過重負担と運動から、安定した位置での過重負担と運動を求める。

⑥機能的咀嚼系の改善が構築し、脳幹から大脳辺縁系へ良い情報の伝達と情報の入手を試み、うつ病の改善を期待する。

h. 治療

①治療用義歯の製作

　咬合高径は約6mm修正した。上顎治療用義歯の前歯部は約6mm前方に床外形を設定し、人工歯を排列した。後縁は可能なかぎり頰筋、上咽頭収縮筋の包み込みを期待し、長さの延長、幅の拡大を行った。下顎治療用義歯は、オトガイ筋、頰筋、舌の形態をトレーニングにより味方に付ける形態とするために前方、側方へ拡大した(図8-14a、b)。

　このとき重要なことは、本来のマウスボリュームを回復して、リハビリトレーニングにより患者の機能を回復したデンチャースペースを構築するための体積(高さ×長さ×幅)を確保し、機能圧で形態をつくっていくことである。これを治療用義歯による「バルーン療法」と呼んでいる。なお「バルーン療法」とは大きく口腔内を膨らませて、機能圧で削り込み(機能圧の強い部分の修正)、添加(機能圧の弱い部分の補正)で、機能的咀嚼系を構築していく手法である。

i. 治療用義歯試適時の診査

　治療用義歯を口腔内に試適して、毎秒3回のライトタッピング、空嚥下、発音運動(「カチカチ」「イー」

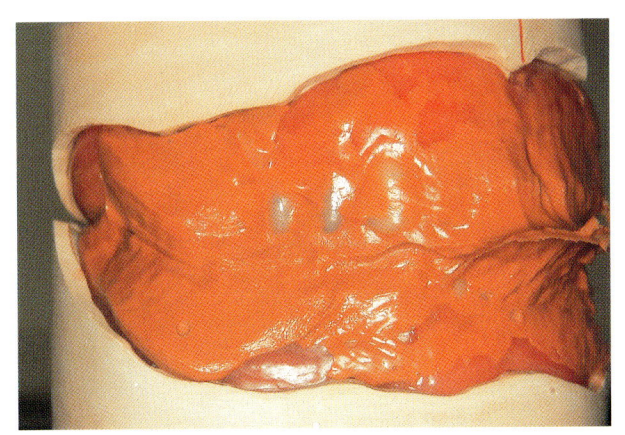

実際の症例の解説　無歯顎顎堤形態による総義歯の形態分類（上濱の総義歯分類）

図8-14c　治療用義歯試適時の口腔内機能運動時の右側側面観。

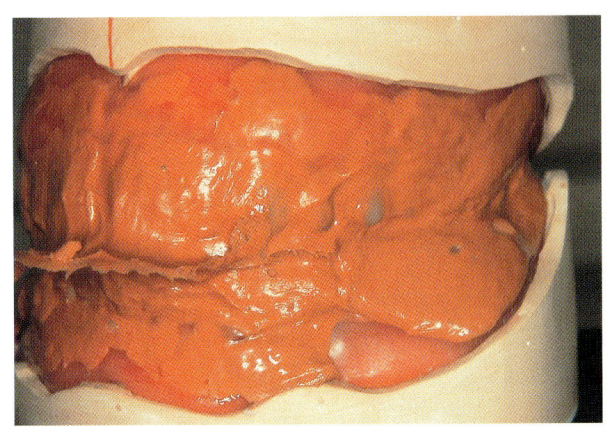

図8-14d　治療用義歯試適時の口腔内機能運動時の左側側面観。

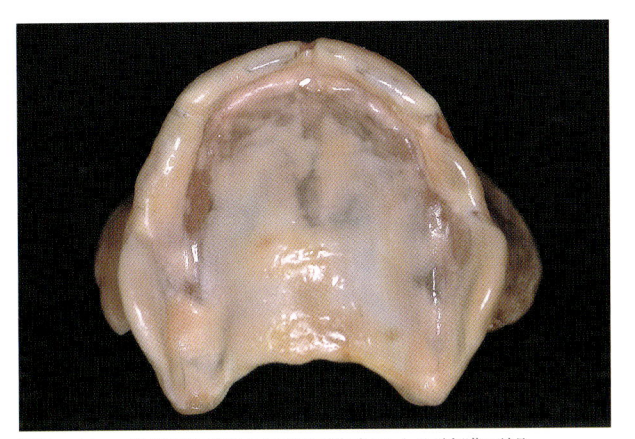

図8-14e　治療終了時の治療用義歯の上顎粘膜面観。

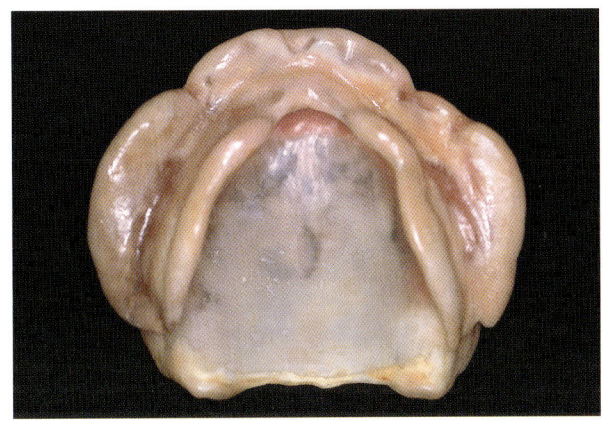

図8-14f　治療終了時の治療用義歯の下顎粘膜面観。

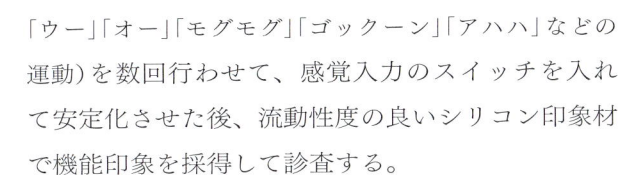

「ウー」「オー」「モグモグ」「ゴックーン」「アハハ」などの運動）を数回行わせて、感覚入力のスイッチを入れて安定化させた後、流動性度の良いシリコン印象材で機能印象を採得して診査する。

図8-14cは治療用義歯試適時の口腔内機能運動時の右側側面観である。咬合平面、前歯部人工歯排列位置は適正と診断できる。上顎の口輪筋、オトガイ筋の機能圧は適正であるが、上下頰筋の機能圧は弱いと診断できる。この部位のリハビリトレーニングによる形態の構築が必要と診断して、患者にこの状態を明示して、説明、理解を求める（末梢の口腔感覚と中枢神経系で理解し、頭に情報を入力して記憶してもらう）。

図8-14dは治療用義歯試適時の口腔内機能運動時の左側側面観である。上顎の口輪筋、オトガイ筋の機能圧は適正と診断できる。左側の下顎の頰筋前方付着部の機能圧は強いが、上下顎の頰筋の機能圧は弱いと診断できる。

j.　治療用義歯による粘膜面の改善

軟性裏装材を使用して、リハビリトレーニングで粘膜面の治療を行う。粘膜面（咀嚼粘膜、被覆粘膜）、粘膜下組織、骨膜、骨の状態を手指で十分に触診して治療を行う。軟性裏装材の硬さ、厚みなどに注意をする。

図8-14eは治療終了時の治療用義歯の上顎粘膜面観である。循環、潤滑の獲得された粘膜面で基礎維持が向上し、内側弁、外側弁が形成されている。頰筋、上咽頭収縮筋で機能時に強く義歯を包み込む位置、形態が獲得された。図8-14fは治療終了時の治療用義歯の下顎粘膜面観である。循環、潤滑が獲得された粘膜面で基礎維持が向上し、内側弁、外側

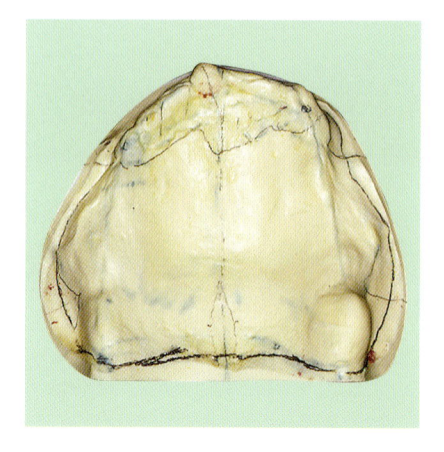

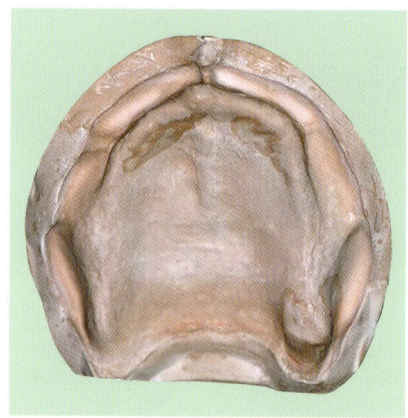

図8-14g、h　治療前後の上顎診断用規格模型の粘膜面観。h：治療後は、口腔周囲筋を味方につけて、長さ×幅の拡大により機能圧を粘膜面、研磨面にバランス良く分散させる。

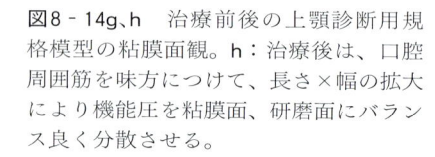

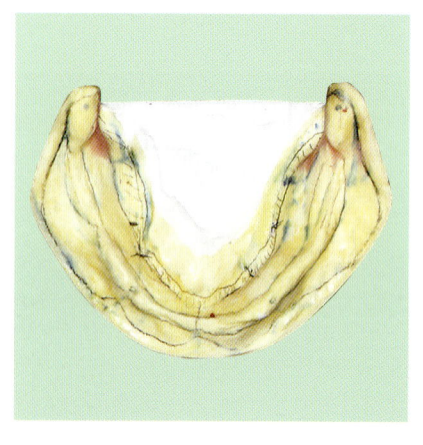

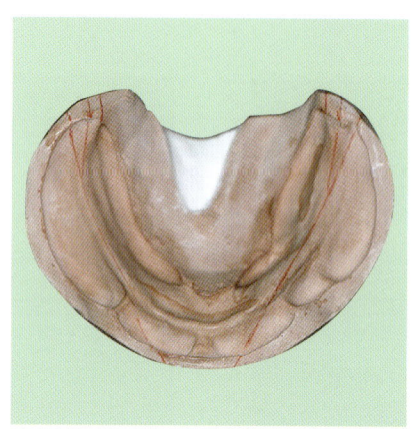

図8-14i、j　治療前後の下顎診断用規格模型の粘膜面観。j：治療後は、粘膜周囲筋を味方につけて、機能圧を粘膜面、研磨面にバランス良く分散させる。

弁が形成された状態である。側頭筋、咬筋を敵にせず頬筋、オトガイ筋、上咽頭収縮筋を味方につけて機能時に強く義歯を包み込む位置、形態が獲得された。

図8-14g、hは治療前後の上顎診断用規格模型の粘膜面観である。治療後は粘膜面が滑らかであり、口腔周囲筋の機能圧が模型に印記されており、安定して感覚入力系（痛くなく、気持ちの良い感覚）-適切な中枢処理系（安心と爽快感の感覚が辺縁系に入力）-安定した、強い機能圧が運動出力系から伝達される。

図8-14i、jは治療前後の下顎診断用規格模型の粘膜面観である。粘膜面の改善、上顎同様に口腔周囲筋、舌を味方につけて粘膜面の面積の拡大と口腔周囲筋を機能的に味方につけて義歯を包み込んでいる位置、形態が獲得された。

k. 研磨面の形態の構築

適正な体積（マウスボリューム）を確立して、粘膜面の改善により安定した感覚入力系への神経伝達が行われるようになると下顎位が安定してくる。この状態でリハビリトレーニングにより研磨面に軟性裏装材を使用して口腔周囲筋・舌の機能圧で形態を付与していく。外側弁、頬・口唇および舌・口腔周囲筋などの粘膜による機能的維持（動的維持）と機能的支持（動的支持）が確立する。

図8-15aは治療終了後の治療用義歯の正面観である。患者の欠損、すなわち骨、粘膜などの器質的欠損と機能的欠損を治療した形態となっている。

図8-15bは同時期の治療用義歯の後方面観である。外舌筋の走行と機能を取り込み、右側への舌の偏位は修正された。口腔後方の周囲筋と義歯床縁の形態、位置が読み取れる。

図8-15cは同時期の治療用義歯の右側側面観である。弛緩していた頬筋が改善し口腔周囲筋と安定したモダイオラスの関係が確立した。**図8-15d**は同時期の治療用義歯の左側側面観である。下顎前方

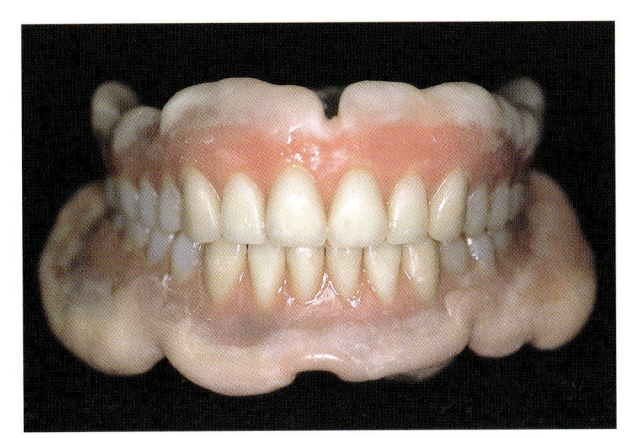

実際の症例の解説　無歯顎顎堤形態による総義歯の形態分類（上濱の総義歯分類）

図8-15a　治療終了後の治療用義歯の正面観。

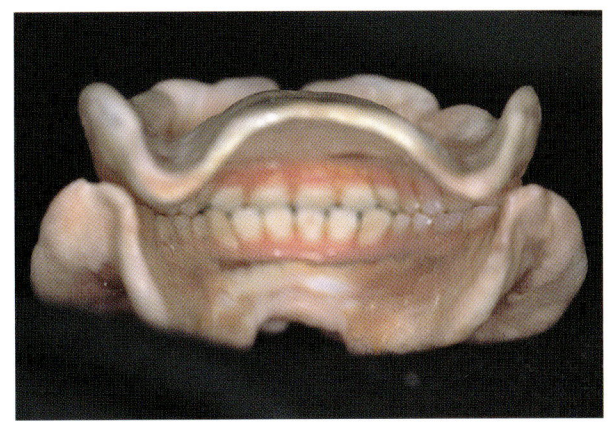

図8-15b　同時期の治療用義歯の後方面観。

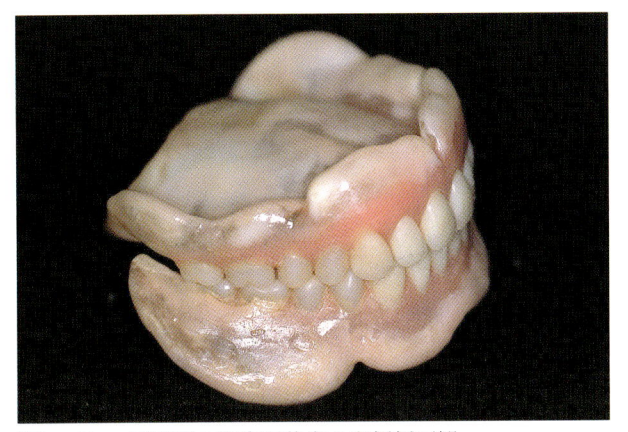

図8-15c　同時期の治療用義歯の右側側面観。

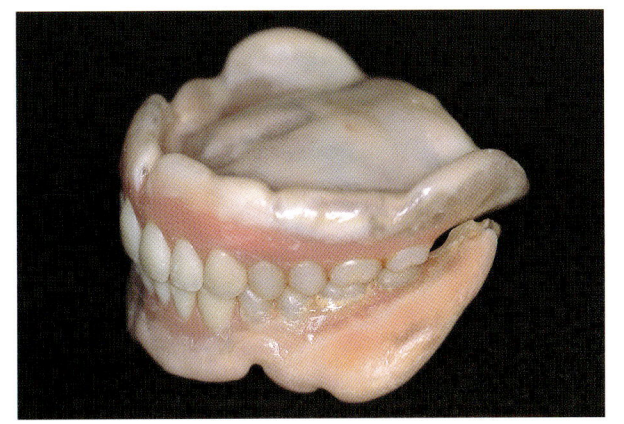

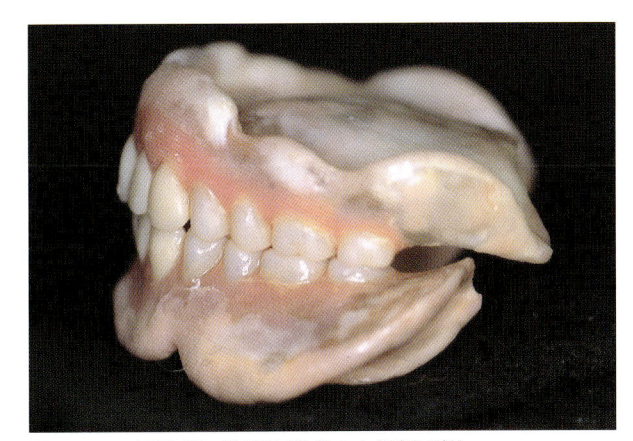

図8-15d　同時期の治療用義歯の左側側面観。

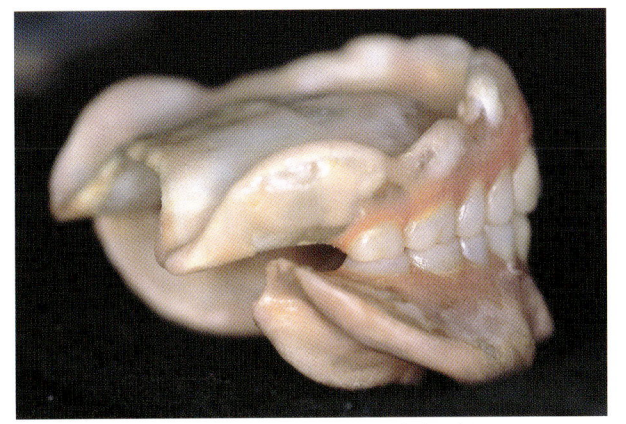

図8-15e　同時期の治療用義歯の右側後方面観。

図8-15f　同時期の治療用義歯の左側側面観。

部の頰筋の緊張の改善、上下顎頰筋の弛緩の改善を認める。

　図8-15eは同時期の治療用義歯の右側後方面観である。感覚入力系不全を認める当症例では、粘膜面からできるだけ多くの入力情報を得る目的と高度の顎堤吸収（長さの吸収）を補正する目的で、軟口蓋からさらに義歯床縁を延長するのもひとつの方法と考えている。咬筋、頰筋、上咽頭収縮筋などを機能的に味方につける方法である。

　ただし今まで述べた各種の診査、診断による条件づくりとリハビリトレーニングが必須ではある。図8-15fは同時期の治療用義歯の左側側面観。右側と

173

第8章

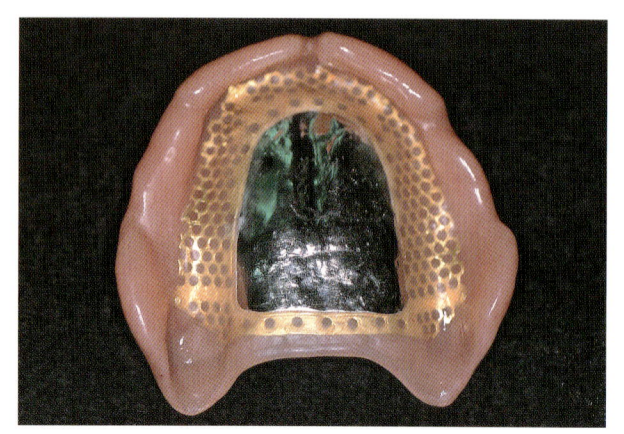

図8-15g 粘膜面に維持、支持が発揮できる面積と形態が再現された上顎最終義歯の粘膜面観。

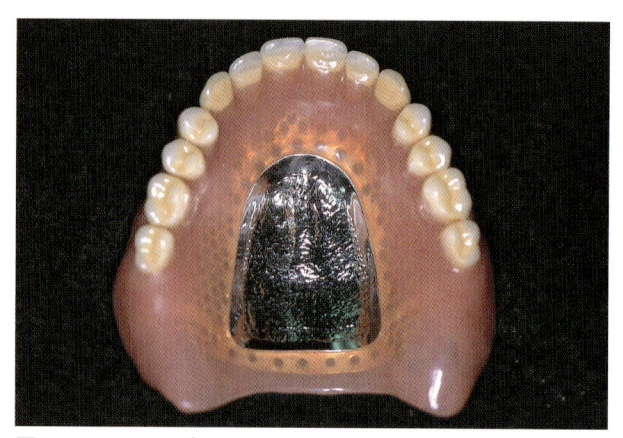

図8-15h コンデュロフォーム人工歯をレデュースドオクルージョンで排列した咬合面観。

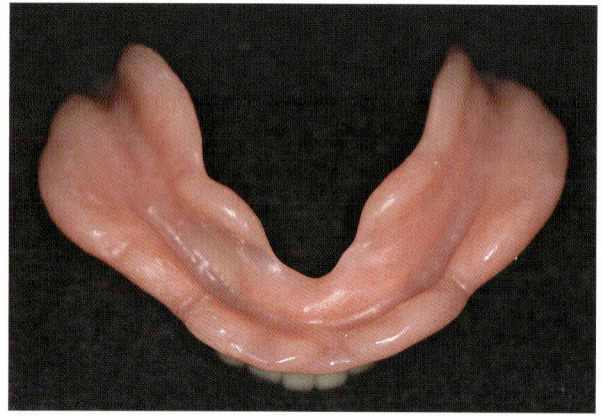

図8-15i 維持・支持、筋平衡が発揮できる形態となった下顎最終義歯の粘膜面観。下顎舌側縦方向への拡大と下顎頰側横方向への拡大がなされた。

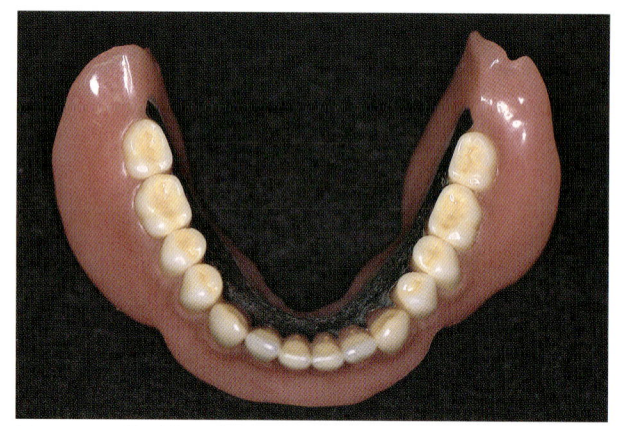

図8-15j 筋平衡、咬合平衡が発揮できる形態と人工歯排列位置を示している下顎最終義歯の咬合面観。

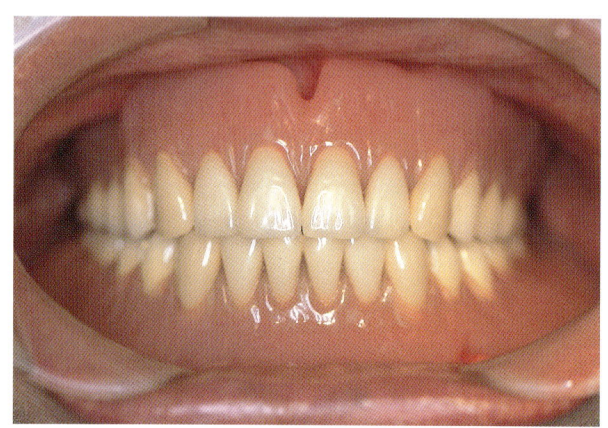

図8-15k 口腔周囲筋と最終義歯の研磨面が機能を発揮できる関係を示している最終義歯装着時の正面観。

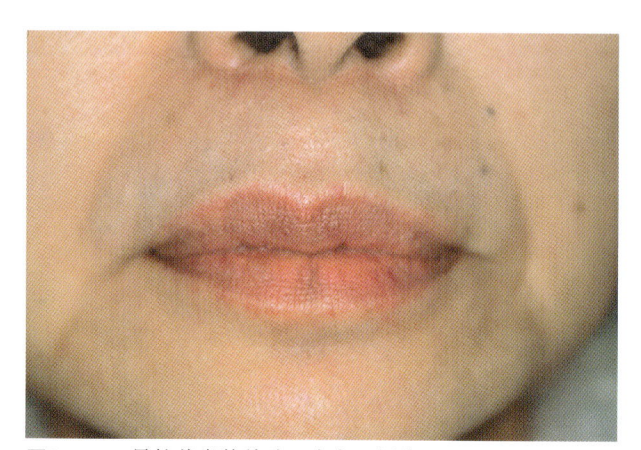

図8-15l 最終義歯装着時の患者の顔貌。上下口唇の面積の一致、口角のしわも大幅に減少、上下口唇の変形、偏位も改善された。

同様に口腔周囲筋を味方につけて、機能的咀嚼系の改善が構築されている。

I. 最終義歯の製作

　最終義歯の製作においては、治療用義歯から得られたすべての情報を正確に最終義歯に置き換える必要がある。

上顎最終義歯の粘膜面観であるが、粘膜面は「高さ」×「長さ」×「幅」が改善され、維持、支持が発揮できる面積と形態を再現し（図8-15g）。さらに咬合面観はコンデュロフォーム人工歯をレデュースドオクルージョンで排列した（図8-15h）。

なおこの最終義歯では、後縁を延長してあるが、デンチャースペースを改善し、体積が改善されると、患者は違和感を自覚しない。しかし、患者が本来有すべきデンチャースペースの回復を行わずに、このような後縁の延長を行うと嘔吐反射を誘発することになるので注意が必要である。

下顎最終義歯の粘膜面観は粘膜面の拡大、口腔周囲筋と舌との機能時の関係が再現され、維持・支持、筋平衡が発揮できる形態とした（図8-15i）。

また下顎最終義歯の咬合面では、口腔周囲筋と舌の機能時の関係が再現され筋平衡、咬合平衡が発揮できる形態とし、図に示すように人工歯を排列した（図8-15j）。

図8-15k、lに最終義歯装着時の正面観と義歯装着時の患者の顔貌を示すが、正面観は口腔周囲筋と最終義歯の研磨面が機能を発揮できる関係が読み取れる。

また顔貌は上下口唇の面積の一致、口角のしわも大幅に減少したことで、上下口唇の変形、偏位も改善された。この結果に患者は満足している。

m. メインテナンス

治療用義歯の治療の最終段階で、機能障害、審美障害は改善されたので、とくに審美性の回復と機能時の疼痛の消失、心理的障害、社会的障害は大幅に改善し、患者は抗うつ薬の服用もなくなり明るく、笑いの絶えない昔の生活に復帰できたとのことである。

この症例から総義歯補綴臨床は、長期間の義歯の問題から発症したと考えられる中枢神経障害患者の治療に有効であることが示唆される一方、不適切な総義歯を装着することは中枢神経障害を生じることも示唆された。

5．症例⑧ 強度の食いしばりを認める下顎のシングルデンチャー（図8-16a）

強度の食いしばりを認める下顎無歯顎の難症例で、患者は下顎顎堤に著しい疼痛を訴える。

このような症例では、オトガイ孔周囲に伝わる強い食いしばり（機能圧）をいかに維持・支持‐筋平衡‐咬合平衡のバランスを取りつつ、総義歯の形態に反映して機能的咀嚼系の構築を行うかが重要である。すなわち咬筋などの口腔周囲筋の機能圧を総義歯の研磨面でコントロールする形態が必要となる症例である。

a. 患者の症状と主訴

患者は初診時60歳くらいの女性。主訴は、咀嚼時に下顎顎堤が痛く、噛めない。柔かい食事しか食べられず胃腸障害を発症していた。

また肩こりがひどく、口角のしわが著明で顔貌が気になると訴えた。来院時より約17年前に下顎は無歯顎となった（43歳の頃）が、当初から硬い物は噛みづらく軽度の疼痛を感じていた。

その後3回の総義歯治療を受けるも時間の経過とともに疼痛が著明になってきた。

b. 口腔内所見

上顎は片側遊離端欠損を認める。顎堤の吸収状態は軽度で、咀嚼粘膜が保存され支持の負担能力も良好と思われる。Kennedyの分類Ⅱ級2類、Eichnerの分類C2であり、顎堤状態は良好である（図8-16b）。また前述のとおり下顎は無歯顎である。顎堤の吸収状態は中程度から高度であり、オトガイ孔は露出している。

触診を行ったところ両側ともに下顎骨全体への疼痛の広がりを認めた。咀嚼粘膜は高度に消失しているので、支持能力は低いと思われた。

左側大臼歯部の顎堤吸収が進行しており、大臼歯部での吸収形態に左右差が認められた。左右の頬小帯が歯槽頂に及ぶことから、有歯顎時の強い食いしばりが示唆される。

さらに患者の顔貌の診査から、咬筋の発達を認め

第 8 章

症例⑧ 強度の食いしばりを認める下顎のシングルデンチャー（図8‐16a～x）

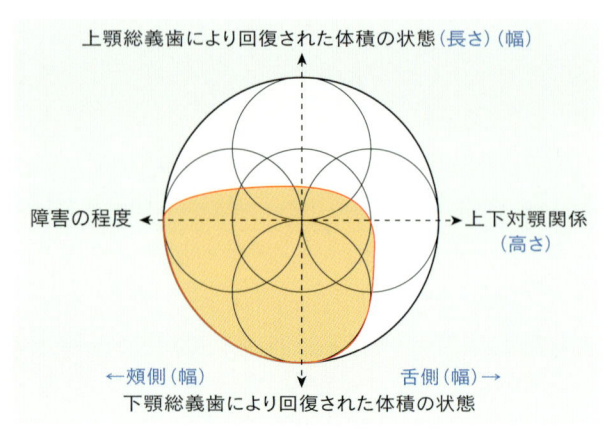

図8‐16a 高度な難易度の症例。強度の食いしばりを認める下顎のシングルデンチャー。究極のニュートラルゾーンテクニックが要求される症例。

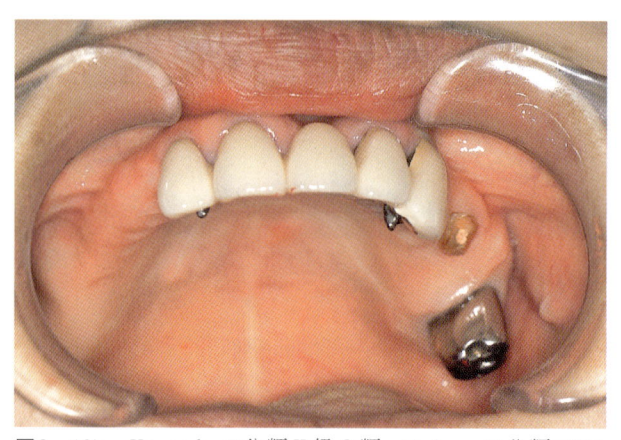

図8‐16b Kennedy の分類Ⅱ級2類、Eichner の分類 C2 で顎堤状態は良好。

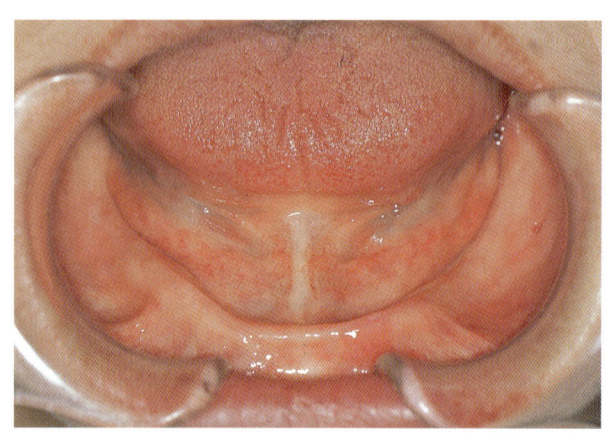

図8‐16c 高度の顎堤吸収があり、両側にオトガイ孔が露出している。吸収形態に左右差がある。

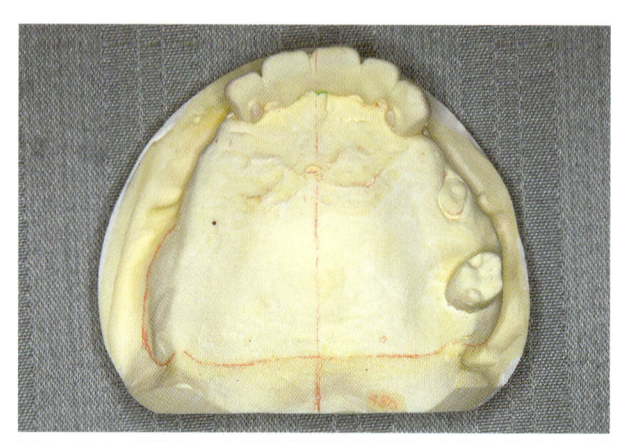

図8‐16d 初診時の上顎診断用規格模型。右側臼歯部は口蓋側への吸収と無圧印象にもかかわらず、左右の頬小帯に緊張を認める。有歯顎時からの食いしばりが示唆される。

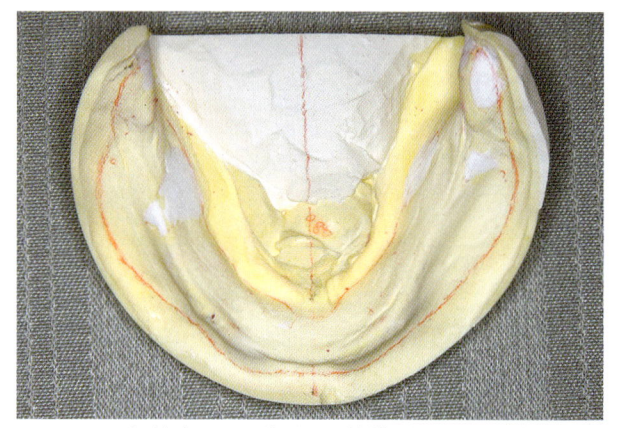

図8‐16e 初診時の下顎診断用規格模型。顎堤の吸収状態は中等度。左側の臼歯部顎堤は吸収が進行。

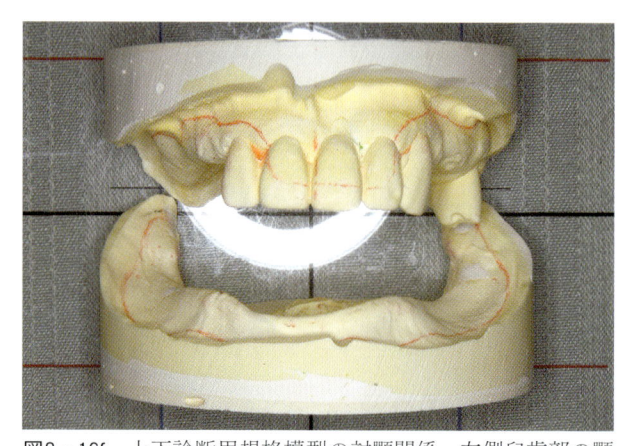

図8‐16f 上下診断用規格模型の対顎関係。左側臼歯部の顎堤の舌側への幅、高さの吸収と、左右の頬小帯の緊張状態（口腔周囲筋の安静時での緊張）が認められる。有歯顎時からの強い食いしばりが示唆される（参考文献1より許可を得て転載）。

176

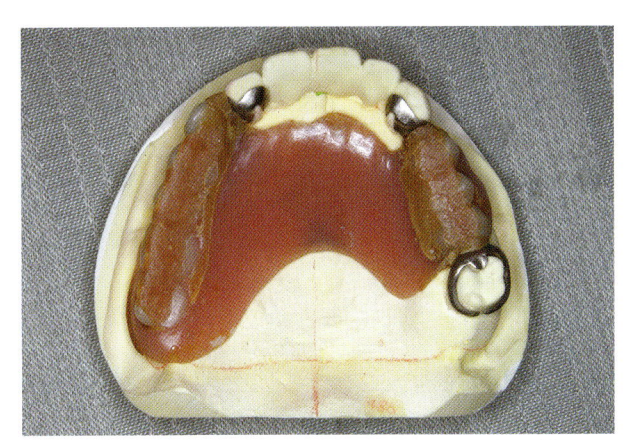

図8 - 16g 上顎の旧義歯の咬合面観。人工歯の咬耗が著明で、レジンで補修がされている。

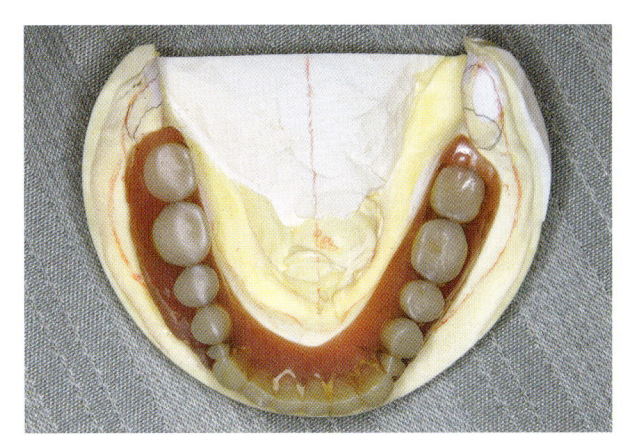

図8 - 16h 下顎の旧義歯の咬合面観。支持能力のない不安定な義歯形態、体積、咬合状態が観察される。

たので、若い頃からの食いしばりがあったと思われ、顔貌の解剖学的所見から低位咬合と思われた。

下顎は中等度から高度の顎堤吸収を認め、両側にオトガイ孔が露出している。吸収形態に左右差を認めた（**図8 - 16c**）。

図8 - 16d に初診時の上顎診断用規格模型を示すが、右側臼歯部は口蓋側への吸収を認める。無圧印象にもかかわらず、左右の頬小帯に緊張があった。有歯顎時からの食いしばりが示唆された。

図8 - 16e は初診時の下顎診断用規格模型である。顎堤の吸収状態は中等度で、左側の臼歯部の顎堤は吸収が進行している。

図8 - 16f には上下診断用規格模型の対顎関係を示す。対顎関係は悪くはないが、左側臼歯部の顎堤の舌側への幅、高さの吸収を認める。無圧印象にもかかわらず、左右の頬小帯の緊張状態（口腔周囲筋の安静時での緊張）を認めたので、有歯顎時からの強い食いしばりが示唆される。

以上のことから、上顎の支持能力と比較して、下顎の支持能力が低く、上下でアンバランスがあり、さらに強い食いしばりがアンバランスを助長させることで、下顎顎堤の高度の疼痛を生じさせている難症例と判断した。このような症例の疼痛を解消することは著しい困難をともなう。

c．旧義歯の診査

旧義歯は、上顎は維持、支持も良好で安定を認めるが、強い食いしばりによる人工歯の咬耗部をレジン添加で補修されていた（**図8 - 16g**）。

また下顎の旧義歯は高さ、幅、長さともに小さく本来のデンチャースペースを満たしていない。維持 - 支持 - 筋平衡 - 咬合平衡との関係が不良であり安定に欠けていた。

人工歯の排列位置も舌房を侵害しており、感覚入力障害を生じている。パット部も被覆されず、不安定な状態である。そのため37番は咬耗を認めず、咀嚼していない状態を示している。

咬耗状態から、下顎の総義歯が不安定なため昼間のクレンチングが示唆された（**図8 - 16h**）。

d．診断

以上のことから、下顎の総義歯の不適合、低位咬合（約4 mm）をともなう機能障害（咀嚼・嚥下障害、発音障害）、審美障害、昼間の異常なクレンチングと診断した。

e．治療方針

①上顎の欠損部位には維持 - 支持 - 把持の機能を持たせた安定した金属床を製作し、人工歯の排列は可能なかぎり頬側に排列し、下顎の人工歯排列の位置が頬側にくるようにする。

②下顎はデンチャースペースと審美性の回復に基づいた治療用義歯を製作して治療を行い、強い食いしばりの機能圧を維持 - 支持 - 筋平衡 - 咬合平衡

第 8 章

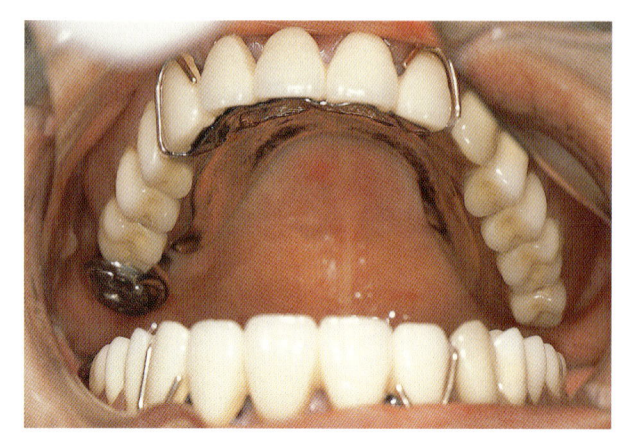

図8 - 16i 三次元的構成義歯の金属床を装着する。

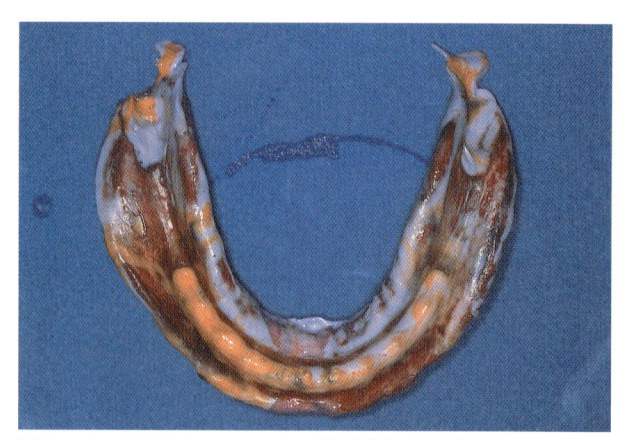

図8 - 16j MCLトレーによる選択的加圧印象。モデリングコンパウンド露出部が支持領域、シリコン印象材印記部が支持力を避ける部分である。

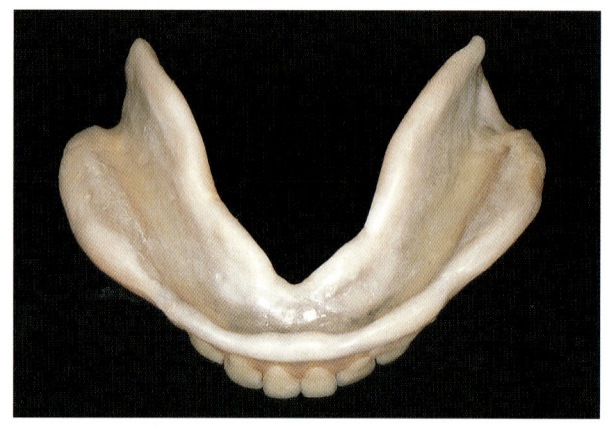

図8 - 16k 治療3ヵ月後の下顎の治療用義歯粘膜面観。義歯床の外形は完成に近いが、支持、筋平衡は不完全である。

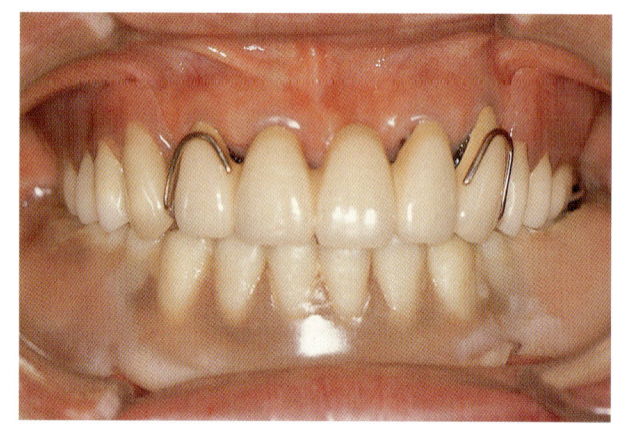

図8 - 16l 治療9ヵ月後の上下顎の正面観。デンチャースペースの回復を認める。

を考慮したリハビリトレーニングを行い修正したのちに、最終義歯を製作して注意深くメインテナンスを行うこととした。

f．治療経過

①上顎の印象採得

　無圧印象（アルジネート印象材の混水比を＋5％増量する。顎堤が硬く、咀嚼粘膜でほとんどは被覆されているため）で印象採得を行い、診断用規格模型を製作する（図8 - 16f 参照）。

　残存支台歯にレストを付与し、口蓋側に平行軸壁形成を行い、三次元的構成義歯（矢澤一浩先生の提唱する理論、手技にて）の要件を整えた後、MCLトレーにて、粘膜区域・歯牙区域加圧印象法で印象を採得し、金属床義歯を装着する。維持、支持、把持は得やすく、上顎歯列の安定を確保する（図8 - 16i）。

②下顎の印象採得

　無圧印象（アルジネート印象材の混水比を＋10％増量する。顎堤吸収が進行して、可動性で支持能力の減少した被覆粘膜でほとんどが被覆されているため）で印象採得を行い、診断用規格模型を製作する（図8 - 16e 参照）

　また著明な疼痛の原因となるオトガイ部の露出部、残存している前歯部粘膜部への機能圧負担を減少させる目的で、MCLトレーの相当部を完全にくりぬき、トレーに穴を開けて、選択的加圧印象を採得した（図8 - 16j）。

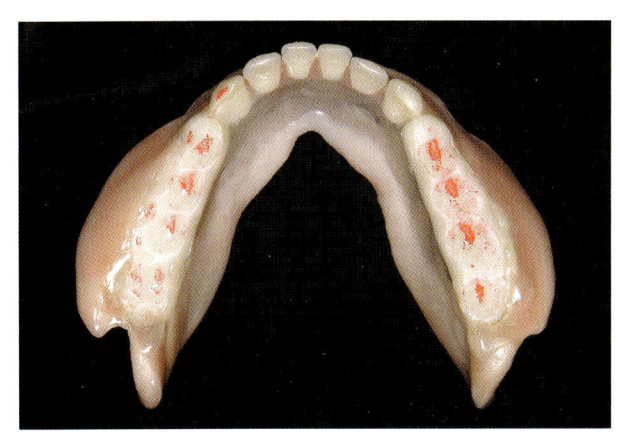

図8-16m 治療終了時の下顎の治療用義歯の咬合面観。頬舌側とも筋平衡−咬合平衡が獲得されている。

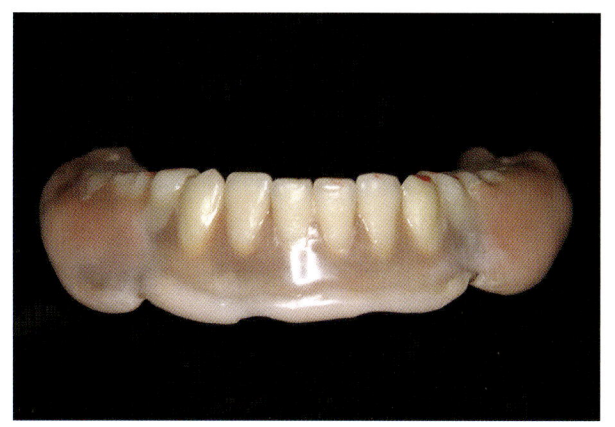

図8-16n 治療終了時の下顎治療用義歯の正面観。研磨面の滑沢化（ピカピカ、ツルツルである）を認める。

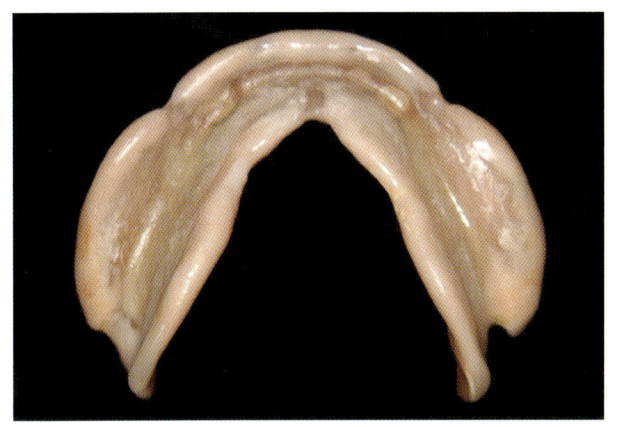

図8-16o 治療終了時の下顎の治療用義歯の粘膜面観の内側弁と外側弁。

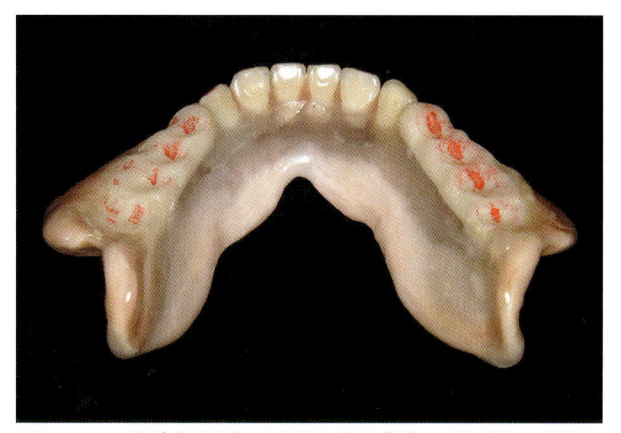

図8-16p 治療終了時の下顎治療用義歯の舌面観。舌房を侵害することなく、ニュートラルゾーンが形成された位置に圧痕が印記されている。咬筋の機能時の形態も付与された。

③顎間記録（咬合採得）

垂直的顎間記録は解剖学的基準にて決定した（旧義歯装着時より4mm挙上して修正）。水平的顎間記録歯は、毎秒3回のライトタッピング、嚥下位での下顎位を基準とした。

④下顎の治療用義歯による治療

下顎の治療用義歯を製作して、デンチャースペースを確保し、維持−支持−筋平衡−咬合平衡を得るためのトレーニングを開始した。

図8-16kは治療3月後の下顎の治療用義歯粘膜面観である。義歯床の外形は完成されつつあるが、支持、筋平衡は不完全な状態である。

患者も硬いものを噛むと激痛が走ると訴えていた。そのため患者には、①オトガイ孔を中心に指でのマッサージ、氷での粘膜の冷却、②左右の咬筋の付着部を両手で軽くゆっくり触れて左右均等になるような咀嚼、③舌骨部を指で触れて、強い嚥下圧で左右対称に嚥下することを指導した。

リハビリトレーニング行い、約9ヵ月後に疼痛の消失、顔貌の回復、発音障害の改善、下顎位の安定、咀嚼・嚥下機能の改善を認めたため、治療用義歯による治療を終了した（図8-16l）。

図8-16mに治療終了時の下顎の治療用義歯の咬合面観を示すが、頬舌側とも筋平衡−咬合平衡が獲得されている。図8-16nは治療終了時の下顎治療用義歯の正面観である。オトガイ筋により筋平衡が獲得され、唾液の循環で研磨面が滑沢化（ピカピカ、ツルツルである）されているのを認める。

この状態が維持を向上させる。頬筋による筋平衡

第8章

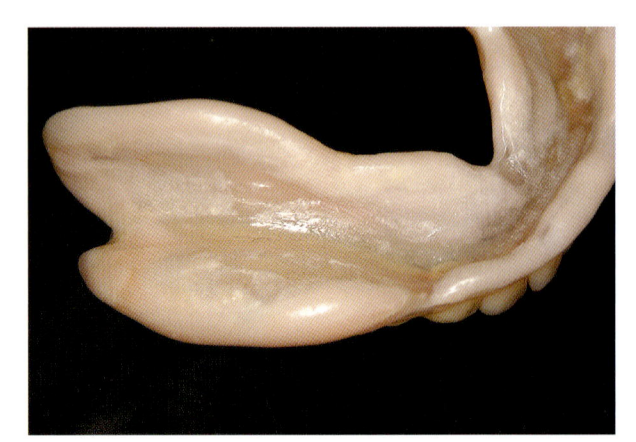

図8-16q 治療終了時の下顎治療用義歯の左側粘膜面観。

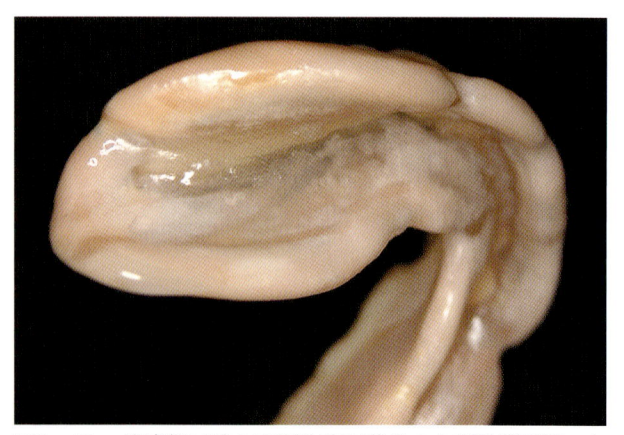

図8-16r 治療終了時の下顎治療用義歯の右側粘膜面観。左側と同様である。

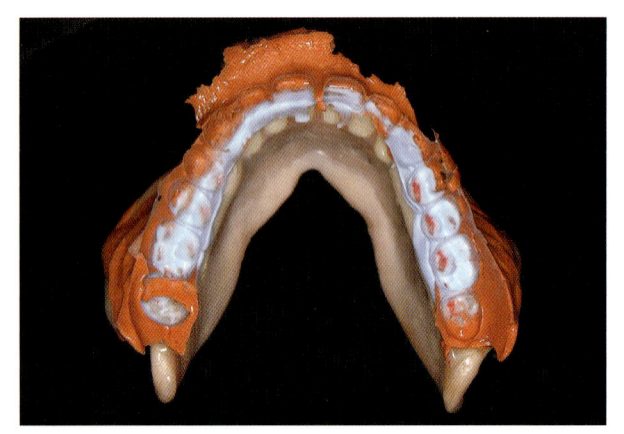

図8-16s 治療終了時の治療用義歯による咬合採得。中心咬合位での咬合状態と頬筋の状態。

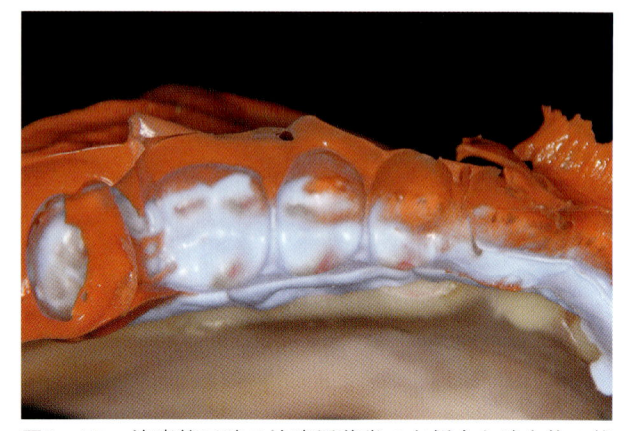

図8-16t 治療終了時の治療用義歯の左側中心咬合位の状態。

の確立も同様に認められる一方、両側の頬小帯にも過緊張は認めず、維持-支持-筋平衡-咬合平衡に関与している状態となっている。

治療終了時の下顎の治療用義歯の粘膜面観には内側弁、外側弁が機能的に付与され、唾液の循環で滑沢化され、維持、支持を向上させている。また臼歯部の顎堤を中心に支持が獲得されている状態の粘膜面を認める。さらに口腔周囲筋と舌が協調してニュートラルゾーンを形成している。義歯床の左側パッド部には咬筋、翼突下顎縫線の影響による形態が付与されている（図8-16o）。

下顎治療用義歯の舌面観からは舌房を侵害することなく、ニュートラルゾーンが形成された位置に圧痕が印記されていることがわかる。この位置が人工歯の排列の基準点となる。強い咬合力を臼歯部頬側研磨面と舌側研磨面で拮抗させて機能的なニュート

ラルゾーンを形成している（図8-16p）。

維持-支持-筋平衡-咬合平衡が確立した状態も印記されている。頬側研磨面と舌側研磨面の形成角度に注目されたい。究極のニュートラルゾーンの形成である。

レトロモラーパッド周囲は咬筋の強い収縮の形態、上咽頭収縮筋に続く翼突下顎縫線の形態が印記され、嚥下機能の向上に貢献する形態を示している。正確な診査・診断、治療方針、デンチャースペースの回復の後、患者に応じたリハビリトレーニングを行うことが重要である。

左側粘膜面観にはオトガイ筋-頬筋-舌の機能圧で形成された形態、厚みがあり、内側弁、外側弁による維持、顎堤粘膜による支持、筋平衡が認められる（図8-16q）。右側粘膜面観も左側と同様な状態である（図8-16r）。

180

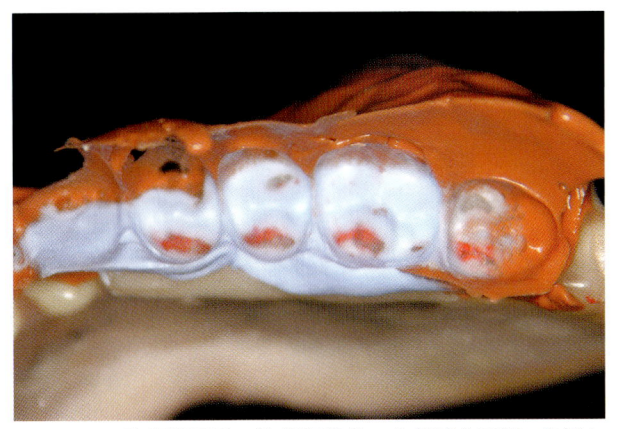

実際の症例の解説　無歯顎顎堤形態による総義歯の形態分類（上濱の総義歯分類）

図8-16u　治療終了時の治療用義歯の右側咬合面観。左側と同様な状態である。

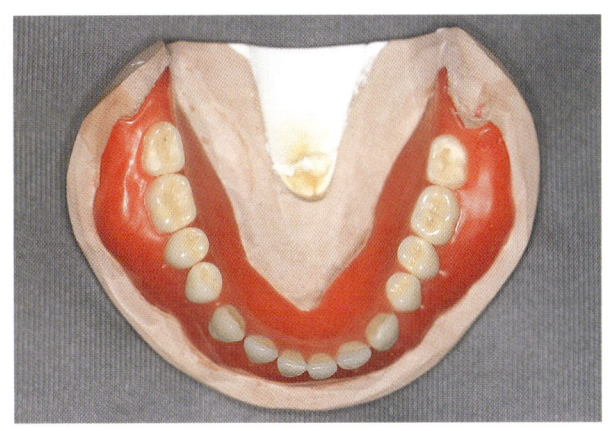

図8-16v　コンデュロフォーム人工歯をレデュースドオクルージョンで下顎の最終義歯の排列を行った。

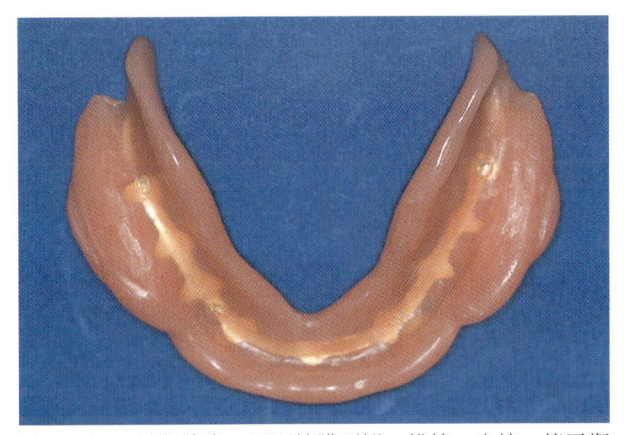

図8-16w　最終義歯の下顎粘膜面観。維持‐支持‐筋平衡が確立した状態。

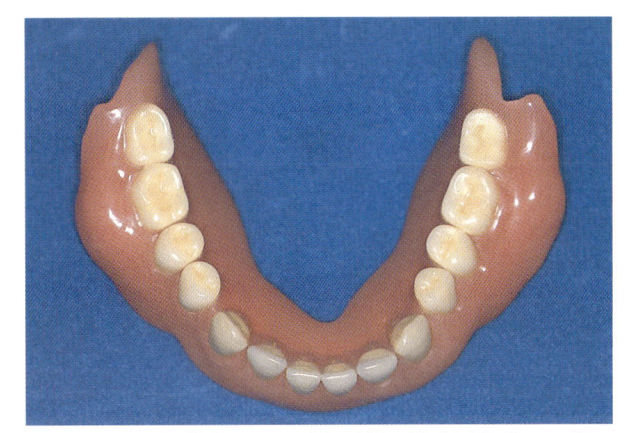

図8-16x　最終義歯の下顎咬合面観。治療用義歯から得られたデータが精度よく再現されている。左右の頬側研磨面形態の膨み、パッド部の形態が重要である（左右非対称で左右のバランスが計られる究極のニュートラルゾーン）。

　なお治療終了時の左側咬合面観は、頬筋とオトガイ筋の機能圧、咬合面の圧痕から、維持‐支持‐筋平衡‐咬合平衡の完成がなされた。唾液による循環で滑沢化された状態が咬筋の筋力の分散化に寄与する。右側咬合面観も左側と同様な状態とした。

　図8-16s に治療終了時の治療用義歯による咬合採得と中心咬合位での咬合状態と頬筋の状態を示す。また図8-16t は治療終了時の治療用義歯の左側中心咬合位の状態を示す。ライトブルーの咬合採得用のシリコン印象材が咬合面の形態を印記している。

　頬側の頬筋の位置を示す茶色のシリコン印象材との関係から最終義歯に付与すべき咬合様式、使用人工歯、排列位置の決定の重要データとなる。患者のリハビリトレーニングの機能圧による決定法である。

　図8-16u は治療終了時の治療用義歯の右側咬合面観である。左側と同様な状態を認める。なお下顎の最終義歯の排列はコンデュロフォーム人工歯をレデュースドオクルージョンで排列した（図8-16v）。

　図8-16w、x に最終義歯の下顎粘膜面観と下顎咬合面観を示す。下顎粘膜面観は維持‐支持‐筋平衡が確立した状態であり、また下顎咬合面観からは治療用義歯から得られたデータが精度良く再現され、維持‐支持‐筋平衡‐咬合平衡が確立していることがわかる。

　最終義歯装着により患者の機能障害（咀嚼・嚥下障害、発音障害）、審美障害は改善され、昼間のクレンチングも減少傾向を示し、機能時の著明な疼痛も消失した。

第 8 章

症例⑨ 今後増大すると思われる究極の上下顎高度顎堤吸収を認める無歯顎の超難症例（図8‐17a～19d）

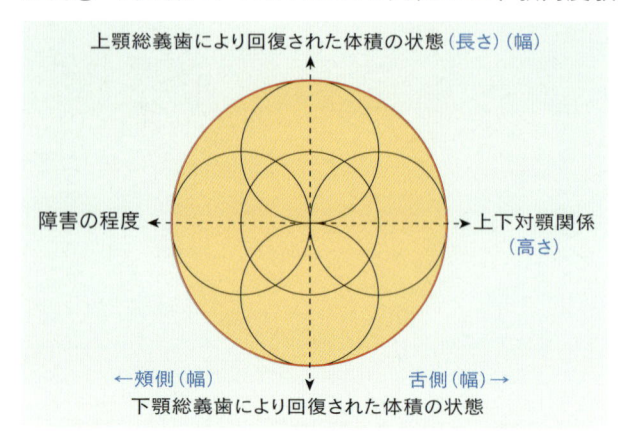

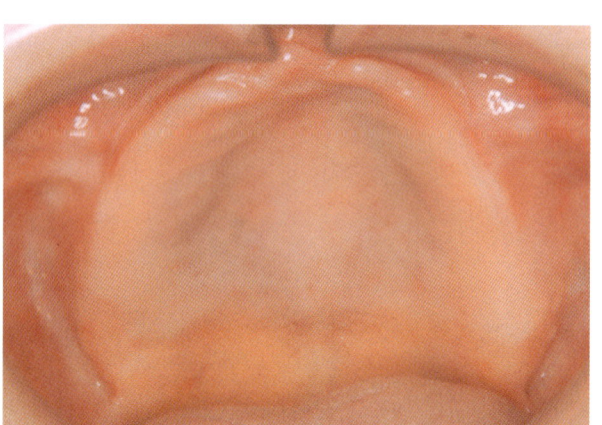

図8‐17a 超高度な難易度の症例。究極の上下顎高度顎堤吸収症例。高度な診断、治療、手技が要求される。本来のマウスボリュームを回復して、維持から支持、筋平衡－咬合平衡が必須とされる。

図8‐17b 初診時の上顎の口腔内所見。高度な顎堤吸収。フラビーガムと上唇小帯、頬小帯の付着位置、高さ、幅から難症例と思われる。

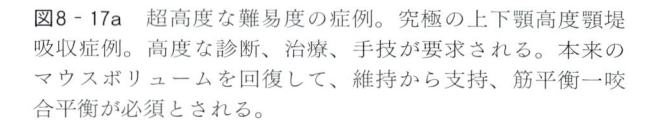

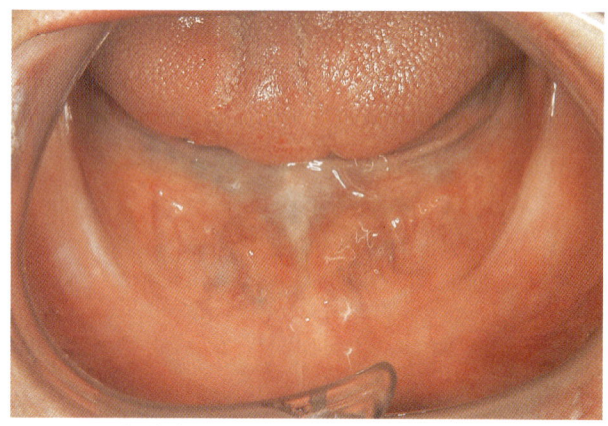

図8‐17c 初診時の下顎の口腔内所見。究極の顎堤吸収を認める。顎骨の量的な喪失とともに、支配神経の露出で、機能的咀嚼系の全体に機能異常が及んでいることが想像される。高度な難症例と診断される。

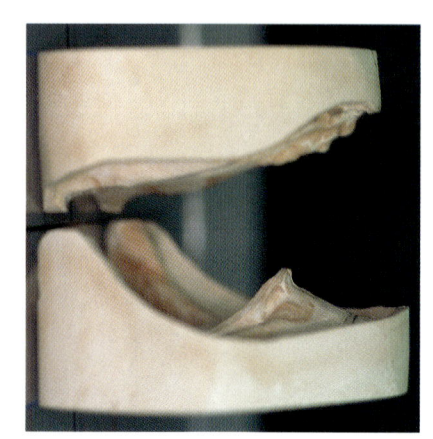

図8‐17d 診断用規格模型による顎堤の対顎関係。上下顎堤の高度な顎堤吸収を認める。オトガイ棘が露出しており、いかに上下顎の顎堤吸収が進行しているかが理解できる。

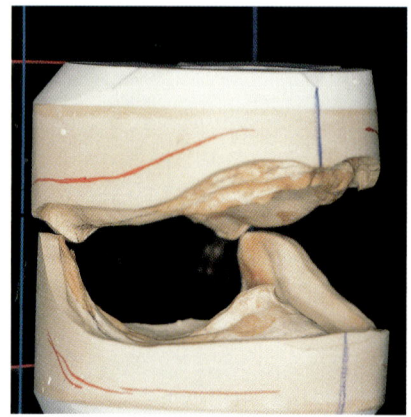

図8‐17e 診断用規格模型の右側側面観。上顎前方部の吸収と下顎のオトガイ棘の露出に注目。

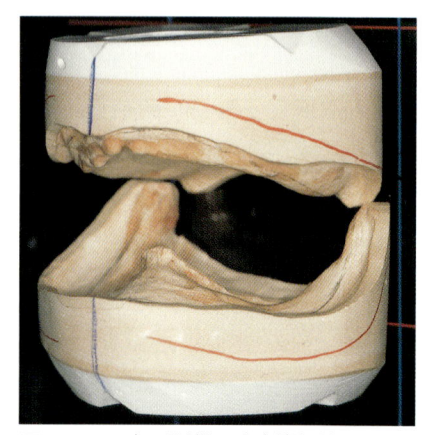

図8‐17f 上下顎堤の左側側面観。右側同様に高度な顎堤吸収を認める。顎堤吸収の限界を示す、究極の顎堤吸収である。

g．メインテナンス

装着当初は治療義歯と最終義歯の弾性の差、咬合様式の違いなどによる感覚入力系の誤差による疼痛が出現したが、注意深く観察した粘膜面の調整、顎

堤をマッサージして解消し、最終義歯装着3ヵ月後に安定を得た。

現在は6ヵ月間隔で義歯、歯周組織のメインテナンスを実施している。治療後7年間が経過しているが安定した状態が続いている

6．症例⑨ 今後増大すると思われる究極の上下顎高度顎堤吸収を認める無歯顎の超難症例（図8-17a）

高度の形態障害・機能障害を治療用義歯を用いて形態‐機能の連動で治療すると、最終義歯はいかなる形態になるか。見たこともない高度顎堤吸収ならば、完成した上下総義歯も見たことのない形態が付与されなければ、機能回復は図れないことになる。

a．その特徴

上下顎の歯槽骨は完全に消失し、顎骨も高度に吸収して平坦化している症例である。このような上下顎の高度顎堤吸収による超難症例は、維持・支持、筋平衡、咬合平衡のすべてを確立して、機能的咀嚼系を構築しなければ、治癒はしない。

・明・確・な・治・療・方・針・、・臨・床・手・技・が・要・求・さ・れ・る・の・で・、・初・心・者・は・手・を・出・し・て・は・い・け・な・い・症・例・である。安易な治療が患者の顎口腔系の機能的咀嚼系にダメージを与え、脳幹のみならず辺縁系に及ぶ中枢神経障害を惹起する恐れがある。

支持歯槽骨が十分に残存している上下無歯顎患者の維持、支持は機能圧が生じない上下開口状態で発揮される（基礎維持、内側弁維持、症例により外側弁維持、支持歯槽骨における支持‐静的な維持・支持である）。

このような高度顎堤吸収症例においては支持歯槽骨が存在せず、上下顎骨に及ぶ吸収が認められるので、各種の支配神経が露出した場合の支持は以下のように行われる。
①発音などの咬合面が接触していない状態では、外側弁維持、筋平衡（頬・口唇・舌による機能的維持・支持）によって上下総義歯の研磨面を維持する。
②咀嚼・嚥下の機能圧を受ける短い瞬間に咬合面の咬合平衡や粘膜面の維持（基礎維持）・支持、さらに研磨面での口腔周囲筋と舌の筋圧で外側弁維持、筋平衡で維持・支持を発揮させる（動的維持・支持）。

簡単に言うと、多少揺らぎながら（動きがある）、機能圧を受ける瞬間のみ安定する（動きが止まる）。そして、その瞬間は機能的なニュートラルゾーンが形成される状態であるため、露出した支配神経も機能圧がかかりにくく、疼痛を生じにくくなるのである。

そして粘膜面、研磨面、咬合面からの支配神経におけるバランスの良い、安定した感覚入力情報が中枢神経系に伝達されることで、運動出力系（筋群）の機能が発揮される。

治療方針としては、維持・支持、筋平衡、咬合平衡の関係において通常とはまったく逆のルートを採る。まずはデンチャースペースと審美性の回復という絶対条件を確立し、治療用義歯に無咬頭人工歯を排列して、咬合平衡⇄筋平衡→支持・維持の順序での回復を目指す。

その間、リハビリトレーニングで形態と機能の正の循環で維持・支持、筋平衡、咬合平衡が確立し、機能改善がなされるので、最終義歯を製作して、メインテナンスを注意深く行う。

b．患者の症状と主訴

患者は67歳（初診時）の女性。主訴は義歯が不安定で、会話がうまくできず（義歯が安定せず、口の中で遊んでいる）、固形物は痛くてほとんど噛めない。40歳代より上下総義歯を装着していた。

歯周病でほとんどの歯を抜いている。両親ともに若いころから総義歯を装着していたとのこと。来院時までに4組の上下総義歯を製作したが、加齢とともに状態が悪くなってきた。最近は味覚も悪くなってきた。

c．口腔内所見

上顎は、歯槽骨が喪失している。正中口蓋縫線と残存している歯槽堤の高さの差はわずかである（高度な上顎の顎堤吸収）。前方部の歯槽堤は完全に吸収してフラビーガムを認める。上唇小帯が完全に付着

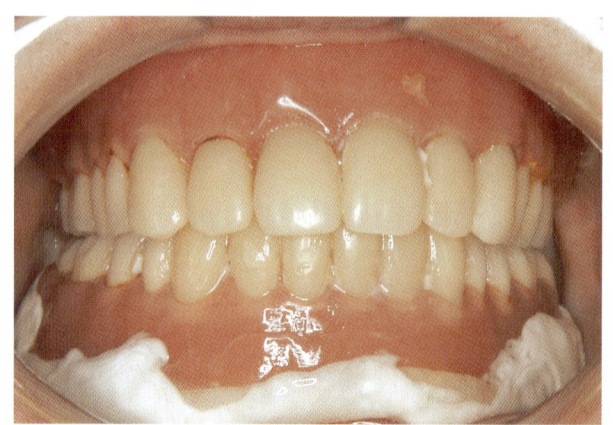

第 8 章

図8-17g 旧義歯装着時の口腔内所見。不安定な義歯のため強い食いしばり（昼間のクレンチング）を疑う。このことがさらなる顎堤吸収を助長して、負の循環に陥っていると思われる。

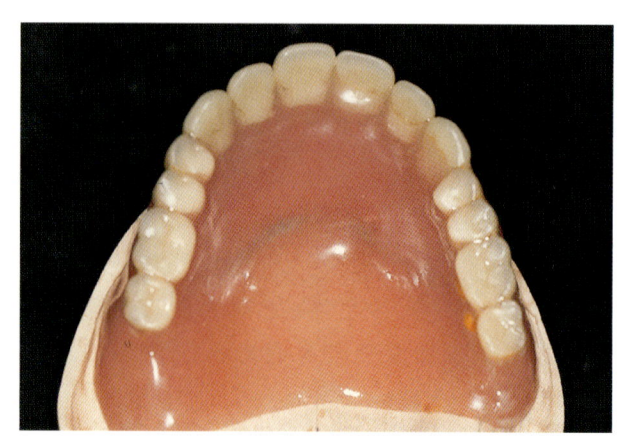

図8-17h 旧義歯の上顎咬合面観。後縁部分の粘膜面面積の不足と口蓋側寄りに人工歯が排列されている。

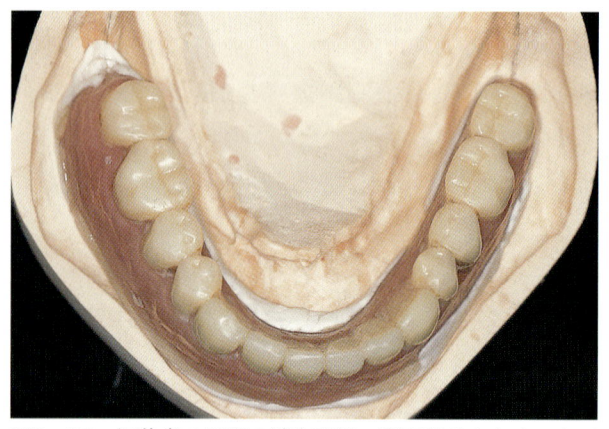

図8-17i 旧義歯の下顎の咬合面観。床面積が小さく、人工歯の排列は舌房の侵害を認める。研磨面の形態も不良である。

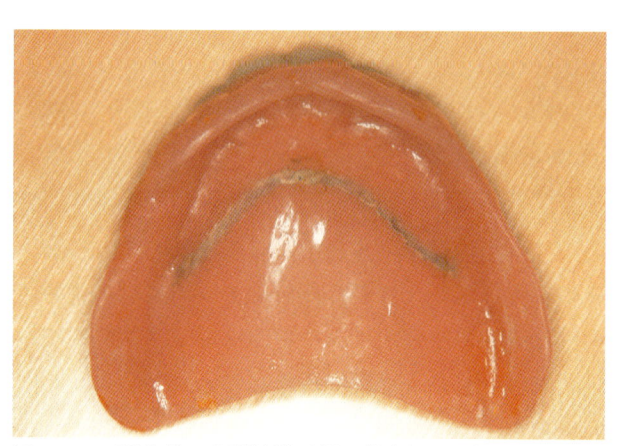

図8-17j 旧義歯の上顎粘膜面観。基本的な形態は付与されているが、口腔内では基礎維持、内側弁維持、外側弁維持がなく、左右の筋平衡（頬・口唇による機能的維持）は機能していない。

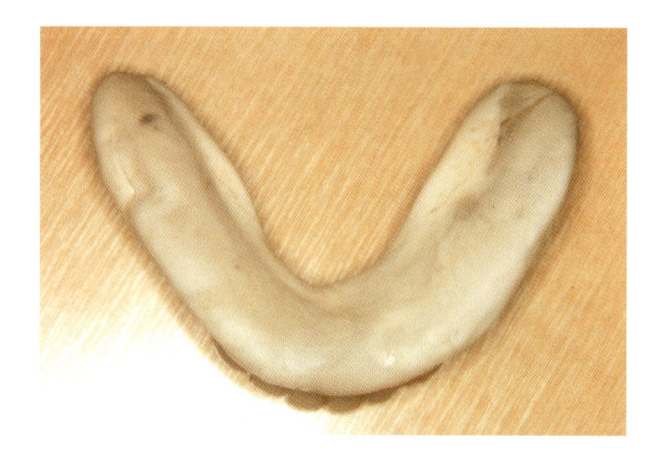

図8-17k 旧義歯の下顎粘膜面観。維持・支持を発揮するための形態、面積が不足している。軟性裏装材が裏装されているが、患者の著明な疼痛の減少には役立っていない。術者の苦悩も理解できる症例である。

している（図8-17b）。
　下顎は歯槽骨が完全に吸収して顎舌骨筋線が露出している。残存の下顎骨の厚みは約5mmである。

オトガイ棘が完全に露出しており、高度な顎堤吸収を認める。オトガイ孔は完全に露出しており、触診で左右とも疼痛を訴える。強く押すと、後方への

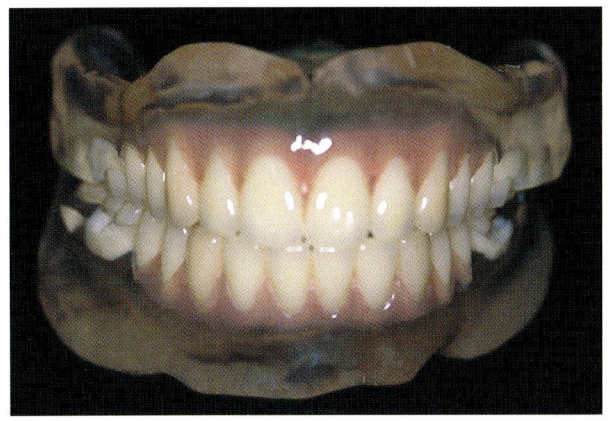

実際の症例の解説　無歯顎顎堤形態による総義歯の形態分類（上濵の総義歯分類）

図8-17l　治療用義歯は、できうるかぎり幅、長さを修正して本来のマウスボリュームに適応したデンチャースペースと審美性の回復を行い、さらに口腔周囲筋と舌の筋圧をリハビリトレーニングで取り込む。維持・支持、筋平衡、咬合平衡を取り込む質量と形態が重要である。

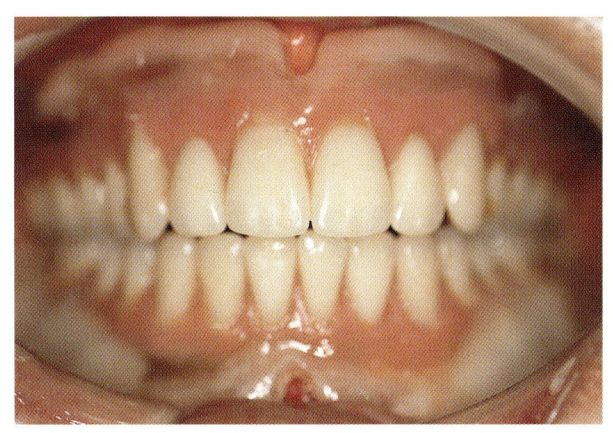

図8-17m　治療終了時の治療用義歯の正面観。機能的な研磨面形態が完成した。

しびれを訴える。

舌神経も容易に触知でき、走行方向に触診で疼痛を認める。完全に骨が吸収して支配神経が露出し、感覚入力系の障害を起こしている状態である（図8-17c）（超難症例）。

図8-17dに診断用規格模型による顎堤の対顎関係を示すが、上下顎堤の高度な顎堤吸収を認める。

また診断用規格模型の右側側面観からは上顎前方部の吸収、下顎のオトガイ棘の露出がうかがえる（図8-17e）。上下顎堤の左側側面観からは右側同様に高度な顎堤吸収を認める。顎堤吸収の限界を示す、究極の顎堤吸収である（図8-17f）。

d. 旧義歯の診査

旧義歯を装着時の咬合口径は58mmであり、本来の咬合高径は68mmと比べ、約10mmの低位咬合であった（Willis法にて診断）。

上下顎の旧義歯ともに長さ、幅が短く、デンチャースペースの不足、審美障害があり、さらに上下顎の旧義歯は粘膜面の面積が小さく、維持・支持の不足を認めた。研磨面形態も不良で筋平衡が確立していない。人工歯の排列の位置、咬合平面も不良であった。

旧義歯を装着していては、下顎位は不安定で、多少の開口（1横指）で上下の旧義歯は脱離してしまう状態であった。図8-17g～kにその状態を示す。

e. 診断

以上のことから上下顎の高度顎堤吸収、旧義歯の形態不全と低位咬合（約10mm）をともなう機能障害（咀嚼、嚥下障害）、発音障害、審美障害と診断した。

f. 治療方針

①高度な顎堤吸収と低位咬合、審美障害の治療

治療用義歯で、患者本来のマウスボリュームに適したデンチャースペースと審美性の回復（咬合高径は10mm修正し、治療用義歯の長さ、幅の回復）を図った。

②旧義歯の形態不全への対応

治療用義歯にて、リハビリトレーニングで形態を修正していき、しっかり、ゆっくり、時間を延長しての嚥下や、適度な直射日光下での運動（室内で長時間過ごす日常生活をしている）、さらにタンパク質、ミネラル、ビタミン類などの栄養のバランスに気をつけるように指導した。

③機能障害（咀嚼・嚥下障害）への対応

下顎位の安定を図るため、無咬頭人工歯を使用して咬合平衡の確立と下顎運動、顔面運動、舌運動の安定のために治療用義歯による維持・支持、筋平衡の確立を目指した。

その際、上下の粘膜面に軟性裏装材を使用して、

第 8 章

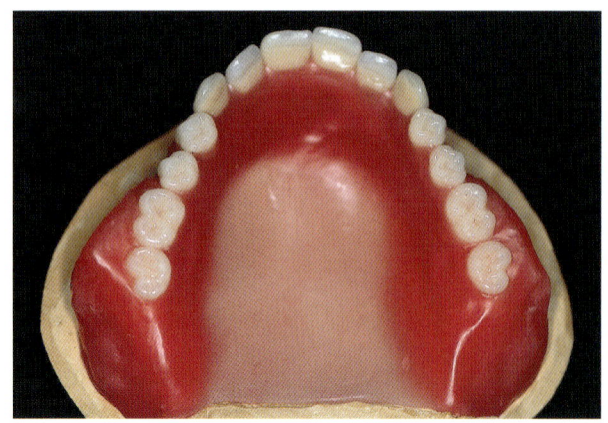

図8‐17n　上顎の最終義歯試適時の咬合面観。頬筋の上部走行を中心とした筋力アップが研磨面の形態に再現されている。

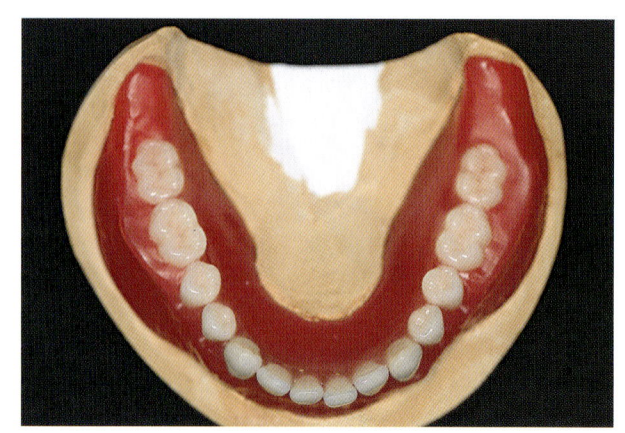

図8‐17o　下顎の最終義歯試適時の咬合面観。頬筋、舌の筋力アップが研磨面の形態に再現されている。

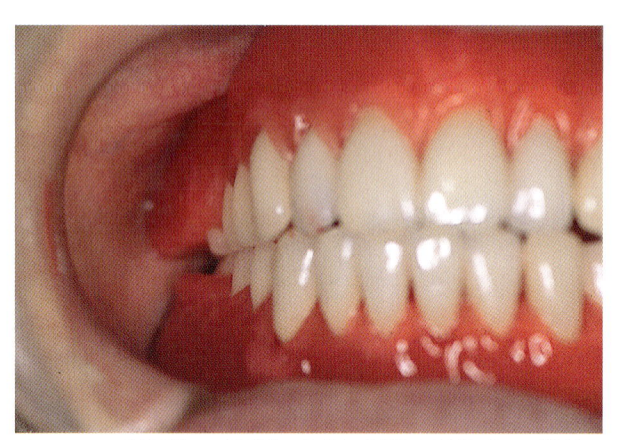

図8‐17p　試適時の正面観。右側の頬筋と研磨面との関係。

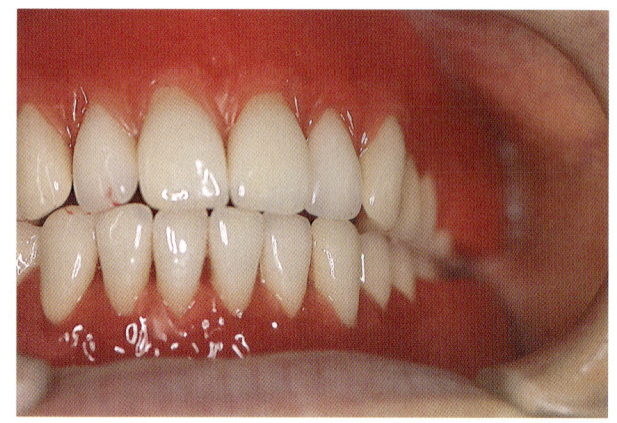

図8‐17q　試適時の正面観。左側の頬筋と研磨面との関係。

異常な疼痛刺激の遮断と維持、支持の確立をした。

④発音障害

　治療用義歯で筋平衡を確立して、発音時の上下総義歯の安定性の確立を図った。具体的には治療用義歯を用いて、新聞を大きな声で朗読、テレビニュースを観ながらの復唱など発音訓練を指導した。

g. 治療経過
①リハビリトレーニングの開始

　デンチャースペースと審美性を回復した治療用義歯にて、リハビリトレーニングを開始する。最初に無咬頭人工歯における咬合の安定（咬合平衡）を目指す。毎秒3回のライトタッピングを行わせて、その位置を記憶するように指導する。その位置でしっかり、ゆっくり、「ゴックーン」と時間をかけて唾液を長時間の嚥下動作を行わせる。

　これにより上咽頭収縮筋を含むすべての口腔周囲筋と舌を最大公約数で、安定した嚥下位（最後退位のやや前方）へ誘導させた（図8‐17l）。

②軟性裏装材を使用

　治療用義歯の上下の粘膜面に軟性裏装材を使用する。上顎の切歯窩付近、大口蓋溝付近、下顎のオトガイ孔、舌神経走行部位は可能なかぎり強い機能圧が付加されないようにする。

　そのためには広く、安定した粘膜面を確保することが重要である。この広い粘膜面に基礎維持、支持を確立するためのリハビリトレーニングと調整を行う。さらに研磨面に口腔周囲筋と舌の筋圧で筋平衡（動的維持と動的支持に寄与する）を確立する。

　当初はバラバラであった咬合平衡、筋平衡が一体

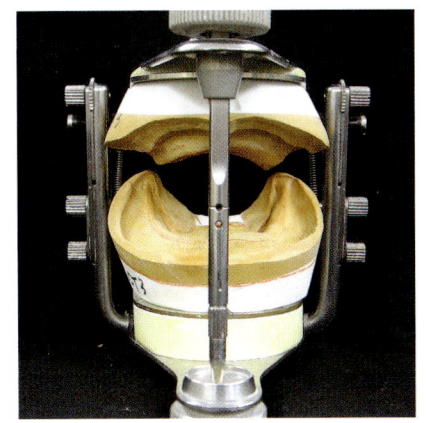

実際の症例の解説　無歯顎顎堤形態による総義歯の形態分類（上濱の総義歯分類）

r|s|t

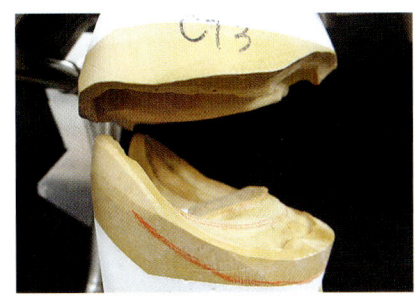

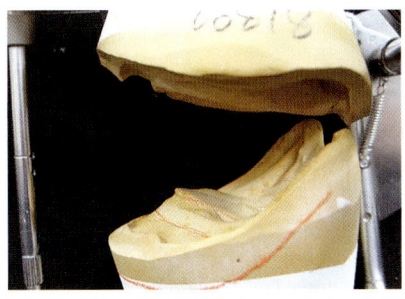

図8-17r〜t　上下顎堤および対向関係。最終義歯製作用規格模型の咬合器への装着。初診時の診断用規格模型と比べて、上顎の唇側・頬側方向への高さ×長さ×幅の改善を示す。下顎も唇側・頬側・舌側への高さ×長さ×幅の改善を示している（図17r：参考文献1より許可を得て転載）。

u|v
w|x

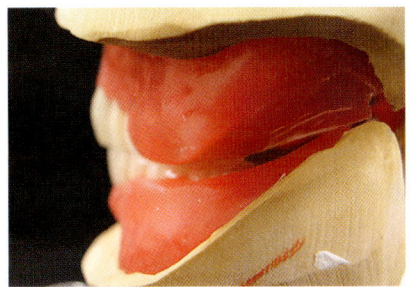

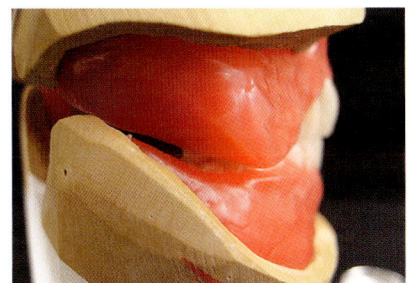

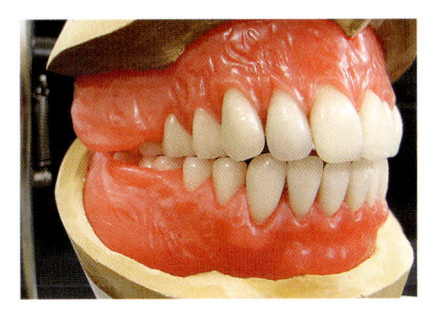

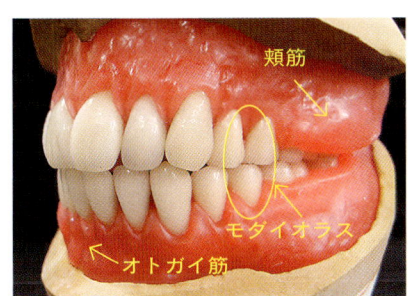

頬筋
モダイオラス
オトガイ筋

図8-17u〜x　最終義歯の排列状態。

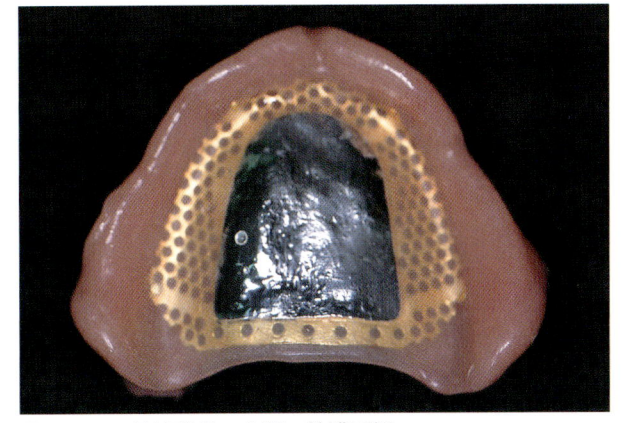

図8-18a　最終義歯の上顎の粘膜面観。

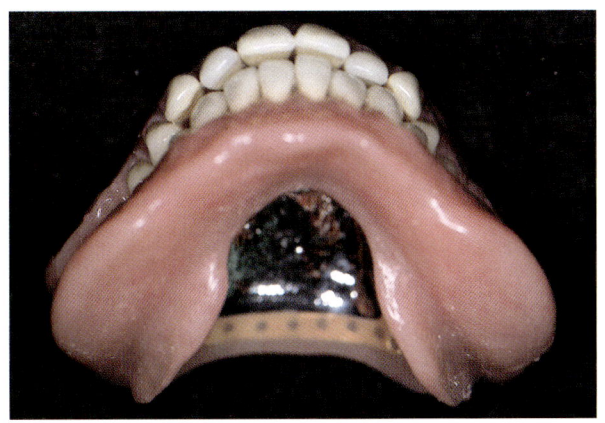

図8-18b　最終義歯の下顎の粘膜面観。

化し始めると、維持、支持能力は飛躍的に向上する。
　このような症例は、治療当初は安定が良く、指で引っ張っても外れないなどの感覚はない。動的な上下顎の動きのなかで機能時に強硬に維持、支持能力を瞬間的に発揮する（図8-17m）。

187

第 8 章

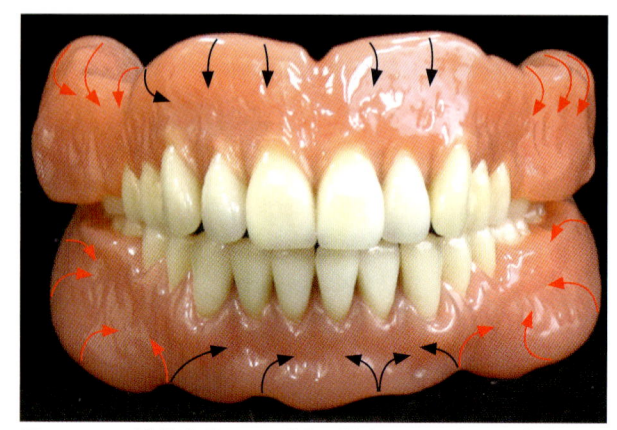

図8‑19a　最終義歯の正面観。従来にない上下顎高度顎堤吸収症例には、従来にない概念での義歯の形態、体積での機能回復が求められる。

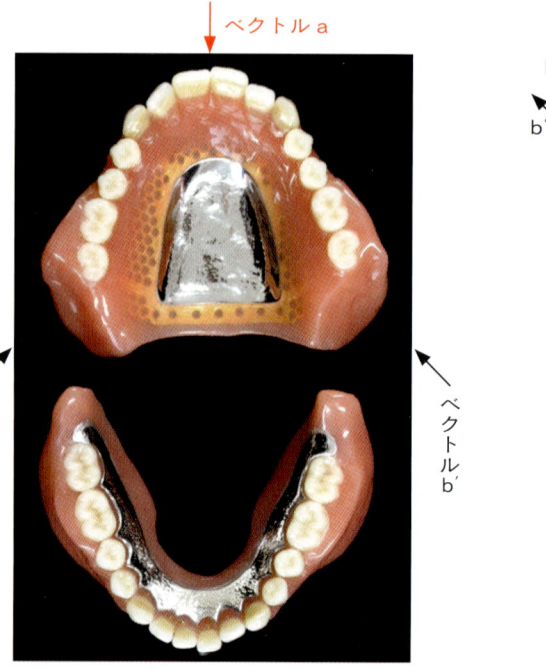

図8‑19b　最終義歯の咬合面観。

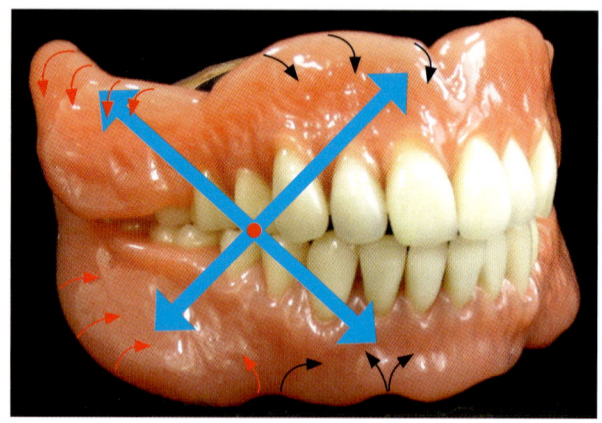

図8‑19c　最終義歯の右側矢状面観。

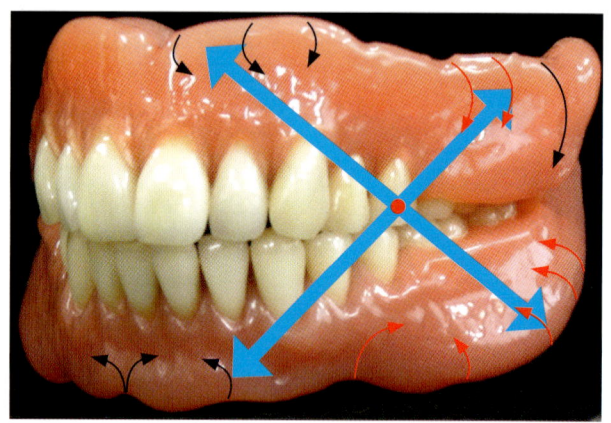

図8‑19d　最終義歯の左側矢状面観。

③治療用義歯の全情報を最終義歯に置き換える作業

　まず最終義歯の形態と口腔内との協力関係の診査を行い、口腔周囲筋と舌が機能圧を発揮して、研磨面で機能圧発現の場がつくられているか、機能が発揮できるデンチャースペースが回復されているか、審美性は改善しているか、発音機能は改善しているか、咀嚼・嚥下機能は改善しているかを調べる。

　つぎに上顎の口唇側・頬側方向への高さ×長さ×幅の修正、下顎の口唇側・頬側・舌側方向への高さ×長さ×幅の修正などを模型上で確認し、最終義歯製作用規格模型で機能を発揮できる軟膜面形態に改善できたかを調べる。図8‑17n〜tにその過程を示す。

　図8‑17u〜xは最終義歯の排列状態である。リハビリトレーニングで患者の機能で獲得された頬筋、オトガイ筋の筋形態が研磨面に再現されている。

　長期間にわたり患者が自分の機能で獲得した形態であるため、患者は不快感を訴えることはない。従来の研磨面形態ではこのような超難症例には対応できないことが多い。

　最終義歯の上顎の粘膜面観からは広く安定した面積と形態が（図8‑18a）、また下顎の粘膜面観からは長期のリハビリトレーニングで粘膜面の面積を拡大して、維持・支持を確立されていることが推察される（図8‑18b）。

　図8‑19a〜dは最終義歯に無咬頭人工歯を排列し

た状態である。形態‐機能の連動を考えると、上下顎の高度の顎堤吸収を認める超難症例は従来では考えられない形態を示す。

これをもう少し詳しく述べると、図8‐19aからは上顎は頬筋の内層の筋束と口輪筋のリップサポートが重要であることわかる。下顎は、臼歯部の頬筋の流線形形態の付与、オトガイ筋を左右側方に拡大してつかみ込む形態の付与が、維持（機能時の維持）、支持（機能時の支持）、筋平衡（機能時のニュートラルゾーン）の確立には重要なのである。さらに、これらと咬合平衡が機能的に連動して究極の高度顎堤吸収症例の治療に役立つ。

図8‐19bは最終義歯の咬合面観であるが、上顎は高度の顎堤吸収のため前歯部、臼歯部ともに残存顎堤よりも外側に人工歯を排列した（顔貌の回復、本来のマウスボリュームを回復する、広がった上顎の排列位置に対応し、下顎総義歯の排列位置を広げて舌房侵害、頬側死腔を形成させない）。この排列位置で維持、支持、筋平衡、咬合平衡を確立するためには、以下の条件を満たす必要がある。

①口輪筋のサポートの筋力（ベクトルa）と機能時の頬筋、咬筋の筋力（ベクトルb＋b′）の相互作用（強制的につかみ込み、上咽頭収縮筋も意識した形態を付与：嚥下機能の向上にも重要）という「上顎の機能的ニュートラルゾーンテクニック（上顎ベクトル理論）」。
②上顎の粘膜面を前方、左右側方に拡大して維持すること。すなわち支持、筋平衡を確立し面積の拡大で維持（基礎維持）、支持（露出した切歯窩、大口蓋孔の機能圧を減少させて疼痛を軽減する効果もある）を獲得する。
③頬筋の内層の筋束の機能的維持（機能時に上顎義歯をしっかりと抱え込む形態を著明に付与する）で、大臼歯部の強い機能圧を得るための形態を付与する。
④治療用義歯で改善された下顎位、下顎運動、そして口腔周囲筋・舌の機能に調和した咀嚼運動、嚥下運動、発音を確立した三次元的な人工歯排列（適切な咬合平面、前歯部の排列、臼歯部の排列、無咬頭人工歯の選択）を行う。

これらの①から④の4条件で、上顎の維持、支持、筋平衡、咬合平衡が確立して、高度な顎堤吸収を認める難症例においても、機能時は上顎が不動である（下顎位とは上顎が不動である条件で成立する）との絶対条件が成立する。

また下顎においてもつぎの条件を満たす必要がある。
①高度の顎堤吸収のため前歯部、臼歯部ともに残存顎堤よりも外側に人工歯を排列する（顔貌の回復、本来のマウスボリュームの回復のため）。つまり下顎総義歯の排列位置を広げて舌房侵害、頬側死腔を形成させないように、この排列位置で維持、支持、筋平衡、咬合平衡を確立する。下顎の口輪筋、頬筋、オトガイ筋、舌、顎舌骨筋、オトガイ舌骨筋などを機能時に取り込んだ機能的ニュートラルゾーンの構築で、維持、支持、筋平衡、咬合平衡の確立を目指す（図8‐19aの赤ライン参照）。
②治療用義歯で咀嚼・嚥下・発音を意識したリハビリトレーニングで獲得した咽頭収縮筋を意識した形態の付与で、維持、支持とともに嚥下機能を向上させる。
③上顎は「機能時に不動」の条件が成立することで、下顎の総義歯の安定が確立する。
④治療用義歯で改善された下顎位、下顎運動、そして口腔周囲筋・舌の機能に調和した咀嚼運動、嚥下運動、発音を確立した三次元的な人工歯排列（適切な咬合平面、前歯部の排列、臼歯部の排列、無咬頭人工歯の選択）を行う（下顎の機能的ニュートラルゾーンテクニック）。

これらの①から④の4条件で、下顎維持、支持、筋平衡、咬合平衡が確立する。また上下顎の高度な顎堤吸収を認める症例では、顎関節部での吸収（下顎頭、関節結節も吸収し平坦化を認めることが多い）により、広範囲でのグラインディングを認め、下顎位、下顎運動、咀嚼運動パターンが不安定になりやすいが、上顎の4条件（①—②—③—④）プラス下顎の4条件（①—②—③—④）プラスマウスボリュームの改善（高さ×長さ×幅）により、機能時に下顎位が中心

第 8 章

症例⑩ 今後増大すると思われる上顎の高度な顎堤吸収を認めるシングルデンチャーの超難症例（コンビネーションシンドローム）（図8 - 20a〜21p）

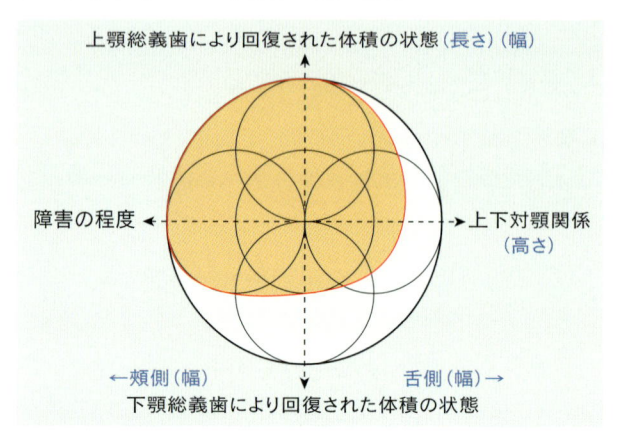

図8 - 20a　高度な難易度の症例。究極の上下顎堤吸収症例。コンビネーションシンドロームでもある。

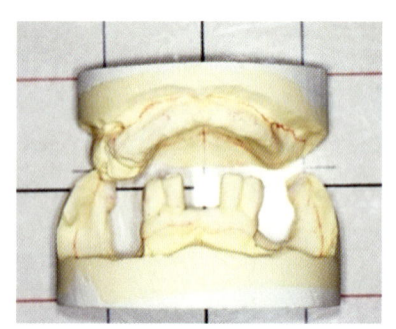

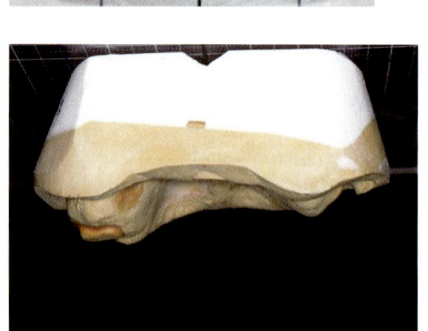

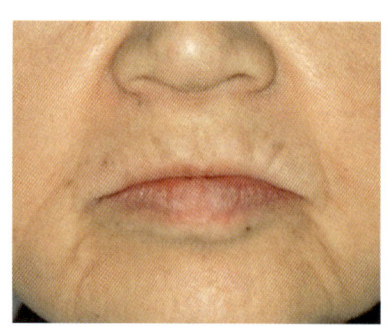

図8 - 20b〜e　規格模型による上下対向関係と上顎前歯部の高度吸収と吸収の左右差が確認できる。口腔周囲のしわも顕著である。（a〜c：参考文献2より許可を得て転載）。

に収束しやすくなり、機能時の上顎総義歯、下顎総義歯の維持、支持、筋平衡、咬合平衡の確立で「高度の上下顎顎堤吸収を認める超難症例」においても健康長寿が達成され、維持される。なお本症例は7年経過するも安定している。

　さらに図8 - 19c、dからは「矢状面のたすき掛け理論」の必要性が読み取れる。これは以下の3条件である。
①上顎の頬筋の内層の筋束における下顎の機能時のオトガイ筋を味方につけた形態。
②上顎の口輪筋のリップサポートを取り込んだ筋形態（顔貌の回復に重要）と下顎の頬筋の流線形形態による筋圧の相互作用。
③上記①×②の交点（青い矢印の交点である赤い点）が、モダイオラスである。ここが機能時に適度な緊張があり、スムーズに動くことが重要である。

　上顎と下顎を相互に機能時に一体化（機能時に、上下顎の総義歯を連結するイメージ）させることが重要であることがわかる。

　以上のことから、あらゆる方向からの機能圧を総義歯の構成要素である、粘膜面、研磨面、咬合面の

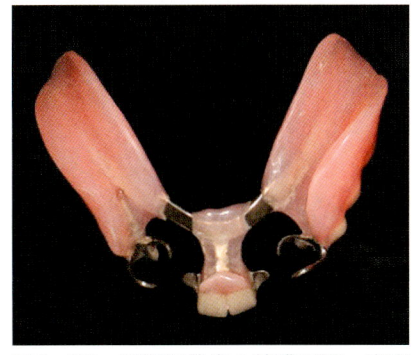

図8-20f　下顎旧義歯の粘膜面観。床座面積が小さく支持力および維持力の不足を認める。

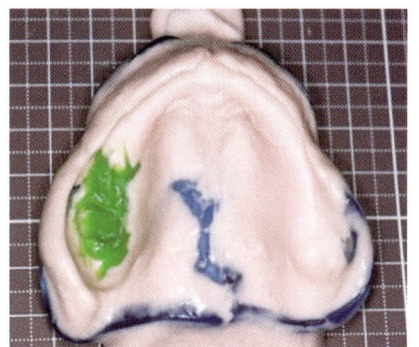

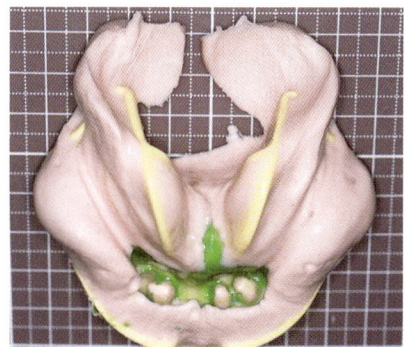

図8-20g、h　アルジネート印象材による上下診断用印象。　g│h

3面で受け止めて、顔貌の回復、マウスボリュームの改善、維持、支持、筋平衡、咬合平衡の確立で、あらゆる高度顎堤吸収を認める超難症例に対応できる総義歯治療で、健康長寿を達成できる。

今まで述べてきたすべての必要条件が義歯に凝縮されてはじめて機能を十分に発揮できる条件がそろうのである。

患者は最終義歯の装着により、機能障害、審美障害、発音障害が改善し、「安心して会話ができ、食事もおいしいので健康になってきた。周囲からも若くなったと誉められ、満足である」との感想を語った。

h. メインテナンス

当初は3ヵ月間隔で行い、現在は6ヵ月間隔で行っているが、注意深く、粘膜面、研磨面、咬合面を経過観察している。

頬筋、オトガイ筋、舌などに不快症状はないが、当初は、長時間装着していると疲れるとの感想もあった。口腔周囲筋、舌のマッサージ、粘膜面の冷却、マッサージで不快症状もなく、維持・支持、筋平衡、咬合平衡の安定も確保されている。

約7年経過しているが、維持、支持、筋平衡、咬合平衡は安定している。「何でもおいしく食べられ、仕事も順調である」と健康長寿を実感され、総義歯による無歯顎治療を高く評価されている。

7. 症例⑩ 今後増大すると思われる上顎の高度な顎堤吸収を認めるシングルデンチャーの超難症例（コンビネーションシンドローム・図8-20a）

上顎総義歯、下顎前歯部残存のコンビネーションシンドローム症例。今後確実に増えていく症例と考えられる。

a. 患者の症状と主訴

患者は69歳（初診時）の女性。約半年前に装着した歯根面（|6 7）に付与した磁性アタッチメント応用の上顎オーバーデンチャーと下顎両側遊離端義歯を装着したが、装着直後から維持・安定が得られず、担当医より当院を紹介され来院した。

上顎の顎堤は高度な顎堤吸収（左右非対称）と前歯部顎堤のフラビーガムを認め、歯槽堤弓は上顎前歯部が下顎のアーチよりも約10mm後退（切歯窩が露出）している。下顎残存歯は3 2|2 3であり、軽度の慢性辺縁性歯周炎に罹患している。下顎臼歯部も高度な顎堤吸収（オトガイ孔、顎舌骨筋付着部の露出）を認める。顔貌は上下口唇面積の不一致、口角のしわ、顔面計測にて約4mmの低位咬合を認める（図8-20b～e）。

b. 旧義歯の診査

上顎旧義歯は|6 7相当部に磁性アタッチメント付根面板が付与されたレジン製のオーバーデチャーが、下顎義歯は3 2|2 3にそれぞれ両翼鉤が付与された

第8章

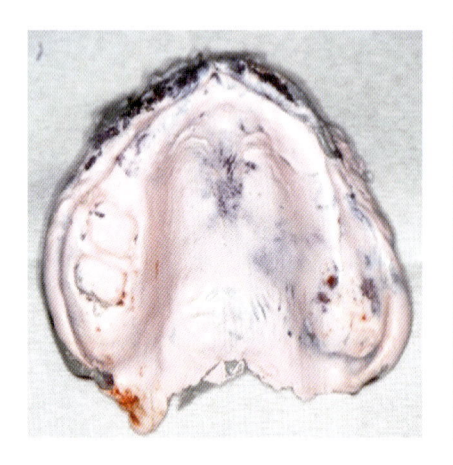

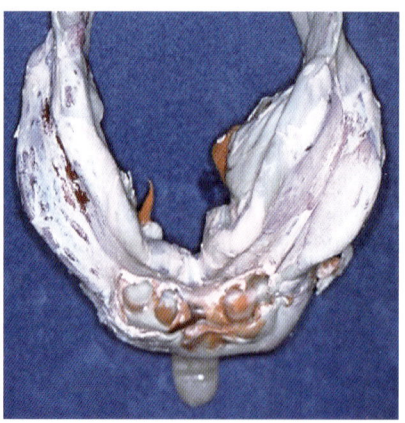

図8-20i、j　MCLトレーによる選択的加圧印象。下顎は歯牙域および辺縁をシリコン印象材にて採得している（上顎は治療用義歯、下顎は最終義歯印象）。

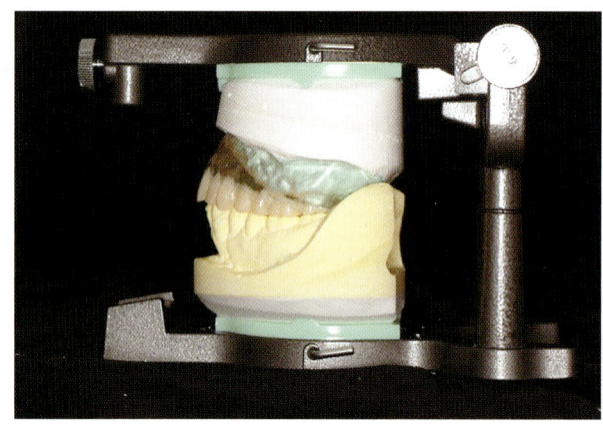

図8-20k　上顎顎堤と咬合平面の位置関係。前歯部歯槽骨の高度吸収と上顎結節の挺出によりデンチャースペースの回復量が前後で大きく違ってくる。

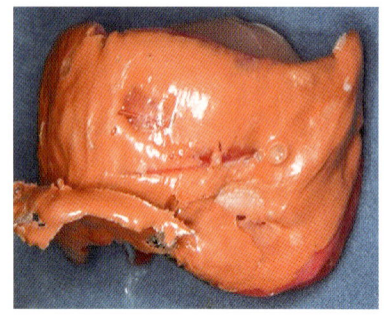

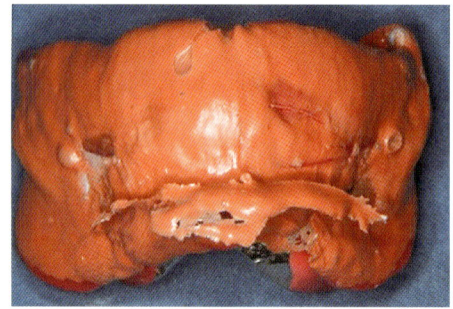

図8-20l～n　咬合採得における口腔内機能運動時の唇頬側形態。

レジン製の部分床義歯が装着されている（図8-20f）。
　上下顎ともにデンチャースペースが狭く、下顎義歯の頬側に空隙が、舌側の舌房の狭小による舌の運動障害が認められる。また、下顎義歯の維持・支持は不足している。上下顎義歯の咬合平面は不正で、下顎の前歯部が上顎前歯部を突き上げており、下顎位が前方へ偏位している。

c. 診断

　以上より上下顎の高度な顎堤吸収に起因してコンビネーションシンドロームを起こしたことによる咀嚼障害・審美障害と診断した。

d. 治療方針

　上下顎の本来あるべきデンチャースペースを確保し、下顎には床座面積の拡大、人工歯排列位置の修正（ニュートラルゾーン）、流線形の形態の付与によ

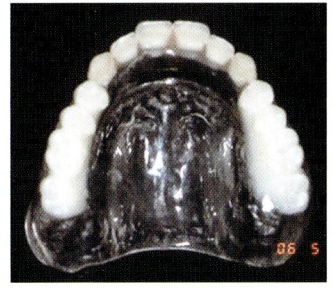

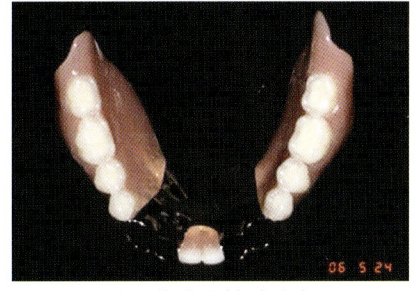

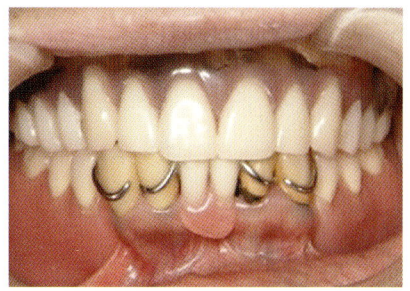

実際の症例の解説　無歯顎顎堤形態による総義歯の形態分類（上濱の総義歯分類）

図8-21a〜c　上顎治療用義歯、下顎最終義歯および口腔内装着時（参考文献2より許可を得て転載）。　a|b|c

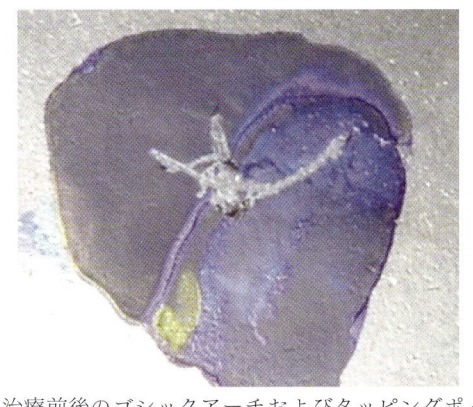

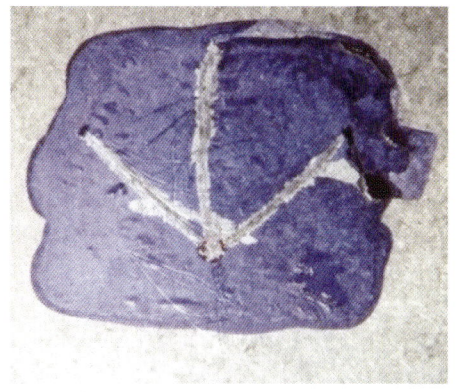

図8-21d、e　治療前後のゴシックアーチおよびタッピングポイント（d：治療前、e：治療後）（参考文献2より許可を得て転載）。

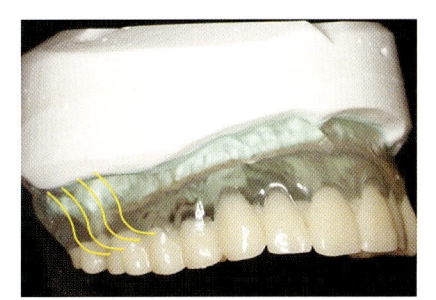

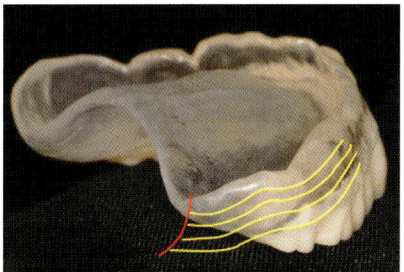

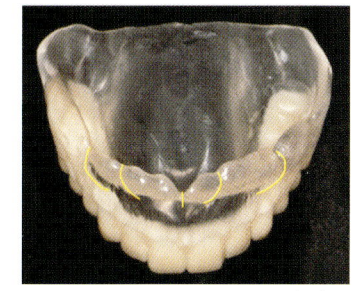

図8-21f〜h　頰筋の走行形態（参考文献2より許可を得て転載）。　f|g|h

る部分床義歯を装着する。上顎は口輪筋によるリップサポートに加え頰筋の走行形態と筋線維特性を十分に考慮して義歯後縁を中心にデンチャースペースに適応する形態付与を行い、粘膜面の改善と咬合高径の回復、咬合平面の修正のために治療用義歯を応用することにした。リハビリトレーニングにより、維持・支持・筋平衡・咬合平衡の確立、下顎位の安定、咀嚼能力の向上を求めることにした。

e. 治療内容
①診査・診断用印象

　10％の混水比を増したアルジネート印象材による無圧印象を行い診査・診断用印象を採得した。上顎の印象面より、左側歯肉頰移行部の形態に比べ、右側小臼歯部がつぶれている。これは6 7残存歯を中心に咀嚼していたため右側口腔周囲筋（とくに頰筋）が弛緩したことによると考えられる。下顎はほぼ左右対称で舌の偏位なども認められない。（図8-20g、h）

②加圧印象

　上顎は治療用義歯製作のためモデリングコンパウンドとインプレッションペーストによる加圧印象を行い、基礎維持、内側弁維持、外側弁維持を採得した。
　下顎は最終義歯製作のため粘膜面は総義歯と同様にモデリングコンパウンドとインプレッションペー

193

第8章

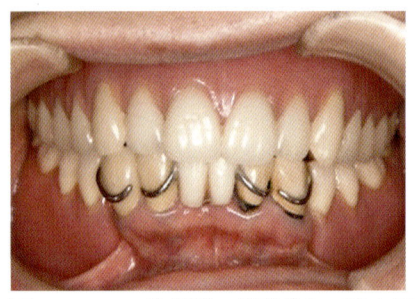

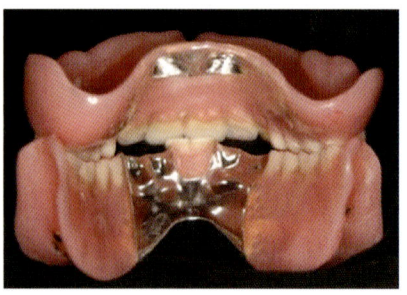

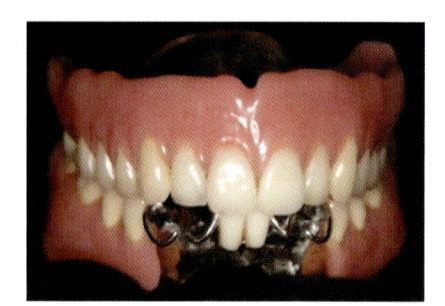

図8-21i～k　治療後の新義歯と口腔内写真（参考文献2より許可を得て転載）。　　　i｜j｜k

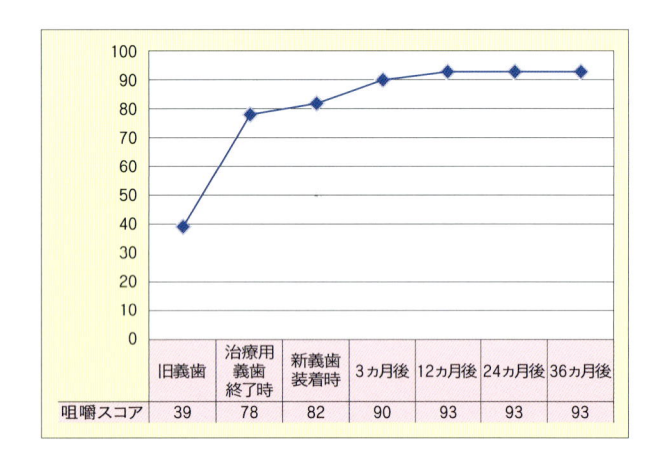

	旧義歯	治療用義歯終了時	新義歯装着時	3ヵ月後	12ヵ月後	24ヵ月後	36ヵ月後
咀嚼スコア	39	78	82	90	93	93	93

図8-21l　咀嚼スコア（参考文献2より許可を得て転載）。

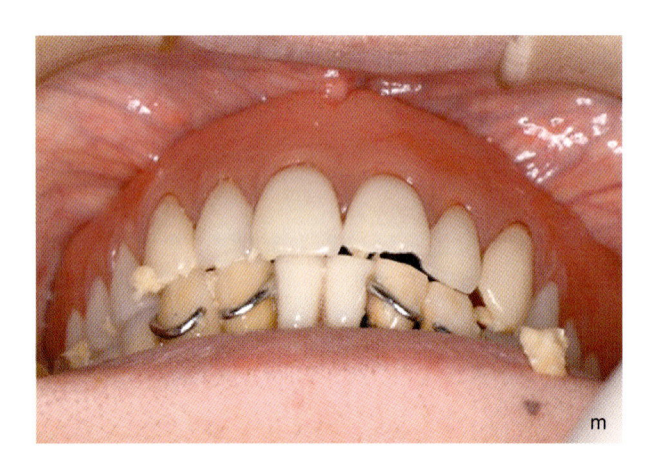

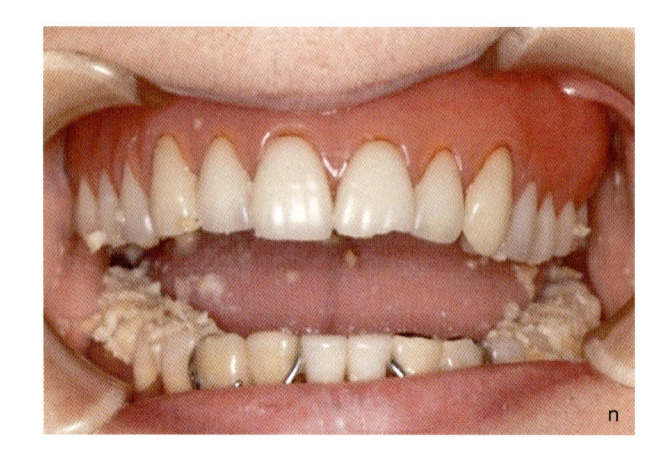

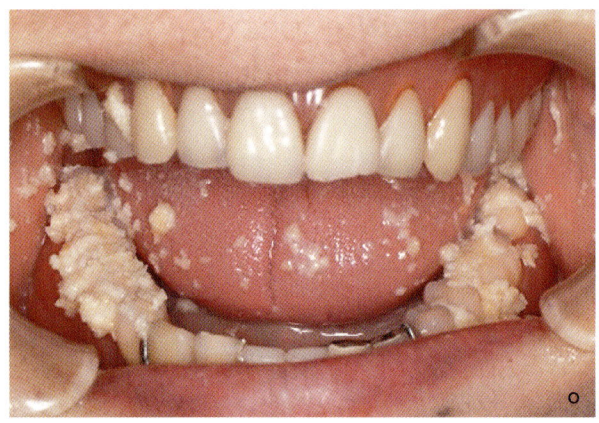

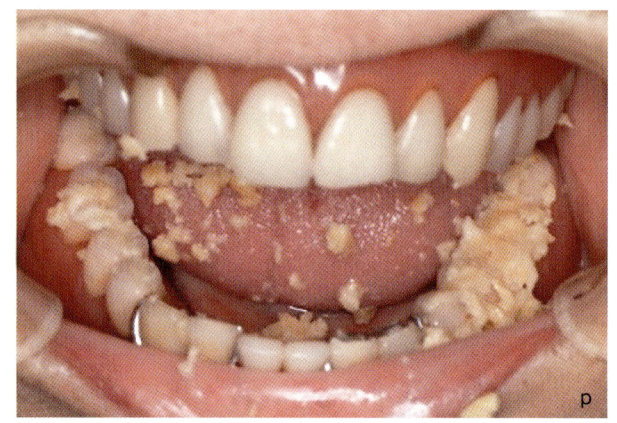

図8-21m～p　ピーナッツによる咀嚼テスト（3年経過時）（参考文献2より許可を得て転載）。

194

ストにて印象、歯牙部はモデリングコンパウンドにて閉鎖された空間にシリコン印象材をトレーに付与した遁路より注入し粘膜とともに加圧した（図8-20i、j）。

③咬合採得

コンビネーションシンドローム症例においては、前歯部の高度歯槽骨吸収（フラビーガム）と上顎結節部の挺出により通常の咬合平面に設定することが困難となってくる。今回の症例においても臼歯部のクリアランスをとることが困難であったが、咬合高径を十分回復することにより、咬合平面の修正、人工歯分のクリアランスを確保できたため外科的処置などは行わなかった。

また、水平的顎間関係は、毎秒3回のライトタッピング、嚥下運動利用法、ゴシックアーチ描記法にて決定した。さらにシリコン印象材にて頬舌側の形態を機能圧で印記し口腔周囲筋（口輪筋・頬筋・上咽頭収縮筋など）に調和した研磨面形態を付与した（図8-20k～n）。

④治療用義歯による治療

上顎義歯は治療用義歯を下顎は最終義歯として金属床義歯を装着した（図8-21a～c）。

口腔周囲筋のリハビリトレーニングとして「イー」「ウー」「オー」「モグモグ」「ゴックーン（長く時間をかけた嚥下運動）」に加え「毎秒3回のライトタッピングを10回」を1セットとして、1日5回を目標にすることを患者に説明した。

また、軟性裏装材にて義歯辺縁と研磨面を中心に各小帯との関係を観察しながら筋圧形成を行い、さらに 3|3 に咬合を付与し下顎位の安定を図った。その後、|6 の近心頬側根が破折したため抜歯を行った。治療開始6ヵ月後。頬筋ならびに口腔周囲筋と舌によるニュートラルゾーンおよび咬合平衡が確立し、上下顎義歯が安定した。

ゴシックアーチにてタッピングポイントおよびアペックスの位置を確認後、上顎義歯の機能印象を行った。上顎新義歯には治療用義歯と同じ咬合、形態を再現し金属床にて製作した（図8-21d～k）。

f．経過

現在残存歯および上下顎義歯のメインテナンスを半年おきに行っているが、咀嚼スコアも旧義歯39から93と顕著な増加を示し、ピーナッツによる咀嚼テストにおいても良好な結果となった。今後前歯部の咬合状態をとくに注意し経過をみていくことが重要となってくると考えている（図8-21l～p）。

参考文献
1．上濱　正：月刊上濱　正　有床義歯治療の新たなるプロトコル　ウエハマ流の公式＆定理の実践：東京：デンタルダイアモンド社：2010：10, 12, 43.
2．上濱　正：上下顎の高度な顎堤吸収患者の有床義歯補綴症例．補綴誌．2011：3：276-279.

第9章 技工編

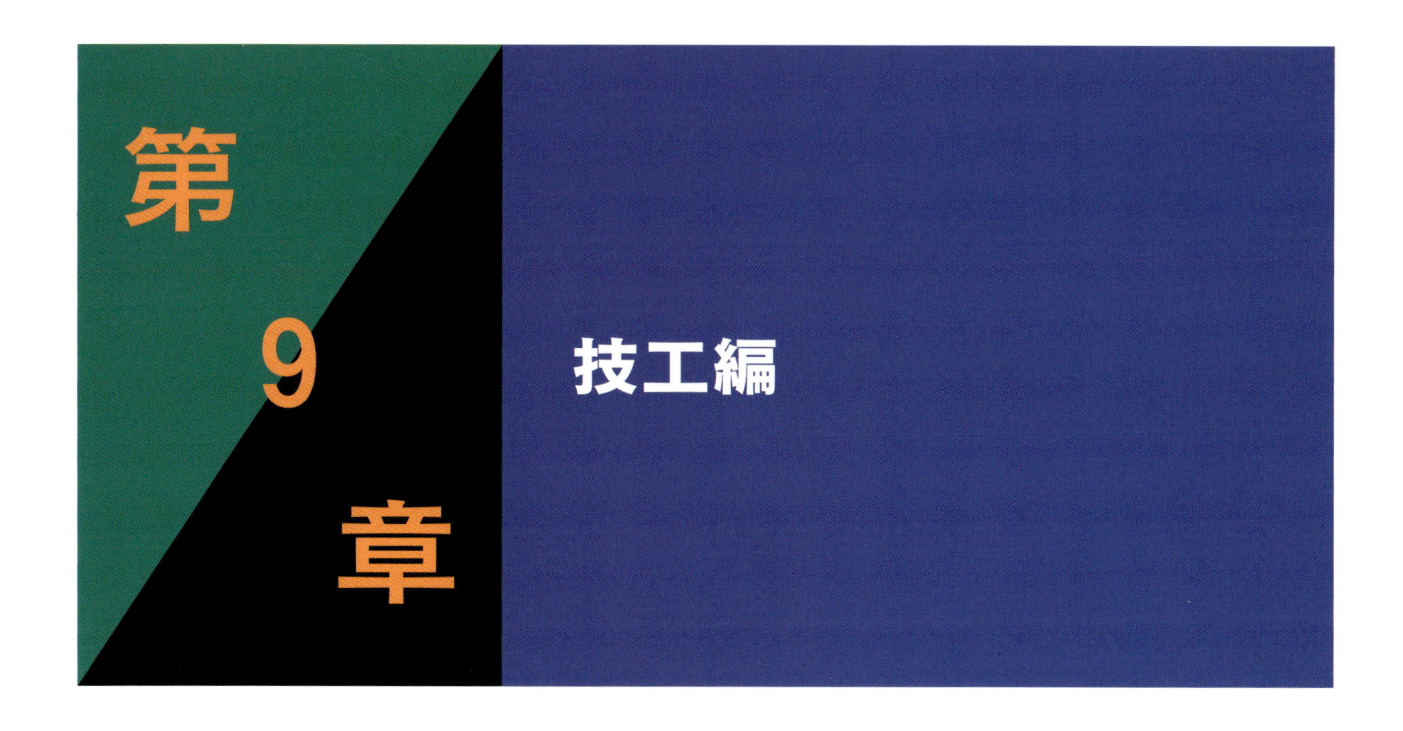

I. 規格模型

　規格模型とは、有歯顎から歯の喪失により、無歯顎もしくは部分欠損となった場合においても、解剖学的な位置関係の変化が少ない任意の点から、有歯顎時の歯の位置、高さを計測した平均値をもとに製作される模型をいう。

　上顎における任意の計測点として、前方の基準は上顎中切歯部相当歯頬移行部、後方の基準として両側の翼突下顎ヒダの起始部である。

　下顎においては、前方の基準として、下顎中切歯部相当歯頬移行部、後方の基準として、両側のレトロモラーパッド上縁を基準として利用する。

　それぞれ任意の計測点から、図9-1に示される高さを与えることにより、平均的な咬合床を製作することができる。

　規格模型の主な目的としては、解剖学的指標より得られる機能的正中線を基準とし、①仮想咬合平面の設定、②上下顎対向関係の想定による診査診断、③基準値による平均値咬合床ロウ堤の製作が、挙げられる。

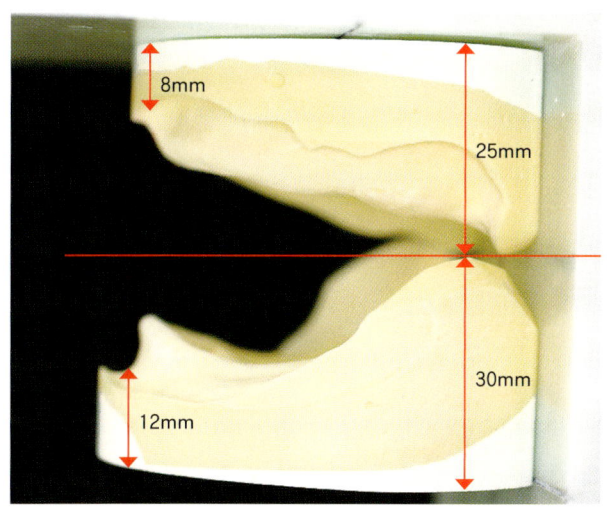

図9-1　平均的な咬合床を製作するための高さ。

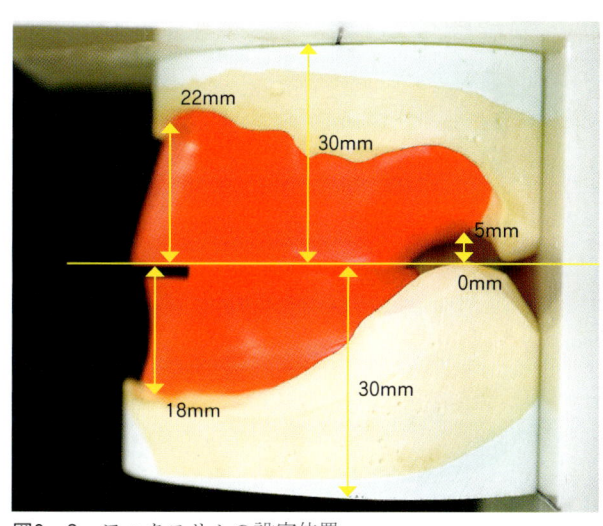

図9-2　ワックスリムの設定位置。

第9章

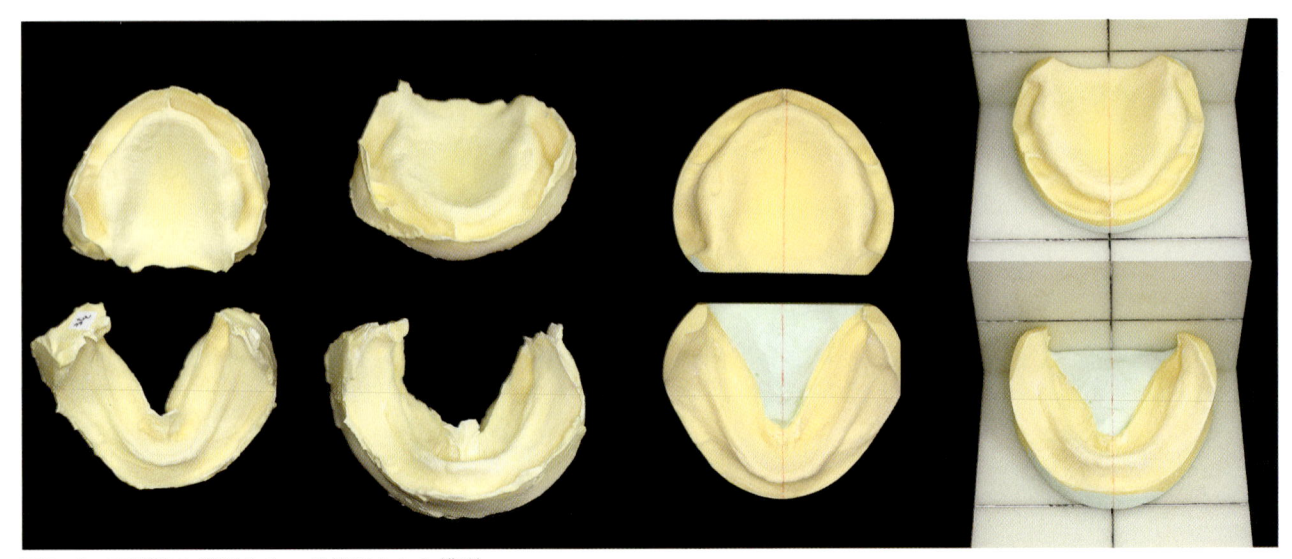

図9-3 石膏注入模型から、規格化された模型。

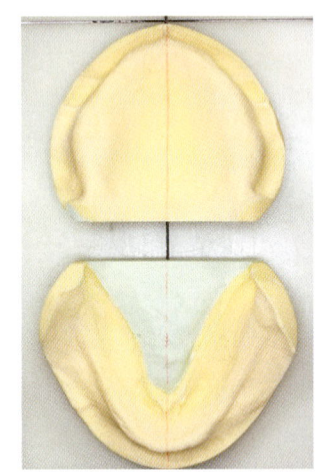

図9-4 規格模型。

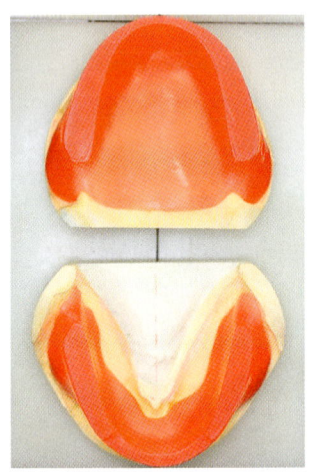

図9-5 平均値咬合床ロウ堤。

II. 咬合床の製作

　無歯顎における咬合床の製作は、これから製作される義歯の基となる情報を盛り込むため、高さ、幅、床外形、辺縁の厚み、歯列、出具合など、できるかぎりラボサイドにおいて正確に製作しなければならず、その出来栄えによっては完成される義歯の良否に大きな影響を与える。

　まず、仮床の適合は正確な咬合採得を行うためにも重要であるため、変形の少ない光重合型のレジンを使用するのが望ましい。さらに、高温のワックスを使用することにより仮床が変形するのを回避するために、あらかじめ理想的歯列に設定されたワックスリムを利用し、高温のワックス使用量を抑えるようにする。

　ワックスリムの設定位置は図9-2に示されるとおり、規格模型を基準とした高さに設定することにより、仮想咬合平面の設定が行われる。

　咬合床ロウ堤の製作にあたっては、咬合採得時に盛り込まなければならない情報として挙げられる垂直的顎位、水平的顎位、咬合平面、リップサポート、人工歯排列位置情報などを、解剖学的指標から得られる情報を基にした有歯顎時の平均値を参考に、できうるかぎりラボサイドにおいて再現、製作されなければならない（図9-3～5）。

表9-1 患者さんが求める総義歯の条件1

印象採得（重合成形精度）	
痛くない	痛い
きつくない	きつい
ゆるくない	ゆるい
咬合採得（人工歯排列、歯肉形成）	
話しやすい	話しづらい
噛める	噛めない（噛むと痛い、はずれる）
飲み込みやすい	飲み込みにくい
きれい	不自然

表9-2 患者さんが求める総義歯の条件2

要望	形態	機能
痛くない	印象採得	
きつくない	（重合成形精度）	
ゆるくない		
話しやすい	咬合採得	発音、発語機能
噛める	（人工歯排列、歯肉形成）	咀嚼機能
飲み込みやすい		嚥下機能
きれい		（審美性）

III. ラボサイドにおける難症例への対応

1. 歯科技工士の役割

　総義歯治療にかぎらず、すべての補綴治療においても、患者の最終的評価は完成された補綴物をセットすることにより得られる。すなわち、治療計画における途中のプロセスよりも、出来上がった「物」の評価になりがちである。

　総義歯治療においては、ほかのどの補綴治療よりも途中のプロセス、つまり歯科医師の役割が重要であり、われわれ歯科技工士はそのほんの一部分を担っているに過ぎない。しかし、最終的評価が最終補綴物であることから、歯科医師によってもたらされた個々の患者情報（印象採得、咬合採得）をいかに「正確」に、義歯という形に置き換え、「再現」するかが歯科技工士の役割と認識している。

　では、総義歯における歯科技工というものはというと、筆者の知るかぎり20年前にほぼ完成されており、今日においてもその基本は変わっていない。

　しかし、ここ数年においては、患者の症状における難易度が高まってきているように思われ、事実、高度な顎堤吸収、顎位の変位など、いわゆる難症例が増加してきている。このことから、歯科技工においても、従来の義歯形態では対応できなくなってきていることが多い。

　では、このような難症例に対し歯科技工士はどのように対応すべきかを、考えていきたい。

2. 患者満足度の高評価総義歯とは

　総義歯の最終的評価が患者満足度で表わされるならば、高評価を得るための義歯とはどのような要望を満たしているのかを考えたとき、「痛くなく、きつくない、ゆるくもない」そして「話しやすい、噛める、飲み込みやすい、自然できれい」などが挙げられる（表9-1）。

　ここで、表9-2に示すように印象採得（重合成形精度）と咬合採得（人工歯排列、歯肉形成）に分けて考えることができ、さらに機能という観点からみたとき、印象採得にかかわる項目は装着感に関係し、咬合採得にかかわる項目は発音、咀嚼など、機能的な面に関係していることがわかる。

表9-3 総義歯の構成要素

粘膜面	印象採得
咬合面	咬合採得、咬合平面、人工歯排列
研磨面	印象採得、咬合採得、咬合平面、咬合高径、人工歯排列、歯肉形成

表9-4 口腔粘膜の分類

咀嚼粘膜	硬口蓋、歯肉部にみられ被圧変位が少なく粘膜上皮は角化しており、機械的刺激を受けられる部位である。しかし、上顎第二大臼歯相当部の硬口蓋粘膜は粘膜下組織が存在するため可動性を有し被圧変位も大きい。
被覆粘膜	口唇、頬、軟口蓋、舌の下面、口腔底、歯槽粘膜にみられ、可動性を示し、被圧変位も大きく、粘膜上皮は非角化であるため、適度の圧力や動きがあると痛みを生じる。しかし、この可動性を活かし適度な加圧により維持・安定に大きな役割を果たす。
特殊粘膜	上唇、下唇、舌がこれに該当する。粘膜上皮は角化または非角化。

表9-5 口腔周囲筋と舌

頬筋	開口時、義歯を包み込むように収縮する前後的に走行する筋。義歯を口腔粘膜に押し付け安定させる。
オトガイ筋	下顎義歯の正中部を嚥下の際に義歯を固定する働きをして維持・安定に役立つ
モダイオラス	口角部における口腔周囲筋の集まり（口角結節）、この部位を研磨で支持することが重要である。

表9-6 総義歯における6つの維持力

基礎維持（接着、支持）	義歯粘膜が唾液を介して無圧の状態でより精密に近接した適合関係により得られる。咬合力により粘膜面へ加圧されることによっても向上する。また面積が広いほど大きくなる。
真空維持（吸着）	硬い粘膜上に空室をつくることにより、咬合力によって義歯床が粘膜面に加圧されると、この空室内の空気が圧出され外気圧が生じる。
内側弁維持（辺縁封鎖）	基礎維持面における床辺縁内側部の粘膜の軟らかい被覆粘膜面を脱離力とならない程度に加圧シーリングすることにより、義歯床が脱離する位置関係となっても、外気の侵入を防止することができる。
外側弁維持（辺縁封鎖、支持）	顎堤の吸収が大きく、内側弁の維持を与えにくい症例に対し床辺縁外側部粘膜の軟らかい被覆粘膜面を脱離力とならない程度に加圧し、この反発力で床縁を包み込むことで、維持力が増すとともに義歯床が脱離する位置関係となっても、外側からの外気の侵入を防止する。
機械的維持（維持、把持）	義歯が脱離する方向でのアンダーカットおよび拮抗するアンダーカット
舌および頬口唇粘膜による機能的維持（支持、把持）	口腔周囲筋とその内面の粘膜の機能圧によって、義歯を顎堤方向へ加圧する。研磨面および人工歯排列位置までも含めた機能印象

では、粘膜面に痛みがある場合、咬合にまったく関与しないかというと、そうではない。とくに難症例であればあるほど①維持、②支持、③筋平衡が得られ、④咬合平衡と考えるならば、咬合の不調和による痛みの発生も考えられる。

しかし、問題の発生を特定し改善するためには、1つひとつのステップを確実に行い、問題点を見出すことができなければ、間違った対処法により患者満足は得られなくなるであろう。

3. 総義歯の構成要素

総義歯を構成要素からみたとき、粘膜面、咬合面、研磨面の3つの面に分けることができる。まず、粘膜面はチェアーサイドでの印象採得とラボサイドでのレジン重合成形精度によって決まり、咬合面は咬合平面の設定を含む咬合採得と人工歯排列によって決定される。

そして研磨面は、印象採得によって得られた辺縁形成から立ち上がり、咬合採得によって得られた咬合高径、水平的位置、人工歯排列や歯肉形成、さら

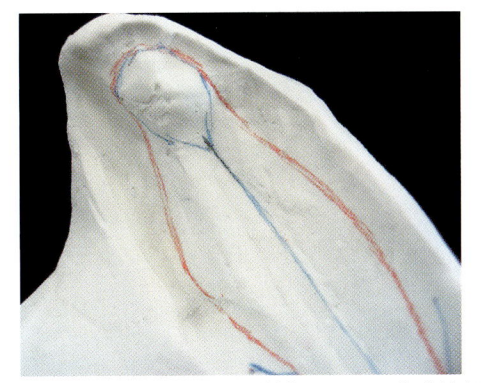

図9-6a、b　下顎難症例におけるトレー製作のための外形線記入例。

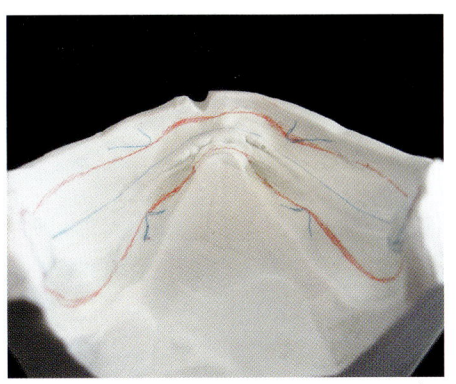

には治療用義歯による機能的研磨面形態などにより、最終義歯の形態（人工歯排列位置をも含めた研磨面）が決定される。このことから難症例においては、①維持、②支持、③筋平衡、④咬合平衡によって総義歯の維持安定、機能が発揮される形態として、構成がなされるものと考える（表9-3）。

Ⅳ．維持、支持（個人トレーによる印象採得）

1．個人トレーの製作

印象方法やその考え方については、本書に書かれているとおり、粘膜面をあるがままの状態に再現し基礎維持力を発揮できるアルジネート印象材による無圧的印象、モデリングコンパウンドを用いた個人トレーによる粘膜の被圧変位量を取り込み、支持力、その他の維持力を発揮できる選択区域加圧印象をもとに、治療用義歯の製作となっていく（表9-4～6）。まず最初に行われるのが印象であり、その道具としての役割がトレーである。そのため、トレーもその目的に応じて選択、または、製作されなければならない。

では、個人トレーの製作を行うわけであるが、ここで注意したいのがトレーの外形と精度である。印象採得の不備による印象不良ということもあるが、多くの場合、個人トレーの不備によるところが大きいと考える。良い印象を得ようとするならば、印象採得のための道具としての個人トレー製作に注力すべきである。

まず、トレーの外形は印象範囲を決定する重要な要素になるため、その基本的な床座面形態を理解し、各小帯や口腔周囲筋の走行状態に注意しながら三次元的に捉えられなければならない（図9-6a、b）。

精度に関しては、必要最小限のブロックアウトを行うにとどめ、模型を損傷しないよう注意し、コンパウンドの圧接を行う。このとき、コンパウンドを軟化しているとはいえ、かなりの圧を加えるので、そのベースとなるトレー用レジンは十分な強度を有していなければならない。筆者はヘレウス クルツァー社の光重合型トレーレジン、パラトレーを採用している。個人トレーによる印象採得では、義歯が離脱しようとする力に拮抗する力（維持力）と、咬合による咀嚼圧を受け止める力（支持力）を取り込まなければならない。このことからも、個人トレーの外形（大きさ、形状）と精度（適合状態）が重要であることが理解できる（図9-7a、b、8a、b）。

2．支持（咬合床ロウ堤による咬合採得）

咬合採得を支持力という観点から考えると、モデリングコンパウンドによる印象によって支持力を取り込んでいても、実際に患者の咬合圧を負担する最

第9章

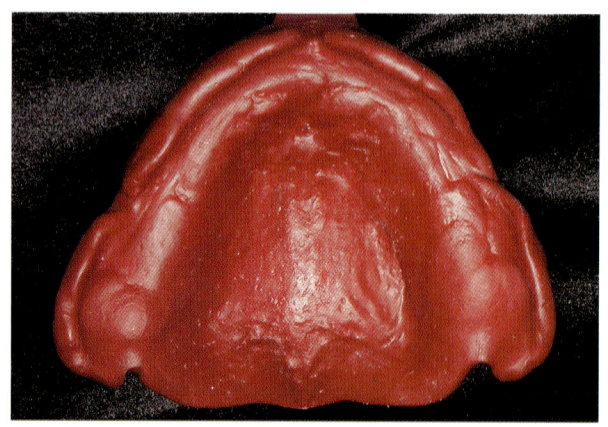

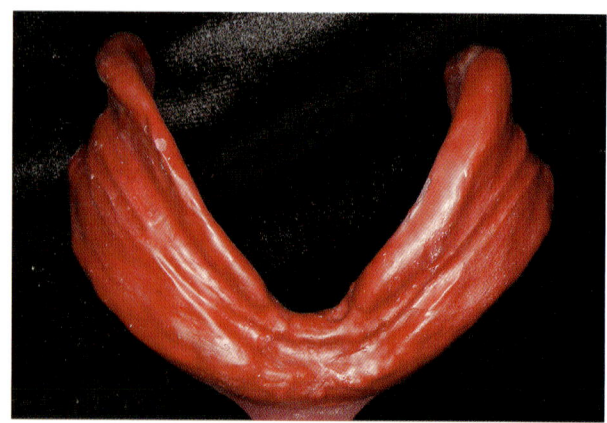

図9-7a、b　モデリングコンパウンドを均一に裏装した個人トレー。この状態で基礎維持が確認できる。　a|b

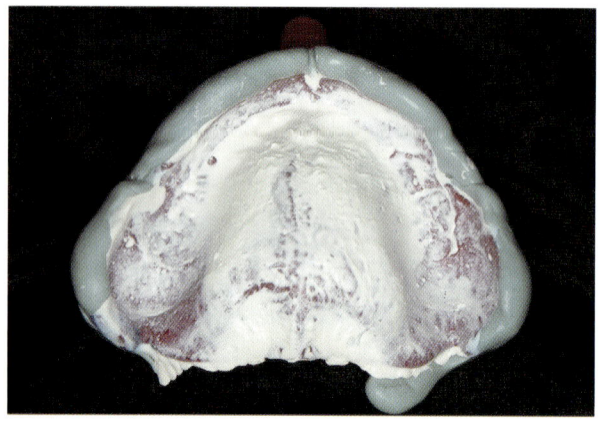

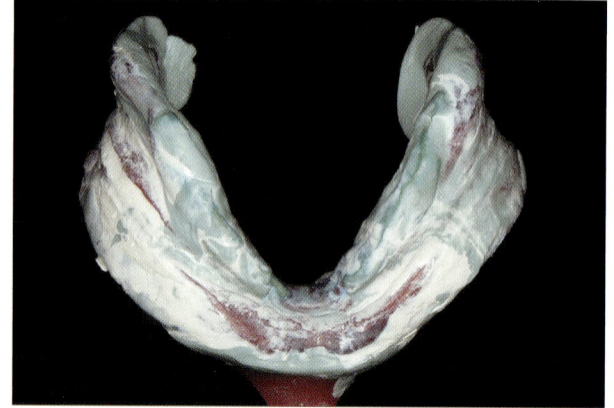

図9-8a、b　基礎維持状態から粘膜面の被圧変位量を取り込み、イソコンパウンドによる内側弁、シリコンによる外側弁、インプレッションペーストによるウォシュインプレッション。　a|b

表9-7　総義歯における支持

義歯床面積（粘膜面）を大きくする	義歯床外形を可能なかぎり広く印象する（総面積の拡大）
粘膜の負担する支持力を減少させる	硬い粘膜に応力が集中するのを回避（リリーフ）することにより、単位面積あたりの支持負担力を減少させる。顎堤吸収が高度な場合には、口腔周囲筋と舌の機能圧を利用する（筋平衡）
咬合を利用する	咀嚼効率の良い人工歯を使用し、排列位置と方向を考慮する。固有咬合面を小さくして圧力を減少させる
咀嚼圧を考慮した印象法を実施	モデリングコンパウンドを裏装したトレー、クリアートレーによる機能印象、印象後のチェック

初の機会として確認するためにも、咬合床の適合状態、ロウ堤の完成度がいかに重要であるかが理解できる（表9-7）。

咬合採得を行うに当たって、まず上顎での咬合平面の設定を行い、下顎のロウ堤を調整し、垂直的顎位、水平的顎位の決定を行う。このとき、上顎は固定源として十分な支持力を発揮していなければ、正確な咬合採得は行えない。さらに下顎においても同様、十分な支持力があって咬合としての感覚入力がなされなければ正確な下顎位は得られない。よって、咬合床の適合には十分な注意が必要である（図9-9a、b〜11a、b）。

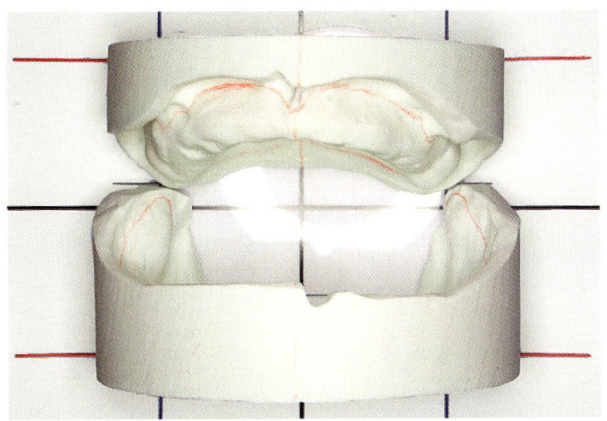

図9-9a　解剖学的指標をもとに形成された規格模型。

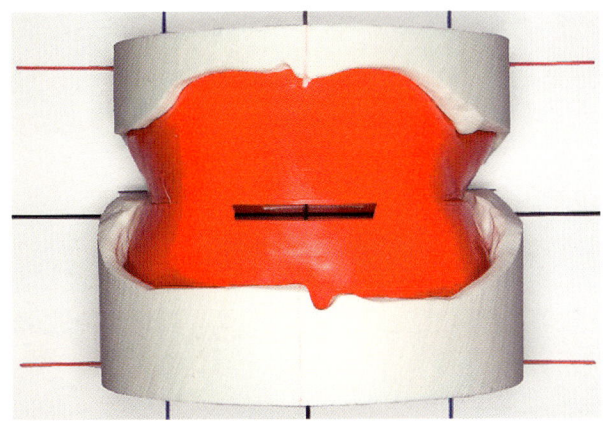

図9-9b　規格模型より製作された平均値咬合床ロウ堤。

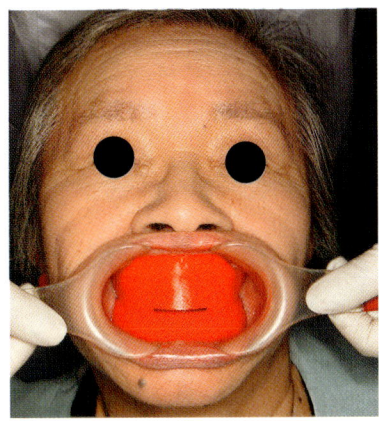

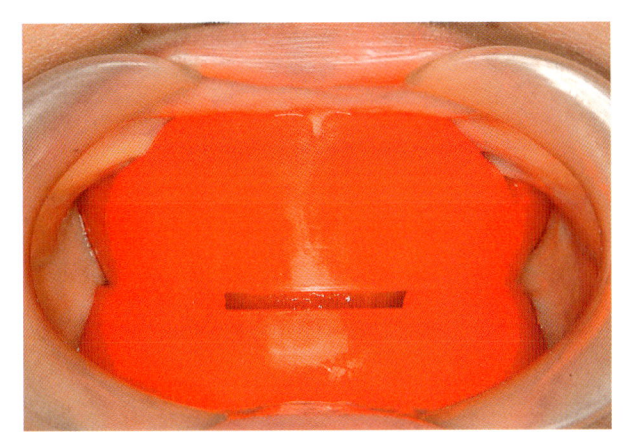

図9-10a、b　口腔内試適および、無調整での嵌合状態。規格模型によるロウ堤が、咬合平面、咬合高径など、適切な状態であることがわかる。
a|b

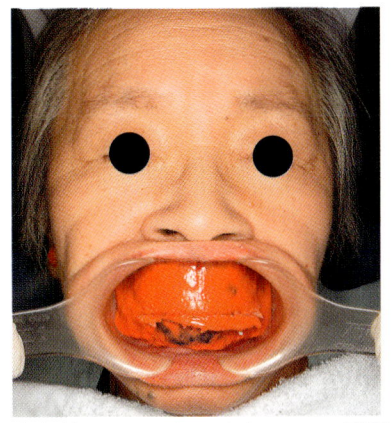

図9-11a、b　シリコン印象材によるマウスボリュームの再現。
a|b

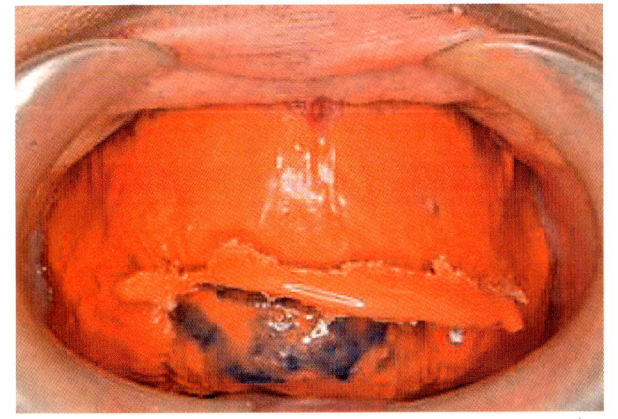

V. 維持、支持、筋平衡（治療用義歯によるマウスボリュームの再現）

1. 咬合器装着

咬合採得およびマウスボリュームの再現状態を図9-12a～dに示す。リップサポートの状態、正中線と上唇小帯との関係、頬筋の上部、下部走行状態など、ラボサイドへの情報が盛り込まれている。

咬合器への装着にあたっては、図9-13a～cに示

第9章

図9-12a〜d 咬合採得およびマウスボリュームの再現状態。

図9-13a〜c 咬合器への装着にあたっての注意点。

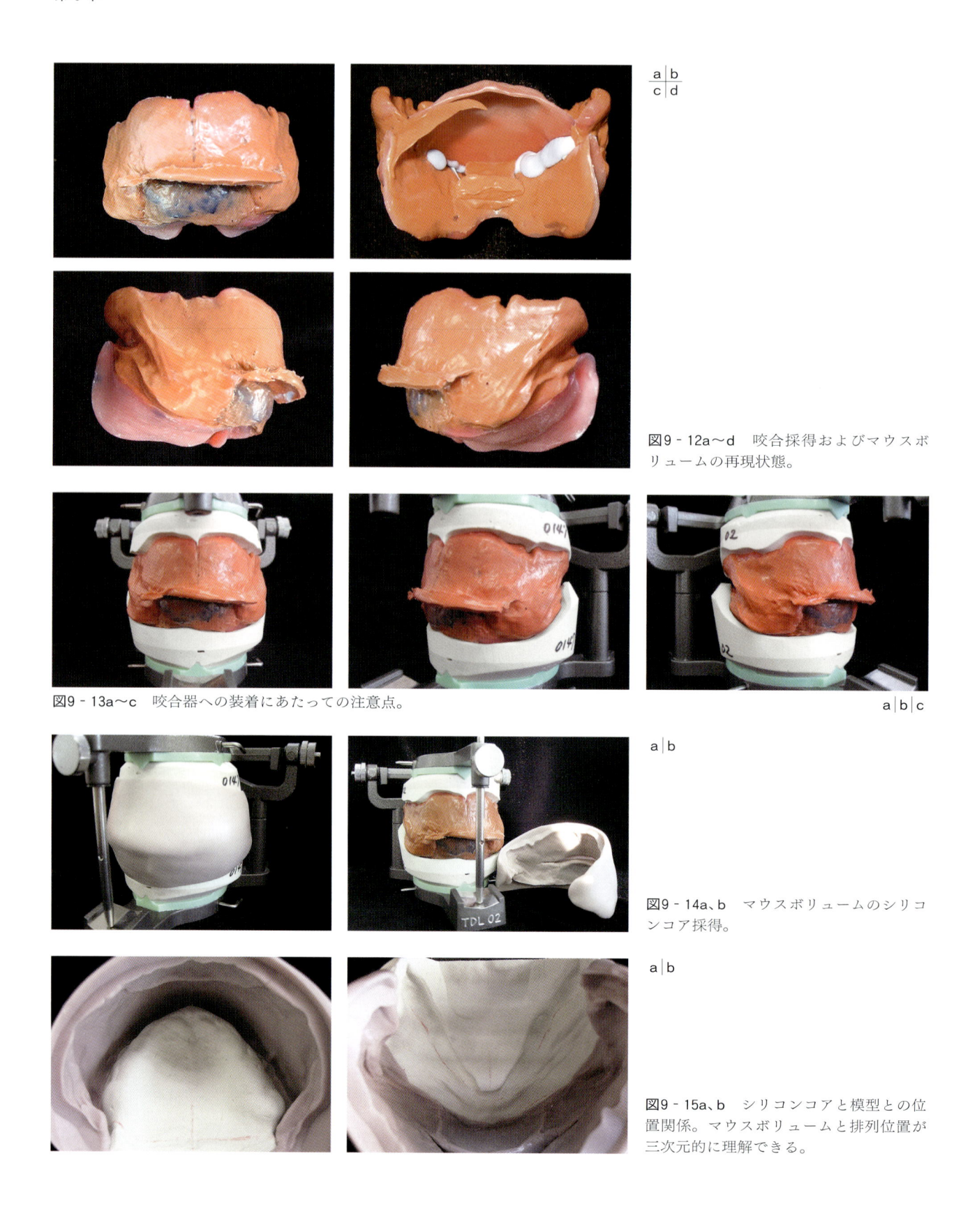

図9-14a、b マウスボリュームのシリコンコア採得。

図9-15a、b シリコンコアと模型との位置関係。マウスボリュームと排列位置が三次元的に理解できる。

したように正中、咬合平面を、咬合器のそれと一致するよう注意が必要である。

2．人工歯排列

図9-14a、b、15a、bにマウスボリュームのシリコ

技工編

図9-16a、b　人工歯排列位置とシリコンコアによるマウスボリュームとの位置関係。

図9-17a、b　マウスボリューム不足分のワックスによる回復。

図9-18a〜c　マウスボリュームのワックスによる再現。

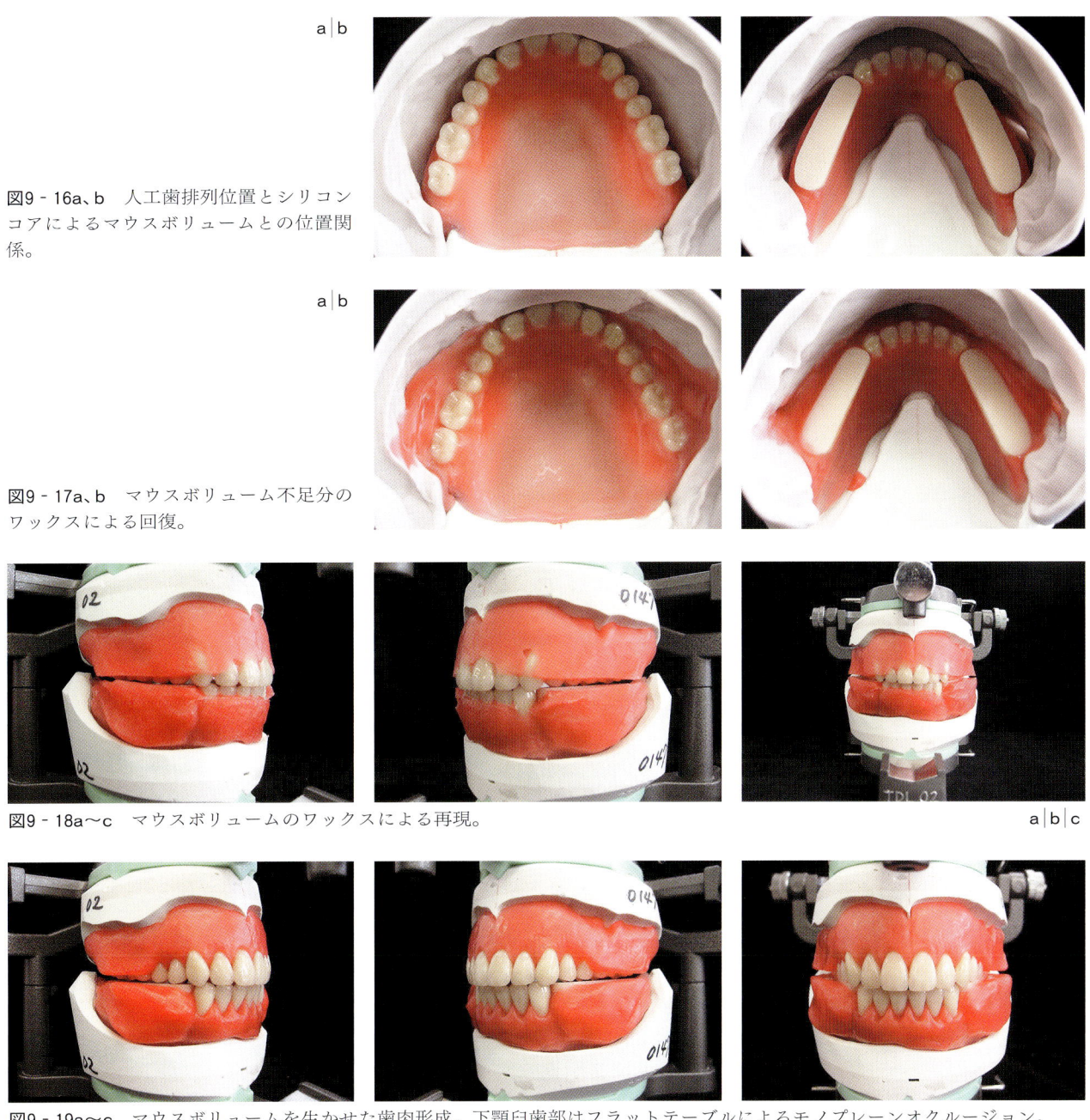

図9-19a〜c　マウスボリュームを生かせた歯肉形成。下顎臼歯部はフラットテーブルによるモノプレーンオクルージョン。

ンコア採得を、またシリコンコアと模型との位置関係を示すが、マウスボリュームと排列位置が三次元的に理解できる。図9-16a、bには人工歯排列位置とシリコンコアによるマウスボリュームとの位置関係を示したが、その後に、マウスボリューム不足分のワックスによる回復とマウスボリュームのワックスによる再現を行う（図9-17a、b、18a〜c）。

図9-19a〜eはマウスボリュームを生かせた歯肉形成である。下顎臼歯部はフラットテーブルによるモノプレーンオクルージョンで排列を行った。頬筋の走行状態が確認できる。図9-19fは口腔内試適状態。正中に若干のズレがあるが、下顎臼歯部がフラットテーブルであることを考慮に入れ修正は行わなかった。

第9章

図9-19d、e　頬筋の走行状態が確認できる。

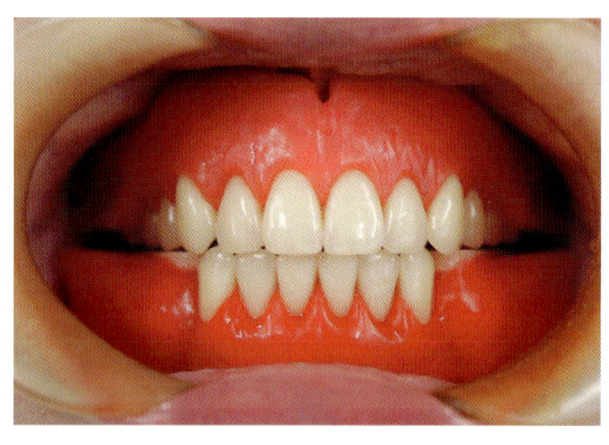

図9-19f　口腔内試適状態。正中に若干のズレがあるが、下顎臼歯部がフラットテーブルであることを考慮に入れ修正なし、完成へ。

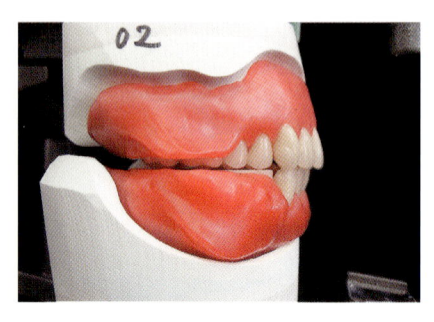

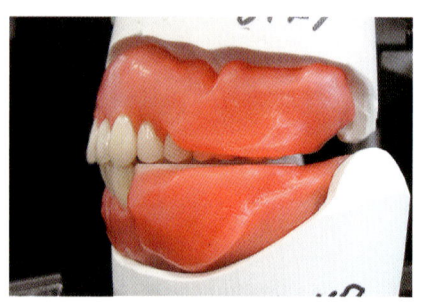

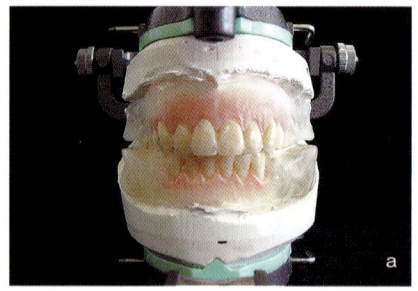

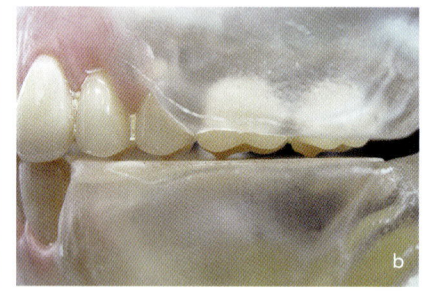

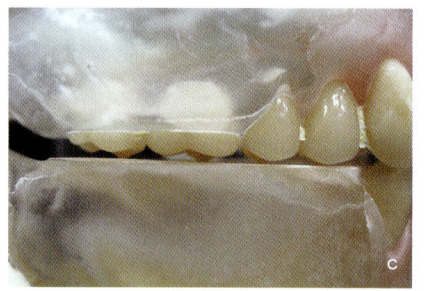

図9-20a〜c　重合後、リマウント咬合調整上顎臼歯部（陶歯）をリンガライズドに排列、フラットテーブルとは4点接触。

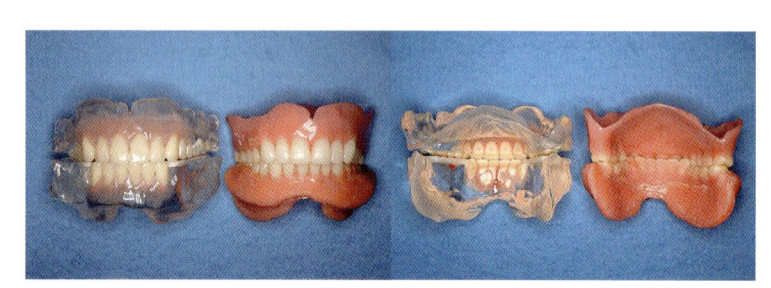

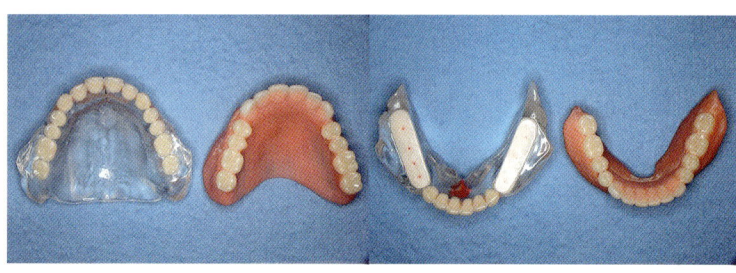

図9-21a、b　完成した治療用義歯と旧義歯との比較。咬合平面、舌房などに違いが見受けられる。

3．治療用義歯の完成

　図9-20a〜cに示したのは、重合後、リマウント咬合調整上顎臼歯部である。陶歯をリンガライズドに排列し、フラットテーブルとは4点接触とした。

206

技工編

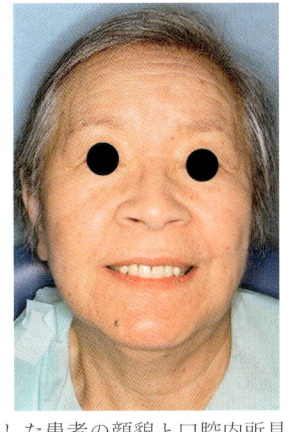

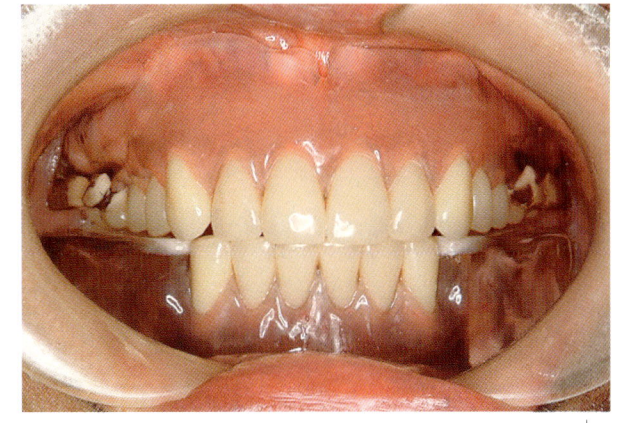

図9-22a、b　治療用義歯を装着した患者の顔貌と口腔内所見。

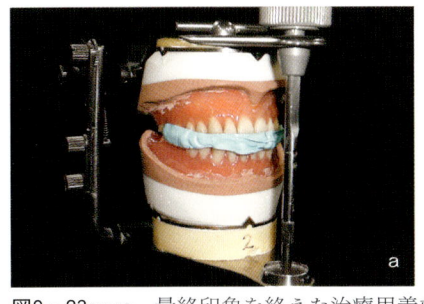

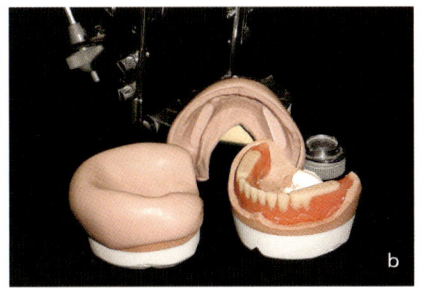

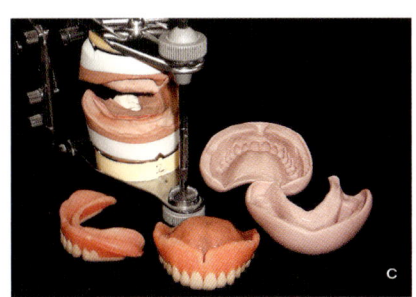

図9-23a〜c　最終印象を終えた治療用義歯をもとに咬合器装着、複製ロウ義歯の製作を行う。

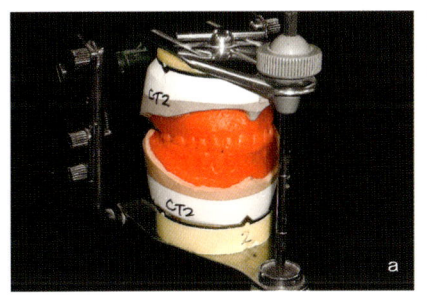

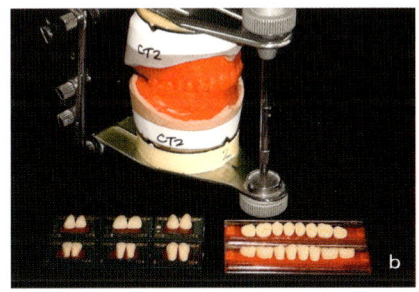

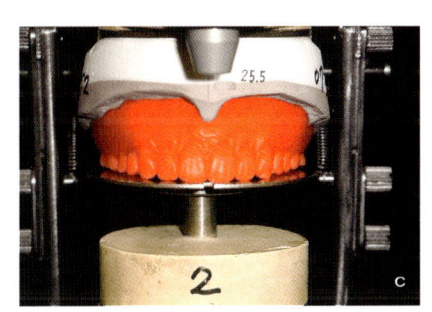

図9-24a〜c　治療用義歯を再現した複製ロウ義歯および使用人工歯。前歯はバイオブレンド陶歯、臼歯はコンデュロフォーム陶歯を使用した。

　図9-21a、bには完成した治療用義歯と旧義歯との比較を示す。咬合平面、舌房などに違いが見受けられる。

　図9-22a、bは治療用義歯装着後の患者の顔貌と口腔内所見である。

VI. 維持、支持、筋平衡、咬合平衡（治療用義歯調整、トレーニング後の最終義歯完成）

　歯科技工における総義歯製作では、正確な個人トレー、咬合床ロウ堤の製作による「維持」「支持」を取り込むためのサポート、治療用義歯製作においては、研磨面形態の調整と垂直的顎位、水平的顎位の設定を含めたリハビリトレーニングによる「筋平衡」の確立と口腔機能の改善をサポートし、その治療用義歯によって得られたすべての患者情報をもとに、最終義歯を完成させる。

　治療用義歯では下顎臼歯部にフラットなレジンテーブルに対し、上顎臼歯部に陶歯をリンガライズドで点接触させ使用している。

　このことにより治療用義歯調整とリハビリトレーニングによって得られたフラットテーブル上に形成

207

第9章

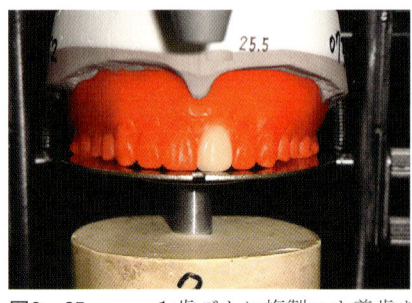

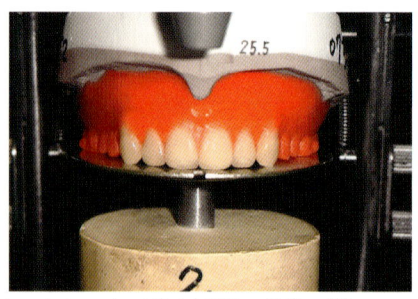

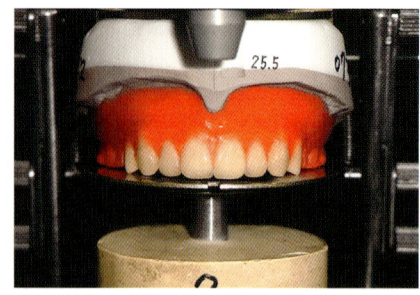

図9-25a〜c　1歯ごとに複製ロウ義歯をカットし、人工歯を排列。前歯に関しては患者の特別な要望がなければ治療用義歯を忠実に再現する。
a|b|c

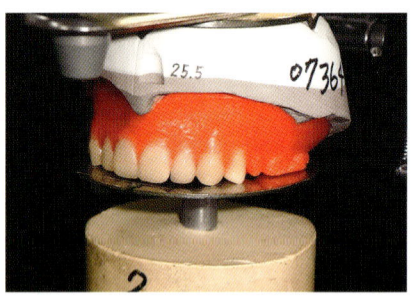

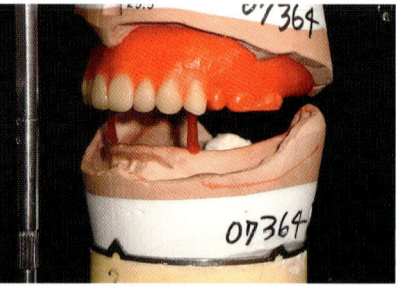

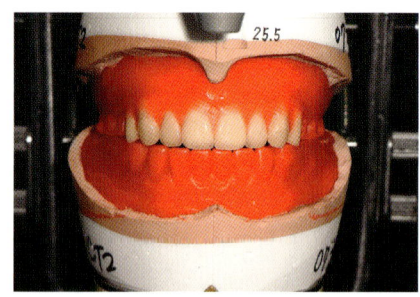

図9-26a〜c　前歯排列後、上顎第一小臼歯を下顎顎堤の位置を確認しながら排列を行う。この第一小臼歯の歯軸、捻転によって臼歯部全体の排列位置が決まる。
a|b|c

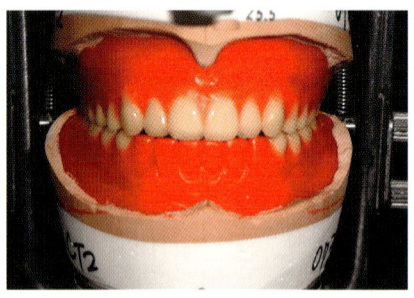

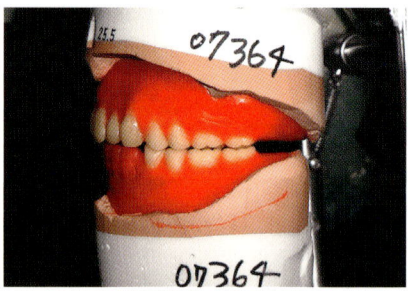

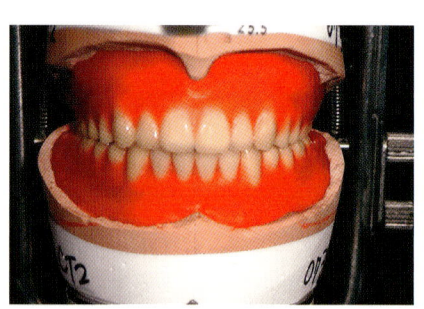

図9-27a〜c　つぎに下顎臼歯部を排列し、残りの上顎臼歯の排列を行い、最後に下顎前歯の排列を行う。前歯部の被蓋関係は、臼歯部の調節湾曲により調節を行う。
a|b|c

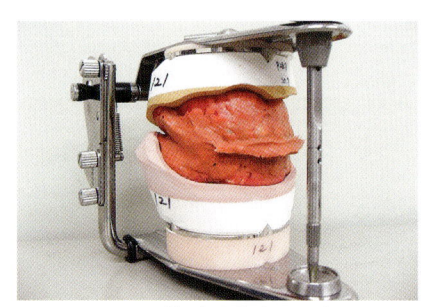

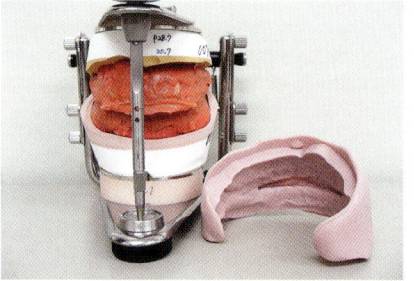

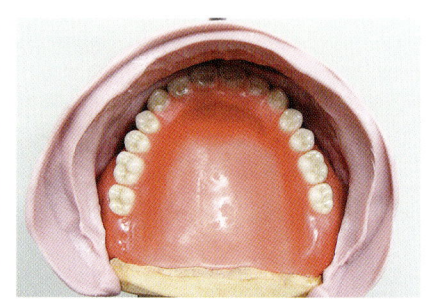

図9-28a〜c　排列試適時に再度マウスボリュームの印象採得をチェアーサイドで行ってもらい、シリコンコアにより排列位置の確認を行う。
a|b|c

された圧痕をもとに製作された最終義歯に「咬合平衡」が与えられるのである。

しかし技工操作上では、あくまでも咬合器上での調整となるので、最終的にはチェアーサイドによる微調整が必要となってくる。筆者ら歯科技工士はこの最終の微調整をいかに少なく、または「0」に近づけることが責務であると考えている。

図9-23a〜c〜31a、bに患者情報をもとにした最

技工編

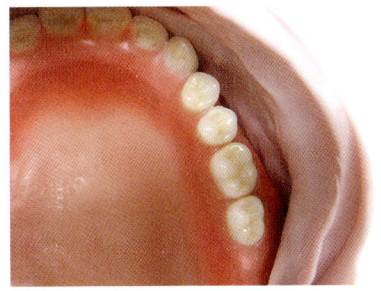

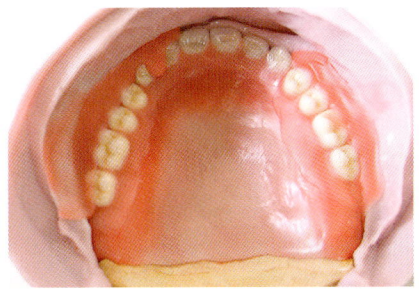

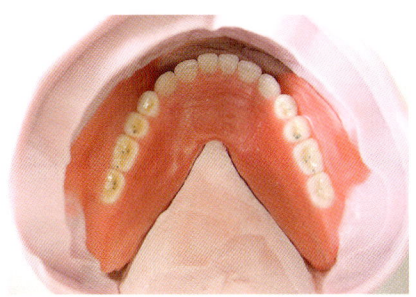

図9-29a〜c　マウスボリュームをワックスにて再現する。　　　　　　　　　　　　　　　　　　　　　a|b|c

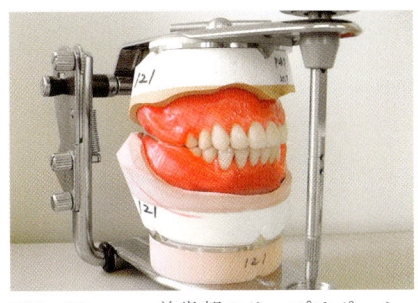

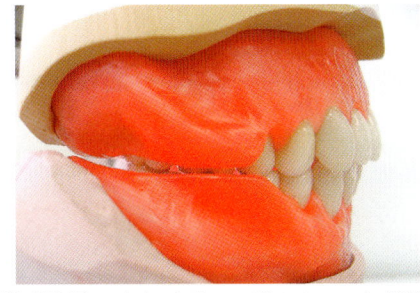

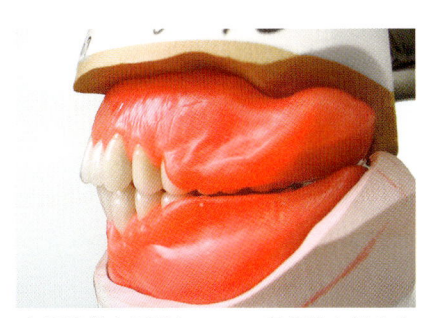

図9-30a〜c　前歯部のリップサポート、排列位置と咬合平面、モダイオラスと頬筋の走行状態を再現しつつ、審美性を損なわない歯肉形成を行う。　　　　　　　　　　　　　　　　　　　　　　　　　　　　　　　　　a|b|c

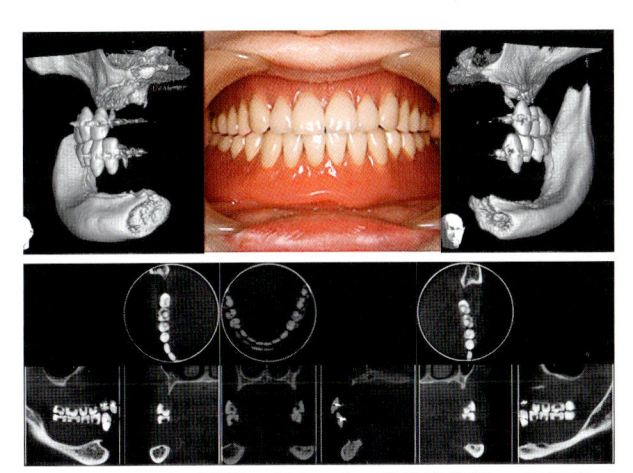

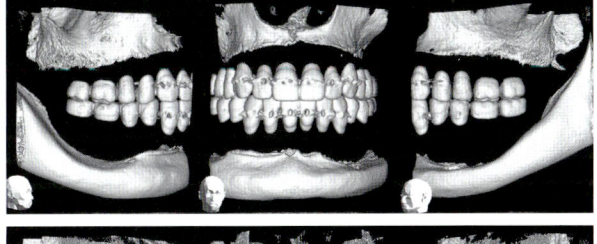

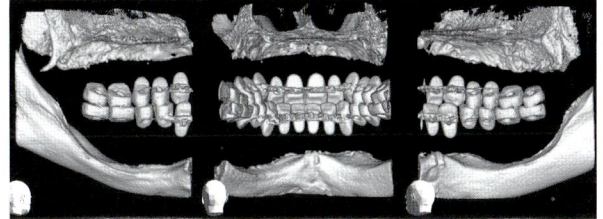

図9-31a、b　上下顎堤に対する人工歯排列位置のCT画像。　　　　　　　　　　　　　　　　　　　　a|b

終義歯完成までの手順を示す。

VII. 上顎前歯部の審美的人工歯排列の基本—解剖学的指標を基準として人工歯排列を行うプロセス—

1. 機能的正中線と審美的正中線

　義歯製作における正中線には機能的正中線（解剖学的正中線）と審美的正中線があり、前歯部は顔貌などとの調和により最終的に調整した審美的正中線を基準として人工歯排列を行う。

　臼歯部および咬合器装着は機能的正中線を基準としなければならない。

　機能的正中線とは骨を基礎とした生体の力学的正中に位置する。臼歯部人工歯の排列位置はその症例における有歯顎時の状態を再現することを基準とする。

第9章

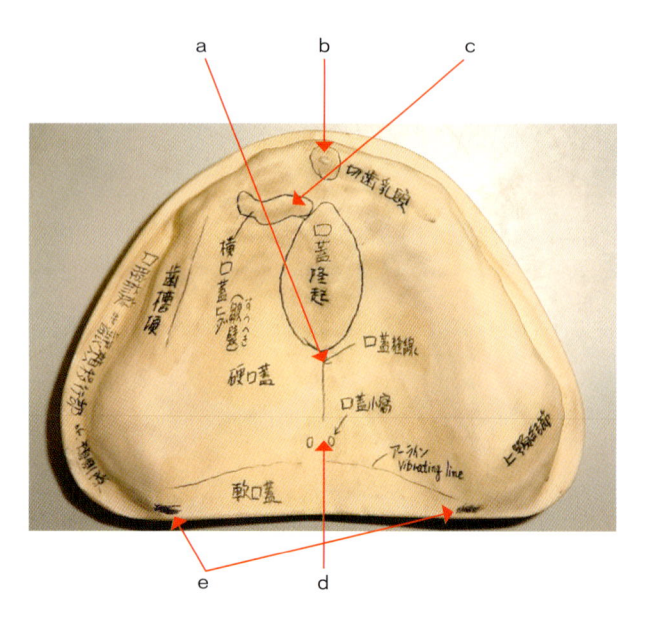

図9-32 解剖学的指標。

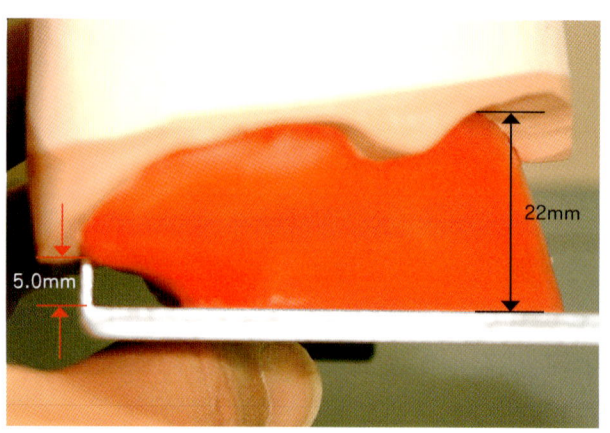

図9-33 口腔内において設定された咬合平面を確認すると、規格模型上で製作された基準値どおりの咬合床であった。

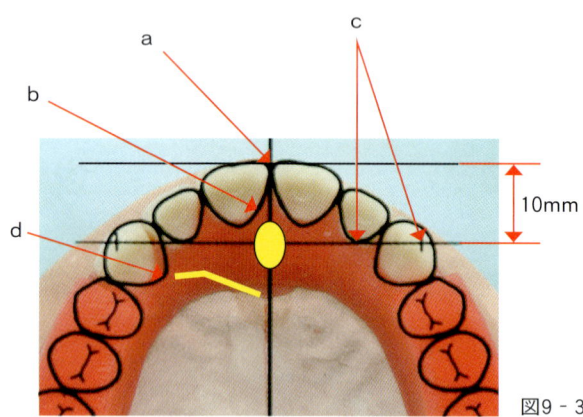

図9-34 水平面観における解剖学的指標と基準値。

2．解剖学的指標

　解剖学的指標を基準として機能的正中線および人工歯排列位置基準線を咬合床上にロウ堤としてまず再現する。

　これを口腔内において試適し、咬合高径の三次元的な位置決定を行い人工歯の排列へと移るわけである。

　上顎作業模型上に印記されている解剖学的指標および床外形線をそれぞれマーキングする。マーキングする箇所としては正中口蓋縫線、切歯乳頭、横口蓋ヒダ、口蓋小窩、翼突下顎ヒダと鉤切痕（Hamular notch）などであり、これらは以下のような特徴をもつ（図9-32）。

a．正中口蓋縫線

　口蓋骨の縫線であり100％模型上に印記可能でもっとも後天的に影響を受けにくく、機能的正中線決定の基準として信頼できるものである。

b．切歯乳頭

　有歯顎時に中切歯中心点の舌側部にある楕円形の隆起で、切歯窩とほぼ一致して存在する。機能的正

中を決定する基準ともなるが、不良義歯の過剰圧排などにより後天的に位置が変形することもある。中切歯および犬歯の排列位置決定の最大のポイントである。

中切歯の切縁はこの切歯乳頭の中心点より咬合平面観で8〜10mm前方に位置するとともに、その歯頸部は切歯乳頭の上縁に添う。また、切歯乳頭の中心点より正中線と直角に延長された線上に犬歯尖頭がほぼ位置する。

そしてこの乳頭の位置によって前歯部歯槽骨の退縮状態が理解できるのである。

c. 横口蓋ヒダ

切歯乳頭のすぐ後方から左右小臼歯付近までの間、正中口蓋縫線を中心にして左右に各4条前後のヒダが横走している。

正常なヒダは正中縫線より舌側歯頸部近くまで達し、第一横口蓋ヒダは正中より犬歯歯頸部まで位置しているので、先の中切歯歯頸部と同じく犬歯部舌房の目安となる。

d. 口蓋小窩

口蓋縫線の両側に左右一対の粘膜腺として開口しているのが口蓋小窩である。この小窩の位置が骨口蓋後縁付近にあるので義歯床後縁決定の基準となるが、その発現率は約半数(52.7%)といわれている。

e. 翼突下顎ヒダと鉤切痕(Hamular notch)

翼突下顎ヒダは、歯槽頂後端で起こり、下外方に向かい臼後隆起に付着する粘膜ヒダであり、模型上によく印記されている。

翼突下顎縫線と表示されている成書もあるが、翼突下顎縫線はその起始部が翼突鉤であるのでヒダの後方となる。また、別の文献ではハムラーノッチと表示してあるが、ノッチとはV字形のくぼみの部分である。

以上述べた解剖学的指標をもとに、咬合床製作時には機能的正中線を記入し、仮想咬合平面の設定を行う。

図9-33は、咬合採得後、咬合器装着を行い、口腔内において設定された咬合平面を確認している状態である。規格模型上で製作された基準値どおりの咬合床であることが確認できる。

3. 上顎前歯排列

水平面観における解剖学的指標と基準値には以下のものがある(図9-34)。

a. 中切歯切縁

切歯乳頭の中心点より機能的正中線上の8〜10mm(平均約9.6mm)。

b. 中切歯舌側歯頸部

中切歯近心舌側歯頸部が切歯乳頭の前方1/3に添う。

c. 側切歯舌側歯頸部および犬歯尖頭

切歯乳頭の中心点と機能的正中線を直交させ左右に延長したライン上に側切歯舌側歯頸部と犬歯尖頭が位置するよう排列する。

d. 犬歯舌側歯頸部

横口蓋ヒダの1.0〜1.5mm唇側方向である。

4. 切歯乳頭および横口蓋ヒダ

切歯乳頭および横口蓋ヒダは歯槽骨の吸収度合いによって、その位置が唇側などへ移動していることがあるのでその状況を適切につかみ、位置を補正してから計測しなければならない。

補正する際の基準となるものは後天的に影響の少ない部位、たとえば口腔前庭および、正中口蓋縫線などである。

5. 上顎前歯排列においては審美的要素を最優先する

審美的正中、スマイルライン、歯軸、人工歯選択、S.P.Aなどは審美的要素として十分に考慮されなければならない。

第9章

表9-8 アクリルレジンの収縮

熱収縮	義歯床におけるアクリルレジンの熱収縮は重合時の加圧温度と口腔内において使用されるときの温度差によって生じる。この温度差が大きければ大きいほど収縮率は高くなる
重合収縮	重合反応そのものによって起こる収縮

（アクリルレジンの熱膨張係数＝81×10^{-6}）

例）長さ100mmのものを100℃で加熱重合成形し、使用する口腔内温度を36.5℃としたときの収縮量は…

$$81\times10^{-6}(100-36.5)\times100$$
$$=0.51435mm$$

すなわち100℃で重合成形したときの収縮率は、約0.5％となる

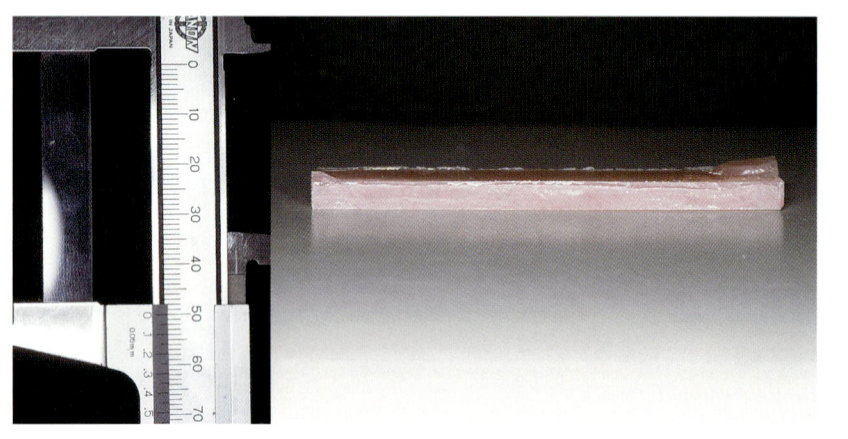

図9-35 アクリルレジンの熱収縮。

図9-36 50mmの透明アクリル板を低膨張の石膏で埋没し、100℃で加熱重合型レジンを填入重合したが変形はしていない。

とくに審美的正中線はドクターサイドでロウ堤上に印記していただくのが原則ではあるが、まれに記入を忘れていることがある。

このようなときには、機能的正中を参考に上唇小帯に合わせて排列する。また下顎残存の場合、上記を優先し下顎の正中に合わせてはならない。

Ⅷ．床用レジンの重合成形精度

筆者は総義歯補綴において床用レジンの重合操作は歯科技工士の役割のなかで重要なウエイトを占めていると考えている。

印象採得、咬合採得、人工歯排列、マウスボリュームを再現した歯肉形成を過不足なく置き換えなければならない。

一般的に床用レジンとして多く使われているのが加熱重合型レジンである。このタイプのレジンはモノマーとポリマーを混合し熱を加えることにより重合される。

この加熱と重合反応により2つの収縮（熱収縮、重合収縮）が起こる（表9-8、図9-35）。このことから義歯は重合によって変形するのではなく、収縮することにより不適合が起こると考えられる（図9-36）。

しかし、重合後の冷却の際、急激な冷却を行うと床そのものが変形を起こすので、急冷をしてはならない。

ではどのようにして適合精度の高い重合を行えば

技工編

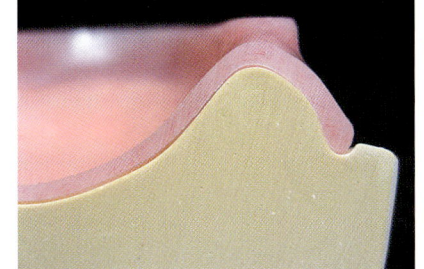

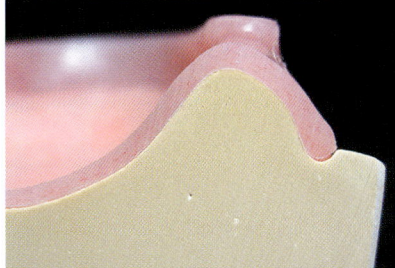

図9-37a　100℃で重合。計算上の熱収縮0.62％。
図9-37b　65℃で12時間重合。計算上の熱収縮0.34％。

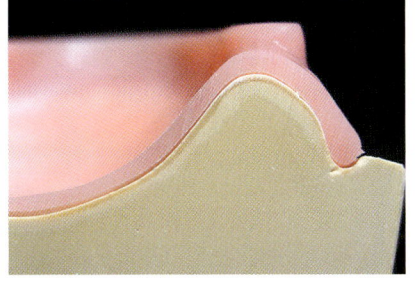

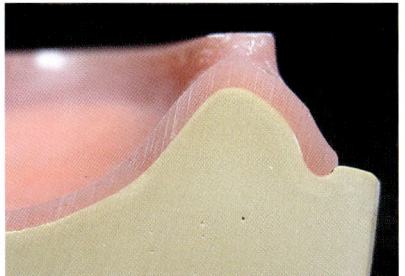

図9-38a　イボカップ。重合温度100℃。
図9-38b　パラジェット改。常温重合。

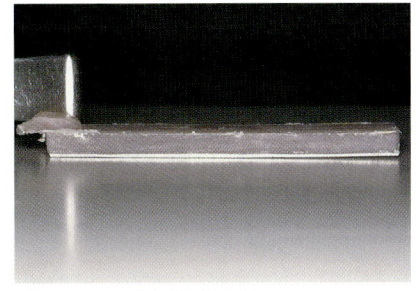

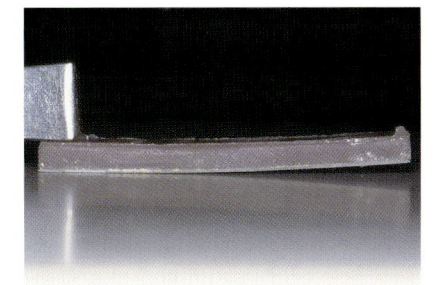

図9-39a　重合温度65℃。　　図9-39b　重合温度100℃。　　図9-39c　イントプレス重合。

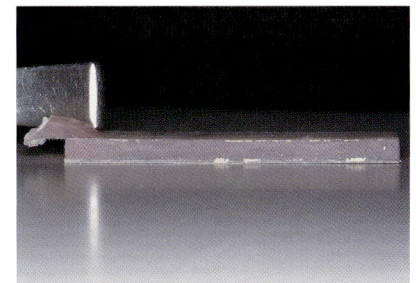

良いのであろうか。まず、床用レジンの2つの収縮のうち熱収縮に関しては、模型材の膨張率と重合温度、時間の制御によってある程度の改善が可能である。

もしくは加熱重合型のレジンではなく、常温重合型のレジンを使用すれば良い。近年日本においても加熱しないタイプのレジン重合システムが発売されているが、筆者は、このタイプのレジンに歴史のあるヘレウスクルッツァー社のパラプレス・バリオを採用している。

システムとしてはイントプレスシステムであるが、レジンの填入成形器が発売中止になったのを受け、パラジェットシステムに改良を加え使用し良好な結果を得ている。

また重合温度と重合時間をコントロールすることにより適合状態にこれだけの違いが現れる。

しかし、加熱重合型レジンの重合開始剤である過酸化ベンゾエルの活性化温度が60℃以上であるため、低温長時間重合にも限界がある（図9-37a、b）。

イントプレス（パラジェット改）、イボカップはともに精密重合との認識が高い重合システムではあるが、重合温度の違いで重合模型への適合状態にはこれだけの違いが現れる。しかし、イボカップ重合の場合、そのシステムの特徴として模型材の膨張と重合方向のコントロールで口腔内への適合精度は高い（図9-38a、b）。

図9-39a～cに示した試験片は先の試験片にCo-Cr合金の金属板をメタルプライマーにて接着重合したものである。重合温度の違いによりレジンの収縮が金属板を変形させているのがわかる。

このように、レジン床単体で変形させず収縮をコントロールできても、金属床の場合には加熱重合型レジンでは適合精度の良い義歯製作の対応には限界がある（表9-9）。

表9-9 各種重合方法別特性比較表

特徴 重合名	レジン 填入方式	重合方法 および時間	使用レジン	重合構造 および重合方向	重合収縮の 補正	熱収縮 の補正	適応石膏および 硬化方法	適応症
長時間重合	プレスタイプおよびショットキュアによる射出	65℃/12時間	各社市販の加熱重合タイプレジンすべて可能	湿式加熱重合 フラスコ外部から加熱	不可	石膏の硬化膨張による補正	硬石膏＋普通石膏 (0.34～0.36%) 湿気中2時間	・レジン床タイプ ○ ・CPパーシャル ○ ・CPフルタイプ △
イボカップ重合	専用レジン射出	100℃/45分	専用レジン 1色 (透明あり)	湿式加熱重合 ・6気圧加圧状態で唇頬側方向から加熱 ・重合完了まで随時レジン追加填入	可 人工歯位置移動少ない	石膏の硬化膨張による補正	イボカップモデルマテリアル(製造中止)ジップストーンGH(0.5%) 大気中硬化	・レジン床タイプ ◎ ・CPパーシャル △ (多数歯欠損、床が両側に跨る場合 ×) ・CPフルタイプ ×
イントプレス重合	専用レジン射出	常温20分後55℃加圧下30分 (パラマートプラクティックELT使用)	専用レジン 7色 (透明含む) パラプレス・バリオ	常温化学重合 ・重合完了まで60/bar加圧状態継続 重合方向の指定不可	研磨面側に発現	熱収縮がほとんどないため低膨張石膏を選択	超硬石膏 (0.08%) 大気中硬化	・レジン床タイプ ◎ ・CPパーシャル ◎ ・CPフルタイプ ○
パラジェット改	専用レジン射出	常温加圧下25分後45℃加圧下60分(パラマートエリート使用)	専用レジン 7色 (透明含む) パラプレス・バリオ	常温化学重合 ・重合完了まで2.3気圧加圧状態継続 重合方向の指定不可	研磨面側に発現	熱収縮がほとんどないため低膨張石膏を選択	超硬石膏 (0.08%) 大気中硬化	・レジン床タイプ ◎ ・CPパーシャル ◎ ・CPフルタイプ ○
DSシステム重合	専用レジン射出	短時間加熱重合 70～100kgf/cmで3分間保圧	専用レジン DSレジン (ヒートショックタイプ)	乾式片面加熱重合 ・70～100kgf/cmの加圧状態で粘膜面模型側から均一重合 ・重合完了まで随時レジン追加填入	重合収縮、熱収縮ともに粘膜面模型側から均一重合を開始。重合完了まで持続的保圧重合により、これら収縮は研磨面側に発現		ニューラシオストーン (0.07%) 大気中硬化	・レジン床タイプ ◎ ・CPパーシャル ◎ ・CPフルタイプ △

◎＝最適、○＝適応、△＝やや適応、×＝不可。

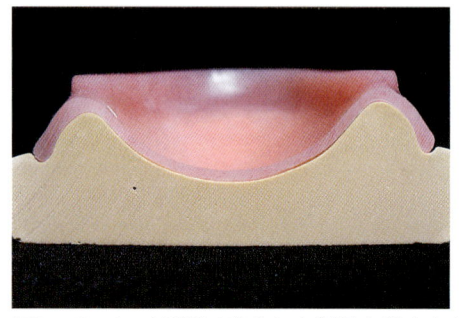

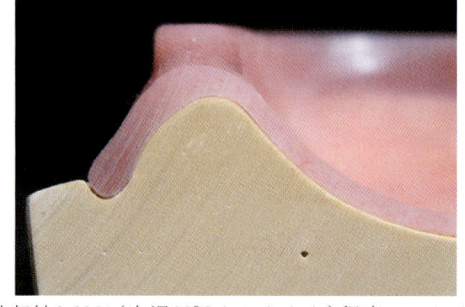

図9-40a、b 100℃で重合した試料を後方から観察したところ。熱収縮0.62%(室温23℃としたとき)程度でこれくらいの浮き上がりを示す。

図9-40a～jでは、各種重合方法、重合温度の違いによる重合模型への適合状態を比較したものを示す。先に述べたように熱収縮による適合に関しては、加熱重合には限界があり、金属床の重合においては変形をもたらす。

しかし、イボカップシステムに代表されるように、重合収縮の補正、重合度の高さによる重合体の強度や緻密性においては常温重合タイプのそれを上回る。われわれ術者は、それぞれの重合システムの特徴を十分に理解し、その選択を行い、操作しなければならない。

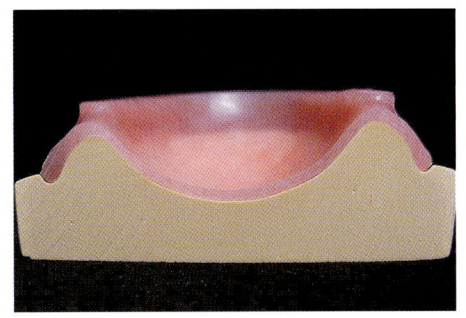

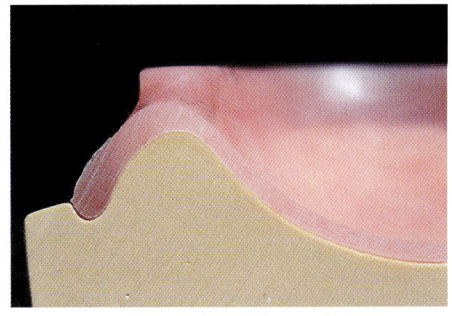

図9-40c、d　65℃で重合した試料を後方から観察したところ。35℃重合温度が低いことによってこれだけの違いが生じる。

c│d

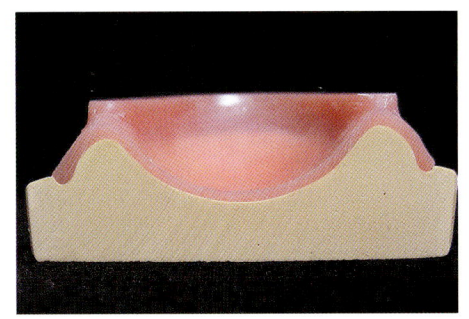

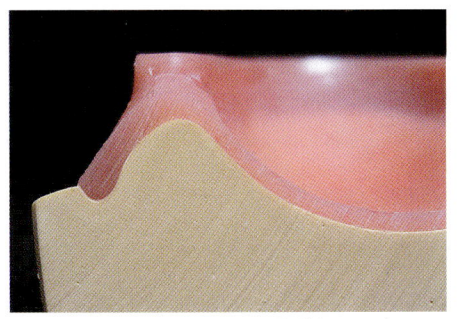

図9-40e、f　イントプレスは、常温重合タイプのパラプレス・バリオというレジンをモチ状になった時点で、自動的に90気圧という高圧で填入する。加熱重合とは違った成形状態を示していることが観察され、重合用模型上にも良好な適合精度が得られるので、金属床のレジン重合には最適といえる（この試験片はパラジェット改でレジン填入、重合したものである）。

e│f

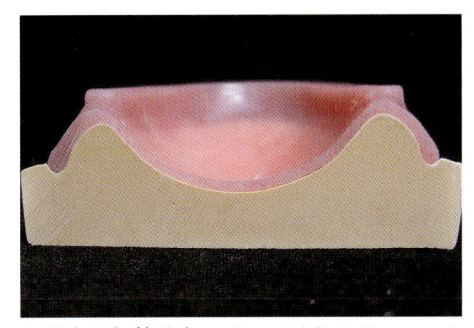

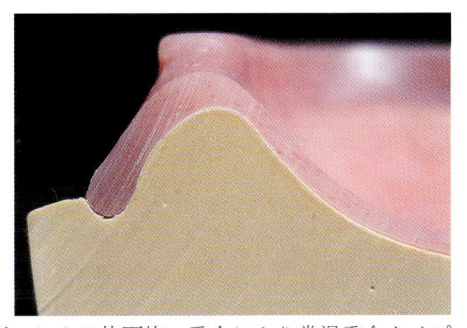

図9-40g、h　DS重合は加熱重合レジンではあるが、ヒートショックタイプのレジンによる片面均一重合により常温重合タイプのレジン以上の適合精度を示す。

g│h

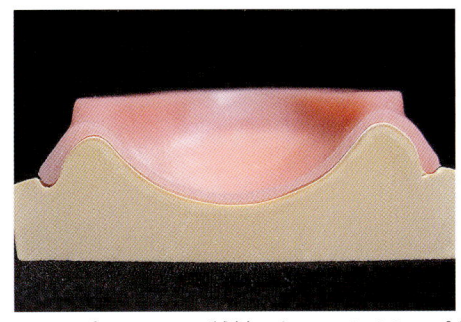

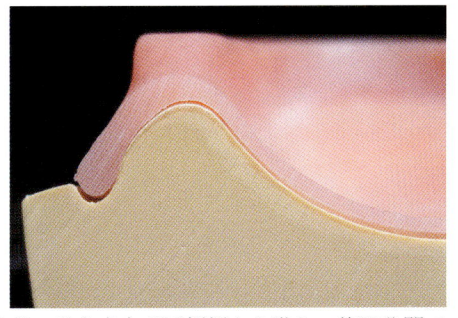

図9-40i、j　イボカップシステムの試料である。イボカップも100℃で加熱重合するが、重合方向が唇頬側から進み、約35分間で完全に重合を完了させる。その間重合によるレジンの収縮分はつねに填入圧によって補充されるが熱収縮に関しては、このように発現する。イボカップシステムではこの熱収縮量は模型材の膨張（約0.6％）により補償されるシステムとなっている。

i│j

IX. 最終義歯咬合調整と完成

　粘膜面への適合状態は重合システムの選択とその特徴を生かすことにより高い精度を得ることが可能である。しかし、咬合状態に関しては、重合後のリマウント、咬合器上での咬合調整が不可欠である。

　そこで、ここではコンデュロフォーム陶歯を用い、

第9章

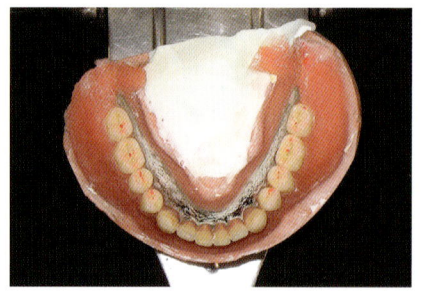

図9-41a 中心咬合位での接触点。

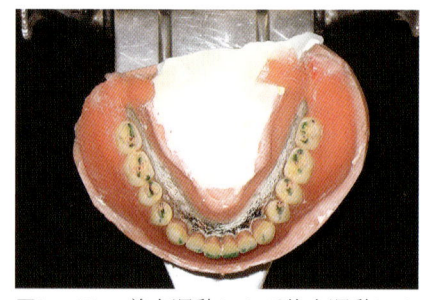

図9-41b 前方運動および後方運動によるロングセントリック。

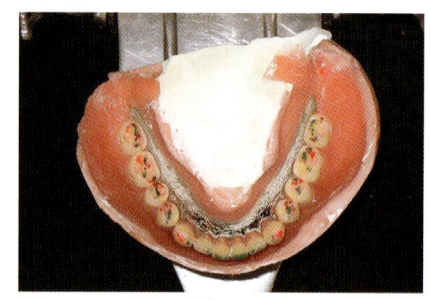

図9-41c 側方運動およびイミディエイトサイドシフトによるワイドセントリック。

a|b

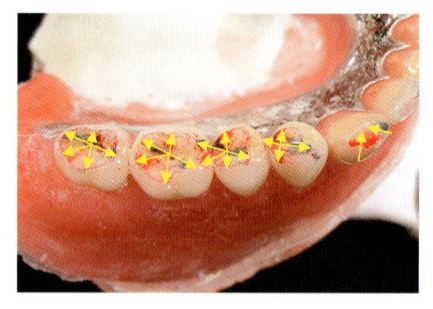

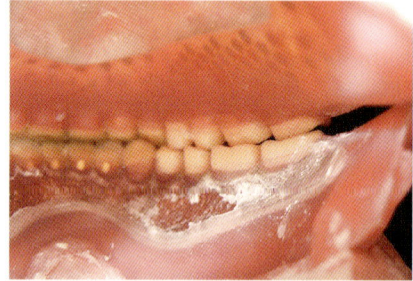

図9-42a、b 臼歯部の咬合接触状態。第一小臼歯は頰舌側窩咬合。そのほかは上顎舌側のみ嵌合のレデュースドオクルージョン。

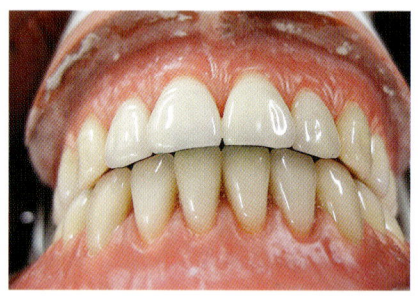

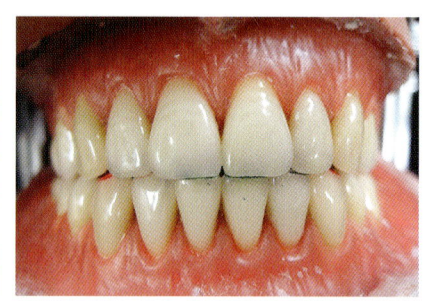

c|d

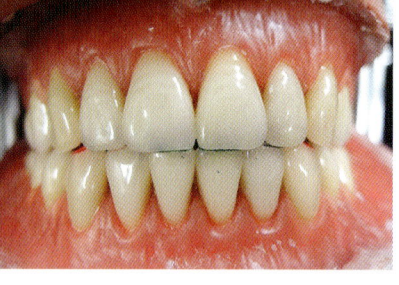

図9-42c、d 前歯部の水平的、垂直的被蓋（オーバージェット、オーバーバイト）およびアンテリア・ガイダンス。咬合器の顆路角および切歯路角、臼歯部人工歯の調節湾曲、下顎位による上下顎堤の被蓋関係などをもとに設定した。

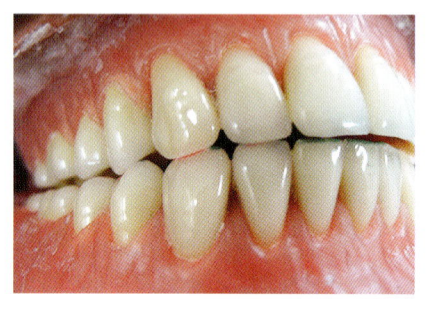

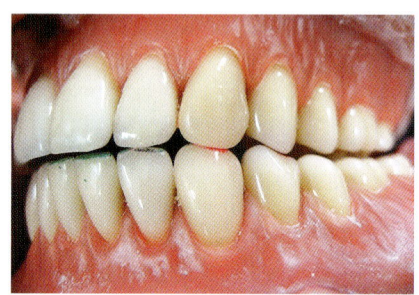

e|f

図9-42e、f 左右側方運動時、作業側での咬合状態。2・3および4頰側咬頭でのガイド、5・6・7では上顎舌側咬頭が下顎舌側内斜面を滑走し、平衡側では上顎舌側咬頭が下顎頰側内斜面を滑走している。

コンディレーター咬合器による最終義歯咬合調整の手順を図9-41a～c～43a～g に示す。

X．まとめ──感動技工を目指して──

本章で述べたように、今後さらに増加すると思われる難症例に対して、チェアーサイドとラボサイドの連携とそれぞれの役割を確実に行うことによってのみ、患者満足度の高い総義歯補綴が成立する。われわれ歯科技工士は、臼歯部人工歯の選択を含めた咬合理論を展開する前に、粘膜支持を考えたトレーの製作や、解剖学的な平均値に基づく咬合床ロウ堤を正確に製作することで、かなりのエラーが軽減されることを再認識すべきである。

さらに、床用レジンの成形精度については、理工

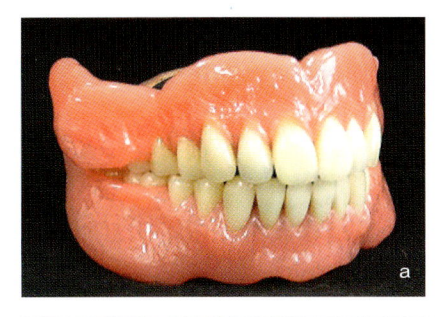

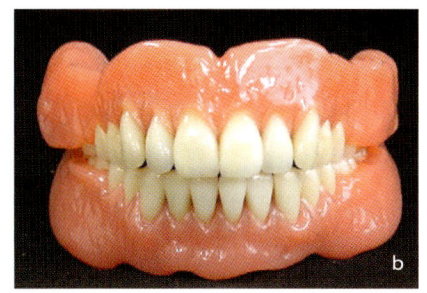

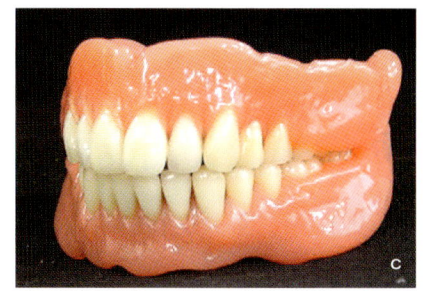

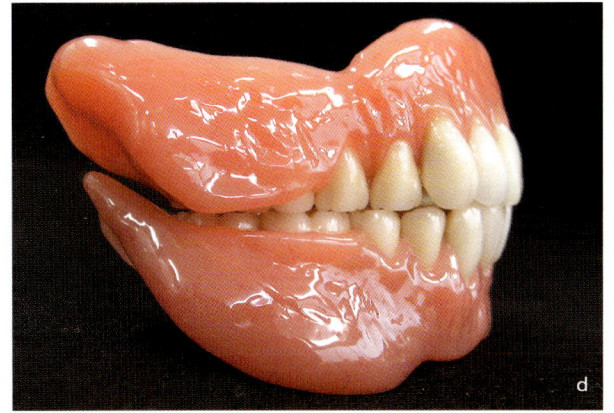

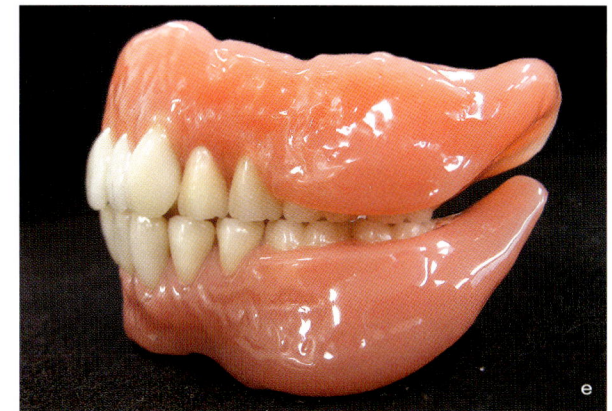

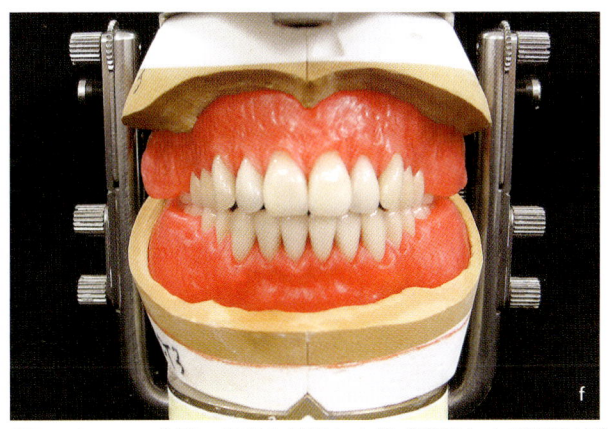

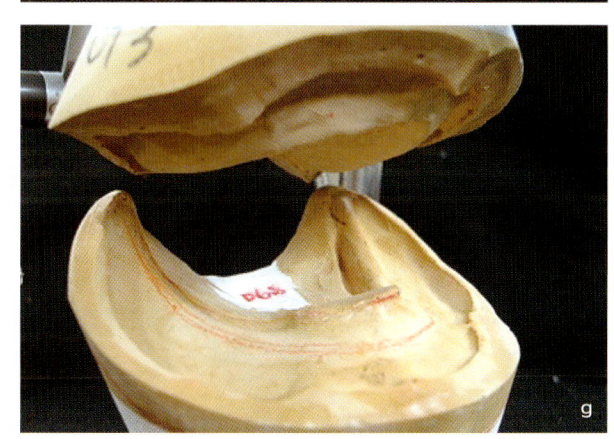

図9-43a〜g　0度の臼歯を使用した完成義歯および顎堤状態。

学的な材料特性を理解し、確実な作業を行えば経験の少ない技工士でもある一定のレベルに仕上げることは可能である。

そのためには、まず印象であり、印象なくしてはなにも始まらない。確実な印象採得をサポートするためのトレー製作が咬合採得時のエラーを防ぐ適合の良好な咬合床を製作できる唯一の近道であり、総義歯補綴を成功に導く第一歩である。

印象採得によって得られた維持力、支持力を、確実に咬合床に再現し、平均値によるロウ堤を製作することで咬合採得時のエラーを軽減できる。ここでチェアータイムが少なくて済む咬合床ロウ堤が提供できれば、歯科医師へ感動を与えることができるであろう。

さらに、この印象、咬合採得によって製作された維持力、支持力の発揮できる治療用義歯により、適切なマウスボリューム（筋平衡）が与えられ、フラットテーブル上に咬合平衡を示す軌跡が圧痕として形成される。この治療用義歯の粘膜面、咬合面、研磨面を正確に本義歯として、審美的要素（顔貌）の回復

がなされた人工歯排列、咀嚼、嚥下、発語機能の回復などを再現し、無調整でセットできれば、患者へ感動を与えることができるであろう。

　筆者は本書の共著者である上濱正先生の総義歯治療に携わることで、多くの患者に感動を与える場面に立ち会うことができた。この感動をもっと多くの患者に経験してもらえるよう、義歯の製作を通じ、基本に基づいた確実な技工操作を行うことを心がけ、感動技工を目指していくつもりである。

索引

(五十音順)

あ

アルジネート印象材 ･････････････････ 201

い

維持 ････････ 73, 74, 79, 180, 181, 182,
　　　　　　　183, 189, 190, 191, 193

イミディエイトサイドシフト ････････････ 216

印象採得 ･･････････････････････････ 199

咽頭収縮筋 ･････････････････････････ 43

お

オトガイ棘 ･････････････････････････ 33

オトガイ筋 ･････････････････････････ 44

オトガイ孔 ･････････････････････････ 32

オトガイ舌骨筋 ･･････････････････ 41, 44

か

外側靱帯 ･･･････････････････････････ 37

外側弁 ･･･････････････ 76, 171, 172, 180

外側弁維持 ･･･ 51, 68, 70, 83, 92, 101, 141,
　　　　　　　144, 157, 183, 193

外側弁維持力 ･･･････････････････････ 95

外側翼突筋 ･･････････････････････ 36, 39

解

解剖学的維持 ･･･････････････ 51, 68, 92

解剖学的指標 ･･･････････････････ 197, 210

海綿質骨梁 ･････････････････････････ 31

下顎窩 ･････････････････････････････ 35

下顎骨 ･････････････････････････････ 32

下顎枝 ･････････････････････････････ 32

下顎体 ･････････････････････････････ 32

下顎頭 ･････････････････････････････ 35

下関節腔 ･･･････････････････････････ 36

顎関節 ･････････････････････････････ 34

顎骨 ･･･････････････････････････････ 31

顎舌骨筋 ･･･････････････････････ 41, 44

顎舌骨筋線 ･････････････････････････ 33

顎二腹筋 ･･･････････････････････････ 41

関節円板 ･･･････････････････････････ 36

関節結節 ･･･････････････････････････ 35

関節包 ･････････････････････････････ 36

関節隆起 ･･･････････････････････････ 35

き

機械的維持 ･･････････････････････ 83, 93

規格模型 ･･･････････････････････････ 197

索引

基礎維持 ··· 51, 68, 70, 75, 83, 91, 101, 141, 144, 157, 193

基礎維持力 ·················· 95, 146

機能的咬合系 ···················· 15

機能的正中線 ···················· 209

機能的咀嚼 ············ 107, 110, 111

機能的咀嚼系 ···· 15, 19, 21, 60, 83, 170, 174

機能的咀嚼系の変化 ················ 29

頬筋 ························ 41, 43

頬・口唇および舌・口腔周囲筋などの粘膜による機能的維持 ··· 51, 53, 54, 68, 70, 83, 150, 164, 172

頬側の外側弁維持 ················ 164

筋平衡 ········· 58, 68, 70, 73, 74, 76, 79, 180, 181, 182, 183, 185, 186, 189, 190, 191, 193, 207

け

茎突下顎靭帯 ···················· 37

茎突舌骨筋 ······················ 41

研磨面 ························ 200

こ

口蓋突起 ······················· 33

口角結節 ······················· 42

咬合採得 ·················· 199, 201

咬合床 ···················· 197, 198

咬合床ロウ堤 ···················· 198

咬合平衡 ··· 70, 73, 74, 76, 79, 180, 181, 182, 183, 186, 189, 190, 191, 193

咬合面 ························ 200

咬筋 ·························· 39

口輪筋 ························ 41

鼓室鱗裂 ······················· 35

個人トレー ····················· 201

固有歯槽骨 ····················· 32

コンデュロフォーム人工歯 ·········· 69, 70

コンビネーションシンドローム ········ 27, 191

し

支持 ········· 73, 74, 79, 180, 181, 182, 183, 189, 190, 191, 193

支持歯槽骨 ····················· 32

歯槽堤 ························ 48

歯槽突起 ······················· 33

重合収縮 ····················· 212

上顎結節部 ····················· 33

上顎骨 ························ 33

上顎の三角ベクトル法 ············ 75, 76

上関節腔 ······················· 36

真空力維持 ····················· 83

審美的正中線 ··················· 209

す

錐体鼓室裂 ･････････････････････････ 35

錐体鱗裂 ･･････････････････････････ 35

せ

正中線 ･･････････････････････････ 209

舌骨下筋 ･･････････････････････････ 40

舌骨上筋 ･･････････････････････････ 40

切歯窩 ･･･････････････････････････ 34

切歯管 ･･･････････････････････････ 34

そ

側頭筋 ･･･････････････････････････ 39

咀嚼粘膜 ･･････ 19, 24, 47, 48, 54, 170, 171

た

大口蓋孔 ･･････････････････････････ 34

体積 ･･･････････････････ 18, 24, 110, 111

ち

緻密質 ･･･････････････････････････ 31

蝶下顎靱帯 ････････････････････････ 37

治療用義歯 ･･･････････････････ 206, 207

て

デンチャースペース ･･･ 110, 143, 145, 147, 164, 180, 192

と

特殊粘膜 ･･････････････････････････ 47

な

内側弁 ･････････････････････ 76, 171, 180

内側弁維持 ･･･ 51, 68, 70, 75, 83, 92, 101, 141, 144, 157, 193

内側弁維持力 ･･････････････････ 95, 146

内側翼突筋 ････････････････････････ 39

に

二層部 ･･･････････････････････････ 36

ニュートラルゾーン ･･･ 70, 180, 181, 183, 192

ニュートラルゾーンテクニック ･･･ 56, 114, 117, 118, 120

ね

熱収縮 ･････････････････････････ 212

粘膜下組織 ････････････････････････ 47

粘膜面 ･････････････････････････ 200

索引

ひ
被覆粘膜 ⋯ 19, 47, 48, 54, 142, 148, 170, 171
表情筋 ⋯ 41

ふ
副靭帯 ⋯ 37
フルバランスドオクルージョン ⋯ 67, 69

ま
マウスボリューム ⋯ 18, 24, 25, 29, 107, 110, 111, 138, 170, 191, 203

む
無圧的印象法 ⋯ 84

も
モダイオラス ⋯ 42
モデリングコンパウンド ⋯ 201

よ
翼突下顎縫線 ⋯ 43

れ
レデュースドオクルージョン ⋯ 67, 69, 70, 216

わ
ワックスリム ⋯ 198

クインテッセンス出版の書籍・雑誌は、歯学書専用
通販サイト『歯学書.COM』にてご購入いただけます。

PCからのアクセスは…
歯学書　検索

携帯電話からのアクセスは…
QRコードからモバイルサイトへ

今後の難症例を解決する総義歯補綴臨床のナビゲーション
―ライフステージを考慮した機能解剖と臨床症例の考察―

2012年3月10日　第1版第1刷発行

著　　　者　　上濱　正／阿部伸一／土田将広
　　　　　　　うえはま あきら　あべしんいち　つちだまさひろ

発　行　人　　佐々木　一高

発　行　所　　クインテッセンス出版株式会社
　　　　　　　東京都文京区本郷3丁目2番6号　〒113-0033
　　　　　　　クイントハウスビル　電話（03）5842-2270（代表）
　　　　　　　　　　　　　　　　　　　（03）5842-2272（営業部）
　　　　　　　　　　　　　　　　　　　（03）5842-2279（書籍編集部）
　　　　　　　web page address　http://www.quint-j.co.jp/

印刷・製本　　サン美術印刷株式会社

©2012　クインテッセンス出版株式会社　　　　　　　禁無断転載・複写
　　　　Printed in Japan　　　　　　　　　　　　　落丁本・乱丁本はお取り替えします
　　　　　　　　　　　　　　　　　　　　　　　　ISBN978-4-7812-0246-4　C3047

定価は表紙に表示してあります

保母須弥也先生が執筆され、多くの若手臨床家の心を捉えた
あの大ベストセラー「補綴に強くなる本」が
新しい著者の手によって帰ってきた!!

新装版 補綴に強くなる本

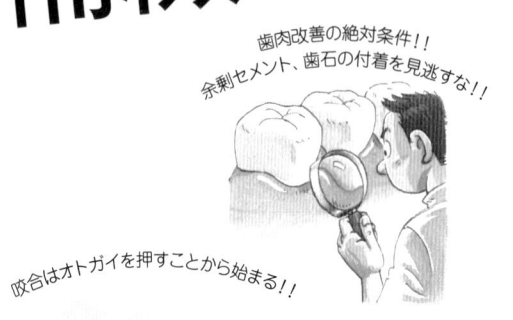

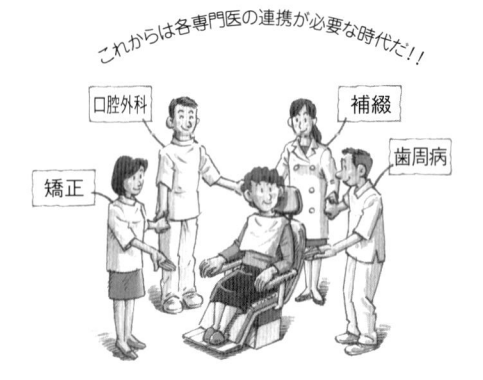

上巻・下巻 同時刊行!!

河津 寛／普光江 洋：監著

歯肉改善の絶対条件!!
余剰セメント、歯石の付着を見逃すな!!

これからは各専門医の連携が必要な時代だ!!

口腔外科　補綴
矯正　歯周病

咬合はオトガイを押すことから始まる!!

「今、歯科界に求められるもの」から、
「咬合」「パーシャル・デンチャー」「インプラント補綴」
「審美」「歯冠補綴」「ブリッジ」、そして「ラボワーク」までを
100項目に分けて、各分野の第一人者が
補綴の基本とノウハウを解説!!

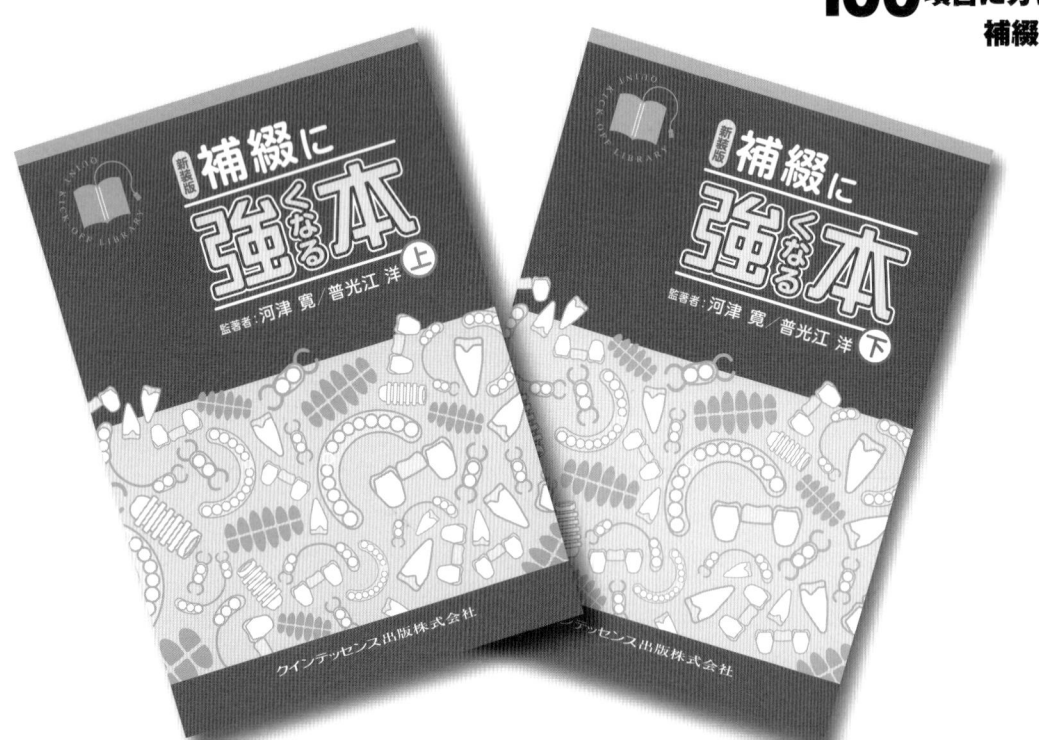

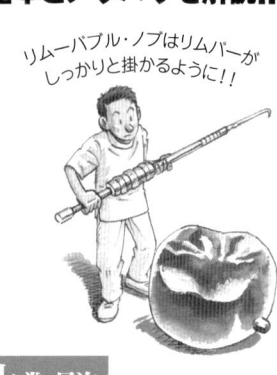

リムーバブル・ノブはリムバーが
しっかりと掛かるように!!

上巻・目次
第1部　今、歯科界に求められるもの
第2部　咬合
第3部　パーシャル・デンチャー
第4部　インプラント補綴

下巻・目次
第5部　審美
第6部　歯冠補綴
第7部　ブリッジ
第8部　ラボワーク

●サイズ：A5判　●上巻200ページ　●上巻定価：4,515円（本体4,300円・税5%）
　　　　　　　　●下巻200ページ　●下巻定価：4,515円（本体4,300円・税5%）

クインテッセンス出版株式会社

〒113-0033　東京都文京区本郷3丁目2番6号　クイントハウスビル
TEL. 03-5842-2272（営業）　FAX. 03-5800-7592　http://www.quint-j.co.jp/　e-mail mb@quint-j.co.jp